高质量医学教育研究方法

主　审　王维民
主　编　曲　波　孙宝志
副主编　张　勤　邓　宇

人民卫生出版社
·北　京·

图书在版编目（CIP）数据

高质量医学教育研究方法 / 曲波，孙宝志主编. 北京 ：人民卫生出版社，2025. 3（2026. 4重印）.
ISBN 978-7-117-37730-0

Ⅰ. R-3

中国国家版本馆 CIP 数据核字第 2025XU8838 号

高质量医学教育研究方法

Gaozhiliang Yixue Jiaoyu Yanjiu Fangfa

主　　编：曲　波　孙宝志
出版发行：人民卫生出版社（中继线 010-59780011）
地　　址：北京市朝阳区潘家园南里 19 号
邮　　编：100021
E - mail：pmph @ pmph.com
购书热线：010-59787592　010-59787584　010-65264830
印　　刷：北京铭成印刷有限公司
经　　销：新华书店
开　　本：787 × 1092　1/16　　**印张：**34
字　　数：827 千字
版　　次：2025 年 3 月第 1 版
印　　次：2026 年 4 月第 2 次印刷
标准书号：ISBN 978-7-117-37730-0
定　　价：108.00 元

打击盗版举报电话：010-59787491　E-mail：WQ @ pmph.com
质量问题联系电话：010-59787234　E-mail：zhiliang @ pmph.com
数字融合服务电话：4001118166　E-mail：zengzhi @ pmph.com

编　者（按单位名称汉语拼音排序）

北京协和医学院	张　勤　徐薇薇　闫宏宇
长春中医药大学	李　磊　李姗姗
重庆医科大学	朱　丹　李　响　李荧盈
桂林医科大学	魏　兵　李清华　曾庆煜
哈尔滨医科大学附属第一医院	薄　红　郭庆峰　赵晨曦
河北工程大学	梅爱敏　岳黎敏
华中科技大学同济医学院	厉　岩　蔡瑞鹏
吉林大学白求恩第一医院	朴美花　曲林琳　周　莉
陆军第八十集团军医院	郭志良
南京大学	贾良定
南京医科大学	刘　莹　钱文溢
内蒙古医科大学	崔　燕　郭秀琴　赵星晨
齐鲁医药学院	杨　路　杨冬华　杨丽君　李艳春
齐齐哈尔医学院	云长海　刘春苗　廖团锋
山东第二医科大学	成　敏　于文静
山东第一医科大学	王　虹
山西医科大学	覃　凯　郑　洁
汕头大学医学院	万岩岩
深圳大学	王子梅　陈　思　应　颖　林桂淼
沈阳医学院	李荣梅　裴秀丛　史新竹　李　舒
天津医科大学	何津岩　郭　睿
同济大学附属同济医院	黄　蕾　胡　予
同济大学医学院	赵欣欣
温州医科大学	王世泽　林　瑾　李章平
武汉大学人民医院	卢章洪　王　娜　何晓琴
西安交通大学	王　渊　张　澍
西南医科大学	陈　勤　曾凡才　陈　燕
浙江中医药大学	沈翠珍　曾传红
郑州大学河南医学院	俞海洋　张景华　曹风雨
中国医科大学	曲　波　孙宝志　邓　宇　张　阳　张天彪 左天明　李鸿鹤　朱亚鑫　崔丽媛　边义莹 田　蕾　王子琪　宋鑫智

编写秘书　宋鑫智（兼）

前 言

高质量的医学教育是实施健康中国建设的重要基石。医学教育为卫生健康事业输送了大批医学人才,医科教师队伍的质量是保证医学人才培养质量的关键因素之一。《国务院办公厅关于深化医教协同 进一步推进医学教育改革与发展的意见》中指出:“加强教师队伍建设,在医学院校建立教师发展示范中心,对新任职教师(含临床教师)逐步实施岗前培训制度。”医学院校的医科教师大多是医学院校的毕业生,特别是临床教师,大多经过严格的医学专业培训,但是没有经过系统的师范教育理论的培训而担任教师工作。因此,医科教师的培训显得格外重要,相当于补课式培训。医科教师教学能力培训内容很多,其中提升医学教育研究的能力非常重要。全国医学教育发展中心常务副主任王维民教授讲:“医学教育研究从循证、数据的角度为医学教育发展提供支撑,只有在循证研究的角度探寻出符合未来发展趋势的医学教育方向,才能够真正为医学教育注入活力,医学教育才可以持续发展。”《教育部关于加强新时代教育科学研究工作的意见》中指出:“教育科学研究是教育事业的重要组成部分,对教育改革发展具有重要的支撑、驱动和引领作用。”本书的服务对象除了医科教师外,医学本科生与研究生、接受住院医师规范化培训的医生等也需要提升医学教育研究能力,本书可为他们毕业后转变为医科教师的角色奠定基础。

本书以“高质量医学教育研究方法”为主题进行编写,以马克思主义基本理论为思想武器,以习近平新时代中国特色社会主义思想为指导思想,立足中国大地,借鉴国际上成熟的医学教育研究方法,更好地探索我国的医学教育规律、破解难题、引领医学教育创新,以保证我国医疗卫生人才的培养质量。

编写的指导思想确定之后,如何确定本主题的具体内容呢? 2019 年《教育部关于加强新时代教育科学研究工作的意见》中指出:“适应教育改革发展和学科建设需要……坚持马克思主义基本原理和方法……深入挖掘中国优秀教育传统和经验,注重借鉴国外教育研究范式、方法,积极吸纳国际教育研究的前沿进展和优秀成果。”

关于医学教育的理论方面,我国几十年来已经出版了《医学教育学》《高等医学教育》《实用医学教育学》《医学教师必读——实用教学指导(第 6 版)》等专著,为我国医科教师医学教育研究能力培训提供有用的知识。

关于“积极吸纳国际教育研究的前沿进展”,编者查阅近期的国际文献发现,从 2004 年开始,美国医学院协会(Association of American Medical Colleges,AAMC)开始实施“医学教育研究证书项目”[Medical Education Research Certificate(MERC)program],每年在全国

AAMC 会议上对任何有兴趣发展医学教育研究技能的人开放，提供 4~5 次讲习班工作坊，加上地方会议的 2 次工作坊，该项目参与者必须要完成并通过 6 个工作坊任务的培训和考核，才有资格获得医学教育研究证书。认证的主题包括：形成研究问题和研究设计；医学教育文献的检索与评价；数据管理和统计咨询的准备；教育结果测量的信度和效度；伦理学和研究伦理学；医学教育中的定性分析方法；项目评价和评价研究；调查问卷的设计和调查研究。近几年又新增加的主题：定性数据收集方法概述；学术写作——出版医学教育论文；假设驱动的研究。

2024 年美国 *Academic Medicine* 杂志发表文章——《为国家研究人员培训开发医学教育胜任力：一个团体共识》，其中提出国家级项目医学教育专业胜任力包括 6 个领域和 25 项能力：教学方法和学习理论；教育考评和项目评估；教育研究方法；多样性、公平性和包容性；跨专业实践和团队科学；领导力和管理。其中教育研究方法领域采用严格的科学方法来收集和分析数据，以回答医学教育研究中的重要问题。具体的教育研究能力包括：①传播教育研究和学术成果，以促进卫生专业人员的知识积累和实践；②展示出与定性、定量和混合方法研究相关的技能；③根据文献综述、利益相关者的需求及相关的理论和概念模型，开发创新的且与医学教育相关的研究问题；④在撰写研究方案和进行研究时，展示出对研究人群不同背景和认知的意识和敏感性；⑤展示出书面和口头的专业交流，以传播学术研究成果。

综上，我们借鉴国外高等医学教育研究的前沿进展和优秀成果，结合近些年我国举办的一些医科教师发展培训班的经验，考虑适应我国的医学教育改革与发展的需要，特提出了本书的内容大纲。第一篇：医学教育研究范式，其中第一章为马克思主义唯物辩证法指导医学教育研究；第二章为科学研究范式；第三章为医学教育研究的范式理论；第四章为医学教育研究的研究范式；第五章为范式视域下如何提升医学教育研究质量。其余各篇内容包括：将有价值的问题转化为医学教育研究课题及文献检索；假设驱动的研究——定量研究；医学教育质性研究与混合方法研究；医学教育项目实施与评价研究；学习科学理论与医学教育研究；跨专业实践与团队合作研究；医学教育研究方法前沿；医学教育研究结果与学术写作。最后一篇为实践篇，即高质量医学教育研究项目与论文实例，邀请来自国内十余所高等学校和医院的在医学教育研究中取得优秀成果和具有丰富经验的学者，以实例说明如何紧密结合中国的实际科学化进行医学教育的研究、如何科学化总结这些成果，并分享将其应用到教学改革实践中的经验。

众所周知，当今世界范围医学教育一直面临着需要跟上科学技术进步的挑战，我国肯定也是如此。当前医学教育的挑战有一个更深层次的方面，即随着我们的文明从以印刷为基础的工业社会向以技术为基础的互联网社会过渡，发生了深刻的文化转变。这种转变的标志被描述为“技术融合”，在这里，大量不断增长的数字技术，如机器人、大数据、人工智能和社交网络，正在越来越多地被联合应用，进而创造出强大的、新的应用程序。有学者提出：一个以技术为基础的互联网社会对医学教育提出了至少四个生存挑战。挑战一：医学职业对于其独特专业知识和信息管理的控制权正逐渐减弱；挑战二：区分什么是信息和知识更加重要；挑战三：人工智能应用程序的管理；挑战四：神圣不可侵犯的医患关系的未来。为迎接四个生存挑战，提出四项对策。对策一：注重知识的获取和管理，而不是信息的保留；对策二：与人工智能应用程序的协作及对其管理；对策三：理解概率并很有意义地进行沟通和应用它们；对策四：按照道德标准培养同理心和同情心，特别是在信息超载和技术融合的时代，同理心和同情心是医学职业的基础。

2024 年国家科学技术奖励大会上习近平总书记讲到:“希望广大科技工作者自觉把学术追求融入建设科技强国的伟大事业……” 我们要牢记总书记的殷切嘱托,勇挑重担、锐意进取,定能创造出无愧时代、不负人民的新业绩,为建设科技强国、推进中国式现代化提供坚实支撑、注入不竭动能。本书编写虽为雏形,但是在中国的高质量医学教育研究必须拥抱信息超载和技术融合的时代,必须与时俱进,不断研究与发展。希冀为加快我国高等医学教育创新发展,全面提高医学人才培养质量,为推进健康中国建设、保障人民健康,提供强有力的人才保障。

主编 曲波 孙宝志

2025 年 1 月于沈阳,中国医科大学

目录

第一篇 医学教育研究范式

第二篇 将有价值的问题转化为医学教育研究课题及文献检索

第三篇 假设驱动的研究——定量研究

第四篇 医学教育质性研究与混合方法研究

第五篇
医学教育项目实施与评价研究

第六篇
学习科学理论与医学教育研究

第七篇
跨专业实践与团队合作研究

第八篇 医学教育研究方法前沿

第九篇 医学教育研究结果与学术写作

第十篇 高质量医学教育研究项目与论文实例

第一篇

医学教育研究范式

我国高等医学教育研究进入“学科范式”阶段。如果医学教育必须朝着更严谨的方法论方向发展，希望得到更广泛的社会认同，就必须向学术界阐明研究范式。在研究中使用并在报告中阐述明确的研究范式，正在成为医学教育研究的一个基本预期，这样一来，了解如何通过范式更好地开展研究就十分重要。

《教育部关于加强新时代教育科学研究工作的意见》（教政法〔2019〕16号）（下简称《意见》）开篇提到：“教育科学研究是教育事业的重要组成部分，对教育改革发展具有重要的支撑、驱动和引领作用。”我国的教育科学研究工作在马克思主义辩证唯物主义和历史唯物主义的科学世界观和方法论，以及习近平新时代中国特色社会主义思想的指导下，以坚持改革创新，推动建设具有中国特色、世界水平的教育科学理论体系，不断提升教育科研质量和服务水平为任务。《意见》中同时指出了要“注重借鉴国外教育研究范式、方法，积极吸纳国际教育研究的前沿进展和优秀成果”。马克思主义唯物辩证法是我国教育哲学的基础。在本篇中，尽可能简要、系统地对科学研究范式、主要研究范式的构成、如何选择研究范式，以及我国高等医学教育研究中可借鉴的范式进行了介绍。

第一章

马克思主义唯物辩证法指导医学教育研究

2024 年 7 月 18 日中国共产党第二十届中央委员会第三次全体会议通过的会议公报中提出："进一步全面深化改革，必须坚持马克思列宁主义、毛泽东思想、邓小平理论、'三个代表'重要思想、科学发展观，全面贯彻习近平新时代中国特色社会主义思想，深入学习贯彻习近平总书记关于全面深化改革的一系列新思想、新观点、新论断，完整准确全面贯彻新发展理念，坚持稳中求进工作总基调，坚持解放思想、实事求是、与时俱进、求真务实，进一步解放和发展社会生产力、激发和增强社会活力，统筹国内国际两个大局……"

马克思主义唯物辩证法是我国教育哲学基础。马克思在《关于费尔巴哈的提纲》一书中指出："从前的一切唯物主义（包括费尔巴哈的唯物主义）的主要缺点是：对对象、现实、感性，只是从客体的或者直观的形式去理解，而不是把它们当作感性的人的活动，当作实践去理解，不是从主体方面去理解。"旧唯物主义倾向于从客体的角度去理解事物，而未能从人的感性活动和实践的角度去考虑，辩证唯物主义则指出了实践的重要性和从主体的角度去理解事物。

作为一种方法论体系，马克思主义的辩证唯物主义、历史唯物主义及与之相关的实事求是的思想路线等，无论是在认知领域还是在实践领域，都具有重要的方法论意义，可以为教育研究者历史地、辩证地和客观地认识与理解教育提供科学的理论框架和思维方式[1]。以马克思主义为指导，用马克思主义的立场、观点和方法分析问题、研究问题、解决问题，是我国教育哲学研究的根本。

一、实践是人类能动地改造世界的客观物质性活动

马克思主义认识论的根本观点是"实践是认识的来源、动力和目的，是检验认识的真理性的标准"[2]。

实践是以客观物质世界的本质和规律为根据，把感性认识与理性认识相结合，自觉、主动和有目的、有计划地改造物质世界的物质活动。实践首先是认识的物质基础，不仅包括实践对象的物质，还包括实践主体和对象的人。马克思主义认为实践是人特有的存在方式，是人自觉能动地改造世界的物质活动；人是实践和认识主体的物质基础，是物质和精神的统

一，是沟通客观世界与主观世界、主体与客体、实践与认识的桥梁。

马克思主义的认识论从彻底的唯物主义出发，辩证、历史地按照认识本身的过程考察认识，真正科学地揭示了认识发生、发展的一般规律。只有坚持科学的实践观，才能对认识的发生和发展、认识的目的和作用以及认识的真理性的标准等一系列认识论问题做出科学的解释。

二、能动反映是认识的本质

人的认识是以实践为基础的创造性的反映活动，是以人的认识结构为前提的具有选择性和建构性的反映活动，是抽象、概括事务的本质和规律的反映活动，是一种不断深化的反映活动。马克思主义认识论坚持从物质到意识、从客观到主观的认识路线，坚决否定一切形式的唯心主义认识论，也坚决否定断言世界的本质不可认识的不可知论。认识只有在实践的基础上才能发生，只有依赖实践的推动才能发展和证明真理性。

马克思主义认识论的核心在于坚持反映论。物质世界在意识之外，并且不依赖意识而客观存在。世界是物质的，物质的世界是可以被认识的。认识是人脑对外部现实世界的反映，是物质最高级的反映形式；人的意识或思维能够认识客观的现实世界，人通过对现实世界反映形成的表现、概念能够正确地认识世界。认识的内容来自客观世界和历史文化的影响。马克思主义认识论是在复杂的社会联系中和能动的实践活动基础上实现的。

三、辩证统一是认识的发展过程

马克思主义认识论指出，人在实践基础上得到包括感觉、知觉、表象等形式的关于外部世界的感性认识。感性认识是外部世界的直接反映，是人们获得知识的起点，属于认识的初级阶段。理性认识是对事物抽象、概括的反映，也是对事物本质、全体和内部联系的反映，是认识的高级阶段。感性认识与理性认识之间的关系在于："理性认识论依赖于感性认识，感性认识有待于发展到理性认识。"认识主体在获得感性认识的基础上，必须用理性思维对感性材料进行逻辑加工，遵循从感性具体到思维抽象，又从思维抽象上升到思维具体的方法，并坚持逻辑与历史相统一的原则，通过归纳和演绎、分析和综合，以概念（范畴）、判断、推理的形式，形成理论知识的体系，把客体作为许多规定的综合、多样性的整体，在思维中体现出来。认识的能动性不仅表现为从感性认识到理性认识的能动飞跃，还表现为从理性认识到实践的能动飞跃。

把辩证法应用于反映论、应用在认识的过程和发展，是马克思主义认识论的一个根本标志。马克思主义认识论既承认物质与精神、客观与主观的对立关系，又追求认识对客观物质世界能动反映，以及精神与物质、主体与客体、主观与客观的统一。辩证关系克服了旧唯物主义经验论和唯理论的片面性，科学地阐明了认识发展的辩证过程。

在教育性质问题的认识上，必须避免抽象、片面、二元对立的观点，不能厚此薄彼或非此即彼。若将这些观点运用在教育实践和教育改革中，就极容易导致研究者所从事的教育实践和教育改革措施的设计从一个极端走向另一个极端。

四、马克思主义唯物辩证法指导的医学教育研究

马克思主义哲学的认识论强调认识的历史特点和真理的具体性，强调客观世界及其规律的变与不变、绝对真理和相对真理的辩证统一。

真理是对客观世界及其规律的正确反映。虽然一切在实践基础上产生并经过实践检验的认识都具有不依赖主体、不依赖任何人类的内容，即客观真理，但一定历史条件下的社会实践的性质和发展水平决定相应时代认识的结构和发展水平。

在整个人类社会历史发展过程中，伴随不断的实践，人对客观现实的认识也不断向前发展。“理性认识依赖于感性认识，感性认识有待于发展到理性认识，这就是辩证唯物论的认识论。”[3]理性认识是对事物抽象、概括的反映，也是对事物本质、全体和内部联系的反映，是认识的高级阶段。认识的能动性不仅表现为从感性认识到理性认识的能动飞跃，而且还表现为从理性认识到实践的能动飞跃。“实践、认识、再实践、再认识”这种形式循环往复并不停息。实践和认识每一次循环的内容，都较之前进入高一级的程度。认识的内容不断地拓展和深化，展现了整个人类认识在实践中从相对真理向绝对真理不断跃进的辩证过程[4]。

马克思主义唯物辩证法是教育哲学的基础。我国的现代教育研究、教育哲学，是在马克思列宁主义、毛泽东思想、邓小平理论、“三个代表”重要思想、科学发展观、习近平新时代中国特色社会主义思想的指导下发展的。坚持解放思想、实事求是、与时俱进、求真务实，是教育工作、教育哲学研究的客观要求。医学教育研究应当、也必须是在实践中发现、检验、发展，再不断完善，从而指导教学实践、丰富教学实践、优化实践，追求开放、发展、与时俱进，在螺旋式上升的循环状态中做好现实工作，走向未来。

（田　蕾　孙宝志）

参考文献

[1] 教育哲学编写组. 教育哲学[M]. 北京：高等教育出版社，2019.13.

[2] 马克思主义哲学编写组. 马克思主义哲学[M]. 北京：高等教育出版社，2009：261.

[3] 毛泽东. 毛泽东选集：第1卷[M]. 北京：人民出版社，1991：291.

[4] 方江山. 坚持《实践论》基本原则发展21世纪中国的马克思主义[N]. 中国纪检监察报，2019-12-12(6).

第二章
科学研究范式

一、范式是什么?

范式(paradigm)是开展科学研究、建立科学体系、运用科学思想的坐标、参照系与基本方式,指的是科学体系的基本模式、基本结构与基本功能[1]。

范式的概念和理论来自美国著名科学哲学家托马斯·库恩(Thomas Kuhn)。20世纪50年代末,库恩在《必要的张力》(*The Essential Tension*)一书中首次使用了“范式”一词,并于1962年在《科学革命的结构》(*The Structure of Scientific Revolutions*)[2]中进行了系统阐述。“范式”逐渐成为了科学哲学中的核心概念。1974年,库恩在后来写的《再论范式》一文中,才明确阐释了范式的内涵[3]:很接近于科学共同体(community of science)。他解释说,范式可以表示两种含义:一是用来指代为某一特定学科成员所共享的信条信念、价值观念、方式方法等体系。二是用以指代上述体系中的任意一部分,也就是具体研究方法。这些方法可以作为具体范例,可以替代明确的规则,以解决自然科学中现存的各种问题。

库恩认为,范式不仅包括理论本身,还涉及科学家的心理特征和信念、科学团体的社会地位和结构,以及科研活动的方式和工具等。科学不仅是一个逻辑范畴,而是一个复合结构的“逻辑-心理-社会-历史范畴”。

库恩认为在任何一门科学范式成立之前,都要经过各种流派和认识的冲突和竞争,这一阶段没有权威的理论出现,所以叫做“前范式(科学)”阶段。一旦范式形成,进入常规发展的阶段,理论趋于稳定,就会促进科学发展。随着新的反常现象的出现和集中增多,新的范式形成取代旧的范式,新的科学共同体再次取代旧的科学共同体。新旧范式之间交替轮换发展,推动了科学的变革。然而由于科学共同体的社会心理差异和信仰不同,科学家评估理论的价值标准也不一样,因此新旧范式之间的交替并无规律可循,具有任意性和随意性,两种不同的范式无法进行比较,因此新旧范式之间就存在所谓的“不可通约性(incommensurability)”。

库恩从科学史的视角探讨常规科学和科学革命的本质,第一次提出了范式理论,以及不可通约性、学术共同体、常态、危机等概念,提出了革命是世界观的转变的观点。“范式”“不可通约”的学说也为一般的哲学研究提供了启发。

库恩提到的“范式”可以理解为:科学共同体用基本一致的思考方式来研究同一领域的特定问题。从定义上看,范式是用来审视和评价一个科学体系是否发生质的变化时所共同采用的思维方式、观察角度和评价标准。范式兼有指导思想和方法论的特征,但终究还是一种思维方式,由于范式的“不可通约性”,因此既没有具体界定标准,也不是具体理论。范式不是理论,但它代表了一种近乎固定的问题和解题方法,对理论的形成和发展有十分重要的作用。

库恩后来设计了包含四项指标作为范式的“学科基质/学科矩阵(disciplinary matrix)”,来支撑完善原有的“范式”概念:符号概括(symbolic generalizations)、模式(models)、价值(value)、范例(exemplars)。范式后续被理解为研究人员合作小组所使用的技能、行为、物质、社会和认识论组成部分的完美组合。严谨客观的方法、理论、实验、工具、分类方案、数据收集习惯、分析形式、测量技术的共同作用,决定了科学研究的可靠性。四项指标为判断新学科的产生或旧有范式的消亡提供了到底是“转换”还是“改革”更替的参照系。

二、科学研究范式中的要素

科学研究可以理解为对知识的系统追求。这个过程可以通过不同的研究范式来思考和推进,也可以理解为科学研究范式是科学研究过程的规范。研究范式是科学家之间关于如何理解和解决问题的一系列共同信念和共识,是本体论(ontology)、认识论(epistemology)、价值论(axiology)、方法论(methodology)和严谨性(rigor)的基本构成[4-5],是一组假说、理论、准则和方法的总和。

本体论:哲学通过追问世界与主体之间的关系,对现实本质做出假设。现实的本质是什么,存在的本质是什么?世界是什么样的,组织是什么样的?这些关于现有结构分类的假设被称为本体论。本体论是科学的基础构件。

认识论:什么是真相?如何能知道?知识的本质是什么?知识提供者(科学家、探究者)与被认识者(现实)之间的关系是什么?求助资源、对什么是可接受的和有效的知识做出假设,属于认识论的范畴。

价值论:支撑理论的价值观是什么?形成这种研究方法的价值观、价值判断是什么?研究者必须思考特定类型的研究为什么,以及该怎样受到重视并被认为有价值。

方法论:怎样知道什么是真相?如何建立知识?研究者应该如何去发现知识?使学者能够开发新知识的研究方法的性质是什么?方法论是将认识论和本体论应用于特定领域的原则。如果使用得当,一项研究的方法论就能构建出被认为有效的数据,并支持在特定范式中得出合理的结论。方法论产生的知识反映了范式的本体论和认识论基础。

严谨性:评估研究质量的标准。

(田蕾　孙宝志)

参考文献

[1] 托马斯·库恩. 科学革命的结构:第4版[M]. 金吾伦,胡新和,译. 2版. 北京:北京大学出版社,2012.

[2] KUHN T S. The Structure of Scientific Revolutions [M]. Chicago: University of Chicago Press, 1962.
[3] 欧力同. 库恩“范式论”的认识论问题[J]. 社会科学, 1984(1): 62-66.
[4] BUNNISS S, KELLY D R. Research paradigms in medical education research [J]. Med Educ, 2010, 44(4): 358-366.
[5] KNEEBONE R. Total internal reflection: An essay on paradigms [J]. Med Educ, 2002, 36(6): 514-518.

第三章
医学教育研究的范式理论

医学，以及由此产生的医学教育、卫生专业教育（health professions education，HPE），从传统上看，其实都是从实证主义或者后实证主义范式出发的。

实证主义和后实证主义这两种范式都认为存在普遍真理，也就是：不受时间、地点、文化和语言等条件限制，具有普遍性和客观性的基本原理、规律或价值观。因为"在医学中，对身体、病症和治疗方法，都是普遍不变的、可复制的、事实的"。基于这样的认识，在最初的医学或医学教育研究中，实证主义或后实证主义作为研究范式形成了一种共识。然而在以往的研究报告或论文中，对明确详细地说明范式假设的要求和呈现并不多见。随着医学教育研究工作的发展，无论是在项目研究中还是在课堂上，不同的哲学理论和研究方法进入到这个领域，也越来越得到研究者的认同和认可。在研究中使用并在报告中阐述明确研究的范式，正在成为医学教育研究的一个基本预期。如果医学教育必须朝着更严谨的方法论方向发展，了解如何通过范式更好地开展研究就十分重要。

一、实证主义

（一）实证主义概述

迄今为止，站在国际著名期刊和专业组织的国际科学标准的角度来看，实证主义（positivism）思想仍然主导着医学的现代研究。实证主义思维仍然是科学进步和临床医生对学术理解最为重要的一种思维方式[1]。

实证主义研究的主要目的是验证、加强或完善理论。为假设提供支撑信息、完善相关的理论[2]。

实证主义强调以客观存在和社会现象为研究对象，主要用于尝试发现自然规律，侧重基于假设演绎的解释和预测，并通过对理论的描述来表达这些规律。通过对社会规律进行科学概括，产生解释性关联或因果关系，最终推导对相关现象的预测和控制[3]。

实证主义研究范式最明显的特征是使用了"假设-演绎"的方式，通常由定量角度陈述的先验假设推导出解释变量［自变量（independent variable）］和结果［因变量（dependent variable）］之间的关系。"假设-演绎"是一个循环过程，基本上包括："收集和整理文献中的信息和相关理论建立可检验的假设”-“通过控制变量来设计实验”-“进行基于实验的实证研究”-“呈现研究结果”，最终这种研究的结果被用来为理论提供更可信、具有说服力的信息，从而更多地补充文献的信息量，形成“理论-假设-实验-控制变量-结果-文献”的循环。

实证主义研究通过研究证明或支持假设取得认可。实证主义重视从理论中客观中立地实验和观察，再广义的外推，也就是经过多次观察，可以得出结论，通过反复观察，结论可以被认为是“真理”。

通常认为，较大的样本可以提高数据的一致性和代表性，有助于更好地概括自然现象的原因。简单理解就是：大样本量较小样本量更具价值。为了提出更有力的主张，通过系统和对照实验，重视研究结果的复制。

实证主义研究范式并不是只能使用定量的研究方法。通过分析文本数据来验证一项干预措施的效果的实验研究等质性研究的方法，也可以被认为是符合实证主义范式的[4]。

（二）实证主义遵循的原则

1. 科学目标 科学目标侧重于发现有助于解释和预测的规律。

2. 方法论 基于“假设-演绎”（理论、假设、操作、实验）的相同方法。

3. 自然法则（laws of nature） 通过科学发现和理论的综合所形成的基本自然法则，认为存在真实、可识别的现实。

4. 法则证据（evidence for law） 证据源于经验数据。

5. 抽样和推理 较大的样本优于较小的特殊样本；更大的样本可能更能够揭示可推广的趋势、原因和现实的本质。

（三）相关名词和定义

1. 自变量 自变量是影响研究结果的因素；可以通过操纵自变量观察因变量的变化，检验假设是否成立，或进行测量。

2. 因变量 因变量是研究中有意义（感兴趣）的测量值（结果）。与自变量不同，因变量只能被测量，不能被操纵。

3. 二元论（dualism） 二元论是指在研究设计和数据收集中将研究者和参与者分开，排除研究者对研究对象可能的影响，尽量减少偏倚。

4. 效应量（effect size） 效应量是由于因素引起的差别，是衡量处理效应大小的指标，不受样本量影响。它表示不同处理下的总体均值之间差异的大小，可以在不同研究之间进行比较；反映干预影响的量化指标，以标准化单位表示，支持跨研究比较。

5. 函数关系（functional relationship） 函数关系是自变量和因变量之间的关联，通常通过直接或间接效应定量表示（如自变量增加也会增加因变量）。函数关系也可以是因果关系，其中自变量的影响会导致结果发生变化。

6. 假设（hypothesis） 假设是从理论或文献中得出的陈述或想法，可以通过实验来检验。

7. 假设-演绎（hypothetico-deductive） 假设-演绎是指基于形成可检验假设并开展实证研究以确认或拒绝该假设。

8. 内部效度（internal validity） 内部效度是指支持自变量和因变量之间“因果”关系的证据和推论。

9. 客观性（objectivity） 客观性不因研究者的影响、实验设计的缺陷或数据中的异常值而产生偏差。

（四）实证主义范式的哲学基础

1. 本体论　实证主义范式的假设建立在“存在一个单一的有形现实”的基础上，可以理解为一个“可以被理解、识别和衡量的现实”。这个理论前提的存在，使因果框架中的解释和预测能够自然地运行，因为因果推论依赖于时间优先性、关联性、唯一性，即除了确定的因素之外，没有其他因素影响结果。

2. 认识论　科学、方法和可观察到的事实是知识的来源。对这些资源产生规律性的解释也就是对科学的贡献。实证主义者认为，知识可以而且必须客观地发展，且研究者或参与者的价值观不会影响其发展。得到适当的发展的知识成为真理，它是确定的、与现实相一致的、准确的。为了满足上述要求，研究的参与者和研究者必须分开，不能有所重合[5]。通常会通过严格的设定，实现减少研究中的客观性的目的和要求。

3. 价值论　“客观性”是实证主义的逻辑基础。实证主义研究重视研究者与研究对象之间的分离，以保持客观从而揭示真相。实证主义研究过程中，基本上都会要求研究者在数据收集过程中保持客观，避免与参与者发生互动或关联。不仅如此，为了避免实验结果的偏倚，还要求研究者不以任何可能有影响的方式参与实验。也因此，实证主义研究中往往会忽视研究参与者或研究者的主观经验和价值观的重要性。除了在纯粹自然科学的领域，这种对客观性的要求并不容易完全满足，在人文、社会科学研究中的难度更大。但是它的优点也很明显，就是能够尽可能减少各类混杂因素对结果造成的偏倚。

4. 方法论　实证主义方法论强调在可以控制和操纵变量的环境中进行研究。在最纯粹的实证主义形式中，研究的唯一重点是检查研究中变量之间的解释或因果关系。在社会科学中，这要求研究者创造一些在人为干预下的环境，将研究变量之外的其他外来因素最小化。因此，包括准实验设计在内的实验设计在实证主义范式中最受认可。

5. 严谨性　实证主义实验的一个关键目标是隔离、消除、控制所有因素的影响，以便只研究关键变量。实证主义研究者最关注的是研究的内部效度（internal validity），也即是研究设计和证据收集到的支持因果推断主张的程度。实证主义范式，特别是以定量为导向的社会科学研究的严谨性，是根据研究者能够将对内部效度的可能影响降到最低的程度来评估的[6]。例如参与者随时间自然发生的变化、研究期间发生的可能对实验结果造成影响的事件、测量工具、参与者先前存在的差异、参与者流失、组间差异导致各组以不同的速率发生变化等。在实证主义范式中的研究集中关注这些对内部效度造成影响的问题，并努力产生允许控制相关混杂因素的研究设计。

实证主义范式强调样本量。由于着重使用和依赖统计学原理，在开展研究之前，研究者必须确定满足推断实验中对照组和实验组之间被认为有意义的预期差异的样本量[7]。合理的、较大的样本量能够减少统计结果的不确定性，并增强结果的可信度。

实证主义主要使用演绎、高度结构化、典型的定量方法和大样本，对不同来源的数据进行分析，通过使用可测量可观察的知识来检验假设、质疑理论，发现因果关系和普遍性。

二、后实证主义

（一）后实证主义概述

后实证主义（post positivism）也是医学教育研究中常用到的范式，是建立在对实证主义的缺陷的补充基础上发展起来的。

20世纪中期，“科学”的定义正在扩大到包括社会科学、人类学等领域。同时期，实证主义开始受到一些学者的挑战。其中，卡尔·波普尔（Karl Popper）的观点是“科学不是绝对的真理”“科学的理论，一般都是可证伪、且未被证伪的”“科学的进步不是通过对理论的验证，而是通过对理论的证伪”。科学的进步是通过猜测并努力证明它是错误的，而不是做出发现并继续证明它是正确的。实证主义显然无法区分科学理论和伪科学理论，因为两者都可以收集支持性的观察结果。真正的科学理论能够被证伪，而伪科学理论则不能，有一个著名的例子是“黑天鹅事件”。

后实证主义与实证主义一样，仍然依赖观察和测量来解释、推演世界的因果关系。区别在于实证主义保留了存在客观真理的假设，但认为不大可能找到它们。后实证主义认为，一种理论永远不可能被证明是绝对正确的。相反，随着理论通过仔细的测试得到完善或驳斥，科学会向前发展。

后实证主义更像是一种立场或取向，而不是一种绝对的思想流派，从后实证主义的角度，有多种可能的方法和很少的规定性成分[8]。理论被用来组织当前已知的东西，为假设的发展提供基础，允许预测，并接受证伪。假设源自理论，描述概念之间的关系，并提出关于外部现实运作的特定因果关系。在后实证主义中，确定的因果关系的陈述很少见，但经常描述可检验的因果假设。在某种程度上，后实证主义的特点在于它认为：虽然真理存在，可以概率地近似理解它，但永远无法完全理解它。后实证主义假设我们永远无法真正理解世界，但我们通过用清晰的逻辑测试可证伪的理论和假设，努力减少潜在的偏倚，以及通过参考以前的工作来定位给定的研究来增加理解的丰富性和理解的深度。

对于后实证主义者来说，科学是缓慢的、渐进的、迭代的。人们对世界的理解是在所处时代、技术和当前可用知识的限制下所建立的。科学家也是容易犯错的，理解永远不会完整。观察和测量会受到多种影响，误差和偏倚是不可避免。尽管不够完美，但是完善理论的方式是通过证明理论错误或不完整来推进的。

（二）后实证主义的哲学基础

1. 本体论 后实证主义者采用符合科学现实主义的观点，相信单一的、外在的、有形的、可衡量的现实。对于后实证主义者来说，真理或对现实的理解仍然是不完整的或概率性的[9]，只可能是处于一种“最佳情况”的。“真理”确实存在，但人们在当下没有工具、措施、能力、技术或理论来完全理解它。现实是通过观察来推断的，理论充当了相关概念、观察、测量和对世界如何运作的解释之间相互关系的组织结构。后实证主义认为：每一项研究都应该使我们更接近于理解外部现实的真相，每一项研究都提供了证伪理论的机会。

2. 认识论 知识并不是静态的，而是动态发展的。理论永远不会被认为是完整的，它们不断处于在新环境中被提炼、测试或驳斥的状态。在一个无法完全理解的现实中，知识是一种当前的理解，而并不是完美的、不可撼动的真理。在这种理念下，研究清楚地表达了对特定现象的最佳理解，但也认识到这些研究工作所处理的事实、假设和理论是由人类创造的，并且随着不断地研究，可能发展出对它更完整和细致的理解，也可能被推翻。后实证主义研究者逐渐致力于更全面地理解外部现实，包括塑造更好的问题，而不像实证主义那样，去追求一个完美的真理。

3. 价值论 虽然后实证主义认为外部现实是静态的，但它认为研究者提出问题、设计研究和解释发现的方式会受到先验知识、价值观和信仰的影响。研究者可以影响观察到的内容、如何观察它,以及如何根据给定的解释理论来理解它。

4. 方法论　在后实证主义的框架内,只要研究建立在现有知识的基础上,并参与理论衍生的假设检验,各式方法论和方法均可供选择使用,其中最常见的方法是实验法。在实证主义中,实验结果可用于证实假设并提供支持理论的明确证据;在后实证主义中,实验被用作证伪或无法支持理论的机会或假设。对假设的证伪可以证明先前理解的“真理”并不适用于所有情况,然后引导研究者描述这些特殊情况和背景。后实证主义方法主要是客观的,但通常也重视主观性及利益相关方的观点。研究可以包括质性研究或混合方法。数据收集和解释的目标是测试、完善或反驳从相关理论得出的给定假设。后实证主义方法中也有一种理解认为:任何给定的研究都只是研究给定人口、背景或环境中的特定样本中的现象的一种可能方法。这种认识加重了推论的意义:从限定的研究背景推论到更大的人群、不同的背景或更大的理论,以及可重复性[10]。

5. 严谨性　后实证主义承认潜在的偏倚,承认对现实的理解不完美,但重视测试给定理论在不同背景下的普遍性或适用性的研究。后实证主义重视可复制性。为了理解为什么一个假设被证伪,研究者必须厘清潜在的原因。例如,假设是否在最合适的人群中进行了测试?干预是否按预期进行?干预是否对特定参与者并不成功?只有在通过多次复制和对不同假设的检验收集了重要证据后,理论才会被否定。在重复工作的同时,将三角验证纳入研究设计中,从多个不同的角度探索假设的整个研究计划与后实证主义一致并得到认可。同时,后实证主义非常重视同行评议[10],特定研究的价值和可信度由同行评审过程决定,在很大程度上决定这些特定研究的价值和可信度。后实证主义关注在当前背景下进行这项研究的逻辑和基本原理,包括这项工作如何对已知内容、概念框架做出补充和认可;如何将给定理论转化为可检验假设的基本原理[11];允许重复研究结果的方法细节并提供为减少偏见所做的努力的证据;承认在研究中对主题、背景、人群或设计选择的操作存在局限性;描述当前研究对同一理论工作的贡献。

6. 局限性　在后实证主义立场下所提出的结论和主张,只代表关于该现象的概率,而不是普遍规律[9]。对因果理解的优先次序可以解释为在研究部分时忽略了整体。它更侧重于基于当前理解的渐进式改进,而不是发现普遍真理。后实证主义最具争议的局限性在于后实证主义依赖同行评议来建立可信度。对同行评议的依赖可能会导致倾向于从众,倾向于保守,这些倾向可能会不利于真正新颖的思想、理论的产生,不利于能够带来重大发现或创新成果的研究的开展。

三、建构主义

(一) 建构主义概述

建构主义(constructionism)强调知识的主观性,认为知识不是客观存在的,而是个体基于自己的经验和背景构建的,是个体对经验的解释和理解。个体是知识构建的主体,而不是被动的知识接受者,不同的个体可能会构建出不同的知识体系。知识是动态的,随着个体经验的增加和环境的变化而不断调整和更新。文化和语言是知识构建的重要工具,它们影响个体如何理解和解释世界。建构主义强调社会互动在学习过程中的作用,认为通过与他人的交流和合作,个体可以发展和完善自己的理解。

建构主义鼓励教育工作者和研究者质疑那些看上去理所当然的假设，密切关注社会和历史的偶然意义，侧重在文化背景下对经验的多重解释，以及这些意义如何有助于维持权力关系[12]。

constructionism、constructivism 这两个英文术语在学术医学文献中经常互换使用，但实际上他们并不相同。constructionism（建构主义）的核心特征是：①对"理所当然"地理解自己和世界的方式进行批判；②理解受到时空的影响；③知识是通过社会互动，特别是语言来建构的；④对世界的不同建构会引发不同的行动[13]。constructivism（建构主义）通常与皮亚杰的认知建构主义相关联，是一种与个人如何理解和从事件中创造自身意义相关的理论取向。综上，两者的主要区别在于，constructivism（建构主义）侧重于个人，将个人视为建构过程的控制者；而 constructionism（建构主义）侧重于控制建构过程的社会。

（二）建构主义的哲学基础

1. 本体论 建构主义认为，外部世界只是基于人们对它的表象而存在，无法根据任何客观标准来评估判断所表述的真实性或正确性。换句话说就是：存在多重现实，没有终极真理。一些激进的建构主义者认为人们不可能认识客观现实[14-16]。使用宏观方法的社会建构主义者对此却并不认同，他们采用批判现实主义的立场，认为感知依赖于现实，但感知永远只是接近于现实。

2. 认识论 建构主义认为人们认识世界的方式是通过社会互动建构起来的。建构主义推崇主观意义的创造，将真理视为个人之间的对话交易[17]。因此，真理存在于语言和身体行为中。语言承载的意义在于它蕴含着理想化的特定人格、特定建构概念和世界观。社会现实会随着时间的推移而出现。从微观建构主义的角度来看，谈话和互动的细节很重要。从宏观建构主义的立场来看，现有的社会、专业和文化话语及如何谈论和利用这些话语是关键。

3. 价值论 建构主义重视语言、社会互动和语境[18-19]、个别案例及其特质，而不是自然科学所代表的规律、模式和一致性。在建构主义中，认识论、方法论和方法之间的价值论完整性及其内在连贯性也受到高度重视[20]。建构主义重视可靠性（研究是否以可验证的方式进行？）、真实性（研究是否公正？）、可信度（研究者的解释是否可信？）、可确认性（研究者是否明确了他们与研究的个人关系？）、反思性（研究者是否反思了他们对研究过程的影响？）及可转移性（研究结果是否可以转移到其他环境中？）[21-22]。通过研究者和被研究者之间的社会互动而发展的意义建构是建构主义的关键。从建构主义的角度来看，研究者对所提问题的影响，以及研究者对数据解释的影响是有价值的，尽管研究者是这种意义建构的一部分，但他们在数据收集过程中仍然必须遵守严格的道德界限，确保他们认识到权力关系（特别是研究者和参与者之间的权力不平衡）、先验的假设和期望，以及例如胁迫一类的潜在的道德困境[23]。

4. 方法论 语言是建构主义的关键。质性方法能够收集公开的、非结构化的经验描述，所以十分重要。医学教育研究中的质性研究方法包括：案例研究、民族志、扎根理论、诠释学、叙事研究、符号互动（symbolic interactionism）和现象学。自然主义数据收集方法，如访谈、观察、音频日记和文件，通常用于研究中的建构主义方法[24-25]。最后，强调语言的数据分析方法，特别是研究人们如何说话而不仅仅是他们说什么，如话语或对话分析，对建构主义至关重要。

四、解释主义

（一）解释主义概述

解释主义（interpretivism）哲学的发展建立在对实证主义的批判上。解释主义主张人类对世界的体验是通过主动的认识与解释实现的，现实世界是人类对不同行为与状况的解释的产物，现实世界的真相是由人的思想主观构建出来的，不是客观且唯一的。只有通过语言、意识、共同意义和工具等社会建构才能接触现实。作为社会行为者的研究者必须理解人与人之间的差异。

解释主义方法基于自然主义的数据收集方法，强调质性分析，例如访谈和观察。在这种类型的研究中，意义通常在研究过程结束时出现。

解释主义的主要缺点在于这种方法的主观性和研究者的偏见空间很大。解释主义研究产生的原始数据无法推广。因此，数据的可靠性和代表性也在一定程度上受到损害。

（二）解释主义的哲学基础

1. 本体论 解释主义本体论是相对主义观点，认为现实是社会建构的。根据行为和事件发生地的文化价值观来分析行为和事件。解释主义者将人类视为意义的创造者。由于不同的人对某一现象会产生不同的意义，在组织研究中，需要采用多角度方法。解释主义者使用自己的主观参照框架来解释行为者的含义，并将自己的思想作为观察和推理的工具，倾向于使用经验证据来支持特定主张。解释主义者认为现实是流动的、社会建构的，事物总是在文化、关系和社会环境中交互后形成的。社会世界不能从个人的角度来理解，由于个人和社会主体的复杂性，真相往往不止一个。

2. 认识论 解释主义者认为理论和概念过于简单，无法创造知识。人是复杂的个体，以不同的方式体验现实，并通过与世界的互动构建知识。解释主义强调社会互动和个人感知在塑造现实中的作用，利用叙述、感知和个人描述来发展新观点，为知识作出贡献。解释主义认识论的一些关键思想包括："现实和知识都是人类社会建构的，不存在等待被发现的客观知识""知识是由特定的情境环境、社会互动和主观经验塑造的""研究者应该重视参与者的见解，并尝试通过他们的眼睛看世界，而不是强加自己的解释""研究者是研究过程的一部分，不可能完全客观，因此他们应该接受并讨论他们与研究背景的相互关系"。

3. 价值论 解释主义价值论是一种关注价值观、信仰和主观解释的研究方法，强调在社会和文化背景下理解人类行为。它植根于共同的意义、价值观和情境理解，并强调主观体验和参与者的观点。在解释主义方法中，研究者及其解释在分析过程中起着关键作用，研究者需要反思他们的角色和研究情况。

4. 方法论 解释主义在个人观点和文化价值观的背景下分析人类行为，通常采用归纳法，并对小样本量进行深入分析。解释主义基于这样的假设：现实是主观的、多重的、社会建构的，我们只能通过某人的经历来理解他们的现实。解释主义研究方法通常使用质性方法来对正在研究的现象产生丰富而深入的理解，方法包括德尔菲法、文本分析、访谈、焦点访谈、案例研究、行动研究、民族志等。这些研究方法强调语言和背景在理解中的重要性，而且研究者对观察到的现象的主观看法将不可避免地对研究结果产生影响。

五、批判理论

（一）批判理论概述

在社会科学领域中，批判理论（critical theory）起源于法兰克福学派。法兰克福学派是第一次世界大战和第二次世界大战之间在德国发展起来的社会理论流派，以马克思主义为理论基础，主张从哲学、社会学角度研究和批判现代资本主义社会，对资本主义社会中的文化危机及现代西方文明进行批判。与实证主义学者不同，批判理论学者并不是以寻找人类行为的普遍规则为目标，而是倾向于强调人们的物质生存条件，以及对社会和生活的影响的方法。批判理论认为研究必须联系整个社会实践，结合具体的历史环境做出判断，不能盲目地坚持选择客观中立，而是必须对研究者自己的立场保持批判和反思[26]。

（二）批判理论的哲学基础

1. 本体论 批判理论假定了一种本体论立场，即现实是由社会、政治、文化、经济、种族和性别等建构的结构随着时间的推移而形成的[27]。这些结构及其他制度和文化力量动态相互作用，形成了社会生活。社会结构是复杂的，可以决定一个人的思想和行为，而且往往是在无意识的情况下实现的。

批判理论家可能会把目光投向不公平的权力关系并予以关注。例如，批判主义理论者可能对“许多‘普遍标准’是由欧美地区发展出来，并占据了主导地位”存在质疑，认为社会现实在一定程度上是通过话语塑造的：一套以语言和符号为中介的隐性规则，这些规则规定了语言的内容、社会表达的权利、倾听服从的角色、社会构建和经验是否有效[28]。批判理论开辟了人类发挥主观能动、抵抗和变革的可能性。

2. 认识论 批判理论认为所有知识都是从一个特定的位置构建的，这个位置是在社会中分配权力的多种结构的交叉点上确定的[27]。批判理论家的认识深受以下两个因素的影响：其一，试图理解的对象所处的历史位置；其二，自己在社会建构的权力结构中所处的社会位置。因此，尽管批判主义的研究经常被报告为是“客观的”，但这些学者认为不存在“普遍观点”。批判理论学者的一个核心目标是对假定的规范现象提出问题，从而理解、改变这种现象。大多数批判理论学者是质性研究者，非常关注质性研究数据中所包含的语言特征，以及自己在构建数据和理解数据含义方面所扮演的角色。只是从批判理论的角度来看，所有的学术研究，无论是定量研究还是质性研究，由于研究成果主要是由文本来构成的，而语言总是反映权力结构，因此它不可能是中立的。

3. 价值论 批判理论的价值论是民主和平等。

4. 方法论 第一，批判理论学者并不认可将关于自然、个人、群体或现象的同质化“普遍真理”作为“单一真理”，认为这种“真理”只是来自有限的视角，是在特定的时间和地点被捕捉到的。例如，批判理论学者不会假设任何教育改革或教育理念都可以普遍适合于在它们开发环境以外的环境，无论是基于问题的学习（problem based learning，PBL）、跨专业教育（interprofessional education，IPE）还是基于胜任力的医学教育（competency-based medical education，CBME）。第二，从研究数据收集方法角度看来，批判理论学者通常倾向于使用归纳法作为研究数据的收集方法。研究者使用一个或多个批判性理论参考框架去探索一个主题，而不是检验一个假设。批判性的理论研究设计是灵活和自然的，研究结果将立足于其社会和历史现实；更倾向于仔细理解和收集在自然环境中产生的数据，而不是在实验室环境中为特定目的收集数据。例如,批判理论家并不会简单地尝试将跨专业教育模式从北美发达地区"客观地"移植到非洲的欠发达地区,而可能是提出一个研究问题:经济发达地区和长期欠发达地区的文化和历史对跨专业等级制度和政治影响,以及它们的相同和不同。第三,批判理论学者将使用批判性理论来构建调查、定义研究问题、分析数据、解释发现。理论可能会以演绎和归纳的方式使用。学者们使用演绎的核心概念来指导数据分析和解释——使用种族、性别或阶级作为理解世界的角度,并在特定背景下归纳完善理论[26]。

5. 严谨性 整体性、启迪性和解放潜力都是高质量批判性研究的特征。批判理论的标准不再是效度、信度和客观性[29],而是可信度(credibility)、可转移性(transferability)、可依赖性(dependability)和可认证性(confirmability),以及实质性贡献、整体性、启迪性和解放思想的潜力[30-32]。在评估质量和严谨性时,批判理论学者会寻找证据,证明研究有助于对一种现象的情境理解,暴露有问题的权力关系,并指出重塑等级制度的方法。

六、社会物质主义

(一) 社会物质主义概述

社会物质主义(sociomaterialism)是一种建立在技术、工作和组织交叉点上的理论,它试图理解"日常组织生活中社会和物质的构成"[33],是一套研究方法的总称。从社会物质主义方法出发的研究突出了物质性的重要性,这些方法主要用于深入探索物质与社会实践之间复杂、混乱、非线性的关系[34],并探索其中人与物之间的关系。社会物质主义中将教育概念化为社会、认知或个人之外的东西。近年来教育技术批判性研究把视角转移到关系本体论(relational ontology)上,借助社会物质主义理论研究教育技术[35]。

(二) 社会物质主义的哲学基础

1. 本体论 组合是社会唯物主义分析的中心单位。关于社会物质主义方法的本体论基础需要考虑 3 个原则:出现、能动性和对称性。

(1) 出现:社会物质主义者认为所有事物,包括物体、人和实践是独特的、预先形成的实体,是通过自然、技术、人类和非人类行为者的聚集而产生的。社会和物质深深地纠缠在一起,不可分割[36]。所有物质都是存在的,是人与物之间活动和联系的结果。

(2) 能动性:能动性或行动和/或行使权力的能力是"世界正在进行的重新配置"的一个属性[37]。从这个角度来看,能动性被看作是分布在人和物质所交叉形成的网络中,并且是关系性的。物质不仅是人类活动发生的背景,还是有例如允许、排除、激励、劝阻、授权、影响、阻碍一类的作用的[38]。社会物质主义中的能动性并不等同于意图,社会物质主义研究通常关注发生的事情而不是预期的内容。

(3) 对称性:人与物之间的等价性称为对称性。在实证工作中,认为非人类与人类一样具有生产力和重要性。对人类和非人类的同等关注可以详细描述所研究的实践或场景的复杂性。

2. 认识论 社会物质主义往往不会将认识论和本体论分开。对象、事件、身份和知识被理解为通过这些社会和物质关系而存在[39]。物质和话语共同牵涉到复杂而不断变化的排列中,世界就是从这些排列中产生的[40]。社会物质主义的认识论将研究者的角色定位为记录者,是人和事物的非静态组合。研究者、记录设备、笔记、备忘录等被认为是所研究组合的构成和生产性元素。研究者是集合中的行为者或节点,正在研究的集合并不独立于研究者而存在。作为观察者，并不寻求客观性或消除与被观察者的距离。相反要回答，研究者和研究对象之间需要什么样的距离，目的是什么？收集数据的行为涉及与被观察世界的动态互动。研究者在现象中的这种本体认识论定位，意味着研究者的行为在不断产生和再现所研究的现象。

3. 价值论 社会物质研究的重点不是从分析中掩盖人的意义、主观性、欲望和价值观，相反，是让人类认识到自然、技术和各种事物的影响，正是这些影响的注入丰盈了人类。为了丰富地理解人与物质的关系，必须承认物质性的积极作用并将其理论化。

4. 方法论 社会物质主义者使用的研究方法通常包括有民族志、分析文档、观察法和访谈法的任意组合。一般来说，从社会物质角度出发的研究者在现场花费大量时间，注意自然环境中的现象，跟踪并记录谈判、妥协、适应；它们谈判、妥协和适应走到一起达成共识，又产生分歧。

七、后现代主义

（一）现代主义和后现代主义

现代主义（modernism）是19世纪中叶发展起来的广泛的知识、创意和社会趋势，在整个20世纪上半叶主导了西方思想[41]。现代主义者拥抱理性主义和科学，同时拒绝浪漫主义的世界观。现代主义思想的核心组织概念是“科学、技术和社会创新可以而且应该导致人类状况的内在改善”。

后现代主义（postmodernism）出现在20世纪中叶的战后欧洲背景下，许多哲学家和艺术家对现代主义的思想和实践采取了越来越多的怀疑和批判立场。后现代主义是对现代主义的一种批判和反思，强调相对性、主观性和多样性，反对普遍性和基础性的真理观念及宏大叙事，质疑理性和科学的权威。后现代主义者认为，宏大叙事往往忽视了边缘群体的声音和多元性，而且可能掩盖了复杂性和不确定性。因此，他们更倾向于关注个体经验、多元文化和相对性，关注语言和叙事的力量，认为现实是由我们讲述的故事所塑造的。它通常采用非传统的混合、叠加等手法，创造一种兼容并蓄的形象。

（二）后现代主义的哲学基础

1. 本体论 后现代主义不是一个连贯的思想或实践流派，是相关哲学、技术、模式和观点的集合。后现代主义者对思想和实践持有广泛的怀疑和批判观点，认为世界是支离破碎的，无法解决单一的普遍现实问题。后现代主义的本体论建立在对“权力、操纵和意识形态塑造了行为和思考世界的能力”的批判之上。

2. 认识论 后现代主义拒绝普遍真理，它以人类系统和关系的形式，探索真理的社会和文化建构。后现代主义是一种解释的认识论，试图批判性地探索现有的思想和知识，强调之前被主流结构排除在外、未被重视的思维方式，比如发现和揭露潜在的意义和意图、解构和批判过去绝对无懈可击的结构和信念、考虑理解和解释这些现象的替代方法。

3. 价值论 后现代主义者对研究者与研究对象之间权利结构的相互依存有着高度的认识和反思。后现代主义被用于识别和分析社会制度和结构中不平等、压迫和霸权的表现。尽管后现代主义者观察到社会分裂和宏大叙事是存在的，而且它们是矛盾和有问题的，但他们并不一定对应该如何处理它们采取立场。

4. 方法论 由于后现代主义思想缺乏连贯性，并没有明确的方法论。后现代主义者使用一系列质性数据，对这些数据进行自我质疑，检查其中的不一致处和未明确之处，主要聚集在四个焦点。第一是侧重于根据宏大叙事的假设和结构来寻找和分析宏大叙事，这些假设和结构用于组织、合理化、合法化和控制社会系统。第二是主体和主体性的创造、操纵和破坏。第三是权力的表达，探索谁在表达或体验权力的表达，这些表达是如何表达的，以及会产生什么影响或后果。第四是交叉性，定义不同身份维度之间的交叉和相互作用，以及赋予它们任何绝对或先验意义的问题[42]。后现代主义者不仅研究语境依赖性，批判性地评估从它们中继承的、内在的或假定的品质或特征，还批判强加于它们的类别、符号和身份。后现代主义者可能会使用不同的研究方法。第一种是根据现象与周围事物的关系来理解现象，而不是从任何绝对的范畴和结构的角度来理解现象，侧重于现象被其环境塑造的方式，特别是权力的表达如何影响这些关系。第二种方法是解构，解开现象的组成部分或方面，寻找不同的解释和意义，特别关注矛盾。例如，医学教育中的隐性课程体现了一种解构主义方法，因为它反映了学习者收到的有意和无意的信息之间的矛盾[43]。第三种方法涉及话语分析，探索交际行为（通常以文本、语音和图像的形式）中的本体论和认识论假设。这可能包括在文本或其他一些交际行为中寻找意义、实践、身份、关系、政治、联系和符号系统的实例。例如，研究医学院的政策文件，了解基本假设及信息[44]。虽然这三种方法在理论层面上可以被认为是相对不同的，但在实践中，它们往往不那么明显独立，反而是相互交织的。

5. 严谨性 人们质疑后现代主义学术实践的严谨性和知识价值。后现代主义未能在物质上增加方法或知识。尽管后现代主义质疑和挑战宏大叙事，强调相对性、主观性和多样性，但是后现代主义及其实践本身却充满了宏大叙事。对后现代主义的宏大叙事提出问题和批判并不是该领域后现代主义贡献的重要组成部分。

八、批判现实主义

（一）批判现实主义概述

批判现实主义（critical realism）的基础是英国哲学家罗伊·巴斯卡（Roy Bhaskar）提出的一个悖论："我们对自然世界的知识不可避免地是社会建构的。"[45]他将真实（存在的东西及它可能如何表现）、现实（实际发生的事情）和经验（我们对发生的事情的知识和经验）进行了区分。

批判现实主义是一种基于先验现实主义和批判自然主义相结合的立场。批判现实主义的世界观中，现实被视为既无法通过知识观察又无法通过知识理解的东西。批判现实主义者假定现实由对感觉的心理加工组成，并相信知识是历史性的和社会建构的，因此可以使用各种方法来建构现实[46]。

批判现实主义的优势在于它有可能解释复杂的干预，以及它在不同的背景和个人中如何起作用（或不起作用）。这样，它就有可能提供比许多其他范式更大的可推广性。

（二）批判现实主义的哲学基础

1. 本体论 批判现实主义本体论结构分为三个层次：经验、现实和真实。人类可以观察现实得到感受和经验；所观察到的只是人类能看到的一小部分（现实）；根本原因和机制（真实）是无法观察到的。要理解现实，就要通过经验对感觉进行心理加工，理解背后的因果机制。

2. 认识论 知识是以历史为基础的，是过去的产物，尤其是人类经验的产物。批判现实主义认为现实是由社会构建的，统计、量化的方式并不适合用来描述现实。

3. 价值论 批判现实主义的价值论是由社会条件所决定的。如果事件真的如想象，那就应该发生。对现实的理解不能脱离其行动者。

4. 方法论 批判现实主义范式中最常用的方法论是现实主义探究，这是一种理论驱动的研究方法，侧重于背景、机制和结果之间的关系。

现实主义探究通常采用一系列社会科学研究技术，包括质性和定量，并且可以从文献或经验来源（或两者兼而有之）中提取数据来检验程序理论及其中程理论。现实主义探究不是像许多其他范式那样控制情境变化，而是试图解释机制如何在不同情境中驱动结果，这种方法比随机对照更进一步，它不仅关注结果，还试图解释在不同情况下如何实现（或不实现）结果，特别适合解释复杂的计划。现实主义探究寻找不同背景下的共同社会结构及驱动它们的共同机制。因此，机制是现实主义探究超越具体事物的概括能力的关键结构。机制往往在心理层面上运作，通常是看不见的，并且对环境很敏感[47]。机制解释了个人在特定情况下如何及为什么对干预做出反应。结果是干预所带来的变化或影响。情境如何塑造触发机制以产生或促成特定结果的方式称为“情境-机制-结果”（context-mechanism-outcome，CMO）。通过确定研究背景与产生结果的机制之间的关系，现实主义探究试图解释干预措施如何及为什么有效或失败。

（田蕾 孙宝志）

参考文献

[1] PARK Y S，KONGE L，ARTINO A R Jr. The positivism paradigm of research [J]. Acad Med，2020，95(5)：690-694.

[2] PONTEROTTO J G. Qualitative research in counseling psychology：A primer on research paradigms and philosophy of science [J]. J Coun Psych，2005，52(2)：126-136.

[3] GERGEN K J. Psychological science in a postmodern context [J]. Am Psychol，2001，56(10)：803-813.

[4] CHUA I S，BOGETZ A，BHANSALI P，et al. Capturing the patient voice through patient experience debriefs：How medical student-led debrief interviews of hospitalized families influence learning and reflection [J]. Acad Med，2019，94(11 suppl)：S86-S94.

[5] HANSEN J T. Thoughts on knowing：Epistemic implications of counseling practice [J]. J Coun Dev，2004，82(2)：131-138.

[6] COOK D A，BECKMAN T J. Reflections on experimental research in medical education [J]. Adv Health Sci Educ Theory Pract，2010，15(3)：455-464.

[7] PARK Y S，XING K，LEE Y S. Explanatory cognitive diagnostic models：Incorporating latent and observed predictors [J]. Appl Psychol Meas，2018，42(5)：376-392.

[8] CRUICKSHANK J. Positioning positivism，critical realism and social constructionism in the health sciences：A philosophical orientation [J]. Nurs Inq，2012，19(1)：71-82.

[9] LETOURNEAU N，ALLEN M. Post-positivistic critical multiplism：A beginning dialogue [J]. J Adv Nurs，1999，30(3)：623-630.

[10] WEAVER K，OLSON J K. Understanding paradigms used for nursing research [J]. J Adv Nurs，2006，53(4)：459-469.

[11] VARPIO L,PARADIS E,UIJTDEHAAGE S,et al. The distinctions between theory,theoretical framework, and conceptual framework [J]. Acad Med,2020,95(7):989-994.

[12] REES C E,CRAMPTON P E S,MONROUXE L V. Re-visioning academic medicine through a constructionist lens [J]. Acad Med,2020,95(6):846-850.

[13] GERGEN K J. The social constructionist movement in modern psychology [J]. Am Psychol,1985,40(3): 266-275.

[14] KLASSEN A. Social constructionism and relativism:An aporia? [J]. Dialogue,2018,57(2):303-321.

[15] HRUBY G G. Sociological,postmodern,and new realism perspectives in social constructionism:Implications for literacy research [J]. Read Res Q,2001,36(1):48-62.

[16] THIBODEAUX J. Three versions of constructionism and their reliance on social conditions in social problems research [J]. Sociology,2014,48(4):829-837.

[17] MARTIN J,SUGARMAN J. Bridging social constructionism and cognitive constructivism:A psychology of human possibility and constraint [J]. J Mind Behav,1996,17:291-319.

[18] TALJA S,TUOMINEN K,SAVOLAINEN R. "Isms" in information sciences:Constructivism,collectivism and constructionism [J]. J Doc,2005,61:79-101.

[19] CASTELLÓ B V. Bridging constructivism and social constructionism:the journey from narrative to dialogical approaches and towards synchrony [J]. J Psychother Integr,2016,26(2):129-143.

[20] ZAIDI Z,LARSEN D. Commentary:Paradigms,axiology,and praxeology in medical education research [J]. Acad Med,2018,93(11 suppl):S1-S7.

[21] CARTER S M,LITTLE M. Justifying knowledge,justifying method,taking action:Epistemologies, methodologies,and methods in qualitative research [J]. Qual Health Res,2007,17(10):1316-1328.

[22] MCNAIR R,TAFT A,HEGARTY K. Using reflexivity to enhance in-depth interviewing skills for the clinician researcher [J]. BMC Med Res Methodol,2008,8:73-73.

[23] REID A M,BROWN J M,SMITH J M,et al. Ethical dilemmas and reflexivity in qualitative research [J]. Perspect Med Educ,2018,7(2):69-75.

[24] MONROUXE L V. Solicited audio diaries in longitudinal narrative research:A view from inside [J]. Qual Res,2009,9(1):81-103.

[25] REES C. Drawing on drawings:Moving beyond text in health professions education research [J]. Perspect Med Educ,2018,7(3):166-173.

[26] PARADIS E,NIMMON L,WONDIMAGEGN D,et al. Critical theory:Broadening our thinking to explore the structural factors at play in health professions education [J]. Acad Med,2020,95(6):842-845.

[27] ILLING J,SWANWICK T. Thinking about research:Theoretical perspectives,ethics and scholarship. In understanding medical education:Evidence,theory and practice [M]. 2nd ed. Hoboken:Wiley-Blackwell,2014: 331-348.

[28] KINCHELOE J L,MCLAREN P. Rethinking critical theory and qualitative research [M]//The Landscape of Qualitative Research:Theories and Issues. Thousand Oaks:Sage,2003:433-488.

[29] FRAMBACH J M,VAN DER VLEUTEN C P,DURNING S J. AM last page. Quality criteria in qualitative and quantitative research [J]. Acad Med,2013,88(4):552-552.

[30] EAKIN J M,MYKHALOVSKIY E. Reframing the evaluation of qualitative health research:Reflections on a review of appraisal guidelines in the health sciences [J]. J Eval Clin Pract,2003,9(2):187-194.

[31] KUMAGAI A K,WEAR D. "Making strange":A role for the humanities in medical education [J]. Acad Med,2014,89(7):973-977.

[32] NAIDU T,KUMAGAI A K. Troubling muddy waters:Problematizing reflective practice in global medical education [J]. Acad Med,2016,91(3):317-321.

[33] MACLEOD A,AJJAWI R. Thinking sociomaterially:Why matter matters in medical education [J]. Acad Med,2020,95(6):851-855.
[34] GOLDSZMIDT M. When I say ... sociomateriality [J]. Med Educ,2017,51(5):465-466.
[35] 琳达·卡斯塔内达,本·威廉森,肖俊洪. 批判性创新视角下的教育技术研究:新方法、新理论[J]. 中国远程教育,2022,42(7):28-38.
[36] ORLIKOWSKI W J. Sociomaterial practices:Exploring technology at work[J]. Organ Stud,2007,28(9):1435-1448.
[37] BARAD K. Posthumanist performativity:Toward an understanding of how matter comes to matter [J]. Signs,2003,28(3):801-831.
[38] FENWICK T,EDWARDS R. Performative ontologies:Sociomaterial approaches to researching adult education and lifelong learning [J]. Eur J Res Educ Learn,2013,4(1):49-63.
[39] Fenwick T. Sociomateriality in medical practice and learning:Attuning to what matters [J]. Med Educ,2014,48:44-52.
[40] MACLURE M,CANNELLA G,PEREZ M,et al. The "new materialisms":A thorn in the flesh of critical qualitative inquiry? [M]//Critical Qualitative Inquiry:Foundations and futures. Walnut Creek:Left Coast Press,2015:93-112.
[41] ELLAWAY R H. Postmodernism and medical education [J]. Acad Med,2020,95(6):856-859.
[42] VERDONK P,ABMA T. Intersectionality and reflexivity in medical education research [J]. Med Educ,2013,47(8):754-756.
[43] HAFFERTY F W. Beyond curriculum reform:Confronting medicine's hidden curriculum [J]. Acad Med,1998,73(4):403-407.
[44] RAZACK S,LESSARD D,HODGES B D,et al. The more it changes;the more it remains the same:A Foucauldian analysis of Canadian policy documents relevant to student selection for medical school [J]. Adv Health Sci Educ Theory Pract,2014,19(2):161-181.
[45] BHASKAR R A. Reclaiming reality:A critical introduction to contemporary philosophy [M]. London:Verso,1989.
[46] ELLAWAY R H,KEHOE A,ILLING J. Critical realism and realist inquiry in medical education [J]. Acad Med,2020,95(7):984-988.
[47] ASTBURY B,LEEUW F L. Unpacking black boxes:Mechanisms and theory building in evaluation [J]. Am J Eval,2010,31(3):363-381.

第四章
医学教育研究的研究范式

医学教育研究工作越来越重视在研究中所使用的方法论的严谨性。有了坚固的理论框架、明确的研究原则，学术研究工作的过程和成果才能够得到更多的认可和信任。

前面章节提到，研究范式可以定义为科学家之间关于如何理解和解决问题的一系列共同信念和共识。范式是对事务如何运作的一种假设，有时被描述为涉及“对现实的共同理解”的“世界观”。研究范式“指导如何解决问题”，因此也可以认为，对研究范式进行详细说明对于一项研究工作来说十分重要。

在开展研究之前，需要对研究做出假设。无论研究是定量还是质性的，假设在解释结果和设定基本规则方面都起到重要作用。假设可能是实验室研究数据的基础，也是社会研究的基础。实验的力量取决于基本假设是否清晰。如果假设的基本背景不够清晰，研究的结果的可信程度就可能存疑。

在说明范式时，必须考虑范式的组成部分。传统上对于范式的认识主要包含三个组成部分：本体论、认识论和方法论。目前，“公理”已成为范式的第四个定义特征[1]。它涉及伦理方面的考虑，并在研究领域内“追问应该是什么”。它是任何拟议研究的重要起点，因为它考虑了什么对研究有价值，以及如何在该领域开展符合伦理的研究。一旦确定了有价值的研究领域，考虑到了研究伦理问题，就可以进入到本体论的环节，提出对“现实的本质”的质疑；随后确定现实中知识的性质，这就是研究的认识论。研究的本体论和认识论的确定，指向了适合研究的方法。适合的研究方法，在很大程度上会增加研究结果的可信程度，减少结果解释的模糊性。

一、选择研究范式

在实际研究工作中，选择研究范式确实需要耗费一些时间。为什么要开展这项研究，研究这一课题的动机是什么，是出于实践还是学术？在医学教育研究中这些问题往往并没有得到足够思考。在设计研究计划时，应当也计入这一部分工作时间。实际上即使是经验丰富的学者也可能难以区分构成范式的各种构件。

医学教育中最常用的五种范式：实证主义、后实证主义、建构主义、解释主义和批判理论。

本体论假设:实证主义假设“通过科学可以观察到单一的客观现实”。后实证主义假设“现实是客观存在的。然而,科学观测会产生误差,因此对现实的认识只能是不完全的”。建构主义假设“存在着多种主观现实,每一种现实都是由个人和个人之间的社会建构而成的”。解释主义假设“现实不是客观给定的,是社会建构的”。批判理论假设“受社会权力关系的影响,存在着多种主观现实。现实受社会、政治、文化、经济、种族和性别价值观的影响”。在评估本体论假设时,需要评估研究是“唯一可验证的现实”,还是“多种社会建构的现实”。

认识论假设:认识论试图回答两个问题,即什么是知识,以及其知识是如何获得的。实证主义的认识论假设“知识可以通过使用可靠有效的测量工具来获得”。后实证主义的认识论假设“获取知识会出现人为错误。人类的知识是不完美的,只能确定‘可能’的真理”。建构主义的认识论假设“知识是主观的,是在个人层面形成的”。解释主义假设“知识是主观的、相对的,是通过研究者与研究对象之间的互动、对话和解释过程而建构起来的”。批判理论的认识论假设“知识也是主观的,但却是在个人之间和群体内部创造和协商的”。

研究人员尽可能多地熟悉不同类型的范式,以便更好地了解自己作为研究人员及团队和项目所适合的范式。

二、根据所选范式选择合适的研究方法

方法论是获取知识的策略或总体规划,而方法是用于收集和分析数据的实际技术[2]。选择合适的数据收集技术,除了考虑范式外,还可能与这些技术的实用性密切相关。

在撰写研究报告时,要清楚地详细说明描述研究范式及其组成部分(医学教育研究中使用的范式组成见表1-4-1)。撰写范式是让受众读者了解研究背景,需要呈现研究范式的具体细节。根据研究范围和目标的不同,对研究范式的描述可以是为发表而设计的研究报告中的一两个段落,也可以是篇幅较大的报告中的多个章节。

表1-4-1 医学教育研究中使用的范式组成

范式	知道多少（本体论）	如何能了解（认识论）	知识如何获得（方法论）	获得的步骤（方法）	收集数据（来源）
实证主义	有唯一的客观的真相,通过科学可以观察	可以通过可信、有效的测量工具,获得客观的知识	假设检验、控制混杂因素,如实验、调查,目的是通过预测和控制发现存在的东西,通过演绎建立理论,利用科学方法开发抽象定律来描述和预测模式,寻找因果关系和基本规律	倾向于使用定量方法,通常包括假设的统计检验,例如随机对照实验、测量、观察、结构化问卷、结构化访谈等	前测-后测;测试结果;比较;对于技能、考试的评分、等级量表
后实证主义	有唯一的客观现实,对它的认识十分有限	所获取的知识中会出现人为的错误,因此只能确定可能的真理	实验、调查、观察研究。强调明确的概念和变量、受控条件、精确的仪器和经验测试	定量和质性方法,系统地收集和分析代表性样本的数据(例如调查、访谈、焦点小组)	前测-后测;测验表现、等级量表、来自调查的文本类数据

续表

范式	知道多少 （本体论）	如何能了解 （认识论）	知识如何获得 （方法论）	获得的步骤 （方法）	收集数据 （来源）
建构主义	存在多种主观现实；每一个都由个人之间进行社会建构的	知识是在个人水准上主观形成的	知识是由互动创造的。例如：个案研究、扎根理论、现象学	通常通过使用开放式问题、记录观察/印象来收集质性数据	访谈的音频、由音频转录而来的文本、实地考察笔记、文献分析、开放式调查的回应
解释主义	现实是主观且不断变化的，没有终极真理	知识是主观的，对显示有多种多样的解释，没有绝对正确的认知方式	注重理解，运用归纳推理，意义是在研究人员与参与者在自然环境中的互动中构建的，收集不同的解释	倾向于使用质性方法来捕捉现象的各种解释（自然观察、访谈、叙述）	
批判理论	受社会权力关系的影响，存在多种主观现实	知识是主观的，是个人和群体共同构建的	目的是了解社区组织和行动，例如行动研究、批判性话语分析	可以同时使用定量和质性方法，通常采用参与式的方式，经常使用迭代研究设计（案例研究、焦点小组、参与者观察）	

三、从理念走向实践

对于从事教学工作的人来说，面对围绕研究的哲学基础首先想到的问题是：如何将它应用到我的实际工作中？如何利用不同的范式以不同的方式解决问题？

与有经验的研究人员，特别是那些专注于方法论的研究人员合作，会非常有益且富有成效，而且可能是成功的最终关键。另外，还可以联系方法论专家或经验丰富的研究人员，寻求咨询，对研究方法进行审查。

（田　蕾　孙宝志）

参考文献

[1] HERON J, REASON P. A participatory inquiry paradigm [J]. Qual Inq, 1997, 3(3): 274-294.

[2] JAMES S. Exploring the philosophical underpinnings of research: Relating ontology and epistemology to the methodology and methods of the scientific, interpretive, and critical research paradigms [J]. ELT J, 2012, 5(9): 107-129.

第五章
范式视域下如何提升医学教育研究质量

一、我国高等医学教育研究现实的质量问题

我国高等医学教育研究进入“学科范式”阶段,这对于它如何保持“学术合法性”、如何像其他学科一样使学术活动进入专业化过程,非常重要。我国国内医学教育研究的质量的现状堪忧。医学教育研究论文与医学科研论文相比,质量不高[1]。

医学教育研究希望得到更广泛的社会认同,必须向社会学术界阐明研究范式,阐明该学科内的知识主张的性质。因此,学习和借鉴国际上医学教育研究的范式,结合我国国情,应用辩证唯物主义实事求是、有的放矢地应用这些范式,才能从源头上破解我国医学教育研究的质量问题,才能为医学教育改革提供可靠的证据,才能得到社会广泛认可,从而推动医学教育改革深入开展,最终提升医学人才培养质量。

二、我国高等医学教育研究可借鉴的多种范式理论

(一) 实证研究

实证研究是最常用的医学教育研究范式。我国学者胡中锋等[2]在《教育实证研究之深度反思》一文中定义实证研究的理论基础是实证主义。从重视思辨研究向重视实证研究转变是提高教育学研究科学化水平的必经之路。正如教育部文件[3]中指出:“加强实证研究,坚持以事实和证据为依据,对重大问题持续跟踪,注重长期性、系统性研究。”因此,提升教育研究质量首先要提升实证研究的质量。

实证研究首先在于验证有关教育的假设,回答教育研究的问题。包括七个基本环节:问题、理论(文献)、假设、方法、数据、测量和结论。在教育数据极大丰富的今天,更大范围的教育数据开放、更高层次应用数据作为证据,可以推动实证研究的发展。当然,我们要注意实证主义研究的局限性和范围,实事求是地应用,不能随意扩大应用范围。

目前,我国医学教育研究界应用实证研究相当多,但是应用质量不高,主要是没有真正理解实证研究范式。例如,对学生的随机对照试验,条件不公平、混杂因素太多、干预措施很多,得出结论不可靠;再如,教学改革项目过程是复杂干预,但是很多人采用随机对照试验,

这违背了复杂干预不能采用随机对照试验的原则,而应当采用其他研究范式。

(二) 解释主义范式

在社会科学领域,实证研究是重要的方法论和实践方向,但实证研究不可能适用所有情况,大学教育是复杂的,受到多因素的影响。特别是医学教育,它是一个复杂、多样的领域,有效的实践往往是由背景因素决定的,依赖于强大的网络。文献中许多作者对医学教育研究中占主导地位的实证主义范式和试验方法的普遍使用表达了明确或含蓄的挑战[4]。美国学者Berwick[5]指出:"尽管实证主义范式是回答某些问题的宝贵框架,但根据已有研究看来,相关的试验设计研究方法(如随机对照试验)对于研究复杂、不稳定、非线性的社会变化是不够的。" 相比之下,以其他范式为基础的研究,如解释主义或批判研究,为研究复杂、不稳定、非线性的变化提供了很好的方法。

解释主义在方法论上"使用归纳推理,在自然环境的互动中,收集不同的解释(如扎根理论、人种学)"[4],倾向于使用质性的方法来捕捉对一种现象的各种解释(如自然主义的观察、访谈、叙述的使用)。还有社会文化理论、行动者网络理论(actor-network theory)、复杂理论(complexity theory)等。因此,教学改革计划项目的实施,更适合采用解释主义范式来研究。

(三) 批判理论范式

马克思认为,以往的哲学家只是在解释世界,然而重要的是要改变世界。批判理论范式与解释主义范式有类似的主张,在本体论方面,关注教育主体的亲身经验,认为教育是一个历史过程,教育实践的本质存在于对现实的否定和批判之中,批判理论范式还认为教育也是意识形态过程[6]。

批判理论范式的认识论认为,对于教育的认识是通过批判和在反思性实践中产生的。对教育实践的理解、解释和行动是教育研究的目的,即通过教育理论批判促进教育行动方案。

方法论方面,转变了"研究是设想事物如何改变,以更好地寻求代表不同和代表不足"的观点,其特征是不断地重新定义问题和合作互动(如行动研究)。可以使用定量和质性的方法,通常以参与的方式,经常使用迭代研究设计(如案例研究、焦点小组、参与者观察)。如研究医学生学习动机的影响因素及如何提升学习主动性,就可以用批判理论研究。

(四) 建构主义范式

建构主义范式认为,现实是多元的,求知者和被求知者之间的能动的互动过程可以对多种结构进行比较并对其重构。"以学生为中心"的教育理念就是它的主张。

建构主义范式存在论方面:现实是以社会和经验为基础的;多重现实的存在、变化、冲突和/或变得更加具体化;认识论方面:知识由研究者和参与者之间的互动所产生的结构组成;方法论方面:知识是通过一种归纳的方法来获得的,可通过对话来识别、理解、发展和对比结构[7]。当前医学教育界广泛应用的基于问题的学习(problem-based learning,PBL)就是建构主义范式的应用,医学生的职业认同形成(professional identity formation,PIF)理论是社会建构主义范式的应用。

综上所述,"范式"的作用能为数据收集策略和数据分析技术的选择提供理论基础,也能为研究结果的性质和形式及可以得出的结论提供决策。但是我们应当清醒地认识到,各种"范式"都有优缺点,这并不是说一项研究必须从一个"范式"开始。有的研究活动可能是由一个研究兴趣或研究问题发起的,但是这里的论点是,无论什么引发了研究兴趣,明确研究应用的“范式”对于确保研究活动的所有要素都是一致的至关重要，和其他学科一样，体现了学科的科学性、严谨性。据文献[8]统计，我国长期以来教育研究杂志发表的实证研究论文不足论文总数的1/10。因此，加强教育实证研究，也是提高我国教育科研水平当务之急，有人称之为弥补短板，补好“基础课”[9]。当然，提倡实证研究不能夸大和泛化，应当实事求是、有的放矢地应用。任何教育研究范式都有其特定的意义，也都有其难以克服的局限。因此，不是哪个范式好于另一个范式，而是恰当应用适合于某个研究的范式，才能保证研究的质量，才能为教育改革提供可靠的证据。

尤其需要指出，高等医学教育三阶段统一体的系统是复杂的、非线性的、多样化的，仅用试验设计研究方法（如随机对照试验）研究复杂的医学教育系统是不合适的。相比之下，以其他范式为基础的研究，如解释主义、批判理论、建构主义范式等，研究方法以质性研究为主，为研究复杂的、不稳定的、非线性的系统提供了更合适的方法，值得推广应用。

因此，要全面破解我国高等医学教育研究的质量问题，需要加强实证研究，坚持以事实和证据为依据，必须用多元化的研究范式，摒弃二元对立或一元化思维，寻求不同范式的通约性和互补性，以真正实现多元范式的共存共融。我们既要“注重借鉴国外教育研究范式、方法，积极吸纳国际教育研究的前沿进展和优秀成果”，又要结合我国国情，结合高等医学教育研究的特殊性，以提升医学教育研究的质量，进而提升医学人才的培养质量。

（孙宝志　田　蕾）

参考文献

[1] 孙宝志. “范式”视域下破解我国医学教育研究的质量问题[J]. 医学与哲学，2022，43（14）：1-5.

[2] 胡中锋，禹薇. 教育实证研究之深度反思[J]. 华南师范大学学报（社会科学版），2020（5）：138-149.

[3] 教育部. 教育部关于加强新时代教育科学研究工作的意见：教政法〔2019〕16号[A/OL].（2019-10-24）[2024-03-12]. http://www.moe.gov.cn/srcsite/A02/s7049/201911/t20191107_407332.html.

[4] BUNNISS S，KELLY D R. Research paradigms in medical education research [J]. Med Educ，2010，44（4）：358-366.

[5] BERWICK D M. The science of improvement [J]. JAMA，2008，299（10）：1182-1184.

[6] 张羽，刘惠琴，石中英. 指向教育实践改进的系统范式：主流教育研究范式的危机与重构[J]. 清华大学教育研究，2021，42（4）：78-90.

[7] PARK Y S，ZAIDI Z，O'BRIEN B C. RIME foreword：What constitutes science in educational research?：Applying rigor in our research approaches [J]. Acad Med，2020，95（11S）：Si-Sv.

[8] 华东师范大学，北京师范大学，东北师范大学，等. 教育实证研究华东师范大学行动宣言[J]. 华东师范大学学报（教育科学版），2017，35（3）：1-3.

[9] 李均. 论实证主义范式及其对教育学的意义[J]. 教育研究，2018，39（7）：41-48.

第二篇

将有价值的问题转化为医学教育研究课题及文献检索

第一章
如何提出有价值的研究问题

研究问题是研究活动的核心，也是应用专业知识解决问题能力的首要体现。能够提出和形成一个明确的研究问题，是科研设计的核心环节，决定了整个研究基础，也预示着未来研究当中的每一步研究设计。在医学教育研究领域，判断一项研究活动是达到了标准意义上的医学教育学术研究，还是仅仅停留在医学教育实践工作层面，存在着一道明显的分水岭。这道分水岭的划定，关键在于是否成功解决了医学教育中的一个科学问题。根据“从问题到医学教育研究课题转化四步法”[1]（后文简称“四步法”），有价值研究问题的形成，依赖于问题的提出和科学问题的形成两个环节。本章也将从这两个环节来重点阐述，发现、提出问题，并形成一个有价值的、可以用于学术研究的科学问题。

到本章结束时，希望读者能够做到以下几点：

1. 能够具备在文献或者现实中具备捕捉问题的能力。
2. 能够判断一个“好”的问题是怎样的。
3. 能够解释科学问题形成的过程。
4. 能够利用概念框架，形成高质量的研究问题。

第一节　问题意识培养：如何捕捉和提出问题

一、什么是“问题”

界定“问题”的概念是探究之初最为关键的步骤。鉴于汉语作为表意文字的特性，一词多义现象普遍，而英语作为表音文字，则需借助不同词汇以表达各异之意。为精准阐述，本文采用英文词汇“question”与“problem”进行对照解析，如表2-1-1所示。“question”一词，其对应的动词为“answer”，意指需回应或解答的疑问，常见于试卷指令，如“请回答以下问题”（Please answer the following questions），凸显其有明确答案、无须深入研究、仅需在必要时回忆复述的特性。相比之下，“problem”一词，对应的动词为“solve”或“address”，指向的是棘手、困难、造成困扰且尚无现成答案的问题，要求通过探究寻求解决方案。在科学研究的语境下，"problem" 常被用来指代研究的核心议题，这一点在众多英文学术期刊，诸如 *Medical Education*、*Academic Medicine* 中均有体现，这些期刊常提及"所探讨的问题是什么"(What problem was addressed)。同样的，在我国的无论是国家自然科学基金或者国家社会科学基金，都会要求我们明确地表述我们的研究问题或者拟解决的关键问题。这里的问题是需要进行解释的，并且围绕这个问题，可以形成解决问题的知识图谱。

表 2-1-1 以"question"和"problem"为例论述科研问题与普通问题的区别

特征	普通问题"question"	科研问题"problem"
深度和复杂性	相对简单直接，可能只需要基本的常识或一般知识即可回答，不需要复杂的科学研究或数据分析	通常涉及较深层次、多维度的探究，需要系统的研究方法和严谨的数据分析来解答；往往涉及未知或未完全理解的领域，要求科研人员通过实验、观察和理论推导来找出答案
目的和导向	更多是为了满足日常的好奇或解决具体的生活问题，往往有明确的答案或解决方案	旨在推动学科知识的边界，增进人类对自然界或社会现象的理解；通常是开放性的，没有唯一确定的答案，而是需要通过科学方法来探索和验证
研究方法	可能只需要简单的逻辑推理、常识判断或信息检索即可解决	需要采用科学的研究方法，包括实验设计、数据收集、统计分析和理论构建等；研究过程需要严格控制变量，确保结果的可靠性和有效性
答案的确定性和开放性	答案则相对明确和固定，一旦找到即可满足提问者的需求	答案往往是不确定的，需要通过不断的研究和实验来逐步逼近真相；即使找到了某种答案，也可能随着科学的发展而被推翻或修正
知识贡献	普通问题的解决则主要对个人或日常生活的某些方面产生直接影响，而对学术或科学知识的贡献有限	科研问题的解决通常会对某个学科或领域产生新的知识贡献，推动科学的进步和发展

二、问题的来源

科学研究起始于问题，正是问题的存在推动了研究的进程并为其提供明确的方向。问题的产生，源于研究者对科学背景知识的深入剖析，当他们在分析过程中遇到疑难、发现矛盾时，问题便应运而生。学习前人的知识、观察事实与现象，无疑是科学研究的基石。然而，这些仅仅是起点，而非终点。若研究者仅仅停留在被动接受知识的层面，那么探索未知的旅程便无从开启。

问题的提出，是科学研究的关键一步。它标志着研究者从被动转为主动，从知识的接受者转变为未知的探索者。问题的提出，实际上是对现有知识的反思和质疑，它推动着研究者去挑战现有的理论边界，寻求新的突破。我们需要知道提出或发现问题的途径和渠道多种多样，但它们都离不开对现有知识和相关理论的深入理解。例如，教师和学生的教育实践活动，无论是在临床环境中还是医学教育理论的探讨中，均构成了一个重要且不可忽视的问题来源[2-3]。这类问题往往来自实践活动中的兴趣、现象等，且试图对现状作出一定的改变。同时，一个我们常用的有效方法是广泛阅读文献，与文献进行深入的"对话"，从而激发新的研究问题。这一过程不仅是对既有知识的吸收与批判，更是对医学教育研究人员问题意识的一种培养。具体而言，这种培养应从两个维度展开：一是根植于日常的兴趣与实践之中。生产、教育和实际生活中的种种实用性或技术性的需求，能够催生新的问题，推动科学研究的深入发展。研究者需要在充分掌握已有知识的基础上，通过对比分析、逻辑推理等方法，发现其中的不足和矛盾，进而提出新的问题。这些问题可能是对已有理论的修正和补充，也可能是对新的理论体系的探索和创新。例如，长期在教学一线的教师，往往能敏锐地察觉到如医学生实习认真程度不足、责任意识淡薄、实习效果欠佳等现实问题，进而深入探究其背后的原因。这种细致入微的观察与对教学工作的反思，如同不竭的源泉，为提出有意义的研究问题提供了源源不断的动力。当前，医学教育研究领域内的诸多重大理论进展，正是基于对教学实践的深刻观察与反思，如岗位胜任力和置信专业活动的提出[4]。二是在医学教育学术论文的阅读和学习中，养成批判性思维和构建个人专属知识图谱的习惯。只有厘清一个研究领域的知识图谱才能够很好地总结归纳出研究的发展脉络，进而发现现存研究中的不足和尚未解决的问题。研究者可以通过探寻经验事实之间的联系，尝试给出统一的解释；或者致力于解决已有理论与经验事实之间的矛盾，以期完善理论体系；还可以通过检验多种假设之间的对立，筛选出最有可能正确的理论；又或者克服理论体系内部的逻辑困难，使理论更加严密和自洽。此外，追求理论的普适性和逻辑简单性，以及验证假说和新发现的事实，既是提出问题的重要动力，也推动着研究者不断深化对问题的理解。无论是哪种情况，研究者都要具备深厚的理论素养和敏锐的问题意识。

研究问题的另一个来源，就是国家的重大需求，这同样是众多课题申报时确定研究问题的关键因素。此时的研究问题就是奠定课题的选题从“模糊”到“清晰”的重要基础，也是选择研究方向从“分散”到“聚集”的过程，是研究范围从“发散”到“收敛”的过程。如何知晓国家的重大需求呢？最简单的方式莫过于阅读申请课题的指南，它是该领域权威专家的智慧结晶，是经过反复论证和讨论的国家重大、紧迫的需求。《国家社会科学基金项目2023年度课题指南》指出“申报国家社科基金项目，要体现鲜明的时代特征、问题导向和创新意识，着力推出代表正确方向、体现国家水准的研究成果。基础研究要密切跟踪国内外学术发展和学科建设前沿动态，着力推进学科体系、学术体系、话语体系创新，具有较高的主体性、原创性和学术思想性；应用研究要立足党和国家事业发展需要，聚焦经济社会发展全局性、战略性和前瞻性重大理论和现实问题”。同时，研究人员还可以时常关注中共中央办公厅、教育部、国家卫生健康委员会发布的新闻、工作报告、政策文件，这也是我们了解国家需求的一个有效途径，从中可以发现医学教育研究工作的可为之处。

三、问题的类型

研究问题可以有许多不同的类型，例如描述型、解释型、探索型、调查型、结果预测、比较证明等。每种不同类型的研究问题，也预示着可能需要不同的研究方法来解决。在开始医学教育研究时，通常会关注不太复杂的研究问题，通常使用一种类型的研究问题即可。但是医学教育的研究通常很少是单一维度的，经常呈现出矩阵式的“分层问题”[5]，此时就需要形成总研究问题和子研究问题的“问题群”，如表2-1-2所示。

表 2-1-2 研究问题的表述与类型的示例

问题类型	问题的表述示例
描述型	医学生同理心下降是怎样的趋势和特征？ 子问题一：相比于大一新生，在五年级时，医学生的同理心水平下降了多少？ 子问题二：在五年的医学教育学习中，是持续下降的，还是在某一年显著下降？ 子问题三：在医学生的亚人群中，哪一个群体下降的比较明显？
解释型	为什么五年级的临床实习生责任感不强，缺乏学习热情？
探索型	五年级的医学生是如何体验最后一年的实习的？
调查型	医学生在五年的学习过程中，存在哪些同理心相关的潜在风险？
结果预测	如果在实习期间，增加一门课程，是否就可以改变同理心的下降趋势？
比较证明	如果开设了相关的课程，与未经过课程培训的学生相比，培训后的学生表现如何？

四、问题的评价标准

在研究问题形成的初始阶段，我们脑海中的问题往往是粗浅的、模糊的，甚至可以根据一个观察到的现象列出一系列的问题。面对自己列出的众多问题，如何来评判自己提出的问题是否是一个“好”的问题呢？需要从两个方面考量。

（一）研究问题的要素

以实证主义研究范式为例，研究问题需要明确包含因变量、自变量和研究对象，因为这些元素构成了研究的核心结构和内容。下面详细展开这三个部分：

1. 因变量 因变量是研究中被观察或测量的结果，它随着自变量的变化而变化。在研究问题中明确因变量，有助于我们了解实验或研究的目的和预期结果。因变量通常是研究中我们最关心的结果或现象，例如学生的学习成绩、学生的临床技能表现等。在表 2-1-2 中，医学生的同理心水平就是因变量。为了科学地分析因变量，需要选择适当的测量工具和方法，将其量化为具体的数据。这有助于我们更精确地分析自变量对因变量的影响。因变量的选择和测量直接影响到研究的结论和有效性。一个合理的因变量应该能够敏感地反映出自变量的变化，从而揭示出研究现象的本质。当然，在质性研究中，我们往往不说因变量这样的界定，通常称为需要被解释、被理解的对象或者现象。

2. 自变量 自变量是研究中被操纵或改变的因素，用于观察其对因变量的影响。自变量是研究者主动改变或控制的变量，例如教学方法、教学环境等。选择合适的自变量对于揭示研究现象至关重要。在研究中，研究者需要精确地操纵自变量，并控制其他可能影响因变量的因素，以确保实验的准确性和可靠性。研究自变量对因变量的影响机制是研究的核心任务之一。通过改变自变量的水平，我们可以观察到因变量的变化，从而揭示出自变量对因变量的具体作用方式。在表 2-1-2 中，自变量可以是我们通过文献分析或者思考得到的变量，例如学生的性别、学习的主动性、学生的性格特征、教师的教学风格、教师的榜样水平、教学的评价手段，都可以成为待选择的自变量。

3. 研究对象 研究对象的选择应具有代表性，能够反映研究总体的特征。例如，在社会科学研究中，选择合适的样本群体对于得出准确的结论至关重要。明确研究对象的特征和属性是研究的基础，包括年龄、性别、职业等人口统计学特征，以及与研究问题相关的其他特定属性。

综上所述，因变量、自变量和研究对象是研究问题的核心内容。明确这三个部分有助于我们更清晰地定义研究问题、设计实验方案和分析研究结果。同时，它们也是确保研究科学性和有效性的关键因素。

（二）评价研究问题

在得出研究问题各个内容要素完整的情况下，我们就可以使用FINER标准[6]来评价研究问题，帮助我们全面评估一个研究项目的可行性、吸引力、创新性、伦理性和相关性。下面是对FINER标准的五个特征的详细展开：

1. Feasible（可行的） 是否可行是评估一个研究问题是否值得追求的首要因素。在考虑可行性时，需要分析研究所需的资源、时间、技能和经费是否可得，并且是否合理。例如，如果一个研究问题需要大量的资金支持，但资金筹备困难，那么这个问题的可行性就较低。同时，还需要考虑研究团队的能力和专业知识是否足以支持研究的进行。一个可行的研究问题应该是在现有条件下能够实施的，不会因资源限制或技术难题而无法完成。

2. Interesting（有趣的） 有趣指的是研究问题是否能引起研究者和公众的兴趣。一个有趣的研究问题往往能激发研究者的热情，增加他们投入研究的动力。同时，有趣的问题也更有可能吸引外部资金的支持和公众的关注。评价研究问题的有趣性时，可以考虑其是否具有挑战性、是否涉及当前热点或争议点，以及是否能带来有趣的科学发现。

3. Novel（新颖的） 是否新颖是评价研究问题是否值得进行的重要因素之一。一个新颖的研究问题应该是创新的、独特的，并且有可能为现有的知识体系带来新的见解或突破。创新性的研究问题有助于推动科学的进步，为学术界和实际应用领域带来新的价值。在评价时，可以考虑研究问题是否提出了新的假设、是否采用了新的研究方法或者是否有可能发现新的科学规律。

4. Ethical（伦理的） 伦理是评价研究问题的另一个关键方面。一个符合伦理的研究问题应该遵循科学研究的道德准则，确保研究过程中不会对参与者、环境或社会造成不必要的伤害。在评价研究问题的伦理性时，需要考虑研究是否符合法律法规的要求、是否尊重了参与者的权益和隐私，以及研究目的是否正当且符合人类价值观。

5. Relevant（相关的） 相关是指研究问题与实际应用或学术领域的关联程度。一个相关的研究问题应该与当前的社会、经济或科技问题紧密相关，并有可能为解决这些问题提供有价值的见解。评价研究问题的相关性时，可以考虑其是否与当前的政策、市场需求或学术发展趋势相吻合，以及研究结果是否具有实际应用价值。

FINER标准为评价研究问题提供了一个全面的框架。通过综合考虑问题是否是可行、有趣、创新、伦理和相关的，我们可以更加准确地评估一个研究项目的价值和意义，从而为学术研究和实际应用提供有价值的指导。

第二节　开启研究之旅：如何形成科学研究问题

在已经形成了一个初步的研究问题后，接下来就是如何让这个问题变成一个严格意义上的优质的科学研究问题、一个专业问题，而不简单的是一个“问题”，就要让这个研究问题是基于一定的概念框架基础之上的。让研究问题基于一定的概念框架是将研究问题进一步优化和凝练的重要过程，也是形成优质的研究的必经之路。

一、概念框架的内涵与要素

概念框架（conceptual framework，CF）是一个理论结构，用于组织和解释某一领域的知识或现象。它通常由一系列核心概念、变量、关系、假设和理论构成，为研究者提供了一个清晰、连贯的视角来审视和理解复杂的问题或现象。科学研究的概念框架是一个组织和指导研究项目的总体架构，它提供了对研究主题的全面理解和分析。概念框架在科学研究中充当了"研究路线图"的角色，它有助于将抽象的研究项目形象化，并为其付诸实施提供指导。在教育研究中，概念框架特别重要，因为它帮助研究者定义研究范围、指导数据收集和分析及解释研究结果。研究人员应清晰地界定研究中的核心概念，并明确这些概念之间的相互关系。

概念框架应基于对现有文献的深入理解，并结合研究目的和问题进行构建。概念框架会包含理论、方法或模型，代表一种思考问题的方式，有助于解释复杂现象的发生方式。同时，概念框架也可以包含元素、概念、变量，通过概念框架为这些要素提供他们之间的潜在关系。概念框架甚至也可以包含看待现象的想法和信念系统等个性化的表达。

二、概念框架的重要意义

研究框架的建立可以从多个方面增加研究的深度，并能够支持展开不同层面的研究。在研究课题中，一个恰当的概念框架可以具备如下特征和重要意义：

1. 普遍性与基础性 概念框架是普遍的，是我们所有教育选择和行为的基础。无论我们是否明确意识到它们的存在，它们都在潜移默化地影响着我们的教育决策和实践。

2. 提供多元的视角 概念框架提供了不同的视角来看待教育问题或研究。通过不同的概念框架，我们可以从多个维度深入分析教育现象，从而获得更全面、更深入的理解。

3. 专业化与标准化 概念框架为教育研发项目提供了一个专业化，包括标准化的词汇和专业化的理论。这使得不同研究者之间的交流和合作成为可能，同时也提高了研究的可重复性和可信度。

4. 推动学术领域发展 概念框架允许研究人员在彼此工作的基础上进行研究，从而促进知识的积累和传承。通过这种方式，研究人员可以对该领域有更多的了解，共同推动该领域向前发展。

例如，成果映射与规划（outcome mapping and planning，OMP）框架、社会建构学习理论中的"合法性边缘参与"、学习共同体以及师徒制等概念，都是特定教育领域内的概念框架要素。它们为教育实践者和研究者提供了明确的理论指导和实践方向，有助于更好地理解和解决教育问题。

三、概念框架建立研究范式到研究证据之间桥梁

正如前文所述，研究范式是研究者在认识和解决问题中达成的共识，包括信念、主张、组织原则等。每位研究者都在特定的范式下认识研究对象，并寻求回答研究问题的方法，从而推动研究领域的发展。学者通常遵循相同的规则与标准从事学术研究，但也不完全受规则

牵制，在开放与灵活的规则范围内，范式起到指导研究设计的作用。

同时，我们还必须认识到教育具有复杂性（complexity），然而目前本质为简化论的量化研究和情景观指导下的质性研究都无法真正揭示教育的复杂性规律。有学者[7]认为这些传统的研究范式面临着实践性、本土性不足的危机，并提出了“指向教育实践改进的系统范式”。此外，信息技术的飞速发展和数据革命的爆发，使得科学探究迈入新的研究范式——数据密集型研究。在此背景下，教育领域中的学习分析和教育数据挖掘研究在这轮变革中逐渐兴起，基于大数据和智能技术的“计算教育学”被视为教育学科发展的新方向。

因此，在这里我们借用 Kislov 等[8]的模式图来解释概念框架是如何建立起研究范式到研究证据的桥梁的，如图 2-1-1 所示。

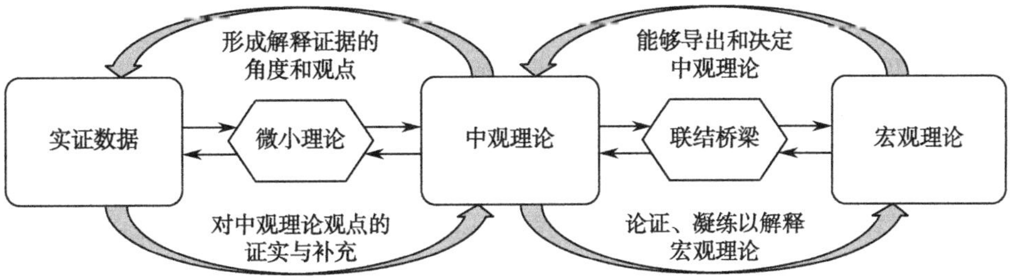

图 2-1-1　Kislov 等的模式图

我们都知道，研究范式往往决定着我们看待医学教育现象的基本世界观，在这种世界观下建立着各种的理论体系，在众多的理论体系之林中，按照 Kislov 等[8]的观点，根据其抽象和概括的程度也可分为“宏大理论/宏观理论”“中观理论”和“微小理论”。从宏观理论到实证数据的角度看，宏观理论，通常可以理解为元方法学或者基本的研究范式，例如复杂性理论、教育生态理论等，无法提供具体的、关于研究问题和研究设计或者数据收集方面的指导意义，但是可以提供思考研究问题的重要视角。接下来，在各种宏观理论视角下，还会衍生出众多的“中观理论”，例如基于教育生态理论下的社会文化学习理论、情景学习理论等，都是生长在教育生态理论这种“世界观”的体系下的理论。当我们选择了恰当的中观理论后，我们基本可以考虑具体到研究方法层面的微小理论了，这种微小理论可以具体指导我们的研究方法或者方法学，如参与式行动研究等。这时的理论更贴近实证数据，更加贴近实践和观察，并能指导实践，具有实践性。当微小理论也确定后，我们就可以选择具体的研究方法了，如人种志或扎根研究等。因此，通过这个思路我们就可以看到研究问题、研究理论、方法论、研究方法之间的联系了。在开始研究之前，首先要明确研究目的和核心问题，这将有助于选择合适的理论、方法论和研究方法。而在研究范式到研究证据之间的空白，就是由概念框架填充的。根据研究目的和问题，选择能够提供解释和预测的概念框架。概念框架应与研究问题紧密相关，并具有解释力。在选择了概念框架后，需要确定相应的方法论。方法论应与研究问题和所选理论相匹配，以确保研究的科学性和系统性。在方法论的指导下，选择合适的研究方法。研究方法应能够有效地收集和分析数据，以验证或检验所选理论的适用性和有效性。同时，在研究过程中，可能要根据实际情况调整研究方法或方法论。因此，保持灵活性并随时调整研究计划是非常重要的。

从实证数据到宏观理论的角度看，具体研究中的数据可以对微小理论的观点、适用性和推广性进行进一步的解释和补充，从而可以丰富中观理论的理论体系。中观的理论反过来可以进一步证实或者凝练宏观层的元方法学或者研究范式的完备性和普遍解释力。因此，在研究结束后，需要对整个研究过程进行反思和总结。这有助于发现研究中的不足和局限性，并为未来的研究提供改进方向。我们需要认识到，范式、方法论、理论和研究方法之间是相互关联、相互影响的。在科学研究中，需要明确这四者的关系并合理运用它们以推动研究的进展。

（李鸿鹤 孙宝志）

参考文献

[1] DINE C J, SHEA J A, KOGAN J R. Generating good research questions in health professions education [J]. Acad Med, 2016, 91(12): e8.

[2] BOET S, SHARMA S, GOLDMAN J, et al. Review article: Medical education research: An overview of methods [J]. Can J Anaesth, 2012, 59(2): 159-170.

[3] RINGSTED C, HODGES B, SCHERPBIER A. "The research compass": An introduction to research in medical education: AMEE Guide no. 56 [J]. Med Teach, 2011, 33(9): 695-709.

[4] 闻德亮，李鸿鹤，丁宁. 置信专业活动的应用基础和研究进展[J]. 中华医学教育杂志，2021，41(2): 99-103.

[5] LAVELLE E, VUK J, BARBER C. Twelve tips for getting started using mixed methods in medical education research [J]. Med Teach, 2013, 35(4): 272-276.

[6] BROWNER W S, NEWMAN T B, CUMMINGS S R, et al. Designing clinical research [M]. 5th ed. Philadelphia: Lippincott Williams & Wilkins, 2022.

[7] 张婧婧，于玻. 指向复杂性的"新经验主义"：论教育研究的范式演进与创新[J]. 中国远程教育，2024，44(2): 47-61.

[8] KISLOV R, POPE C, MARTIN G P, et al. Harnessing the power of theorising in implementation science [J]. Implement Sci, 2019, 14(1): 103.

第二章

如何将有价值的问题转化为医学教育研究课题

第一节　分析问题的能力：基于理论分析学术问题

在形成了一个优质的科学研究问题后，分析问题的能力，尤其是基于理论进行学术问题分析的能力，是每位学者不可或缺的核心素养。此能力要求研究者能够依托扎实的理论基础，对学术问题进行系统而深入的分析与阐释。它超越了现象的表面探讨，强调通过理论视角的透视，揭示问题的本质与内在逻辑。具体而言，这种能力体现在能够准确识别学术问题的理论关切，运用恰当的理论工具进行深度剖析，进而构建出理论与实证相结合的分析框架。对于推动学术研究的前沿进展与知识体系的丰富完善，基于理论分析学术问题的能力具有不可替代的重要价值。

在构建知识体系的过程中，理论并非空想而来，而是来自实践，源于对经验的深入观察与分析，进而得以发展。与此同时，理论又扮演着至关重要的角色，为进一步的观察与分析指明方向。正如德国哲学家康德所言："没有经验的理论是空洞的，而没有理论的经验是盲目的。"在任何特定的研究领域中，虽然可能由一个或一组核心理论主导着研究的整体框架，但实际上，多种理论往往共同发挥着作用。这尤其体现在那些平行的、互为补充的理论上，它们不仅反映了我们研究的具体内容，还指导着我们研究的方法和目的。事实上，不同的理论能够在研究过程的各个阶段提供宝贵的洞见和信息，从而丰富和深化我们对某一现象或问题的理解。

一、理论与经验主义

在探讨如何基于理论分析问题时，我们不可避免地要触及理论与经验主义的关系。这两者并非孤立存在，而是紧密相连、相互促进的。理论的发展离不开经验主义的实证基础，而经验主义的深入开展又需要理论的指导[1]。

首先，理论的发展离不开经验主义的支撑。理论是对现象和规律的抽象概括，但这样的概括并非空中楼阁，而是建立在大量的经验观察和实证研究基础之上的。经验主义通过实际观察和实验，为我们提供了丰富的现象和数据，使我们能够从中发现规律，进而形成和验证理论。没有经验主义的支撑，理论就会失去其实证基础，变得空洞和无效。同时，经验主义的开展也需要理论的指导。单纯的观察和实验只能提供表面的、零散的信息，而理论则能够帮助我们深入理解这些信息的内在联系和本质规律，将有效信息按照科学、系统的方法整合起来。通过理论的指导，我们可以更有针对性地进行观察和实验，避免盲目和无效的探索。此外，理论还可以预测新的现象和规律，为经验主义的研究提供新的方向和目标。

因此，我们可以看到，理论与经验主义在分析问题时是密不可分的。它们相互依存、相互促进，共同构成了我们分析问题的基础和方法。在基于专业知识分析问题时，我们需要充分发挥理论和经验主义的作用，既要注重实证基础，又要善于运用理论指导，从而更准确地把握问题的本质和规律，提高我们分析问题的能力和准确性。

二、理论的性质

谈及理论，我们有必要强调其多样性和层次性。理论并非只有某种单一的形式，而是聚焦于不同的研究领域和维度。有的理论专注于探讨我们正在研究的核心主题和内在结构，致力于揭示其本质和特性，能够帮助我们更加清晰地认识和理解研究对象的内在逻辑和相应规律；有的理论则聚焦于研究的方法论和方法，为我们提供科学性和标准化的研究途径和手段，指导整个研究的设计、实施与分析阶段；还有一些理论关注为什么要进行研究，并从其严谨性、价值观和伦理准则进行相应的分析，以确保我们的研究不仅具有科学价值，还符合社会道德和伦理规范[1]。

因此，在理解和应用理论时，我们需要明确区分不同理论所关注的不同领域和维度，以便更好地将其应用于具体的研究实践中，指导我们的研究活动以更加科学化的形式开展。同时，我们也应该保持开放和批判的态度，根据不断变化的研究环境及需求，审视并及时更新相应的理论框架。

三、理论的作用

在深入探讨研究过程时，我们不可忽视理论的重要角色。理论不仅是研究的基础，更是指导研究每一步的关键。从最初捕捉和提出问题的阶段，到最终形成科学的研究问题，再到确定具体的研究方法，每一步都需要在理论的指导下进行。

具体而言，当我们尝试界定一个问题时，实际上是在寻找需要解决的困难或需要改进的领域。这样的问题往往没有现成的答案，需要我们通过深入探究来找到解决方案。在这个过程中，理论的作用尤为关键。它帮助我们识别问题背后的缺陷和不足，即与某种理想状态之间的差距。通过理论的指导，我们能够更准确地把握问题的本质和原因，从而避免盲目和无效的探究。同时，理论还能帮助我们找到一个能够吸引注意力和激发兴趣的点。这个引发兴趣的点可能是一个引人注目的现象、一个令人好奇的问题，或是一个引人入胜的解决方案的切入点。它能够将研究问题转化为一个具有吸引力和价值的研究议题，引发更多人的关注和思考。

在形成研究问题后，我们需要进一步确定与该问题相关的“宏大理论”。宏大理论为整个研究提供了一个宏观的框架和视角，能够解释问题的元方法学。它为我们提供了一个基调和大方向，确保我们的研究能够在正确的轨道上进行。在宏大理论的指导下，我们还会衍生出众多的“中观理论”。中观理论是在宏大理论的基础上，针对具体问题提出的更为详细和具体的解释。它能够帮助我们确定相应的研究设计，即具体如何开展整个研究及研究内容是什么。中观理论的存在使得我们的研究更加具有针对性和可操作性。最终，我们需要确定具体的研究方法。这是在“微小理论”的指导下进行的。微小理论关注具体的研究技术和方法，为我们提供了进行实证研究的工具和手段。通过微小理论的指导，我们能够形成具体的研究方法，确保研究的科学性和有效性[2]。

因此，我们能够得出，理论在研究过程的每一步都发挥着重要作用，指引着每一步的发展方向。我们应正确发挥理论在研究中的指导作用，以确保整个研究的科学性和系统性。

接下来，我们将通过一个具体的案例来详细阐述理论在科学研究中所发挥的指引作用。

案例

设想一下，当医学生首次迈进临床实习的大门，他们从熟悉的校园环境踏入一个全新的临床环境，这是一个巨大的转变。在这个过程中，他们能否顺利适应这一新环境，对于他们的个人成长和职业发展具有深远的影响。

通过深入研究，我们发现自我调节学习在帮助医学生适应新的学习环境方面起到了积极的推动作用。基于这一发现，我们提出了一个研究问题：在医学生初次进入临床实习时，他们是如何通过自我调节学习来适应这一全新的学习环境的？在界定了研究问题之后，我们选择以教育生态系统作为其元方法学，在元方法学的指导下，我们进一步明确了研究设计的方向。这包括对学生外部学习环境的深入调查、对学生自我调节学习情况的细致观察，以及对学生与临床环境互动过程的全面了解。为此，我们将采用随访的方式进行相关调查。明确了研究设计，我们就可以据此确定相应的研究方法，包括问卷调查法、访谈法和时序研究法等，这些方法将帮助我们收集和分析数据，从而验证我们的研究假设。通过这个例子，我们可以更加直观地看到，理论可以指导研究过程的每一步，在科学研究中发挥着重要作用。

四、确定研究问题的陈述

研究问题与现有知识和相关理论之间存在着密切的关系。问题是在现有知识体系和相关理论的指导下提出的，同时也是对现有知识和理论的挑战和超越。并且，在这一过程中，相关理论和现有知识发挥着至关重要的作用，它们不仅为问题陈述提供了坚实的理论支撑和丰富的背景知识，还为假设的提出、变量的选择、操作定义的制定以及条件的设定提供了明确的方向和依据。

在科学研究过程中，明确研究问题的陈述后，以其作为整个研究的核心，能够进一步提出具有针对性的假设，这是基于现有知识、理论和实际情况对问题作出的科学预测。假设的提出并非孤立存在，它与变量、操作定义和条件之间形成了紧密而复杂的双向关系。

具体而言，变量是假设中的核心要素，代表了我们需要观察、测量和分析的关键特征。而操作定义，则是将这些抽象变量转化为具体、可观测、可操作的指标和方法的关键步骤。通过操作定义，我们能够清晰地描述变量的测量方式和标准，确保研究的准确性和可靠性。同时，条件的设定也至关重要，它界定了研究的范围和限制，确保我们的研究能够在合理的框架内有效进行。假设的提出与验证需要不断地与变量、操作定义和条件进行互动和调整。一方面，假设的合理性和有效性需要通过变量的选择和操作定义的制定来体现；另一方面，变量的测量和条件的满足程度也会反过来影响假设的验证结果。这种相互依赖、相互制约的关系确保了研究的科学性和严谨性。

我们以之前的案例来说明。在医学生初次进入临床实习时，他们是如何通过自我调节学习来适应这一全新的学习环境的？针对这一研究问题的陈述，即探究医学生如何通过自我调节来适应临床实习环境。随后，基于现有的教育心理学、医学教育以及临床实践的理论和实际情况，我们提出了一个假设：医学生通过自我调节学习，能够更好地适应临床实习环境，从而提高其临床技能和职业适应能力。自我调节学习在这里指的是医学生根据自身的学习目标、学习环境和自身特点，主动调整学习策略、管理学习情绪、监控学习过程，以达到最佳学习效果的过程。我们假设这一过程能够帮助医学生更好地适应临床实习中的各种变化和挑战。在明确这一假设后，我们需要确定关键变量。这些变量包括医学生的自我调节学习能力、临床实习的适应性、临床技能的提升以及职业态度的形成等。这些变量代表了我们需要观察、测量和分析的关键特征，也是我们验证假设的重要依据。然后，我们需要为这些变量制定操作定义。例如，自我调节学习能力可以通过医学生在临床实习中如何调整学习策略、管理学习情绪以及监控学习过程来观察和测量；临床实习的适应性则可以通过医学生在实习中的表现、与团队成员的互动以及面对挑战时的应对方式来评估。这些操作定义将抽象的变量转化为具体、可观测、可操作的指标，使得我们的研究更具可操作性和可验证性。同时，我们还需要设定研究条件。这些条件包括实习医院的环境、导师的指导风格、同伴的影响及实习时间的长短等，它们可能影响医学生的自我调节学习过程和实习效果。通过设定这些条件，我们可以更好地控制研究的变量，确保研究结果的准确性和可靠性。并且，设置的变量、操作定义和条件在验证假设的同时，假设的验证结果也会反过来影响我们对变量和操作定义的理解和调整。

第二节 解决问题的能力：高质量研究课题的标准

一、从研究问题到研究课题的初步形成

在之前的章节中，我们已经详细探讨了如何基于深厚的医学专业知识和理论，对那些对医学教育具有深远影响的研究问题进行系统而全面的分析。然而，一个宏大的议题往往涵盖了多个维度和层面，直接进行研究可能会显得过于宽泛和笼统。因此，我们将进一步探讨如何将这些宏观的研究问题转化为具体而清晰的研究目标，并设计相应的研究方案，以便我们能够更深入地挖掘其中的奥秘。

仍然以“在医学生初次踏入临床实习之际，他们如何运用自我调节学习来适应这一陌生的学习环境？”这一问题为例，我们首先需要认识到，这不仅仅是一个简单的问题，而是包含了众多子问题和变量的复杂议题。为了更系统地研究这一问题，我们需要将其拆分为若干更为细致、具体的研究目标。

通过将宏大的研究问题拆分为一系列具体的小问题，不仅有助于我们更清晰地把握研究的方向，还能显著提升研究的深度和广度。首先，这种拆分使得每个小问题都拥有明确的

研究目标和范围，研究者能够更精确地定位研究焦点，避免在广泛的领域中迷失方向。其次，小问题通常更为具体，便于研究者深入分析和讨论，从而揭示其背后的规律和机制。这种深入探究有助于我们更全面地理解医学教育中的复杂现象。

此外，将大问题拆分为小问题还提高了研究的可操作性。大问题往往涉及多个领域和复杂因素，研究难度较大。而拆分后的小问题更加具体和可行，研究者可以针对每个问题设计相应的实验、收集数据、构建模型，使研究过程更加系统和有序。最后，通过整合各个小问题的研究结果，我们可以对大问题形成全面、深入的认识。这种整合不仅验证了研究的可靠性和有效性，也为未来的研究提供了宝贵的参考和启示。在医学教育研究中，这种化整为零、再由零及整的方法无疑将为我们带来更丰硕的研究成果。

在执行对复杂研究问题的拆分时，我们还需要遵循一定的逻辑指导，以确保研究目标的明确性和研究路径的可行性。第一种，我们可以识别并提取大问题中的关键构成要素，这些要素将成为我们拆分后的小问题的研究对象。以“自我调节学习”和“学习环境”为例，它们是理解医学生临床实习适应过程的核心要素。另一种可能则是从多个层面去拆分大问题，这样的逻辑有助于揭示问题内在的层次结构。例如在宏观层面关注医学生整体的学习过程和适应环境的过程，包括学习策略、情感调节和问题解决能力等宏观表现；而微观层面则深入探究具体的学习行为、情感反应和认知变化，如医学生在临床实习中的具体沟通方式、知识应用情况等。通过对研究问题进行层次化拆分，有助于我们全面而细致地理解问题。此外，我们还可以将大问题中的因果关系进行拆分，逐一分析其中的各个环节和因素，可以让我们更加清晰地看到问题产生的根源和演化的路径。这种对因果关系的深入挖掘，不仅有助于我们揭示问题的本质，还能为我们制订有效的解决方案提供有力的支持。

以提取大问题中的关键构成要素为例，将原问题拆分为对医学生的自我调节学习与变化的学习环境互动的探究。我们可以明确研究的两大核心要素：自我调节学习与动态的学习环境。自我调节学习，即学生根据自己的学习目标、资源和条件，主动调整学习策略、管理学习过程、评估学习结果的一种能力。而动态的学习环境，则是指在学习过程中不断发生变化的各种内外因素，如导师的反馈、实习环境的特点、同学关系等。这两者之间的互动，构成了我们研究的主题。通过文献研究，我们可以得到两个强有力的理论支撑：自我调节理论与教育生态学理论。自我调节理论为我们揭示了学生如何根据内外部环境的变化，主动调整策略、目标等，以实现自我提升。而教育生态学理论则为我们提供了一个概念化学习环境的视角，将学习环境视为一个复杂的生态系统，其中包含了生物因素、非生物因素以及社会-文化因素等多个维度。这些因素相互作用，共同影响着医学生的学习和发展。

基于以上理论，我们可以作出如下推测：当医学生的学习环境发生变化(进入临床实习阶段)，他们的学习效果可能会出现波动。然而，正是这种与新环境的互动，促使医学生主动调用他们的自我调节能力，逐步适应新的学习环境。在这一过程中，他们的自我调节学习能力以及临床学习效果得到了锻炼和提升。

接下来，我们将这一研究主题拆分为三个具体的研究问题，以更深入地探究其中的奥秘：

(1) 学习环境变化前后影响医学生自我调节学习的因素：在这一问题中，我们将借助教育生态学的理论框架，深入剖析学习环境变化前后影响医学生自我调节学习的各种因素。这些因素可能包括实习医院的文化氛围、导师的带教风格、同学之间的竞争与合作等。通过问卷调查、访谈和观察等方法，我们将收集关于医学生学习环境变化的动态数据，以揭示哪些要素参与了医学生自我调节学习行为或影响了医学生的学习效果。

（2）医学生自我调节学习与相关环境因素的作用关系：医学生的自我调节学习不仅仅是一个孤立的过程，它与周围的环境因素密切相关。为了深入理解这种关系，我们需要全面探究医学生自我调节学习与相关环境因素之间的相互作用。这包括分析导师的反馈如何影响医学生的自我调节学习策略、实习环境的特点如何塑造医学生的自我调节学习行为，以及同学关系如何影响医学生的自我调节学习动力等。这些因素相互交织，共同作用于医学生的自我调节学习过程。通过实证研究，我们可以揭示这些环境因素如何与医学生的自我调节学习相互作用，进而为优化医学生的学习环境、提升他们的自我调节学习能力提供有力的依据。

（3）系统评估自我调节学习对医学生临床实习适应性的影响：临床实习是医学生将理论知识应用于实践的重要阶段，也是检验其自我调节学习能力的重要场所。为了全面评估自我调节学习对医学生临床实习适应性的影响，我们需要收集医学生在临床实习中的实际表现数据。这包括医学生的临床技能提升情况、与患者沟通的能力、面对压力的处理方式等。通过对比不同自我调节学习水平的医学生在临床实习中的表现，我们可以系统地评估自我调节学习对医学生临床实习适应性的具体影响。

通过这样的拆分，我们将原问题转化为了三个具体的研究目标，每个目标都聚焦于问题的不同方面。这样的拆分不仅为我们后续的研究设计和实施提供了清晰的指导，还使得我们的研究更具系统性和深度。

二、依据逻辑设计研究方案

在设计一项严谨的研究方案时，我们必须根据先前详细拆分的研究目标，精心挑选最适宜的研究方法，并缜密规划数据的收集、分析与解读策略，以精准回应研究问题。研究方案的设计不仅是对研究目标的逻辑延伸，更是对研究深度和广度的有力保障。

（一）定量研究的逻辑：严密

作为以数据为基石的探究方式，定量研究的核心在于通过大量数据的收集与分析揭示教育实践中各要素间的内在联系及其作用机制。这种研究方法建立在坚实的理论基础之上，旨在通过实证数据验证并拓展既有理论。与质性研究不同，定量研究侧重于对个别变量的细致考察，通过控制变量来探究某一变量对另一变量的具体影响。

在定量研究中，研究者往往以客观、中立的视角进行数据的收集与处理，他们运用问卷调查、实验等科学手段，确保数据的真实性与准确性。随后，通过运用统计分析方法，研究者能够对数据进行深入挖掘，从而得出客观、准确的研究结论。这些结论不仅具有高度的普适性，还能够为教育实践提供有力的指导与启示。

（二）质性研究的逻辑：深入

在质性研究中，背景因素被视为研究的重要基石。背景作为现象发生的土壤，为现象的发生与发展提供了不可或缺的环境支持。因此，质性研究者需要深入实地，对现象背后的背景因素进行细致的观察与分析。通过身临其境的观察与互动，研究者能够获取到丰富的一手资料，为后续的研究提供坚实的实证基础。

质性研究的结果通常以描述性分析为主，研究者不仅会对现象本身进行详尽的描述，更会深入挖掘现象背后的深层机制，揭示其产生的原因与影响因素。这种描述性分析使得质性研究具有独特的人种学特性与历史深度，能够为我们提供对教育现象的深刻理解与洞察。

案例

仍以"学习环境变化前后影响医学生自我调节学习的因素"为例,在探讨这一研究问题时,我们需要根据研究目的与背景逻辑来精心选择研究方法。若我们期望的研究成果是能够全面揭示学习环境变化对医学生自我调节学习能力的影响机制,那么归纳研究的范式将是我们的首选。通过观察与访谈等研究方法,我们能够直接获取医学生在不同学习环境下的行为表现与心理变化,从而归纳出影响自我调节学习的关键因素。

然而,若我们发现已有成熟的理论框架模型可以为我们提供有力的理论支持,那么量化研究方法也将成为我们的重要选择。基于已有理论,我们可以设计实验或问卷来验证假设,通过精确的测量与统计分析,得出关于影响因素的量化指标与统计结果。

在选择研究方法时,我们还需要综合考虑研究的整体逻辑、个别变量的重要性以及研究背景等多个因素。只有确保研究方法与研究问题相契合,我们才能得出准确可靠的研究结果,为医学教育实践提供有价值的参考与启示。

二、研究课题的自我诊断

在有了好的研究问题并能够进行问题分析和问题解决后,一个课题研究的雏形就基本有了,以下是根据医学教育目前全球的重要学术期刊对医学教育课题和论文的基本要求汇总而成的课题自我诊断条目,能够帮助医学教育研究工作者进行课题的自我审视和提升。

1. 研究者在开展课题时,必须将其置于坚实的理论背景之中。若教育干预措施建立在现有理论基础之上(而非仅仅用于测试或生成理论),其价值主要体现在以下几个方面:若研究旨在验证理论的预测性,则能实质性地推进该领域知识的边界;若研究能够拓展现有理论或发展出新的理论视角,其科学贡献则更为突出。然而,如果研究仅仅是通过阐述理论来为结果提供合理性支撑,那么它对知识体系的增进作用将大为受限。因此,研究者应当从多维度深入分析研究内容,并在条件允许的情况下,整合多项趋同的研究,以确保研究的深度与广度,从而切实促进教育领域理论与实践的双重进步。

2. 科学论文的核心在于研究问题。理想的文献综述应自然导出研究问题,而问题则引导研究方法和结果的方向。研究设计通常更适合以问题或假设的形式呈现。对于质性或混合方法研究,研究者应清晰界定其目标是描述、解释、评估特定情况,或是检验特定假设,或是这些目标的组合。其关键在于,研究设计应能够解答所提出的问题,这正是科学问题的本质。研究者不仅要提出问题或假设,还须阐明研究如何解答这些问题;否则,研究将显得不完整[3]。

3. 实证论文(含综述报告)需明确阐述以下三个方面:一是方法取向的基本原理,确保研究基础的稳固;二是对所采用方法的清晰阐述,保障研究操作的透明性;三是对研究设计及其步骤的详尽描述,确保研究过程的连贯性。针对混合方法的应用,不仅需描述和解释每种方法,还需阐明综合运用多种方法的动因,以及整合不同方法所得结果的明确理由与过程,从而确保研究的全面性和准确性。此外,疗效研究与有效性研究之间存在显著差异,无论进行何种类型的研究,均应明确界定研究类型,并据此选择合适的方法,对其贡献与影响进行深入分析与评价[4]。

4. 研究者应确保研究工作与当前科学讨论的紧密度，从而体现其研究价值。例如，单纯赞美基于问题的学习（problem-based learning，PBL）的优势虽能引发他人的兴趣，但若无独特见解，则难以凸显研究的新颖性。类似地，报告特定卫生专业、国家、项目或学校本地问题解决方案的论文，也需明确展示其研究结果如何具备跨学科、跨教育环境及跨国家的普适性。此外，复制研究在尝试在新的背景下验证他人成果时，必须翔实地阐述其工作如何为相关领域带来实质性的贡献，以确保研究工作的科学性与实用性。

5. 研究者应将知识主张牢固建立于实证基础之上。其主张应直接源自自身的实证发现或经由权威文献验证的信息。未经实证支持的主张将严重损害研究的可信度，因此必须严格避免。

6. 研究者在撰写课题时，务必提供详尽的背景资料，以清晰阐述研究工作与当前知识体系的联系。并非所有研究问题都旨在验证理论，也并非每项研究均依赖特定的概念框架。因此，研究者需明确指明所探讨的问题是否前所未有，以及该问题对于该领域的重要性，从而确保研究的创新性与价值。

7. 若研究仅限于个体对知识和技能提升程度的自我感知，则难以获得学术界的认可。这是因为多项研究证实，自评价受主观因素影响大，如个人情感和认知偏差，导致准确性受限。因此，自评价提升不应作为研究的主要成果。虽然信心或胜任力的自我评价在教育干预反应上可能表现出显著差异，但作为实际成绩或其他重要评估标准的替代，其价值极其有限。

8. 从教育重要性的视角出发，研究者应避免局限于单一课程或项目的研究，因这类研究难以扩展可普及的知识，除非它们支持对理论预测的实证检验。同时，对技术进行评估时，若忽视引发变化的机制，其价值将大打折扣。此外，所谓的“教育安慰剂对照试验”，即仅证明接受教育优于不接受教育，其价值同样有限。研究者应认识到，单纯证明某种教育干预或创新“有效”的研究并非最具价值。无论涉及模拟教学、课程设置还是评价方法，更应关注探究成功或失败背后的潜在变量。对这些因素进行单独和组合的系统性探讨，才能为教育实践和理论发展提供更深入的洞察和有力的支撑。

9. 从一些伦理学层面来讲，研究者应审慎对待有关人格、实践智力和情绪智力的研究。只有当这些研究与实际行为或表现的客观测量结果紧密相关时，才具备较高的研究价值。研究者应避免过度依赖自我报告的测量结果，即使这些测量声称经过“验证”，其可靠性仍需谨慎评估。

（李鸿鹤 孙宝志）

参考文献

[1] VARPIO L，ELLAWAY R H. Shaping our worldviews：A conversation about and of theory [J]. Adv Health Sci Educ，2021，26(1)：339-345.

[2] KISLOV R，POPE C，MARTIN G P，et al. Harnessing the power of theorising in implementation science [J]. Implement Sci，2019，14(1)：103.

[3] ELLAWAY R H. Mixed methods，crimes，and misdemeanours [J]. Adv Health Sci Educ，2020，25(4)：777-779.

[4] PHILLIPS A，DURNING S，ARTINO A. Survey methods for medical and health professions education：A six-step approach [M]. Edinburgh：Elsevier，2021.

第三章
信息检索与评价

第一节 信息检索概念

一、信息检索的原理

信息检索的原理可以分为两个过程,即信息存储和信息检索。信息存储是信息检索的基础,通常是由专业人员来完成的。在医学教育中,信息存储首先要选择性地收集文献,然后对文献的内容进行主题分析。主题分析是对每篇文献的内容或中心思想进行浓缩、提炼,剖析主题结构,确定主题类型,形成主题概念,进而把主题概念转换成标识。标识是代表文献主题的标记符号,可以分为外部特征标识和内部特征标识。外部特征是指文献的作者、语言、期刊等;内部特征主要指文献的内容。内部特征标识又可以分为自然标识和人为标识,自然标识是自然语言,人为标识是检索语言。把表征文献内容的主题概念转换成标识以后,一篇文献就变成了若干标识的组合[1]。再将这些标识的组合输入到计算机里,按一定的方式组织起来就形成了数据库,也就是检索系统的核心部分。

检索过程始于检索者的信息需求。检索者的信息需求是复杂的,往往存在多样性和动态性。例如,从事科学研究工作与从事临床实践工作对信息需求的内容与层次有所不同。就从事科研工作而言,基础研究与临床应用研究对信息的侧重点也有差别。从事同一项工作的同一职业群体中的不同个体,因其知识背景、技能水平、学术素养等不尽一致,也表现出对信息需求的诸多差异。即便是同一个体,从事同一项工作的不同阶段,其信息需求也在不断发展和变化。人们的需求往往是处在一种知和不知的模糊状态。所以,在开始检索的时候,首先要将信息需求清晰化,也如同存储过程一样,对信息需求进行主题分析,形成主题概念,然后将主题概念转换成标识,将标识或者标识的组合输入到检索系统中,检索系统会根据输入的表征信息需求的标识和数据库里存储的表征文献主题的标识进行相符性比较,即匹配,如果符合匹配标准,则系统就会输出检索结果。

二、信息检索的意义与作用

结合医学教育的科学研究过程大致可以分为三个阶段:立题阶段、实施阶段和总结阶段。

(一)立题阶段

在医学教育研究的立题阶段,文献检索主要有两个作用。

1. 了解问题的历史和现状 通过检索相关文献,可以避免重复劳动,确保研究问题的创新性。

2. 借鉴经验,启发思路,完善设计 通过借鉴已有研究的经验,可以启发研究思路,帮助完善研究设计。这个阶段需要充分阅读文献,因此要进行全面检索,注重查全率,以确保覆盖所有相关研究。

(二)实施阶段

在实际的医学教育研究过程中,可能会遇到一些意想不到的问题。文献检索在此阶段具有以下作用:直接获得答案或启发思路。即从相关文献中直接获取解决问题的答案或能够启发研究思路的知识。这一阶段的检索更具针对性,注重查准率而非查全率,以便迅速找到最相关的信息。

(三)总结阶段

当医学教育研究完成并进入总结阶段时,需要回溯这一段时间的文献,主要关注新文献的获取。获取新文献:检索最新的文献,确保研究结果的前沿性和时效性。借鉴高质量文献的写作方法:通过检索高质量文献,学习其写作方法,以提高研究报告的质量。

由此可见,文献检索贯穿于医学教育研究的全过程,在每一个关键环节均起到重要的支撑作用。有效的文献检索不仅能帮助研究者避免重复工作,借鉴前人的经验,还能在研究过程中提供及时的参考和支持,最终提高研究成果的质量和影响力。

第二节 信息检索语言

一、信息检索语言的类型

信息检索语言简称检索语言,是根据信息检索的需求而创建的人工语言。它是沟通信息存储与信息检索的桥梁,在检索过程中起语言保证作用。检索语言按其构成原理,可以分为分类检索语言、主题检索语言和代码检索语言。

(一)分类检索语言

分类检索语言用分类号来表达各种概念,将各种概念按学科性质进行分类[2]。分类语言以科学分类为基础,运用概念划分的方法,按照知识门类的逻辑次序,从上位类属概念到下位类属概念逐级分到最小的类目,用层层展开的结构形式把类目系统排列起来,组成一个层累标记制的等级号码体系。它直接体现知识分类的概念等级,按学科、专业集中排列文献,从知识分类角度揭示文献在内容上的区别和联系,提供以学科为出发点的检索途径。

分类检索语言包括等级体系型分类检索语言(体系分类法)和分析-综合型分类检索语言(组配分类法)。体系分类法主要应用概念划分与概括方法,组配分类法主要应用概念分析与综合的方法。目前国内外主要采用前者。体系分类法以科学分类为基础,结合文献特征，采用概念逻辑分类的原则，层层划分，构成具有上位类和下位类的隶属、同位并列的概念等级体系。

分类检索的特点是能完整体现学科体系，有利于通过族性检索，快速获得同一学科或同一专业的文献。还可以通过某一类目的上位类目和下位类目的浏览，灵活地选择扩大或缩小检索范围。但分类语言不利于特性检索。目前，国内外被广泛使用的著名的分类法有《中国图书馆分类法》《美国国会图书馆分类法》《杜威十进分类法》《美国国立医学图书馆图书分类法》等。

（二）主题检索语言

主题检索语言也称主题法，是用语词来表达各种概念，将各种概念不考虑其相互关系，完全按字顺排列。主题检索语言包括标题法、单元词法、叙词法（主题词法）和关键词法，目前常用的为叙词法和关键词法。叙词法是多种检索语言原理和方法的综合，概念组配是决定其特点的基本原理。叙词具有概念化、规范化、组配性，经过规范化处理后，还具有语义的关联性和动态性。叙词语言综合多种检索语言的原理和方法，具有多种优越性，是目前应用较广的一种检索语言。叙词语言的优点如下：①概念化：叙词建立在概念基础上，表达概念的功能完善。②规范化：为保证叙词与概念之间紧密、具有相互依存的关系，叙词与概念保持一一对应，为此要对叙词进行规范，包括同义规范、词义规范、词类规范和词形规范等。③组配性：一篇文献往往会涉及多个主题，有时仅用一个叙词难以表达清楚，检索时需要多个概念组配才能完成。④关联性：为揭示叙词概念之间在语义上的相互关系而形成的一种语义脉络。通过“用”“代”“属”“分”“参”等表示叙词间的相互关系。⑤动态性：根据学科发展及检索系统用词的变化情况，及时删减更新叙词表。关键词是从文献标题、摘要或正文中提取的能够反映文献主题内容的语词。在医学信息检索领域，最具代表性、应用最广泛的是美国国立医学图书馆编制的《医学主题词表》（Medical Subject Headings，MeSH），我国最常用的主题词表是《汉语主题词表》和《中国中医药学主题词表》，因此掌握如何利用主题词表是检索医学文献的重要基础。

（三）代码检索语言

代码检索语言也称为代码系统，是以字母、数字和符号等代码作为标识来表达事物的某一方面特征的检索语言。它用较少的符号将较多的信息清晰地揭示出来，具有唯一性、简洁性和可读性。代码检索语言包括 3 种形式。第一种是字母组合代码语言，主要有缩写词、简写词和缩略语等，如 SciFinder 数据库中的化学式检索［如 PVC（polyvinyl chloride，聚氯乙烯）］、机构或团体的代码标志［如 ISO（International Organization for Standardization，国际标准化组织）、WTO（World Trade Organization，世界贸易组织）等］；第二种是数字组合代码语言，如研究人员的开放研究者与贡献者身份识别码（open researcher and contributor identify，ORCID）（如 0000-0002-5542-3700）、PubMed 数据库中的 PMID（如 PMID：33950115）等；第三种是字母和数字组合形成的复合型代码语言，如各类专利文献号（如 CN1093184C）、标准号（如 GB/T7714-2015）等。

二、主题词表

（一）《医学主题词表》（MeSH）

由美国国立医学图书馆编辑出版的用于对生物医学文献进行主题分析和标引的权威性

医学主题词表。中国生物医学文献数据库(China Biology Medicine,CBM)、PubMed 等中外文数据库都是采用该表来标引文献。每年更新一次,自 2009 年起,纸本词表不再出版,而被电子版 MeSH Browser 取代。MeSH 主要由字顺表和树状结构表两部分构成。MeSH 的词汇体系包含主题词、副主题词、款目词、补充概念、相关参照等。

(二)《中国中医药学主题词表》

由中国中医研究院(现名为"中国中医科学院")中医药信息研究所编制,1987 年首次面世,1996 年、2007 年分别修订第 2 版和第 3 版。该表借鉴了 MeSH,主要用于标引中医药学文献,促进中医药学词语标准化,满足中医药文献的特点。

本词表包括六个部分:①字顺表(又称主表):将全部主题词及入口词按汉语拼音顺序排列。主题词款目结构包括汉语拼音、主题词名称、主题词英译名、树形结构号、注释及参照项。②树形结构表(又称范畴表):将主题词按学科门类划分,分列于 15 个类目 68 个子类,各类目之下列出隶属于该类目的主题词,按属分类关系逐级展开,呈树状结构,每个主题词均有双字母数字号码以显示主题词的级别。③副主题词表:包括专题副主题词表及编目副主题词表。④出版类型表。⑤医学家姓名附表。⑥索引表。

第三节 文献检索途径

信息检索途径为信息检索系统的检索入口,即检索系统所提供的、用以查询获取资源的各种标识,在计算机检索系统中通常表现为检索字段,常用的信息检索途径如下:

一、主题词检索途径

根据文献的主题内容,通过规范化的名词、词组或术语(主题词)查找文献信息,其检索标识是主题词[3]。如肝癌,在 MeSH 中其规范化形式是"肝肿瘤";艾滋病的规范化形式是"获得性免疫缺陷综合征"。

二、关键词检索途径

利用文献信息的篇名、摘要以及从正文部分中抽取的能表达文献主要内容的单词和词组来查找文献的检索途径。关键词灵活、方便、直观,符合用户习惯,关键词途径已成为目前检索系统中应用最广泛的一种重要检索途径。但关键词未经规范化处理,检索时容易出现漏检,因此在检索时应同时考虑到相关的同义词、近义词。

三、分类检索途径

从学科专业的角度,借助于一定的分类表和分类目录(或分类索引)查找某一类文献的路径。以科学分类为基础,结合图书资料的内容和特点,运用概念划分的方法,将知识(文献资料)分门别类组成层层划分的等级制分类表。如《中国图书馆分类法》和 MeSH。

四、著者检索途径

根据文献上署名的著者、译者、编者的姓名及专利发明人、专利权人或团体或机构名称查找文献的检索途径。这也是目前常用的一种检索途径,当需要查找某人发表的论文,又知道其姓名的确切书写形式时，利用著者索引是最快捷、准确的方式。

五、篇名检索途径

利用文献题目（篇名、书名、刊名）中的名词术语查找文献，由于文献题目（篇名、书名、刊名）一般能反映文献的主要内容，因此利用题目中的名词术语可以比较准确地查找所需文献。

六、引文途径

利用文献引证关系检索相关文献的途径，用户可以从被引文献的线索（如作者、题名、出处、出版年等）入手查找引用文献。

七、其他检索途径

许多信息检索提供利用各种专用索引来检索的途径，如 SciFinder 的分子式索引、Biosis Previews 提供的生物体索引等。

第四节　信息检索技术

检索技术包括手工检索技术和计算机检索技术，本部分主要介绍计算机检索技术。计算机检索常用的检索技术有布尔逻辑检索、截词检索、位置运算符检索、字段限定检索、精确检索和模糊检索、加权检索等。

一、布尔逻辑检索

通过布尔运算符将简单概念的检索词连接组配成为一个具有复杂概念的检索式，用以表达用户的检索要求。布尔运算符有“与”（AND）、“或”（OR）、“非”（NOT）三种，大部分检索系统的逻辑运算优先级为“非”最高，“与”其次，“或”最低，如果要改变运算顺序需要用“( )”，如图 2-3-1 所示。

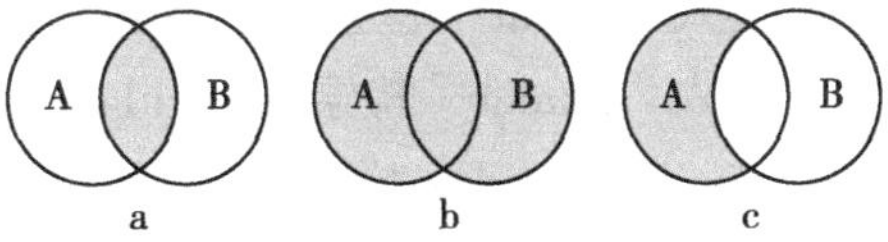

图 2-3-1　布尔逻辑检索示例
a. 逻辑“与”；b. 逻辑“或”；c. 逻辑“非”

（一）逻辑“与”

表示概念之间的交叉或限定关系，常用符号“AND”或“*”或空格。如“A AND B”或“A*B”或“A B”，表示文献中同时包含检索词 A 和检索词 B 的文献才是命中文献。使用逻辑“与”可以提高查准率。

示例：

医学教育中的虚拟现实技术研究：medical education AND virtual reality

胰岛素治疗糖尿病的文献：insulin AND diabetes

医学模拟与临床技能培训：medical simulation AND clinical skills training

（二）逻辑“或”

表示概念之间的并列关系，常用符号为“OR”或“+”。如“A OR B”或“A+B”，表示包括检索词 A 的文献或者包含检索词 B 的文献或者同时包含检索词 A 和 B 的文献为命中文献。

使用逻辑“或”可以提高查全率。

示例：

查找肿瘤相关文献：cancer OR tumor OR carcinoma OR neoplasm

医学教育中的模拟和虚拟现实技术：medical simulation OR virtual reality

医学教育中的教学方法：lecture OR tutorial OR e-learning

（三）逻辑“非”

表示概念之间的排除关系，常用符号为“NOT”或“–”。如“A NOT B”或“A-B”，表示包含检索词A但不包含检索词B的文献为命中文献。使用逻辑“非”可以提高查准率。

示例：

不涉及胰岛素治疗糖尿病的文献：diabetes NOT insulin

医学教育中不涉及虚拟现实技术的研究：medical education NOT virtual reality

二、截词检索

截词检索是利用截断的词的一个局部，即截词，进行检索的技术。截词检索能自动地对同一概念检索词的不同词尾变化、词根相同等一类提问词进行检索，并且自动用OR连接所有词的检索结果，避免文献的漏检和单个词输入的麻烦，能扩大检索范围，提高文献的查全率。

（一）按截断的位置分型

按截断的位置划分，截词检索可分为右截断、左截断和中间截断三种类型。

1. 右截断 截词符在检索词的末端，用于检索词头相同的一组词，也称前方一致检索。

示例：

输入“vaccin*”检索出vaccina、vaccine、vaccines、vaccination、vaccinated等。

输入“educat*”检索出education、educator、educators等。

输入“simulat*”检索出simulation、simulate、simulating等。

输入“chondrop*”检索出chondroplast、chondroplastic、chondroplasty、chondroporosis、chondroproteid、chondroprotein等。

2. 左截断 截词符在检索词的最前端，用于检索词尾相同的一组词，也称为后方一致检索。

示例：

输入“*computer”检索出minicomputer、microcomputer等。

输入“*therapy”检索出chemotherapy、radiotherapy、physiotherapy等。

输入“*genesis”检索出carcinogenesis、pathogenesis、osteogenesis等。

输入“*surgery”检索出neurosurgery、microsurgery等。

3. 中间截断 截词符在词的中间部分，词的两边一致，也称两边一致检索，或通配检索。

示例：

输入“colo?r”检索出color、colour等。

输入“h?emoglobin”检索出hemoglobin、haemoglobin等。

输入“p?ediatric”检索出pediatric、paediatric等。

输入“behavio?r”检索出 behavior、behaviour 等。

(二) 按截断的长度分型

按截断的长度,截词检索可分为有限截断和无限截断两种类型。有限截词检索是指限制被截断的字符数,用以替代一个字符或不替代任何字符。无限截词检索是指不限制被截断的字符数,“*”常用于无限截词(* 代表 0~n 个字符)。

1. 有限截断 有限截词检索是指限制被截断的字符数,用以替代一个字符或不替代任何字符。

示例:

单个字符替代:输入“wom?n”检索出 woman、women。

两个字符替代:输入“medic??”检索出 medical。

三个字符替代:输入“psycholog???”检索出 psychologist。

2. 无限截断 无限截词检索是指不限制被截断的字符数,常用于无限截词。

示例:

输入“educat*”检索出 education、educator、educators。

输入“therap*”检索出 therapy、therapist、therapeutic。

输入“simulat*”检索出 simulation、simulate、simulating。

输入“diagnos*”检索出 diagnosis、diagnostic、diagnosing。

三、位置运算符检索

位置运算符检索是指在检索词之间使用位置运算符(也称邻近运算符)来规定运算符两边的检索词出现在记录中的位置及其连接关系,如彼此相隔多少个字或词、排列次序,从而获得不仅包含有指定检索词且这些词在记录中的位置也符合特定要求的记录的方法。常用的位置运算符主要有以下两种。

(一) With

用于表示连接的两个词出现在同一文献的同一个字段中,并且出现的顺序不能颠倒。用 with 连接检索词 A 和检索词 B,检索式为“A With B”,表示检索词 A 和检索词 B 不仅要出现在同一篇文章中,还必须出现在同一个字段中。如输入“tongue With base”检索出的是同一个字段中同时出现这两个词的记录。

示例:

输入“medical With education”检索出包含“medical education”且在同一字段中的文献。

输入“virtual With reality”检索出包含“virtual reality”且在同一字段中的文献。

(二) Near

用于表示连接的两个词不仅要出现在同一文献的同一字段中,还必须出现在同一字段中的同一句话中,但检索出现的前后顺序可以颠倒。如输入“tongue Near base”,检索出的是同一字段中的同一句话中同时出现这两个词的记录。位置运算符对控制命中文献有较大的灵活性和自由度,可以弥补布尔逻辑检索和截词检索的一些不足,提高文献检索的水平和筛选能力。

示例:

输入“simulation Near training”检索出包含“simulation”和“training”且在同一句话中的

文献。

输入“learning Near outcomes”检索出包含“learning”和“outcomes”且在同一句话中的文献。

四、字段限定检索

字段限定检索是指利用检索词出现的字段进行的检索。几乎所有的计算机检索系统均支持字段限定检索功能，通过限定符号对检索字段进行限定，提高文献的查准率。常用的限定符有“in”“=”“[ ]”等。目前，大多数检索系统提供菜单式检索，只需选择字段，不需要记住及输入字段代码。

示例：

in：指定字段，例如输入“nature in SO”，表示检索结果为 *Nature* 上的文章，SO 代表文章的来源出处。

=：指定等于，例如输入“author=Smith”，表示检索结果为作者是 Smith 的文章。

[ ]：指定字段，例如输入“cancer [TI]”，表示检索结果为标题中包含 cancer 的文章，TI 代表标题字段。

五、精确检索和模糊检索

精确检索是指所检信息与输入的词组完全一致的匹配技术。在许多检索系统中用引号来表示，如检索“single cell”，此时只有包含 single cell 完全相同的词串的文献才能被检索出来；而模糊检索允许所检信息与检索提问之间存在一定的差异，如检索 single cell，只要包含 single 和 cell 两个检索词的文献均能被检索出来，不要求 single cell 两个词一定连在一起。

精确检索示例：

输入 "virtual reality" 检索出完全匹配“virtual reality”的文章。

输入 "medical education" 检索出完全匹配“medical education”的文章。

模糊检索示例：

输入 virtual reality 检索出包含 virtual 和 reality 但不一定连在一起的文章。

输入 medical education 检索出包含 medical 和 education 但不一定连在一起的文章。

六、加权检索

加权检索是一种定量检索技巧，同布尔逻辑检索、截词检索等一样，也是信息检索的一个基本检索手段，但与它们不同的是：加权检索的侧重点不在于判定检索词或字符串是否在数据库中存在，以及与别的检索词或字符串是什么关系，而是在于判定检索词或字符串在满足检索逻辑后对文献命中与否的影响程度。并不是所有系统都能提供加权检索这种检索技术，而能提供加权检索的系统，对加权的定义、加权方式、权值计算和检索结果的判定等方面又有不同的规定。有些检索系统提供的加权检索并不采用上述方式，如 PubMed 对文献标引时，对反映文章主要论点的主题词加“*”，对反映文章次要论点的主题词则不加“*”。例如，一篇探讨乙型肝炎（主要论点）又讨论甲型肝炎（次要论点）的文章，可以用 2 个主题词“* 乙型肝炎”（主要主题词，MAJR）和“甲型肝炎”标引。在检索的过程中，当选择对“乙型肝炎”主题词进行加权检索时，系统将该篇文章检出；若对“甲型肝炎”进行加权检索时，则该篇文章不被检出。加权检索能够缩小检索范围,提高查准率。

使用加权检索示例:

输入"virtual reality [MAJR] AND medical education [MAJR]"检索出主要主题词为"virtual reality"和"medical education"的文章。

输入"simulation [MAJR] AND training [MAJR]"检索出主要主题词为"simulation"和"training"的文章。

第五节 文献检索策略和检索效果评价

信息检索效果的评价是指根据检索过程中的相关信息和检索结果,对检索活动及其过程乃至对信息检索系统的质量、效率和价值所做出的判断,是检索活动中一个不可分割的环节,也是信息检索系统整体评价工作中的一个重要组成部分。信息检索效果的评价是通过评价指标来完成的。传统的评价指标主要包括查全率和查准率。

一、文献检索策略

(一) 广义检索策略

广义的检索策略是指用户根据检索需求选择相应的数据库、确定检索方式、检索途径,以及相应检索表达式进行检索的一系列操作或方案,是用户检索目标的具体体现。对于医学教育研究,广义检索策略包括以下步骤:①选择适合医学教育研究的数据库,如 PubMed、美国教育资源信息中心(Educational Resource Information Center,ERIC)、Web of Science 等。②确定检索方式,决定使用基本检索、高级检索或专业检索。③选择检索途径,确定使用主题词、关键词、作者、期刊等途径进行检索。④制定检索表达式,根据研究需求制定精确的检索表达式,确保检索结果的相关性和全面性。

(二) 狭义检索策略

狭义的检索策略仅指用户确定检索表达式进行检索的系列操作。对于医学教育研究,狭义的检索策略包括以下操作:①主题词的使用:利用 MeSH 词表或其他专业词表确定主题词,确保检索的专业性和准确性。②布尔逻辑的应用:使用布尔逻辑(AND、OR、NOT)来组合检索词,优化检索结果。③截词符的使用:使用截词符(如 *、?)扩展检索范围,捕捉不同词形的文献。

二、医学教育文献检索策略构建

(一) 分析研究课题,明确检索要求

分析研究课题:分析医学教育研究课题,明确需要解决的问题,包括所涉及的概念和具体要求及其关系。这是制定检索策略的根本,也是检索效率高低成败的关键。明确检索要求:确定课题对查新、查全和查准的要求,主要包括信息的内容需求和形式需求[4]。内容需求:包括检索课题涉及的学科范围、主题内容、相关的主题词、分类号等,以及它们之间的逻辑关系。提取主题概念,尤其注意挖掘隐含的主题概念,形成若干能代表信息且有检索意义的主题概念[5]。形式需求:包括所需文献的类型、数量、语种、年代等。

示例：

研究课题：医学教育中使用虚拟现实技术的效果研究。

内容需求：研究虚拟现实在医学教育中的应用效果。

学科范围：医学教育、虚拟现实技术。

主题词：医学教育、虚拟现实、教学效果。

分类号：根据主题内容确定。

形式需求：需要近五年的期刊文章，语言为英文和中文。

（二）选择检索系统，确定检索方法

根据检索课题的要求，选择最能满足检索需求的检索系统。不同的检索系统在收录范围、文献类型、语种、地域等方面有很大差别[6]。常用的医学教育文献检索系统包括PubMed、ERIC、Web of Science 等。选择检索系统：根据课题的内容和需求，选择合适的数据库。确定检索方法：决定使用基本检索、高级检索或专业检索。只有选择合适的检索系统，才能达到"全面、准确、快速"的目的。

示例：

选择数据库：PubMed、ERIC、Web of Science。

检索方法：高级检索。

（三）确定检索途径，制定检索策略

检索途径确定后，即可编写检索式。检索式是检索策略的具体体现，是检索策略构造中的关键环节，其优化与否决定了检索的质量，对检索结果产生决定性作用。检索式由检索词和各种布尔运算符、位置运算符、截词符及其他链接组配符号组成。检索式可以一次完成，也可以分步完成，检索式的表达对一个课题不是唯一的，有多种选择、组配、限定[7]。

选择检索途径，一般应掌握三条原则：①从已知文献特征入手选择检索途径。如已知文献的名称，可用题名途径；如已知主题词、分类号则可用主题途径和分类途径，若两者配合使用，则能收到更好的检索效果。②从课题检索的要求选择检索途径。如果课题所要检索的资料较为广泛，要求达到族性检索的目的，则用分类途径。如果所要检索的课题专指性强，所需要的信息较为专深，要求达到特性检索的目的，则应选择主题途径。③根据检索工具编制的具体情况选择检索途径。不同的检索工具所提供的检索途径有所不同，选择检索途径还要依据检索工具所提供的具体途径而定。

示例：

选择检索途径：主题词和关键词结合。

使用截词检索：

(educat* OR "healthcare education") AND (simulat* OR "virtual reality" OR "VR") AND (effect* OR outcome*)

使用字段限定：

(virtual reality[TI] OR VR[TI]) AND (medical education[AB] OR healthcare education[AB]) AND (effectiveness[AB] OR outcome[AB])

使用精确检索：

("virtual reality") AND ("medical education") AND ("effectiveness")

使用模糊检索：

virtual reality AND medical education AND effectiveness

使用加权检索:

virtual reality[MAJR]AND medical education[MAJR]

simulation[MAJR]AND training[MAJR]

完整检索表达式:

("medical education" OR "healthcare education") AND ("virtual reality" OR "VR") AND ("effectiveness" OR "outcome")

(四)构建检索式进行初步检索

检索式又称表达式或检索提问式,是用来表达检索提问的逻辑表达式,由选择好的检索词根据检索要求运用不同的运算符号进行组配,以达到较为理想的检索效果。检索式分为简单提问式和复合提问式。简单提问式只含有一个检索词,只表达一个简单的检索概念;复合提问式含有两个或两个以上检索词,用布尔运算符相连接。合理运用逻辑运算符构造检索式,符号的使用要正确、符合概念逻辑,构建的检索式要简洁、优化;防止漏检或误检。检索词是表达信息需求的基本要素,检索词选择得当与否,会直接影响检索效果[8-9]。首先对信息需求进行概念分析,选择能代表各概念内容的检索项,把需求文献的主题概念转换成适合系统的检索词。

示例:

输入检索式:在 PubMed、ERIC、Web of Science 中输入完整检索表达式。

("medical education" OR "healthcare education") AND ("virtual reality" OR "VR") AND ("effectiveness" OR "outcome")

初步检索:获取初步检索结果。

(五)评价检索结果,修正检索策略

在实际的检索过程中,用既定的检索策略检出的结果往往不能一次就达到满意,用初步拟订的检索式进行检索后,应根据检索目标对检索结果进行评价,看是否能够满足检索要求。评价检索结果:根据检索目标对检索结果进行评价,看是否能够满足检索要求。查看结果:检查检索结果的相关性和数量,评估是否涵盖所有关键文献[10-11]。修正检索策略:如果检索结果不符合课题要求,可以及时调整检索策略,修改检索词和检索提问词,直到检出符合要求的文献。调整检索词:如果检索结果过多或过少,可以尝试调整检索词。

示例:

评价初步结果:查看检索结果的相关性和数量,评估是否涵盖所有关键文献。

调整策略:如果结果不理想,调整检索词或添加新的逻辑组合,输出新的检索式。

增加具体性:

("medical education" OR "healthcare education") AND ("virtual reality" OR "VR") AND ("learning outcomes" OR "student performance")

扩大范围:

("medical education" OR "healthcare education") AND ("virtual reality" OR "VR" OR "simulation technology") AND ("effectiveness" OR "outcome" OR "impact")

缩小范围:

("medical education") AND ("virtual reality") AND ("effectiveness")

字段限定:

(virtual reality[TI]OR VR[TI])AND(medical education[AB]OR healthcare education[AB]) AND(learning outcomes[AB]OR student performance[AB])

精确检索:

"virtual reality" AND "medical education" AND "learning outcomes"

模糊检索:

virtual reality AND medical education AND learning outcomes

加权检索:

virtual reality[MAJR]AND medical education[MAJR]

simulation[MAJR]AND training[MAJR]

(六) 获取原始文献

获取原始文献是文献检索的最终目的。获取原始文献的方法主要有以下几种:一是利用本馆的馆藏;二是通过全文数据库获取;三是通过馆际互借和文献传递获取全文;四是通过开放获取资源免费获取全文;五是通过搜索引擎获取全文,如百度学术等;六是直接向作者索取全文。通过上述步骤和策略,研究者可以系统地检索文献,确保获取全面、准确且高质量的文献支持医学教育研究[12-13]。

三、医学教育文献的查全率和查准率

文献检索效果是文献检索结果的有效程度,是评价一个检索系统性能优劣的质量标准,始终贯穿信息存贮与检索的全过程。衡量检索效果的最重要的两个标准是查全率和查准率。

(一) 查全率

查全率(recall ratio)是指检出的相关文献量与系统文献库中相关文献总量的比率。查全率=(检出相关文献量/文献库内相关文献总量)× 100%。

例如:利用某个数据库检索某个课题,在该数据库中共有相关文献 50 篇,结果只检索出相关文献 35 篇,那么查全率就等于 70%。

(二) 查准率

查准率(precision ratio)是指在利用某个数据库检索时,检出的相关文献量与检出文献总量的比率,它反映每次从该数据库中实际检出的全部文献中有多少是相关的。查准率=(检出相关文献量/检出文献总量)× 100%。

例如:检索某个课题时检出文献总篇数是 50 篇,经审查确定其中与该课题相关的只有 35 篇,另外 15 篇与该课题无关,那么这次检索的查准率就等于 70%。

(三) 查全率和查准率的关系

查全率和查准率之间存在着相互制约的关系,往往查全率高时,查准率低;查准率高时,查全率低。因此,在实际检索过程中,应该根据不同的检索需求有所侧重。

最理想的检索结果是查全率和查准率都达到 100%,查全率和查准率存在互逆关系,合理的检索策略可以同时保证较高的查全率和查准率。采用进阶式检索,根据不同的检索结果调整检索策略,查准率体现每次检索的效率,查全率可以通过多次检索,不断修正实现。

(四) 检索效率的影响因素

1. 影响查全率的因素　①所选数据库质量方面:收录文献不全;对同义词缺乏控制;标引遗漏;标引词不准确。②制定检索策略方面:选词和组配不当;检索用词的网罗度不够;没有考虑概念的多种表达方式;不恰当的范围限定。

2. 影响查准率的因素　①所选数据库质量方面:对同形异义词缺乏控制;标引过度;标引词不能准确描述文献主题。②制定检索策略方面:选词和组配不当;检索用词的专指度不够;没有考虑检索用词的歧义;缺乏必要的范围限定。

(五) 提高查全率和查准率的方法

1. 提高查全率的主要方法　选全同义词并以逻辑"或"进行组配;降低检索词的专指度,从词表或检出文献中选一些上位词或相关词;采用分类号进行检索;删除某个不甚重要的概念组面,减少"AND"运算;调整位置运算符;取消某些过严的限制符,如字段限制符等。

2. 提高查准率的主要方法　提高检索词的专指度,增加或选用下位词和专指性较强的自由词;增加概念组面,用逻辑"与"连接一些进一步限定主题概念的相关检索项;限制检索词出现的可检字段,通常限定在篇名字段和叙词字段中进行检索;利用文献的外部特征限制,如文献类型、出版年代、语种、作者等;用逻辑"非"来排除一些无关的检索项;调整位置运算符。

四、医学教育文献检索效果的评价

查全率和查准率是评价检索效果的两项重要指标,与系统的收录范围、索引语言、标引工作和检索工作密切相关。查全率和查准率是呈现互逆关系的。

(一) 提高检索系统的质量

检索时,应根据信息需求选择合适的检索工具或检索系统,选择检索工具或系统应遵循三个原则。①文献收录的广泛性和全面性:有了广泛和全面性的学科范围,才能为用户提供比较齐全的课题文献,提高文献的查全率。②文献报道的及时性与系统性:报道文献迅速及时是现代科技对文献检索工具和检索系统的基本要求。一个好的检索工具或检索系统应有固定的出版或更新周期,且周期相对较短,以减少文献信息报道的时滞。③文献检索的准确性与有效性:对文献外部特征著录应详尽、准确、突出主要项目、便于识别;对内容的揭示要恰当、充分;索引体系要完善,多种辅助性检索途径是评价检索工具或检索系统质量的重要标准。

(二) 提高利用信息检索系统的能力

要提高检索效果,首先要明确信息需求的确切内容及其范围,提高检索的知识和技能,同时还要掌握该信息需求领域的各种类型的检索工具或检索系统,并且要在明确信息需求的基础上,全面准确地表达检索要求、制定切合实际的检索策略,最大限度地发挥检索系统的能力[14-15]。

(三) 制定优化的检索策略,合理调整查全率和查准率

由于查全率和查准率是互逆的,需要根据课题的具体要求适当调整对查全率和查准率的要求。如申请专利、开题、立项、科技查新等,要求查全率高,不遗漏任何一篇重要的文献;检索新的课题,查准率要求高。选用泛指性的检索词查全率高,而选用专指性的检索词查准

率高，特别是若干检索词组配的专指概念的检索式查准率更高。

（崔丽媛）

参考文献

[1] 王广成，张云秋. 医学信息检索与利用[M]. 3版. 北京：科学出版社，2023：18-24.

[2] 高巧林，章新友. 医学文献检索[M]. 3版. 北京：人民卫生出版社，2021：11-26.

[3] 孙思琴. 医学文献检索[M]. 2版. 北京：中国医药科技出版社，2022：14-23.

[4] 崔雷. 信息分析方法及医学应用[M]. 3版. 北京：人民卫生出版社，2022：28-30.

[5] 王福，李冬梅，杨斐，等. 基于学生信息获取行为规律的信息检索课目标达成度提升策略研究[J]. 现代情报，2024，44（11）：151-161.

[6] 武利红，李铮，王思佳. 我国图书情报硕士专业学位课程设置研究[J]. 图书馆学研究，2024（2）：23-42.

[7] 刘垠. 推动恪守诚信规范成为科技界自觉行动[N]. 科技日报，2023-12-22（1）.

[8] 潘正源，李樵，李月琳，等. 智能信息检索研究范式的演进、反思与前瞻[J]. 图书馆论坛，2024，44（1）：137-150.

[9] 张智雄，于改红，刘熠，等. ChatGPT对文献情报工作的影响[J]. 数据分析与知识发现，2023，7（3）：36-42.

[10] 钱丹丹，许孝君. 后疫情时代医学信息素养教育“双线混融”教学模式应用探索[J]. 情报科学，2021，39（12）：133-138.

[11] 储济明. 文献检索教材建设研究：基于1984—2019年出版教材解析[J]. 图书馆学研究，2021（16）：22-34.

[12] 韩正彪，顾雅楠，翟冉冉. 国外用户网络信息搜索中的知识变化研究回顾[J]. 情报理论与实践，2022，45（2）：204-212.

[13] 黄如花，李白杨. MOOC背景下信息素养教育的变革[J]. 图书情报知识，2015（4）：14-25.

[14] 王丽萍，杨波，秦霞，等. 高校图书馆专利信息服务内容、模式与趋势[J]. 图书情报工作，2015，59（6）：113-119.

[15] 赖茂生，屈鹏. 大学生信息检索能力调查分析[J]. 大学图书馆学报，2010，28（1）：96-104.

第四章
医学教育研究伦理审批与伦理委员会

第一节 医学教育研究的伦理观与伦理审查风险

一、医学教育研究的伦理观

（一）整合医学与教育的伦理规范

医学教育研究需要同时考虑医学和教育学的伦理规范。医学领域强调个体身体安全，而教育领域则重视社会影响和心理风险。医学教育研究应综合两者的伦理规范，确保研究过程和结果不会对参与者的身体和心理健康产生负面影响。医学与教育学围绕各自的伦理规范进行发展，在内容上存在着显著的差异性。横跨两个领域的研究项目所采取的常规方法可能需要确保符合两个方面的规范。伦理审查会权衡风险-收益比，然而把教育风险与其他学科风险等同起来可能存在一定的困难。因此，医学和教育学领域的伦理规范不能简单组合，相关专家需要考量不同类型的风险和收益。

（二）社会影响的审慎考虑

在医学教育研究中，特别需要关注社会影响。例如，强调个体差异可能引发校园欺凌和交友困难。研究者应采取措施，避免因研究设计引发的社会负面效应。在医学教育中，通常将社会影响作为研究的重点，保持对负面社会影响的严谨和审慎态度。个体的身体安全很少会成为教育研究关注的问题，但却是制定医学生的生理测量指标时必须重点考虑的问题。因此，医学和教育学的伦理规范遵从了许多相似且基本的原则，但在不同层面上的重视程度存在一定的差异性。教育学研究者对社会风险敏感度的合理化要求，医学研究者对医学实验过程中保证人身安全的重视，考量两者在探索伦理规范上的差异并理解存在差异的意义。

（三）研究者的道德品质与科研素养

医学教育研究者需要具备高尚的道德品质和科研素养，确保研究过程透明、结果可靠，维护研究对象的权益和尊严。医学教育研究伦理是以伦理为核心，以医学教育研究为外延的复合型概念体系，包括医学教育研究者与合作者、研究对象和研究环境之间的伦理规范和行为准则。医学教育研究伦理发生于泛在的教育研究场域，是应用伦理学的原则、规则和理由去分析、处理和解决教育研究领域里的道德问题。医学教育研究伦理是社会一般道德在教育研究领域的具体表达，是医学教育研究者的道德品质与科研素养，是维系研究者与研究对象之间社会关系的准则和规范。

二、医学教育研究伦理审查中存在的风险

（一）医学教育研究伦理审查中存在的身体风险

医学神经影像技术伴有一定程度的身体风险，但其发生风险的概率极低。例如，通常情况下功能性磁共振成像（functional magnetic resonance imaging，fMRI）具有安全性和可靠性，但对植入或外带金属物体的被试者存在潜在风险。医学教育研究前需要严格检查受试者身体上的植入物，确保安全。未按照要求遵守安全规范或仅参考了有关植入物的过时信息，是造成 fMRI 伤害性事故的主要原因。医学教育伦理规范中需要考虑间接的身体风险，提醒并警示研究人员注意避免研究设计带来不良结果的选择（如向青少年罪犯提供香烟或酒精）。尽管尚未发现 fMRI 会对人类的胚胎造成不良影响，但是在医学教育实验中不可以招募孕妇作为被试者。考虑到研究中存在的身体风险，在参加研究被试者的安全性与健康的重视程度方面，医学和教育学领域遵循的伦理规范是基本相似的[1-2]。

（二）医学教育研究伦理审查中存在的心理风险

fMRI 试验的被试者必须平躺在一个小口径的管道中，测试时间不等，时长可为一个多小时。研究过程中，由于仪器的噪声较大，被试者需要佩戴降噪耳塞，而且头部长时间被限制在二级线圈内，被试者的视野受限。被试者认为脑成像扫描开始后再要求退出会浪费研究者的时间、精力和资金，所以他们可能会在感觉到压力、不适的情况下仍然继续试验。在试验前，可以考虑采用模拟实验，使被试者全面了解 fMRI 的扫描程序。模拟 fMRI 程序采用模拟扫描仪来帮助研究者预测个体在扫描仪环境中可能遇到的问题，使被试者适应实验环境从而降低心理风险。

（三）医学教育研究伦理审查中存在的教育风险

在教育研究中，研究者与被试者之间的权力差异可能影响知情同意的质量。确保被试者清楚研究目的和参与过程，并在研究报告中尊重和吸纳被试者的意见，这对于提高研究结果的科学效度和教育效度至关重要。在教育风险方面，教育学研究者可能与医学领域学者存在伦理规范的分歧。教育者可以敏锐地察觉到研究者和被试者之间的权力差异，在寻求知情同意的时候，确保被试者清楚研究目的和参与过程，确保被试者的意见能够在实验过程以及研究报告中被尊重和吸纳，否则可能影响研究结果。

医学教育研究需要保持较高的科学效度和教育效度。在医学教育课堂学习的研究中，对干预组和对照组学生的学习情况进行比较。在学习过程的研究中，每位被试者要参与所有的试验条件，可能会造成被试者在第一种条件下的学习迁移到第二种条件。在常规的医学教育研究中，需要被试者随机分配到不同的小组，然而这种设计可能在一定程度上破坏学校日常教学且存在组织困难的问题，很难证明研究过程的伦理性。

在医学研究中，采用随机控制研究更容易被受试者接受，然而在医学教育研究中并不多见。考虑到学校有日常教学课程安排和时间限制，假设被试者不断重复同一研究主题，这种研究设计可能仍有不足之处。当医学教育研究使用了精神类药物时，适合采用随机控制研究设计，如研究盐酸哌甲酯对注意缺陷多动障碍儿童是否有效。教育干预和药物干预中可能存在的风险和收益是有差异的，两者都面临相似的基本伦理困境。尽管基本原则要尊重

被试者的状况，但用于指导医学教育研究的伦理观点存在文化差异。

第二节　医学教育研究伦理政策的探讨

一、医学教育研究结果和概念的审察与交流

医学教育研究结果和概念的审察与交流包含5个方面，分别是语言和概念的差异性、沟通质量的重要性、儿童参与研究的知情权、科学与公众的合作关系以及跨学科团队的优势。

（一）语言和概念的差异性

医学和教育学中使用的术语和概念可能存在差异。例如，“学习”在两者语境中的含义可能不完全一致。研究者需要谨慎整合两者的学术概念，确保准确、真实地报告研究结果，避免因概念混淆导致的偏倚。医学和教育学中使用的语言和学术概念具有一定的差异性。教育学与医学方面的研究者遵循的伦理规范均强调准确和真实报告的重要性。

（二）沟通质量的重要性

跨学科领域的研究者需要特别关注沟通质量，准确地将复杂的概念传达给非专业的被试者，确保不同组被试者之间的差异不会导致偏倚的产生，不会对生物决定机制和脑损伤存在不合理的权衡，不会以无益的方式影响利益相关方的态度。探讨医学教育过程中会遇到多种困难，直接的交流过程应该有科研人员的参与。医学教育研究者扮演多种角色，聚焦于医学与教育学结合的研究问题。

（三）儿童参与研究的知情权

虽然磁共振成像中磁场对成年人的危害微乎其微，但对于“磁共振成像中磁场是否对正在发育中的儿童的大脑产生影响”知之甚少。确保儿童参与研究时的知情权，向儿童解释研究结果及其意义，是医学教育研究中的重要组成部分[3]。

（四）科学与公众的合作关系

缺少有效的科学与公众的合作关系，医学教育设计的动机与价值可能受到质疑，可能会损害全新且有价值的事业所带来的巨大效益。在医学教育研究过程中，分析复杂事物时，考虑生物因素越多，可能产生的争论就越多。非专业人员对某些领域的知识感到不安，甚至不愿主动获取相关信息和知识，如基因与教育成就之间的关联。这种复杂程度与非专业人员的不适感是公众讨论中可以发挥作用的观点，并不是将其排除的理由。

（五）跨学科团队的优势

需要考虑科研人员固有的学科背景可能会带来不成熟的专业偏倚。假设教育要从专业的医学研究者那里获益，明确的医学教育研究伦理规范的作用更加重要。尽管无法直接应对伦理困境，但通过组建跨学科研究团队（每位研究人员仅具备单一学科的专业知识）开展协同审查，可有效实现医学知识向教育领域的迁移应用，从而提供更具实践价值的解决方案。医学教育研究者可以预期和监控医学研究进展对教育的影响，为教育知识、教育实践和教育政策提供建议。

二、医学教育伦理政策的探讨

深入的伦理思考与审查：假设医学教育研究在实施过程中对伦理进行了深入的思考，

对研究发现进行了仔细审查，并且研究结果的传播也符合伦理，这表明了潜在结果及结果可行性的某些意义。政策制定者的角色：研究者很少会深入考虑接下来应该做什么——这些是政策制定者的职责。他们通过引发争议并利用争论和协商，帮助政策制定者做出合理的决策。公众参与的局限性：公众的教育程度可能不足以使他们有效参与到医学教育的讨论中，公众的参与可能会导致不明确的结果。在公众不满意和不愿参与的领域，应避免公开讨论所产生的信任危机、心理焦虑和心理冲突的风险。潜在的政策问题：潜在的政策问题有很多，包括课程决策。例如，是否需要更多关注发展基本认知功能，是否应该将对大脑的理解用于辅助研究技能的发展，是否需要实现脑-机结合的探索与发展。伦理问题的再思考：在医疗环境中对伦理问题进行审查，同时需要从体现教育特征的方面重新思考医学教育伦理政策[4]。

（一）认知增强药物的伦理政策探讨

随着科技的进步，新型认知增强药物不断出现，这些药物的主要研发目标是与阿尔茨海默病作斗争。然而，这些药物被健康个体滥用以提高认知能力的现象逐渐引发伦理争议。在《哌甲酯滥用现状及预防策略》一文中指出，国外大学生滥用处方药物以增强认知功能。此类药物原本用于治疗注意缺陷多动障碍（attention deficit hyperactivity disorder，ADHD），但在大学生中被滥用以增强注意力。同时，乙酰胆碱可以调节学习过程中神经联结的自适应速率，从而相应地提高学生的学习速度和效率。然而，这些药物的长期滥用可能导致心理依赖，带来严重的健康和社会问题。

科学家用积极的表达方式向公众传递健康成年人认知增强的前景。某些科学家在《自然》（*Nature*）上的发文中强调，应该对人们越来越高的认知增强需求作出回应，同时应该“摒弃认知增强是一个不好的字眼这种观念”。然而，国外的某次小型协商会议却存在许多矛盾的声音，其关注的问题包括：①认知增强药物潜在的负面效应和长期效应，包括个体人格的潜在改变；②认知增强药物可能贬低正常人的认知水平、努力、学习动机、成就的内在价值；③假设认知增强药物的价格昂贵，可能会产生经济原因导致的教育不平等、不公平；④使用认知增强药物的压力和日益恶化情况可能会导致过度竞争、“内卷文化”。

目前，科学家和教育者在认知增强药物的伦理规范方面产生明显分歧，所产生的激烈讨论，表明公众对认知增强药物达成共识的时代可能即将到来。政策制定者期望在公众和专业科研人员的争论中得到答案或者相关的合理信息。然而这些答案的容易程度及其有效性与价值的程度，可能依赖于政策制定者对所争论的问题的管理与引导。在正式组织的讨论会中，医学教育研究者需要参与其中，以便在一定程度上掌握政策制定的话语权。

（二）基于大脑筛选的伦理政策探讨

基于大脑筛选的伦理政策探讨主要包含 4 个方面，分别是事件相关电位（event-related potential，ERP）技术的应用、早期筛选与干预、数值距离反应与数学教育风险、实习教师的观点。

1. 事件相关电位技术的应用 事件相关电位是指人脑发出的一套独特的电信号，可通过在头部安置的非侵入性电极技术探测。通过新生儿的事件相关电位波形，可以有效辨析出 8 岁左右儿童是否可能会成为阅读能力较差者或患有阅读障碍者。

2. 早期筛选与干预 事件相关电位的测量结果可以有效预测新生儿是否具有阅读障碍的家族遗传史，作为早期筛选的基础。这样可以让患有阅读障碍的儿童尽早采取适当的干预措施并从中受益。

3. 数值距离反应与数学教育风险　随着科技的发展，研究发现事件相关电位对儿童的数值距离反应敏感，作为一种有效的婴儿期数量加工的神经标记物，未来可能为儿童数学方面的教育风险提供早期指标。

4. 实习教师的观点　在国外实际的医学教育研究中，实习教师被问及是否应该对所有婴儿进行阅读障碍筛选并开展早期干预时，多数实习教师认为无此项研究的必要性，担心可能会给儿童带来阅读障碍的“标签”，进而影响养育者的态度和行为。

（三）遗传知识分析的伦理政策探讨

随着医学技术的不断进步，遗传知识分析技术对潜在学习困难的基因诊断，在一定程度上可以预测一般性质的学习困难，以及数学或外语方面的学习困难，尽早采取有效的干预措施。在医学教育中，遗传知识可能使教育项目更好地适应个体的遗传特征，为个体提供个性化的学习机会，改善某些个体学习困难问题。在未来，“教育遗传学家”将为学习困难的学生所在的学校和家庭提供合理的、审慎的、易于实施的干预措施建议，使利益相关方得到优化的教育结果，规划学生的教育问题。目前，遗传知识分析对学习困难的儿童和学生进行早期鉴定与干预，医学教育研究者需要考虑采取何种预防措施，以满足基因工程学和优生学的双重要求。另外，在缺少完全理解所需的教育干预的情况下，遗传测试可能会带来的结果是未知的，这是需要利益相关方的重点关注问题。

医学和教育学在研究程序伦理问题的人身安全问题方面具有相似的敏感性。在医学教育研究中，使用神经生理学方法可能引发新的心理风险，尤其是研究过程中的外部刺激或技术手段（如 fMRI 或脑电监测）可能给被试者带来心理压力。在权衡教育神经科学研究的风险-收益比时，研究者应充分评估和避免实验设计或环境中潜在的异常刺激，防止其对被试者造成负面心理影响，如焦虑或情绪波动。医学教育者重视敏感的社会风险问题，现有研究重视脑功能和结构的变化，而非行为，这可能加剧社会风险。在医学教育伦理方面建立完善方案，对于有儿童参与的研究，采取措施避免/最小化所有风险具有重要意义，应全面推进知情同意和确保被试发言权方面的保障。

开展医学教育研究的监督并将研究结果传达给专家和非专家审查，这可能成为医学教育研究顺利开展中需要关注的伦理问题。医学教育研究者有必要深入思考、预测和阻止非专家提出的误导和错误信息。在医学和教育的交叉层面，日益增多的新进展产生许多有明显政治决策的伦理维度，包括认知增强药物、使用神经标记对婴儿的早期筛选、遗传知识分析等。政策制定者需要充分利用公众的磋商和争论，医学教育研究者在加强公众与科学的关系方面具有重要推动作用，确保研究对公众关注的问题的敏感性，并反映人类更广泛的价值观念[5]。

第三节　人工智能时代医学教育研究伦理审查面临的挑战

目前，全世界范围内呼吁人工智能（artificial intelligence，AI）产品的设计、开发和应用要以维护人类安全、隐私和利益为初衷，从而推动技术发展与人类进步。然而，人工智能作为新兴事物，相应的法律框架尚不完善。当人工智能技术造成侵权事件时，不仅有悖伦理，同时也无法对相应的法律责任进行合理评判，这将阻碍人工智能的发展。当前，人工智能发展过程中涉及的法律问题主要包括责任划分、隐私泄露和著作权保护等问题。随着涉及人类健康相关研究的伦理问题激增,我国医学教育研究的伦理规范仍然存在短板,亟待加强伦理的制度化建设。2021 年 12 月 24 日,《中华人民共和国科技进步法》修订通过,自 2022 年 1 月 1 日起实施,将科技伦理治理入法,有助于提升国家科技伦理治理能力,推动科技伦理治理体系建设[6-7]。

以信息技术和人工智能为代表的新兴技术快速发展,为负责任研究带来了新机遇,推动科学研究范式发生深刻变革,同时也可能在研究数据处理、研究成果形成、署名与知识产权归属等方面引发新问题。为此,《负责任研究行为规范指引(2023)》从研究实施、数据管理、成果署名与发表、文献引用等方面对如何依规合理使用生成式人工智能做出了具体指引,明确划出了具体边界。例如,不得使用生成式人工智能直接生成申报材料,不得将生成式人工智能列为成果共同完成人,不得直接使用未经核实的由生成式人工智能生成的参考文献等。

总之,以信息技术和人工智能为代表的新兴技术快速发展,为负责任研究带来了新机遇,推动科学研究范式发生深刻变革,但也可能在研究数据处理、研究成果形成、署名与知识产权归属等方面引发新问题。

第四节 医学研究伦理审查

目前,医学研究伦理审查范围包含医学教育研究。医学研究伦理审查的内容可为医学教育研究伦理审查提供参考与借鉴。

一、初始审查

根据我国涉及人的生物医学研究相关法规和指南的规定,医学伦理审查类型包括初始审查和跟踪审查。2020 版《药物临床试验质量管理规范》规定医学伦理委员会应当重点关注:①临床试验实施中为消除对受试者紧急危害的试验方案的偏离或修改;②增加受试者风险或显著影响临床试验实施的改变;③所有可疑且非预期的严重不良反应;④可能对受试者的安全或临床试验的实施产生不利影响的新信息。

医学伦理委员会对初次递交的项目开展审查,一般采用会议审查的方式。审查主要针对项目的科学性和伦理性。医学伦理审查的主要内容包括研究的意义与社会价值、科学设计与实施、风险与获益,受试者的招募方式和招募材料、知情同意及过程、医疗和保护、隐私和保密以及弱势受试者的保护等。研究者在获得医学伦理委员会批准后、项目实施前,需在公众可及的网络登记系统登记研究项目相关信息,获得登记号[8-9]。

二、跟踪审查

医学伦理委员会对已开展的项目进行审查,主要是针对研究过程中,对任何影响研究风险和获益比的事件开展跟踪评估。跟踪审查包括年度和/或定期跟踪审查、修正案审查、安全性事件报告审查、偏离方案审查、暂停和/或提前终止研究审查和研究完成审查。

(一) 年度和/或定期跟踪审查

医学伦理委员会对已实施的项目进行年度和/或定期审查,至少 1 年 1 次。医学伦理委员会根据初始审查时按照风险程度确定的跟踪审查频率开展定期审查,常规有 3 个月、6 个月和 12 个月。

(二) 修正案审查

临床研究方案、知情同意书、提供给受试者的任何材料或主要研究者的变更均须递交至伦理委员会进行修正案审查,待批准后方可执行。但不包括为了及时消除对受试者的紧急危害,或者更换监察员、电话号码等仅涉及临床试验管理方面的改动。

(三) 安全性事件报告审查

医学伦理委员会重点审查和关注可疑且非预期的严重不良反应,以及可能影响受试者安全、可能影响临床试验实施、可能改变医学伦理委员会同意意见的安全性信息。安全性信息包括文献、数据与安全监察报告、期中分析结果、安全性更新报告和研究者手册等。医学伦理委员会重点评估研究的风险与获益比是否改变、对受试者的保护措施等要素。

(四) 偏离方案审查

医学伦理委员会重点关注为消除受试者紧急危害的偏离方案,或者增加受试者风险或显著影响试验实施的偏离方案。医学伦理委员会应要求申办者和/或研究者就事件的原因、影响及处理措施予以说明。医学伦理委员会重点审查事件是否影响受试者的安全和权益、是否影响试验的风险与获益。

(五) 暂停和/或提前终止研究审查

医学伦理委员会要对暂停和/或提前终止研究的报告和说明进行审查,主要审查和关注对受试者后续的医疗与随访措施,以及采取进一步保护受试者措施的必要性。

(六) 研究完成审查

研究者在研究结束后,应当向医学伦理委员会递交最终报告,包含对于研究发现的总结和结论。研究完成医学伦理审查主要关注安全性事件的处理、受试者安全与权益的保护[10-11]。

第五节　医学伦理委员会

一、医学伦理委员会的发展

伴随着医学技术的快速发展,我国临床实践研究遇到的伦理学问题不断增加,医学伦理委员会的作用逐渐受到医学界的重视,成为临床研究中受试者权益的重要保障。1988 年中华医学会医学伦理学分会成立。各医疗卫生机构、医疗卫生行政部门、医学院校等相继成立了医学伦理委员会。目前,我国医学伦理委员会在规范化建设和审查能力方面与国际发达国家存在一定差距。《药物临床试验质量管理规范》《医疗器械临床试验质量管理规范》《涉及人的生物医学研究伦理审查办法》等一系列管理办法的发布,对我国医学伦理委员会的设置、审查程序、机构设立、监督与管理等方面提出了具体要求,促进我国医学伦理委员会的探索与发展。

作为受试者保护体系最核心要素,医学伦理委员会应由不同性别、多专业委员组成并符合我国的法规要求。医学伦理委员会应规范伦理审查流程,提升委员伦理审查知识与技巧,前瞻性地发现和降低临床研究设计中存在的风险,避免受试者在临床研究中遭受不必要的伤害。医学伦理委员会应定期采用内部质量体系评估、审查和管理工作。针对受试者保护体系,医学伦理委员会执行初始审查,参与、协助培训中心,与各部门沟通协调,开展修订标准操作规程和整理文档等工作。

二、医学伦理委员会的功能

2016年,国家卫生和计划生育委员会颁布的《涉及人的生物医学研究伦理审查办法》明确提出,从事涉及人的生物医学研究的医疗卫生机构是涉及人的生物医学研究伦理审查工作的管理责任主体,应当设立伦理委员会,并采取有效措施保障伦理委员会独立开展伦理审查工作。该办法明确规定医学伦理委员会由医学专业人员、法律专家、非医学专业人员和外单位人员组成,在生物医学领域和伦理学、法学、社会学等领域的专家和非本机构的社会人士中遴选产生,人数不得少于7人,并且应当有不同性别的委员,少数民族地区应当考虑少数民族委员。医学伦理委员会办公室是医学伦理委员会履行审查职责的重要部门,负责审查事物的管理、文件与信息的管理。医学伦理委员会办公室应当根据初始审查、跟踪审查和复审的性质,选择合适的审查方式。医学伦理委员会的常规功能:

1. 审查功能 医学伦理委员会具有独立的审查批准权力,对涉及人体的临床研究项目、新技术或某些新的医疗措施进行伦理审查,项目不经其批准不得实施。同时,对被批准项目的实施和进展情况进行伦理监督。通常,医学伦理委员会无权对违反伦理标准的研究者进行制裁,必要时可以撤回对研究项目的咨询和建议。

2. 指导咨询功能 对政策制定、医患之间的伦理矛盾、处理临床疑难病例方案的伦理选择以及涉及重大伦理问题的项目提供伦理方面的咨询和建议。

3. 培训功能 伦理委员会应在本机构组织相关伦理审查培训,培训对象可以是伦理委员会成员、研究者和研究相关人员[12-13]。

三、医学伦理委员会的组成

随着医学的不断发展,医学伦理委员会保护对象已从受试者扩展到与医疗活动相关的人员,如器官移植的捐献者、辅助生殖技术中的供受各方等。医学伦理委员会的功能拓展为审查批准、政策研究、教育培训和咨询服务。医疗机构的伦理委员会基本分为机构审查委员会(Institutional Review Board)和临床医疗伦理委员会(Hospital Ethics Committee)。机构审查委员会主要对开展涉及人的所有生物医学前开展伦理审查、评估和咨询[14-15]。根据国家有关部门规定,部分医疗机构还针对某一特定的领域设置专门的伦理委员会,如生殖医学伦理委员会、器官移植伦理委员会等。生殖医学伦理委员会对人类辅助生殖技术的全过程和有关研究进行监督,开展生殖医学伦理宣传教育,并对实施中遇到的伦理问题进行审查、咨询、论证和建议。医疗机构在每例人体器官移植前,必须将人体器官移植病例提交本医疗机构器官移植伦理委员会进行充分讨论,并说明人体器官来源的合法性及配型情况,经同意后方可为患者实施人体器官移植。

(崔丽媛)

参考文献

[1] SHELLOCK F G, CRUES J V. MR procedures: Biologic effects, safety, and patient care [J]. Radiology, 2004,

232(3):635-652.

[2] ILLES J,ROSEN A C,HUANG L,et al. Ethical consideration of incidental findings on adult brain MRI in research [J]. Neurology,2004,62(6):888-890.

[3] COCH D. Neuroimaging research with children:Ethical issues and case scenarios [J]. J Moral Educ,2007,36:1-18.

[4] GREELY H,SAHAKIAN B,HARRIS J,et al. Towards responsible use of cognitive-enhancing drugs by the healthy [J]. Nature,2008,456:702-705.

[5] 赵哲,曲波. 我国教育研究伦理审查制度的缺失及建构[J]. 高校教育管理,2021,15(3):61-69.

[6] 詹跃明,张孟资. 人工智能基础与应用[M]. 2版. 北京:航空工业出版社,2021:2-6.

[7] 刘垠. 推动恪守诚信规范成为科技界自觉行动[N]. 科技日报,2023-12-22(1).

[8] 周吉银. 人类健康相关研究伦理审查挑战及对策[M]. 北京:科学出版社,2022:3-40.

[9] 伍蓉,王国豫. 医学伦理学[M]. 上海:复旦大学出版社,2021:87-90.

[10] 熊宁宁. 伦理审查体系认证标准与审核指南[M]. 北京:科学出版社,2021:3-7.

[11] 李宗芳,张欣. 医学伦理学实践[M]. 2版. 北京:人民卫生出版社,2021:7-12.

[12] 杨小丽. 医学伦理学[M]. 5版. 北京:科学出版社,2020:230-232.

[13] 丹尼斯·马雷沙尔,布莱恩·巴特沃思,安迪·托尔米. 教育神经科学[M]. 周加仙,译. 上海:上海教育出版社,2020:13-24.

[14] 保罗·霍华德-琼斯. 教育神经科学研究导论[M]. 周加仙,译. 上海:上海教育出版社,2019:122-137.

[15] 李晓玲,张卓然,宋玫,等. 北京市医疗机构多中心临床研究伦理审查互认的实践与思考[J]. 中国医学伦理学,2021,34(10):1285-1290.

第三篇

假设驱动的研究——定量研究

第一章 假设驱动的研究与定量研究概述

从古至今，人类一直在不断地努力探索未知的领域。通常这种探索并非盲目或随意，而是有目的地提出问题，并通过各种方式去探寻其答案。远古时代，人类通过观察自然现象，如日月星辰运行、季节更替、动植物习性等，开始提出关于宇宙、生命和自然界的种种疑问。这些疑问推动了人类进行比较原始的探索和实验，比如制造简单的工具来捕猎、农耕，以及通过火的使用来改善生活。这些实践活动不仅为人类带来了物质上的进步，也促进了人类对于自然世界的初步认识。

随着文明的进步，人类开始通过更加系统和科学的方法来探索未知。哲学家们提出诸如关于宇宙、道德和存在这些深刻问题，并通过思辨和逻辑分析来寻求答案。科学家们通过大量观察和实验进行研究，或者基于前人的研究和探索，针对具体自然或社会现象提出科学问题进而提出科研假设，用实证的方法去验证或推翻假设，逐渐形成了假设驱动研究的范式。

到了近现代社会，人类的探索领域更加广泛和深入。我们不仅继续探索包括人自身在内的自然界各种生命的奥秘，还开始涉足太空、深海、微观粒子等极端环境或微小领域。同时，我们也开始关注对社会、文化、心理等人文领域的探索，试图理解和认识人类自身的本质和行为规律。这都必然会对既关系人类健康又连接着教育领域的医学教育科学研究带来深刻而广泛的影响，人类社会也伴随这些实践和探索不断进步。马克思辩证唯物主义把实践提到第一的地位，认为人的认识一点也不能离开实践，只有人们的社会实践，才是人们对于外界认识的真理性的标准[1]。在科学理论指导下的高质量的医学教育研究与探索不仅会让我们更好地认识医学教育的客观规律，还让我们对医学教育的未来充满希望和期待。

第一节 科学研究范式分类

总体来说，科学研究范式可以分为描述性研究、实验驱动的研究、假设驱动的研究和原理驱动的研究，本章着重介绍假设驱动的研究。

一、描述性研究

这种范式主要侧重于对现象或总体的客观、真实、准确的描述，而不涉及假设的提出和验证。描述性研究为研究者提供关于特定现象或总体的全面、系统的信息，为后续的研究提供基础。

描述性研究是一门科学发展的基础，常用于流行病学、教育学等领域，为研究者提供关于特定现象或总体的全面、系统的描述，有助于进一步提出病因假设、确定高危人群或评价措施效果等。虽然描述性研究不直接涉及假设的提出和验证，但它为后续的研究提供了重要的基础。通过对现象或总体的准确描述，研究者可以进一步提出假设、设计实验或进行更深入的分析，以揭示现象背后的原因和机制。

二、实验驱动的研究

实验驱动的研究侧重于通过设计和实施实验，观察实验现象并收集数据来探索科学问题。这种范式强调直接观察实验现象，收集和分析实验数据，以揭示科学规律和现象背后的本质。

在实验驱动的研究中，假设往往不是研究的起点，而是随着实验的进行和数据的收集逐渐形成的。研究者首先设计并实施实验，观察实验现象并收集数据。通过对这些数据的分析和解读，研究者可能会发现某些模式或趋势，从而提出假设来解释这些现象。这些假设随后可以通过进一步的实验来验证或修正。虽然实验驱动的研究也需要假设的参与，但假设并不是驱动研究的核心要素。实验的设计和实施以及对实验数据的收集和分析才是实验驱动研究方法的关键所在。

以上所述的描述性研究和实验驱动的研究是旨在探索和生成假设的研究。

三、假设驱动的研究

这种范式强调从提出问题和假设开始，通过设计实验、收集和分析数据来验证或推翻这些假设。假设驱动的研究是科学探索的核心，它推动了科学知识的不断发展和更新。

在近现代科学研究领域，最常进行的研究是基于科学理论的假设驱动的研究。假设驱动的研究不同于实验驱动的研究，主要区别在于假设是驱动研究的核心要素，我们将在第二节进行具体讨论。

四、原理驱动的研究

在科学研究过程中，当某一学科经过长时间的假设驱动的研究后，大量的假设被提出和验证，众多实验现象被观察和分析，这可能会导致此学科中的基本规律被发现。此时，研究就进入原理驱动的阶段。原理驱动的研究侧重于通过深入的理论分析，借助相对复杂的数学工具建立定量的模型，以揭示和解释此学科中现象的内在本质和机制。

历史上的医学教育研究主要是对策略、评价及其结果的描述性研究。这种研究范式的局限性往往很难真正评估正在推进的创新方案能否培养更具有胜任力的医生。例如，这些调查常常采用非实验性研究设计，很少有调查是基于可以被研究证实或反驳的概念框架，而且主要关注学习者的满意度；还受样本量小和研究地点单一的限制，使得研究结果难以推广，并且他们往往缺乏假设驱动的方法来回答有意义的问题。2007年5月，美国医学院协会（Association of American Medical Colleges，AAMC）和卡尔·夏皮罗教育研究所（Carl J. Shapiro Institute for Education）联合主办了"2007千年会议：教育研究的协作方法"（Millennium Conference 2007，MC07）会议。由哈佛医学院发起，美国八所医学院的教育领导者共同确定了国家医学教育研究的11项研究重点，并把每个重点构建为具有可测试假设的研究问题，需要用可检验的假设驱动研究来解决。提出以具有可衡量结果的可检验假设的形式制定医学教育优先事项的过程是国家医学教育领导者制定教育研究议程的有效途径[2]。

第二节　假设驱动的研究

伽利略是从自然哲学向现代科学过渡的核心人物，也是早期科学复兴向全面科学革命转变的核心人物；是首位向世人展现具有将理论与实验联系起来的洞察力和才能的一位实验主义者；是近代物理学和近代实验科学的开山鼻祖。由于其开创性发明和发现对科学产生的深远影响，伽利略被称为"现代科学之父"[3]。爱因斯坦曾评价："他的发现及他所应用的科学推理方法是人类思想史上最伟大的成就之一。"伽利略创立了一套科学研究的基本方法体系——科学研究六个基本步骤：提出问题；猜想与假设；制订计划与设计实验；进行实验与收集数据；分析与论证；评估。

这套方法体系适用于各个领域，以这套方法论进行思考和行动的模式被称为——假设驱动（hypothesis driven）。以下我们将对这六个步骤逐一介绍。

一、提出问题

科学研究也是一种重要的社会实践，通过科学方法来探索自然现象、社会现象和解决实际问题。爱因斯坦曾说："提出一个问题往往比解决一个问题更为重要，因为解决一个问题也许只是一个数学上或实验上的技巧问题。而提出新的问题、新的可能性，从新的角度看旧问题，却需要创造性的想象力，标志着科学的真正进步。"他本人正是因为提出了解决牛顿力学体系中存在的问题或矛盾而建立了相对论。

科学问题是科学发现的逻辑起点，一切科学研究、科学知识的增长就是始于问题和终于问题的过程，随着旧问题的解决，又引出新的、更深刻的问题的过程。因此，善于和勇于提出科学问题，用科学批判和理性质疑的科学精神去审视旧的科学问题，充分发挥创新性的想象力去提出新的科学问题，尤其是提出大跨度、综合而复杂的重大交叉科学难题就显得更具有意义了。

医学教育现象和过程是极为复杂的，需要研究的教育问题也很多，然而并非每个教育问题都有进行科学研究的价值。即使是有科学价值的问题，如果受到主客观条件的制约，也并非都可以作为研究的对象。在长期科研实践中，人们逐渐认识到科研选题，即确定研究的专门问题是教育科学研究的第一步，也是重要的一步。因为问题的选择不仅规定了研究的方向和内容，也同时决定了研究工作应采取的方法和途径。因此，必须慎重对待，一般来说应该处理好以下几点：

1. 要把握科研方向与个人兴趣的关系　科学研究需要兴趣，兴趣是进行艰苦的科研工作的动力源泉。然而，完全从兴趣出发，忽略教育科学研究的大方向，效果常常会事倍功半。

因此，科研兴趣应在教育科学研究大方向的指导下培养和发展。我国的教育科学研究从中央到地方都有研究规划和指南，例如每年度的全国教育科学规划项目选题指南、每年度的国家社会科学基金教育学重大项目招标。围绕着这些规划和指南选题，不仅可以得到一定的资助，还可以集中力量有所突破。

2. 要注意理论研究与应用研究的关系 既要注意克服偏重理论的思辨研究，对教育实践问题不够关心的倾向，又要避免应用研究急功近利，缺乏理论指导且处于低水平的现象。

3. 要注意"冷题""热题"与一般问题的关系 教育科学研究的"冷题""热题"很多，研究起来有新意，相对容易出成果，但如果只是热衷于此，而不是基于对这些问题的深入理解和科学的研究规划，那么很可能最终导致研究成果的零碎肤浅，难以形成系统深厚的理论根基。因此，在一定时期内，稳定一个研究方向并在这个方向不断延伸，才能在一定领域中取得丰硕成果。

4. 要把握一个好的选题的基本特点 好的选题必须有科研价值，即或在理论上要有新突破，或在实践上对教育改革有重要指导作用，或二者兼而有之；选题必须具体明确，即问题的界限清楚、针对性强；好的选题必须有可行性，即根据现有的资料、设备、人力、知识、经验等主客观条件的发展成熟程度，恰当选择提出问题的时机和角度。

5. 要注意克服选题中的几种不良倾向 一是内容宽泛，无从着手；二是主攻目标模糊不清；三是问题太小，意义不大；四是以现有条件研究困难，资料缺乏。

总之正确地选题不仅要求研究人员具备一定的教育理论基础，还要从实际出发，善于观察问题、发现问题，以及通过对事实材料的分析比较，从中不断发展自己的选题能力。

二、猜想与假设

研究假设（research hypothesis）是研究者根据经验事实和科学理论对所研究的问题的规律或原因作出的一种推测性论断和假定性解释，是在进行研究之前预先设想的、暂定的理论。简单地说，即研究问题的暂时答案。主要分为：描述性假设、解释性假设、预测性假设、内容性假设。研究假设是一个能够验证真假的陈述，一般用于比较规范的验证性的量化研究之中。

猜想与假设的功能在于，它不但是一种带有方向性的有待验证的想象，而且影响着确定研究活动的过程组织、研究逻辑和研究途径。猜想与假设不是无目的的胡思乱想，而是把大脑思索的范围限制在所研究的问题上，从而使研究人员探索的目标更加有的放矢。一旦形成假设，研究人员可以根据确定的目标，在限定的范围内有计划地设计、进行一系列的研究活动。

要提出一个好的假设，必须注意把握科学合理假设的主要特点。一般说来，好的教育科学研究假设，一是要具有科学性，即假设的提出要合乎规律，合乎逻辑，它是建立在已有的科学理论或事实的基础上的，而不是毫无事实根据的推测和臆断。二是陈述具有明确性，即假设要以清晰、简明、准确的陈述方式说明两个或两个以上变量间的期望关系，切忌宽泛、冗长、模糊。三是具有可检验性，即教育现象间的期望关系能为研究及以后的实践所证实，这是科学假设的必要条件。

在医学教育科学研究领域，严谨的研究是立足于现有科学理论基础之上的假设驱动的研究。此类研究中列出并具体陈述了拟解决的研究问题，通过精心设计的实验和实证研究，科研人员能够清晰阐述研究结果——在统计学意义上，期望针对从总体中抽取的代表性样本所做的科研工作及结果也可以推广应用于整个总体。统计学中描述两个变量之间关系的临时陈述称为假设。它非常具体,也提供了探索、预测和评估这些变量之间关系的自由。这有助于研究人员设想和通过实验衡量当特定可控变量(自变量)发生变化时,列出特定结果变量(因变量)所发生的变化。因此,任何给定的假设都至少应该包括这两个变量,并且研究的主要目标应侧重于在保持伦理规范标准前提下来证明变量之间的关联。基于假设的研究的其他必要条件是,我们应该说明统计显著性的水平,并应该指定效能(power)。效能的定义是在差异真实存在时统计检验表明显著差异的概率[4]。

总之,假设是医学教育科学研究探索的必经阶段,是准确把握教育规律的正确途径和有效手段。而且必须确保假设是科学的、清晰的和可检验的,以作为构建或选取验证方法的基本基础,并通过该方法来接受(研究支持零假设)或拒绝(研究拒绝零假设,支持备择假设)。

三、制订计划与设计实验

研究不会止步于提出问题和陈述假设。选题确定后,有了初步的假设,然后要全面规划整个研究过程,制订切实可行的研究计划,在符合一定科学依据的基础上进行验证,证实或证伪猜想与假设。

制订计划与设计实验方案是科学研究中的重要环节,是指在进行具体实验前需进行的全面思考和规划。目的是确定一个科学合理的实施计划,使整个研究工作有目的、有步骤地进行。合理的实验设计能够确保实验的可靠性和可重复性,进而保证实验结果的可信度和准确性,最大限度地降低研究误差。

实验设计的基本步骤一般包括:

1. 确定研究问题　在进行实验设计之前,需要明确研究问题,这是我们实验研究的出发点和基础。

2. 制订实验目标　根据研究问题,明确实验的目标和预期成果实验目标应该与研究问题紧密相关,并且具有明确的可衡量标准。实验目标的明确有助于确定实验的设计和评估实验结果的有效性。

3. 收集背景资料　在实验设计之前,需要对相关领域的背景知识进行充分的了解和收集,包括已有的研究成果、理论基础和实验方法等。这有助于我们在实验设计中避免重复已有工作,并更好地选择适合的实验方法和工具。

4. 确定研究假设　实验设计需要建立在明确的研究假设的基础上。研究假设是对研究问题的假设性回答,能够指导实验设计和数据分析的方向。

5. 确定实验变量　实验变量是对实验过程中可能影响实验结果的因素进行控制和调整的对象。需要明确自变量和因变量,并进行操作性定义。

6. 确定实验样本和实验样本量　根据实验目标和研究问题,确定实验所需的样本类型和样本量。样本的选择应该符合实验的目标和研究问题的要求,并且具有一定的代表性。

7. 制订实验数据采集和处理方法　根据实验目标和研究问题确定实验数据的采集方法和数据处理方法。数据采集方法应该具有一定的准确性和可重复性,数据处理方法应该与研究问题和实验目标相匹配。

8. 设计实验方案　实验方案是实验设计的核心部分,包括实验的内容、实验对象、实验变量和实验步骤等。在设计实验方案时需要充分考虑实验目标和研究假设,合理安排实验步骤和控制实验变量,根据实验目的和研究问题,确定实验的具体步骤和操作流程。实验步骤应该有一定的系统性和逻辑性，在实验过程中，需要仔细记录实验数据和实验操作，以确保实验的有效性和可靠性。

9. 数据分析方法的选取 遵循科学的统计方法和数据处理原则，根据实验数据，选取相应数据分析方法。结果解释应该与实验目标和研究问题相一致。

10. 结果总结和讨论计划 根据实验结果，进行结果总结和讨论，对实验结果进行客观分析和评价，提出对研究问题的回答和进一步研究的建议。

11. 制订实验计划 制订详细的实验计划，明确实验的时间、地点、参与人员和预算等。实验计划的制订有助于提前预见和解决实验过程中的潜在问题，确保实验进程的顺利进行。

四、进行实验/准实验研究与收集数据

假设驱动的研究本质上是实证研究。实证研究（empirical research）是研究者亲自搜集各种资料，为提出理论假设或者检验理论假设而开展的研究。开展实证研究的一个重要基础，就是通过实验/准实验研究进行资料与数据的搜集。实证研究又包括定量研究（quantitative research）、质性研究（qualitative research）和混合研究（mixed methods research）三个类别。其中混合研究是即采用定量研究方法，又采用质性研究方法的研究。定量研究和质性研究将分别具体在随后的章节详细介绍，在此只介绍定量研究与质性研究的比较，如表3-1-1所示。

表 3-1-1 定量研究与质性研究的比较

项目	定量研究	质性研究
研究目的	探究“是多少”的问题。研究者通过对有限样本的调查来推断总体特征或规律，根据数据统计得出符合大众观念的普遍性理论及规律	探究“是什么、为什么”的问题。研究者侧重于从行为、现象或问题出发，分析其背后隐藏着的习惯、生活方式、思维观念等深层因素
研究基本模式	采取“演绎法”，将复杂的问题简单化。研究者首先对样本进行数据化统计及分析，并通过形象、直观的图表、数字等形式呈现出来，再得出结论或规律，进而将其推广至专业内其他问题的研究过程中，甚至也能够为其他学科领域提供较为通用的参考准则	采取“归纳法”，将简单的问题复杂化。研究者基于某种现象或问题，深入到具体情境中，观察、访谈数量有限且特殊性较强的对象，从中探究出其背后隐藏的深层原因及由来
所属学科	主要归属于自然学科。研究过程需要统计与实证（试验、调查、统计等），倾向于客观	主要归属于社会科学等人文性综合性学科。研究过程既受主观因素影响，又受到客观因素影响，综合性较强，重在剖析人类社会行为背后的深层原因
基本研究方法	1. 重视客观数据统计，依靠计算或测量工具产出的量表进行缜密分析。 2. 样本数据的数量越多越好，覆盖面越广越好。 3. 对理论或假设的验证程序：收集并统计信息数据——分析数据结果；对照客观评价标准得出结论——验证研究最初阶段的理论或假设	1. 以研究者为研究工具，通过实地观察、深入调查、面对面访谈等途径收集并分析信息。 2. 通常情况下以个例研究为主，将少量群体或特定区域作为研究对象，考虑到了研究对象的复杂性和特殊性。 3. 研究逻辑严密、连续性较强，侧重过程性解释与分析，以前人研究结果为基础和参考

续表

项目	定量研究	质性研究
研究数据收集及呈现模式	1. 收集途径：以测试研究、数据调查以及发布问卷等为主要收集途径。 2. 呈现模式：以数字代码、各类图表以及各种图形等为主要呈现模式	1. 收集途径：以面对面访谈、案例分析、话语分析、文献分析等为主要收集途径。 2. 呈现模式：主要通过文字形式来阐述访谈内容与实地调查
优点	1. 研究过程及推论较为科学、严谨、客观——以客观数据为研究分析的基础。 2. 宏观性和普遍性较强——样本数据的规模较大，且具有很强的代表性，因此所得出的推论也具有进一步推广的普适性价值。 3. 衡量和评价的标准化程度较高——可对照前人所提供的客观数据参考值及其所对应的标准等级	1. 研究成本较低——注重对少量样本案例进行多层次的深度剖析，因此无须通过一定程度的样本数量体现案例的全面性及充分性。 2. 逻辑分析性较强，研究思路较为明晰——研究者在一定时间段内深入研究所需的具体情境中，同时进行过程式观察、调查及分析研究，因此能够较清晰地揭示现象、问题所蕴含的人类社会行为规律及其思维逻辑。 3. 研究方面更齐全——研究内容丰富多元，包括原因、联系、影响、流程等。 4. 对研究的最初设想和阶段性结论的干扰较小——质性研究方式属于过程性分析，研究者可以及时关注到临时发生的特殊情况及事实变化，进而及时调整和完善研究数据，减少研究误差
缺点	1. 研究成本较高——对于样本数据的选择，既要保证“质(具有较强代表性)”也要保证“量(具有一定规模性)”。 2. 较难解释现象及问题背后的深层原因及其由来。 3. 研究结果的时效性较弱——部分研究数据会随着不同研究阶段的推进而随之变化，因此最终推论很可能与阶段性推论之间的对接产生一定误差，从而影响到对研究最初设想的解释和论证。 4. 很难对研究对象的未来趋向或可能发生的临时情况作出较为全面准确的分析	1. 主观性较强，且具有区域差异的局限性——由于样本数据的数量极其有限，因此研究所得出的结论也不适用于大范围推广。 2. 研究过程较为费力——研究者需要足够的经验与精力来区分受访者主观态度下的“感受”与贴近客观的“事实”之间的差别，并从中筛选出有效信息，同时也无法完全保证自身不对研究对象产生影响。 3. 收集及呈现信息的模式较为单一、抽象——以文字记述为收集和呈现信息的主要模式，相较于定量研究所采取的图表、数字等形式，阅读者无法较为直观、迅速地了解事实、提炼信息

在医学教育研究领域准实验（quasi-experiment）研究十分常见。准实验研究设计类似于真正的实验，但没有将参与者随机分配到各组。在真正的实验中，研究人员将参与者随机分配到实验组或对照组，以便比较自变量对因变量的影响。然而，在准实验中，这种随机分配往往是不可能的，或者在伦理上是不允许的，因此需要采取其他策略。

相对于真正的实验，准实验研究具有以下优势：

（1）研究范围：准实验允许研究人员在真实世界的环境中研究因果关系，为研究复杂的现象提供宝贵的见解，而在受控实验室环境中复制这些现象可能具有挑战性。

（2）回归不连续（regression discontinuity）：当随机分配不可行时，研究人员可以利用回归不连续性设计来评估干预的效果。这种设计利用现有数据和自然出现的临界值来得出因果推论。

准实验研究的不足之处是缺乏对参与者的随机分配，这就引入了混杂变量影响结果的可能性。研究人员必须仔细考虑观察到的效果的潜在替代解释。

五、分析与论证

进行实验/准实验研究之后,要对所收集的数据进行科学性的讨论,帮助证实或证伪假设。具体是指分析实验设计是否合理,对实验数据或现象进行综合分析,论证猜想与假设是否成立、实验结果是否能支持已有理论,最终得出科学结论的过程。求真、求是、求实三个原则是科学研究的基础,为此科研人员要坚持:

(一) 秉持客观中立的态度

科学研究的本质是对客观世界的观察、实验和验证,而非个人的主观臆断。研究人员应当尽可能摒弃个人的偏见和情感色彩,准确地观察和描述实验结果,不随意扭曲或夸大研究数据。只有客观、中立地对实验结果进行观察描述,才能使科研工作可靠和可信。

(二) 注重数据的真实可信

科学研究依赖数据来支持和证实观点,而不是凭空臆断或主观判断。因此,科研人员在收集和分析数据时,应该遵循科学规范和标准,确保数据的准确性和可信度。这包括正确选择研究对象和样本,采用科学的实验设计和统计方法,以及进行严密的数据分析和解释。只有在真实可信的数据基础上,科研人员才能够得出可靠的结论。

(三) 注重验证和重复实验

一个重要的科学原则是所谓的"再现性",即科学实验和观察的结果应该能够被其他独立的研究人员通过相同的方法和条件进行验证。多次独立重复实验,如果实验结果一致,则可以增加研究结果的可信度。科研人员应该鼓励其他研究者复现他们的实验结果,并积极参与科学论坛和交流,以便对自己的研究进行验证和辩论。通过验证和重复实验,科学研究的结论才能够更加牢固和可靠。

(四) 勇于面对失败和质疑

科学研究的道路并不总是一帆风顺,研究人员可能会遇到实验失败、数据异常或者研究结果的质疑。然而,正是通过面对这些困难和挑战,科研人员才能够更加深入地理解问题的本质,并找到解决问题的方法。在科学研究中,每一次失败和质疑都是宝贵的经验和教训,科研人员应该勇于接受并积极反思,不断完善自己的研究方法和思路。

六、评估

绝大多数研究报告或论文需要发表在学术期刊上。在这些报告或实证研究论文中,研究人员需要描述他们如何发现问题和提出科研假设,进行相关的实验或测量以收集数据,并分析他们收集的数据。由于研究难以避免局限性,就要对这些实证研究进行评估,包括发现实验中的不足、测量教育成果的效度和信度、误差分析、判断实验数据是不是可以严谨的验证科研假设等。测量教育成果的效度和信度在本篇第三章专门介绍,这里概括提出科研评估的一般注意问题[5]。

1. 研究人员经常局限于研究狭义的问题　虽然研究人员通常对广泛的问题领域感兴趣,但由于资源有限,他们希望通过限制研究的重点来保持研究的可管理性,因此他们通常只研究问题的狭隘方面。此外,他们经常以这样一种方式检查问题,即结果可以很容易地简化为统计数据,从而进一步限制了他们研究的广度。

2. 研究人员经常在人为环境中进行研究 例如，为了研究饮酒对驾驶行为的影响，可能会要求一组参与者在实验室中仔细测量酒精量，然后使用虚拟现实模拟器“驾驶”。

3. 研究人员使用不太完美的测量方法 在研究中，测量可以采取多种形式——从多项选择题、论述题或论文考试，到现成的量表或半结构化访谈以确定受访者的态度，甚至直接观察个人在自然环境或实验室环境中的互动。然而每种测量方法都有其自身的优点，也有着固有的局限性。

4. 研究人员使用不太完美的样本。

5. 即使是研究方法或数据分析中一个孤立的缺陷也可能导致严重的误导性结果。

6. 引用一些已发表的明显存在缺陷的研究。

第三节 定量研究

定量研究是一门基于数字的科学研究方法，在教育学领域可以从统计学上衡量态度、行为和表现，并以更易于解释的数字或百分比提供结果。利用一系列测试技术，定量研究通常会产生可映射到更广泛人群的数据。由于定量研究深深植根于数字和统计数据，因此能够有效地将数据转化为易于量化的图表和图形。实际案例表明，通过定量研究可以有效地衡量态度观点、概括总体状况和确定未来需求。

一、概念

定量研究也称为量化研究，是指确定事物某方面量的规定性的科学研究，即把问题与现象用数量来表示，进而去分析、考验、解释，从而获得意义的研究方法和过程。

定量研究范式是基于实证主义的科学实证研究，其认为所有现象都可以归结为代表真理的经验定量指标。定量范式的本体论立场是，真理是独立于人类感知而存在的客观现实。从认识论上讲，调查者和被调查者是独立的实体。因此，研究者能够在不影响或受其影响的情况下研究现象；“探究是通过单向镜进行的”[6]。

定量研究包括那些可以用数字分析相关数据的研究。定量研究更直接地基于其原始研究计划，其结果相对于质性研究更容易被分析和解释。顾名思义，定量研究涉及以数字形式收集和分析数据。它倾向于强调相对大规模和具有代表性的数据集，并且它经常被错误地理解为或视为关于收集“事实”的研究。

然而，定量研究确实有其局限性。研究需要大量样本，而收集足够大样本所固有的困难可能会导致在研究开始之前就破坏了样本的代表性。较大的样本也往往更耗费科研资金。由于访谈问题通常被设计成结构化的形式，而且访谈时间短（通常为 20 分钟）和结构相对僵化，定量研究并不是最灵活的研究方法，如果处理不当，特别容易受到统计误差的影响。抽样和加权的滥用会完全破坏定量研究的准确性、有效性和可预测性。

二、框架

定量研究的总体框架取决于其分类的不同的角度。从研究设计角度，可以将其分为控制实验、问卷调查和内容分析三大类别。这三种方法代表了定量研究中常见的不同类型的研究设计，各自具有不同的特点和适用范围。通过理解这些方法的原理和应用，我们可以对定量研究的框架有一个更宏观、更全面、更深入的认识，并根据研究目的和对象选择合适的方法。

(一) 控制实验

控制实验是一种非常严谨的量化研究方法，是对额外变量进行最大控制的条件下，通过改变一个或多个自变量，观察其对因变量的影响，从而验证假设或理论。控制实验的优点在于能够最大程度地控制干扰变量，确保结果的准确性和可靠性。

这里涉及几个关键定义：

（1）自变量（independent variable）：是在模型或系统中被认为是由操作者或研究者控制的变量，也称为独立变量。它是研究者主动操纵，而引起因变量发生变化的因素或条件，因此被看作是因变量的原因。

（2）因变量（dependent variable）：是在模型或系统中由自变量决定或受到自变量影响的变量，也称为依赖变量。它是由于自变量变动而直接引起变动的量。

（3）额外变量（extraneous variable）：是在实验的有关变量中，研究者不打算研究的变量。也可以被称为控制变量，需要特定的控制技术进行控制。

控制实验的基本原理：假设自变量和因变量之间存在函数关系，即因变量是自变量的函数。这种关系表明，自变量的变化会影响因变量的变化。在某些情况下，自变量和因变量之间也可能存在相互作用的关系，即因变量的变化也会影响自变量的变化。在控制额外变量的前提下，将实验对象分成不同的组，每组的自变量取不同水平，测定各组实验结果，并加以比较。对自变量和因变量之间存在函数关系做出推断。

控制实验在自然科学和社会科学中都占有重要地位。在自然科学中，控制实验是一种常见的研究方法，用于在严格的条件下观察和测量自然现象，以揭示其内在规律和因果关系。在社会科学中，尽管实验条件可能不如自然科学那样易于控制，但控制实验仍然是一种重要的研究方法，用于探究社会现象之间的因果关系和验证理论模型。

虽然由于因果关系的复杂性，即在自然界和社会中，许多现象之间的因果关系是复杂且多层次的——一个结果可能由多个因素共同作用产生，而一个因素也可能导致多个结果，单凭实验来确定某个因素与结果之间的因果关系是困难的，但控制实验在探究因果关系方面还是具有独特优势。通过控制实验，研究者可以系统地操纵自变量，并在固定其他可能影响实验结果的因素（即额外变量）的条件下，观测自变量对因变量的独立效应和交互效应。这种方法可以排除其他因素的干扰，使实验结果更加准确和可靠，从而有助于揭示变量之间的因果关系。

此外，控制实验还可以用于验证理论模型。在自然科学和社会科学中，理论模型是对现实世界的抽象和概括，用于解释和预测现象。通过控制实验，研究者可以检验理论模型中的假设和预测是否与实际观测结果相符，从而验证理论模型的有效性和适用性。

然而，需要注意的是，控制实验在自然科学和社会科学中的应用也存在一些限制和挑战。特别在社会科学中，由于社会现象的复杂性和多样性以及实验条件的不可控性，控制实验的实施难度较大。此外，控制实验往往需要在严格的条件下进行，这可能使得实验结果难以直接应用于现实世界。

(二) 问卷调查

问卷调查是以书面提出问题的方式搜集资料的一种研究方法。研究者通过编制问卷并向目标群体发放，收集大量关于某一现象或问题的数据。问卷调查的优点在于能够迅速、广泛地收集数据，适用于大规模的调查和统计分析。

在教育科学研究中，问卷调查是一种广泛使用的量化研究方法，通常用于测量人们的态度、观点、行为等，以及评估政策、项目或产品的效果。具体内容将在本篇第二章进行详细介绍。

（三）内容分析

内容分析是一种对信息内容进行系统、客观和量化分析的研究方法。它通过对文本、图像、音频等媒介中的内容进行编码和分类，计算各种元素的频数、比例等，从而揭示信息中的特定模式、趋势或关系。

内容分析在新闻传播、社会科学、教育学等领域有广泛应用，例如分析新闻报道的立场、评估广告效果、研究教材内容等。它实际上是一种半定量研究方法，内容分析不仅关注文本中的量化信息，如关键词频率、主题分布等，还注重文本中的质性信息，如语境、情感、态度等（有关质性研究的内容和方法请参见本书第四篇第一章）。通过把媒介上的文字、非量化的有交流价值的信息转化为定量的数据，建立有意义的类目，分解交流内容，并以此来对信息的特征进行深入的分析和解释，可以揭示文本背后的深层含义和规律。

需要注意的是，控制实验、问卷调查和内容分析这三种量化研究方法并不是完全独立的，它们在实际研究中可能会相互结合使用。例如，在进行问卷调查时，可能会采用控制实验的方法设计问卷和收集数据；在进行内容分析时，也可能会使用问卷调查或质性研究方法收集背景信息或验证分析结果。此外，研究者还需要根据研究问题和数据类型的特点，选择最合适的研究方法或方法组合。

另外，我们必须清醒地认识到，定量研究与质性研究在科学研究中占据着同等的重要地位。尽管它们在很多方面存在差异，但在实际研究中，定量和质性方法并没有严格的界限。两者经常相互补充，共同构成完整的研究设计。例如，在定量研究中，研究者可能会采用访谈或观察等质性方法来收集背景信息或验证定量结果；在质性研究中，研究者也可能运用统计工具来分析文本数据或量化结果。

本节中介绍的定量研究框架从控制实验到问卷调查再到内容分析的发展过程，体现了定量研究方法的多样性和灵活性。这种发展也反映了高质量的医学教育科学研究方法的趋势：即逐渐从单一的研究方法转向多种方法的结合使用。通过结合定量研究和质性研究的方法，研究者可以更加全面、深入地分析教育现象，探索教育科学规律，以解决重要的教育理论与实践问题。

三、质量标准

量化研究的质量标准主要涵盖研究设计、数据收集、数据处理和分析以及结果解释等多个方面。

（一）研究设计

1. 研究目的和问题明确　量化研究需要明确研究目的和问题，确保研究的针对性和有效性。

2. 研究假设合理　研究假设是包括量化研究在内的实证研究的起点，需要基于理论或实际经验提出，并具有可验证性。

3. 研究对象有代表性 研究对象和样本的选择应与研究目的和问题相匹配，确保样本的代表性和广泛性。

4. 研究方法严谨 研究方法的选择应基于研究问题和数据类型，确保方法的科学性和可行性。

（二）数据收集

在医学教育领域的定量研究中，很多教育成果的数据收集都依赖教育测量，测量教育成果的效度和信度也必然是衡量研究质量的重要标准（关于效度和信度的详细论述请参见本篇第三章）。

（三）数据处理和分析

1. 数据处理的准确性 数据处理过程中应避免出现错误或偏差，确保数据的准确性。

2. 数据分析方法的科学性 数据分析方法应基于统计学和教育测量学等科学方法，确保分析结果的可靠性。

3. 数据分析的严谨性 数据分析过程应严谨、规范，避免主观臆断或误导性解释。

（四）结果解释

1. 客观性 结果解释应基于数据分析结果，避免主观臆断或偏见。

2. 可靠性 结果解释应具有一定的可靠性和稳定性，避免偶然性或误导性结果。

3. 实用性 结果解释应具有实际应用价值，能够为实践提供指导和建议。

（五）其他

1. 研究的伦理性 量化研究应遵守伦理规范，尊重研究对象的权益和隐私，避免对研究对象造成不必要的伤害或侵犯。

2. 研究的可重复性 量化研究应具有一定的可重复性，即其他研究者能够按照相同的方法和程序进行重复研究，并得到相似的结果。

3. 研究的透明性 公开发表的量化研究应该将研究设计、数据收集、数据处理和分析以及结果解释等详细信息公之于众，接受同行和社会的监督和评价。

综上所述，量化研究的质量标准是一个多维度的评价体系。只有坚守研究过程的科学性、严谨性和规范性，我们才会得到具备高度可靠性、准确性和可重复性的研究结果，从而为科学研究和决策制定提供坚实的数据支撑，保证量化研究的质量。

（左天明　孙宝志）

参考文献

[1] 毛泽东. 实践论：论认识和实践的关系——知和行的关系[M]//毛泽东选集·第一卷. 北京：人民出版社，1991：282-298.

[2] FINCHER R M, WHITE C B, HUANG G, et al. Toward hypothesis-driven medical education research: Task force report from the Millennium Conference 2007 on Educational Research [J]. Acad Med, 2010, 85(5): 821-828.

[3] KOSSOVSKY A E. Galileo Galilei: The father of science [M]//The Birth of Science. Berlin: Springer Praxis Books, 2020: 85-87.

[4] RAO U K. Hypothesis-driven research[J]. J Oral Maxillofac Pathol, 2019, 23(2): 168-169.

[5] PYRCZAK F,TCHERNI-BUZZEO M. Evaluating research in academic journals:A practical guide to realistic evaluation [M]. 7th ed. New York and London:Routledge,Taylor & Francis Group,2018:1-15.
[6] GUBA E G,LINCOLN Y S. Competing paradigms in qualitative research. Handbook of qualitative research[M]. Thousand Oaks:Sage,1994:105-117.

第二章

问卷调查法与问卷设计

第一节　问卷调查法概述

一、问卷调查法的背景

问卷调查法是一种社会科学研究方式，通过自填问卷或访谈等形式，系统地收集与分析调查对象的观点、态度和行为等信息，以认识社会现象及其规律。作为常用的定量研究方法，问卷调查法与文献研究、历史比较和实地研究等方法有着显著差异。其主要特征包括：调查内容广泛，涵盖社会生活的各个方面；采用特定工具——调查问卷，遵循系统、特定的程序，并抽取随机样本进行调查；能迅速、全面地收集资料，具有量化分析的特点，使问卷调查法在社会科学及其他领域得到广泛应用。

问卷调查法的历史发展可追溯至古埃及时期，20 世纪后，应用领域进一步扩大，随着新方法和技术的应用，专职调查机构涌现。同时，数量化方法的迅速发展及跨学科的合作推动了问卷调查的科学化和规范化[1]。如今，问卷调查法已广泛应用于各社会科学、教育科学、医学、心理学等领域，成为重要的研究方法。

问卷调查法具有实证性质，与随机抽样、变量测量、统计分析紧密相连。它强调从整体角度，采用定量手段，依据客观验证来认识社会现象。与实地研究方法不同，问卷调查法更注重普遍性和标准化。其成功实施离不开明确的理论框架和理性分析的指引，问卷设计和资料分析的过程也需以理论为基础。缺乏理论支撑可能导致调查的目的性差、盲目性大，影响资料质量和最终结论的准确性。因此，无论调查内容及规模如何，都应以充分的理论分析为基础，以明确的理论框架为指导。此外，问卷调查法在效度上相较于实地研究存在明显不足。这主要源于其特定的资料收集工具和操作方式。首先，问卷调查的高度标准化要求常常导致复杂问题被简化，形式的要求牺牲了内容的深入性，导致问卷难以全面、准确地反映社会现实。其次，问卷调查主要依赖于被调查者提供的填写信息，研究者对被调查者及其生活背景情况等信息了解存在距离，使得研究者难以直观理解被调查者的思想、行为，这也影响了问卷调查的效度。

问卷调查法作为一种具体的研究方法，其适用性受调查内容的影响。该方法特别适用于描述大总体的状况、性质和特征，尤其适用于行为习惯、态度和观点的分析，这种方法可在短期内收集大量回复，而且借助网络传播调研成本也比较低，所以得到广泛的使用。研究者应明确问卷调查法的适用范围和局限性，以提高调查质量和效果。精良的问卷设计是保证调查质量的关键条件，此外，还需注意控制整个调查过程和与结果相关的因素。

二、问卷调查法的目的和作用

问卷调查法是一种广泛应用的研究方法，其目的在于收集特定群体或社会阶层的基本情况、行为方式和态度倾向等信息。问卷调查的作用主要体现在以下几个方面：首先，通过问卷，研究者可以了解研究对象的基本情况，如医学生的年龄、学历、专业领域分布等，从而把握研究对象的整体特征。其次，问卷有助于研究者深入了解人们的行为方式，包括医疗从业者的学习行为、工作习惯等，进而分析其行为背后的原因和影响因素。再者，问卷是了解人们态度倾向的重要工具。通过问卷，研究者可以了解被调查者的看法、期望和建议，评估政策实施效果，为政策的制定提供有力依据。此外，问卷还具有其他辅助性作用，如测试被调查者的心理特质、医师职业素养等，为研究者提供更为全面的数据支持。总之，作为一种灵活多变的研究方法，问卷调查法能够根据研究目的设计相关问题，发挥其在收集信息、分析现象和解决问题方面的作用。

三、问卷调查法的优点和局限

(一) 问卷调查法的优点

1. 不受人数、地域限制　问卷调查法，适用于需要快速收集数据或受限条件下无法使用其他方法的情况。其优点包括节省时间、金钱和人力，效率高，尤其适合大范围调查；可通过邮寄等方式进行，不受地域限制，能在短时间内收集大量信息。相较于实地观察和访谈法，问卷调查更简便易行，节省人力物力，特别适用于大规模调查。此外，问卷调查采用书面形式，被调查者可自由安排时间填答，从容思考和推敲，因此减少了对调查人员的需求，节省费用[2]。

2. 匿名性强，回答较为真实　首先，问卷调查法无须与被调查者面对面接触，允许被调查者自由表达态度与意见，同时保证了匿名性，有助于保护被调查者的隐私并满足保密需求。因此，在涉及敏感性问题时，问卷调查法能够获取真实可靠的答案。其次，被调查者在填写问卷时具有相对的自由度，可以自主选择时间和空间，减轻了心理压力，能够更自由地反映真实情况。匿名填写问卷使得被调查者能够无所顾忌地表达态度和想法，从而提高了调查资料的真实性。

3. 处理分析方便　问卷调查法作为一种标准化的资料搜集方法，其问题、答案和填答方式均统一设计，所得资料易转换为数字，并被电子计算机用于进行精确地定量分析。问卷通常由封闭式问题构成，使得收集到的数据高度结构化，特别适用于计算机的定量处理和统计分析。统计分析问卷资料可揭示社会现象的规模、大小和发展速度，甚至建立数学模型描述其发展规律。与电子计算机的结合，使问卷调查成为一种大容量、高效率的定量调查方法。

4. 能够排除人为干扰，内容客观统一　与直接调查方法相比，问卷调查法间接、书面且标准化,避免了人为因素的干扰。每个被调查者接收到的问卷内容、形式完全相同,且以相似方式回答,确保了高度一致性。这种统一性有助于减少因调查人员理解或表述差异带来的资料误差,同时减少了时间间隔和环境变化带来的差异,使调查资料更具同时性和真实性。

(二) 问卷调查法的局限

1. 回收率难以保证 问卷发放后,调查对象是否愿意配合调查是无法控制的,使得回收率不稳定。特别是在邮寄问卷方式中,回收率更难保证。回收率不足会影响资料搜集的完整性和准确性,进而无法满足研究需求。此外,自填问卷调查中,被调查者的兴趣、态度、责任心和合作精神等因素,以及时间、精力和能力的限制,都可能导致问卷的回收率较低。

2. 对调查对象的文化程度有一定要求 由于问卷是书面的,被调查者需具备相应的阅读、理解和表达能力,才能正确理解问卷内容并有效填写。若被调查者文化程度较低,可能无法理解问卷问题或填写方法,从而限制了使用范围。此外,若问卷设计未充分考虑被调查者的接受程度,或调查前期的引导解释不足,也可能导致填写不准确或结果不可靠。因此,在选择问卷调查法时,需充分考虑调查对象的文化程度,并加强前期准备工作,以确保数据的准确性和可靠性。

3. 调查弹性小,深入性有限 由于问卷设计固定,问题和答案都是预设的,因此缺乏灵活性,难以适应复杂多变的实际情况。这导致问卷调查所获取的信息往往较为表面和间接,难以触及问题的深层次内容。此外,当问卷设计对实际情况了解不足或预设答案范围过窄时,可能导致被调查者乱填或弃填,降低了数据的准确性和可靠性。因此,在选择问卷调查法时,需要充分考虑其局限性,并结合实际情况进行灵活运用。

4. 调查资料质量难以保证,指导性较低 问卷调查过程中,由于调查者与被调查者不直接见面,导致无法有效控制填答环境和质量。被调查者可能与他人商量填写,甚至交由他人代填,而调查者对此无从得知。同时,当被调查者对问卷问题存在疑问时,也无法直接向调查者咨询,容易产生误答或错答的情况。此外,被调查者可能不按实际情况填写,而调查者也难以察觉。

四、问卷调查法在医学教育研究中的应用

(一) 评估医学教育效果

通过设计针对性的问卷,可以系统地收集医学生和医疗从业者对医学教育课程、教学方法、实践机会等方面的反馈信息。这些反馈可以帮助教育者评估教育活动的实际效果、揭示教育过程中存在的问题,并据此进一步优化教学策略和课程设置,以更好地满足医学生的需求和提高教育整体质量。

(二) 了解和评价学生的需求和期望

问卷调查作为一种有效的数据收集手段,能够揭示医学生对教育内容、教学模式以及临床实习等方面的具体期望和需求。这些数据对于制定和实施以学生为中心的教育计划至关重要,有助于确保教育活动能够与学生的职业发展目标和学习偏好相匹配。

(三) 促进医学教育改革

问卷调查的结果可以为医学教育改革提供实证支持。通过收集和分析医学生和医疗从业者的反馈,可以识别教育中的问题和挑战,并据此提出改革方案和建议。这些反馈有助于

推动医学教育的持续改进、促进教育模式的创新,以及提高教育的适应性和前瞻性。

第二节 问卷设计

问卷是一种自陈式数据收集工具,用于收集研究参与者的想法、感受、态度、信仰、价值观、认知、人格和行为意向等信息。它可适用于收集定量、质性及混合型数据,内容和结构根据研究目标而定。问卷设计至关重要,涉及问卷结构、设计原则、步骤及具体编制等问题,影响着问卷的回收率、有效率及研究结果的科学性。

一、问卷的类型

(一) 封闭型问卷、开放型问卷和混合型问卷

封闭型问卷是一种设计好答案的问卷形式,答案被标准化,便于统计分析,但可能限制调查的深度。它广泛应用于大型正式调查中。而开放型问卷则允许被调查者自由回答,适用于探索性研究和深度访问,能获取更丰富资料,但难以定量分析和对比分析。混合型问卷则结合两者优点,既有限定答案的部分,也有自由回答的部分,适合对问题不够明确的调查,能避免重大遗漏,因此是大多数问卷调查所采用的形式[3]。

(二) 自填式问卷与访问式问卷

根据资料搜集的方式不同,问卷可分为自填式问卷和访问式问卷。自填式问卷是由被调查者自行填写,可通过邮寄、报刊、网络发送等方式送达。其优点包括节省成本、匿名性好、减少人为因素影响,但回收率和资料质量难以保证,且对调查对象文化水平要求较高。访问式问卷则由调查员按照问卷向被调查者提问并填写,采用当面访问、电话访问等方式。其优点包括回答率高、资料质量好、适用范围广,但成本较高、时间长,且对调查员要求较高。总的来说,自填式问卷适合大规模、低成本、敏感话题的调查,而访问式问卷则适用于需要深入了解、解释和追问的情况。选择哪种类型问卷取决于研究的具体需求和条件。

二、问卷的结构

实际调查活动中使用的问卷虽各不相同,但它们往往都包含以下几个部分:封面信、指导语、人口学变量、问题和答案、编码等。

(一) 封面信

封面信是问卷的起始,旨在简要介绍调查目的、主办单位、内容、样本选取及保密措施。它需言简意赅,以建立信任、消除疑虑,并激发被调查者的参与意愿。封面信应包含调查者身份、目的、保密措施,并通过诚挚的感谢表达对被调查者合作与帮助的重视。关键在于清晰阐述调查意义、展示尊重与礼貌,并确保被调查者隐私安全。具体设计应贴合调查特点,以提高问卷的接受度和填写率。

(二) 指导语

指导语是问卷中用来指导被调查者正确填答的一组说明。其目的在于确保被调查者能够准确理解问卷内容,并正确填写。指导语的内容包括填写方法、注意事项、重要概念解释等,其形式根据问卷的复杂程度和调查对象的文化水平而定。对于自填问卷,指导语尤为重要,需要详细解释填答方法,以减少因理解偏差而产生的错误。同时,指导语的设计应以被

调查者可能从未接触过问卷调查为前提，确保其能够顺利完成问卷。总之，指导语是问卷调查中不可或缺的一部分，其质量将直接影响问卷的填写质量和调查结果的准确性。

（三）人口学变量

如工号、性别、年龄、工龄、教育背景、学历、居住地区、经济收入、在本单位的工作时间、职位、婚姻状况等。这部分内容根据研究需求选择，可放在问卷的不同位置，有的学者认为应放在开头以引起注意，有的则认为应放在最后以保护被试隐私。

（四）问题和答案

问卷的核心在于问题和答案，它们直接反映被调查者的各种情况。问题形式分为开放型和封闭型两种，问卷可由单一问题形式构成（开放型/封闭型问卷），也可由两种问题形式组合而成（混合型问卷）；内容则涵盖事实、态度等，设计时应确保问题与研究内容紧密相关，具体题型和填答方式将在后续详细论述。

（五）编码

编码是将问卷中的问题和答案转换为数字或字母代码的过程，以便进行计算机处理和统计分析。编码工作可在问卷设计时预先进行（预编码），也可在问卷回收后进行（后编码）。预编码常用于以封闭式问题为主的问卷，直接在设计阶段为每个问题和答案分配代码；后编码则用于开放式问题，需在调查结束后根据回答内容归纳分类再编码。此外，问卷还包括编号、发放及回收日期、调查员和审核员信息等与调查相关的资料，以便于管理和检查。在问卷设计时，应预留编码空间，确保每个问题和答案都有对应的代码。

三、问卷设计的步骤

（一）探索性工作

探索性工作是问卷设计前的必要步骤，目的是熟悉和了解基本情况，为问卷设计打下基础。常见方式是非结构式访谈，即问卷设计者围绕研究问题，以自然、融洽的方式与调查对象交谈，从而了解其对问题的看法及回答方式。这有助于避免出现含糊不清、不切实际的问题，从而确保能够精准地触及关键领域。探索性工作不仅是问卷设计的基础，也是研究从设计阶段向资料收集阶段的过渡，必须由设计者亲自进行。通过探索性工作，设计者可以获得初步印象，减少设计差错，找到合适的方法和途径[4]。在封闭式问题答案设计中，探索性工作能发现主要回答模式，使答案更符合实际情况。这种工作可以按不同内容、变量分成若干部分进行，当设计者对各部分的问题提法和答案类型心中有数时，问卷设计自然水到渠成。

（二）概念的操作化与方法

在调查研究中，任何研究课题或假设都会涉及一些概念，有些概念比较抽象，难以把握。对于那些含义比较模糊的概念，如“医生职业素养”“医患沟通能力”等，在展开具体调查之前，必须对其做出明确的界定，只有这样，才能进行具体操作；否则，将难以有效地对社会现象或事件进行观测、度量。而明确概念的确切含义，则需要对概念加以界定与澄清。

测量的操作化的目的就是要使概念从抽象层次下降到经验层次，所以，首先就要对研究中使用的概念进行清晰明确的界定。概念化和操作化是测量的两个关键环节，前者对概念进行名义定义，从理论层次对概念的含义加以说明；后者对概念进行操作定义，从经验层次形成测量概念的工具性指标[5]。

在调查研究中，对于模糊或抽象的概念，如“医生职业素养”，需进行明确的定义，以便进行具体操作和观测。概念化涉及名义定义,即理论层次上的概念说明;而操作化则是形成经验层次的测量指标。这两个环节都需大量实践来完善。概念是对事物或现象的抽象概括,有时其含义可能模糊或有多重解释。有些概念如"医疗决策能力"和"医疗质量"是人类主观建构的,用以说明难以直接观察的现象。对于高度抽象的概念,需通过区分概念的维度,我们能更深入地理解概念,从而更有效地进行测量和研究。

操作化方法是将抽象概念转化为可观测、可测量指标的过程,主要包括澄清与界定概念和发展测量指标两大方面,包括确定研究概念、明确抽象定义和给出操作定义等步骤。首先,明确研究中所涉及的概念是操作化的基础,如"医学教育质量""临床实践能力"等。初始定义可能较为宽泛,包含了多种成分,因此需要澄清和界定。这有助于确保研究者对概念的理解一致,提高交流的有效性。在操作时,需了解其他研究者对概念的定义,并从其运用中确定界定。对概念进行抽象定义,即界定其内涵和外延,如"医学教育质量"可以界定为医学生在知识、技能和态度等方面达到的标准和水平。然而,抽象定义仍不足以进行经验研究,因此需给出操作定义,即选择或制定调查指标,将概念转化为可观测的变量,例如,对于"临床实践能力",我们可以选择通过模拟病例、临床实习等方式来观察和评估医学生的实际操作能力。对于复杂抽象的概念,可借鉴前人指标或进行探索性研究。

以下是一个关于"医生团队合作能力"概念的操作化实例:首先,我们需要对"医生团队合作能力"这一概念进行界定。团队合作能力指的是临床医生在多学科团队中与同事有效沟通、协作解决问题、共享资源,以及共同为患者提供高质量医疗服务的能力。接下来,我们可以将"团队合作能力"概念进行维度划分。例如,我们可以将其划分为合作与信息交换、团队协调和团队行为调整等几个主要维度。然后,针对每个维度,我们需要建立具体的测量指标。以合作与信息交换为例,我们可以设置如下指标:交流频率、沟通清晰度、知识分享度和经验交流等。这些指标可以通过问卷调查、访谈或观察等方式进行收集。最后,在收集到数据后,我们可以利用统计分析方法,对团队的合作能力进行量化分析和比较。通过对比不同科室、不同医院或不同城市的临床医生团队合作能力,我们可以发现其中的差异和规律,为制定培训和发展计划、提高医疗服务质量和医生的职业满意度等提供科学依据。

由概念到指标,是一个从抽象到具体的过程,因此,每一个概念都可能会有不止一个指标与之相对应。以"临床实践能力"为例,它可以用"操作的熟练度""病例分析的准确性"和"患者满意度"等指标来衡量。而对于抽象复杂的概念,就可能会找到更多的指标。在这种情况下,就要决定哪些指标更能代表概念。遗憾的是并不存在明确的择优规则,可行的方法就是尽量采用那些已被认可的指标。

例如:研究者要对"临床思维能力"这个问题设计问卷,设计过程基本框架如图3-2-1所示。

研究者可以根据这一框架,逐一地将每一个维度、每一个指标都操作化为具体的条目。具体的做法是,第一步确定调查问卷中所要包含的主要维度。比如研究者将思维的灵活性、知识的结构性、批判性思维能力、循证性思维能力等作为临床思维能力概念的主要维度。第二步,在每一个主要维度中,都将其进一步操作化为客观方面与主观方面两个子维度。第三步,将每一个子维度进一步操作化为若干具体指标。指标的选取应特别注意其对该子维度的内容效度,即这些指标看上去与该子维度密切相关的。第四步,将每一个特定指标转化为问卷中一个或几个具体条目,并最终形成初步问卷。

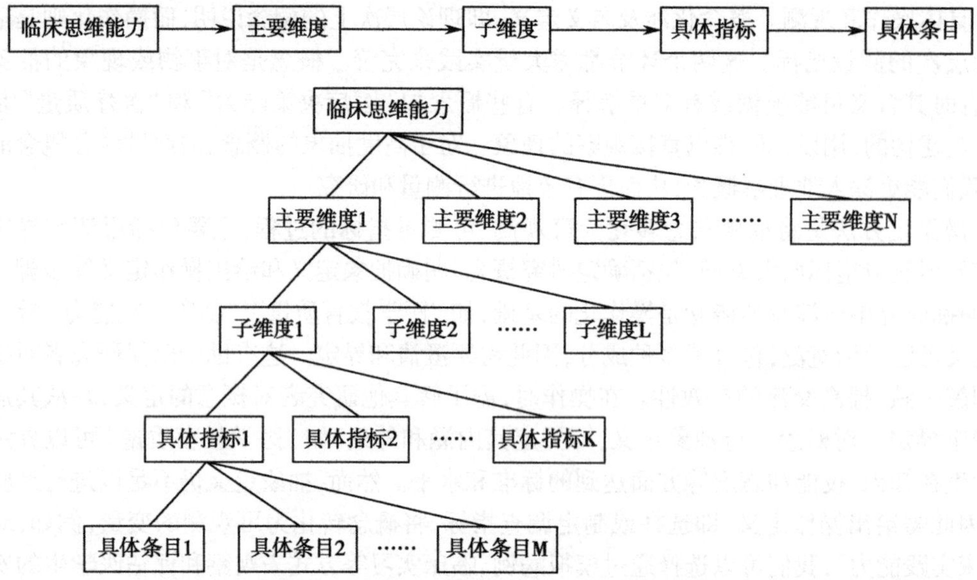

图 3-2-1 从概念到具体条目的思路和操作框架

（三）设计初稿

问卷初稿设计始于探索性工作，涵盖问题表述、答案设置、逻辑顺序、心理效应及回答便捷性。20 世纪 80 年代以前，研究者运用卡片法和框图法整合信息。卡片法通过将问题及答案写在卡片上，分类排序，调整顺序和连贯性，形成问卷初稿。框图法则从整体结构出发，绘制框图，编写问题，调整优化，最后形成问卷。两种方法各有特点，结合使用效果更佳。现今，借助计算机软件，问卷设计更为便捷：首先列出所需资料的各大部分并初步安排顺序，然后在每个部分中详细设计调查问题，接着安排问题顺序并兼顾不同部分间的衔接，之后全面检查、增删和调整问题，最后按正式格式编排和打印问卷，形成初稿。

（四）试用和修改

问卷设计完成后，务必经过试用和修改才能应用于正式调查。问卷初稿需经过多次修改，确保问题清晰、准确，填写方式简单明了，回收率和有效回收率达标。在正式调查前，务必进行问卷试用，以避免潜在缺陷和错误。试用是问卷设计过程中不可或缺的一步，能确保问卷的有效性和准确性。因此，在问卷设计完成后，一定要进行试用和修改，才能将问卷用于正式调查。

问卷设计的试用步骤包括两种方法：客观检查法和主观评价法。客观检查法是通过从正式调查总体中抽取样本进行试调查来预先发现潜在问题。试调查内容主要关注回答不全、填答错误和回答无变化的情况，分析原因并优化问卷设计。同时，可访谈被调查者获取反馈，进一步优化问卷。主观评价法则是邀请专家、学者、同行等对问卷初稿进行评论，从多角度发现潜在问题。设计者在有条件的情况下，可结合使用这两种方法，多次修改直至问卷基本无问题，再用于正式调查。若修改较大，需重新试用以确保无新问题产生。此外，问卷设计者应亲自参与面访，在结构性访谈中直接试用问卷初稿，以获取新的启示并发现潜在问题。这一过程相较于简单列出问题的认识更为复杂，需要付出大量劳动和思索。

问卷设计的修改环节至关重要，贯穿整个设计过程。除了初稿时的常规修改和结合试用结果的调整，还需全面审核并再次修改问卷。主要关注三方面：整体结构和问题顺序，以及删除不必要问题。在整体结构上，要确保重要内容无遗漏，各部分比重适当，问题数量大体均衡。如某部分内容过多，可考虑进一步细分。问题顺序应流畅自然，确保问卷能够顺利阅读与思考。每个问题都应有助于获取所需信息或推进调查进程。因此，删除无用问题也是修改的重要一环。可通过反问每个问题的作用和回答的意义，来识别并删除无用问题。无法明确其作用的问题，也可以考虑删除。

（五）问卷的发放与回收

问卷发放与回收涉及匿名性、保密性、回收率等要素。匿名性指研究者不知道被调查者身份，而保密性则是知道身份但保证信息不泄露。问卷发放可亲自送达或邮寄，邮寄时需考虑回收率，可通过附上已贴邮票、写好地址的信封或设计可折叠成信封的问卷来提高回收的便利性。监控问卷回收情况有助于评估调查信度，可通过图表记录回收时间和数量。对于未回函者，补寄问卷和催收信是提高回收率的有效方法。回收率是评估样本代表性的重要指标，通常要求至少达到 50%，好的回收率应达到 60%，70% 则非常理想。但要注意，在问卷设计合理、抽样方法科学的基础上才能确保调查质量。

四、问卷设计的原则与注意事项

问卷作为一种测量的工具，最主要的目的是得到尽可能真实、准确的调查资料。在前面问卷设计的原则中，我们一再提到为被调查者着想，这一原则也体现在问卷中的语言使用方式上。要做到问题含义清楚，简明易懂，就必须注意下面的几点。

（一）问卷题目与研究目标相匹配

明确研究目的是问卷设计的关键，对于探索性研究，问题应广泛且开放；对于验证性研究，问题需具体且针对性强。设计前需综述已有文献和类似研究工具，避免遗漏重要概念或变量。问卷设计应围绕调查目的展开，操作化基本概念，确定测量指标和问题，并预先规划资料分析方法和处理流程。每个问题都应有明确的研究用途，避免收集无关数据。问卷题目需紧扣研究主题，将研究要素转化为具体问题，科学客观设计问题表述和回答方式，确保无冗余问题。设计时应明确重点，避免盲目求全而偏离主题。研究内容可划分为现状、问题、原因与对策等部分，并逐级分解为具体要素和指标，以确保问卷题目与研究目标的高度匹配[6]。

（二）站在研究参与者的角度思考问题

1. 措辞通俗自然　问卷设计的关键之一是确保措辞通俗自然，以便研究参与者能够充分理解。在编制问卷时，应发挥移情理解能力，从参与者的角度出发思考问题。避免使用行话或技术术语，尽可能使用他们熟悉的语言，并考虑他们的年龄、受教育程度和文化特征。自然且适合参与者阅读水平的语言表述至关重要，避免问卷中表述过于复杂或过于简单。若问卷难度过高，参与者可能无法理解问题或猜测答案，影响数据的真实性；若过于简单，则可能让参与者觉得受到侮辱，影响问卷的认真填写。因此，需事先考虑参与者如何解读和回答问卷，以获取有用的信息。

2. 题项应简洁、清晰、准确　每个题项都应易于理解，能够清晰准确地测量所需内容。研究者需确保参与者能够以相同方式解读每个题项，避免使用复杂术语。如需使用，应解释其定义。题项表述应简短，避免冗长导致参与者困惑或产生压力。语言应简单明了，避免使用复杂、抽象的概念和专业术语。问题的陈述也应简短，以降低含糊不清的可能性，确保与回答者理解相一致。

（三）题目设置

1. 题目数量适当 问卷设计的原则之一是确保题目数量适当，这取决于研究目的、内容、样本性质、分析方法以及可用资源等多种因素。一般而言，问卷设计应使被调查者在20分钟内能够顺利完成，最长不超过30分钟，以避免引起厌烦和畏难情绪，确保填答质量和回收率。当然，具体情况可灵活调整，如采用访问形式并支付报酬时，问题可适当增多；但对于回答者不熟悉或不感兴趣的内容，且无报酬时，应使问卷尽可能短小精悍，避免不必要的问题，确保填写时间控制在20分钟内。总之，题目数量应适中，以保证问卷的有效性和被调查者的配合度。

2. 题目顺序适当 问卷设计中问题顺序的安排至关重要，合理的顺序有助于确保调查资料的准确性、调查的顺利进行以及问卷的回收率。根据实践经验，问卷中问题的顺序应遵循以下原则：首先，将被调查者熟悉、简单易答且能引发兴趣的问题置于问卷靠前部分，以顺利引导回答者进入调查状态；其次，逐步引入较为生疏、复杂或敏感的问题，确保回答者在逐渐适应的过程中能够如实回答；最后，将个人背景资料等较为敏感的内容放在问卷末尾，以减少回答者的防御心理[7]。此外，开放式问题因其需要更多思考和书写，应放在问卷的最后，以避免影响回答者的信心和情绪。这样的顺序安排有助于提升问卷的完成率和数据质量。

3. 不设置诱导性、暗示性问题 在问卷设计中，应避免设置诱导性或暗示性问题，以确保参与者能够自由、真实地回答问题。诱导性问题是指其措辞方式暗示了某个答案，而暗示性问题则包含可能引起强烈情绪反应的词语。这些问题不仅会影响参与者的回答，还可能使结果产生偏差。因此，在编写问卷题项时，应使用中立、中性的语言，避免带有倾向性。另外，不应列举名人或权威的名字，以免使问题带有诱导性。

4. 避免双重目的问题 双重目问题（double-barreled question）是问卷设计中应避免的陷阱，这种问题在一个单独的问题中包含了两个或以上的子问题或态度目标。例如，询问教师是否应与家长和学校管理者有更多联系，实际上包含了两个独立的子问题，每个子问题都可能引发不同的回答，导致研究结果模糊不清。为了获得准确、清晰的答案，研究者应确保每个问题只针对一个具体的目标或子问题。同时，问题应避免双重含义，即不要在一个问题中同时询问两件事情。双重含义问题会导致被调查者无法准确回答，因为一个问题中包含了多个需要独立考虑的因素。因此，在问卷设计时，研究者应仔细审查每个问题，确保它们清晰且单一，以便获得有效的调查数据。

（四）答案设置

1. 封闭式题目的答案应相互排斥 在问卷设计中，封闭式问题的答案项之间应具备相互排斥性，即每个答案项在逻辑上应是独立的，不应存在重叠或交叉。这样的设计有助于确保被调查者能够明确、单一地选择一个答案，从而避免双重选择或混淆。如果答案项之间存在重叠，可能导致被调查者无法准确选择，进而影响数据的准确性和统计分析的有效性。以年龄分类为例，如果答案项之间存在重叠，如“10岁至20岁”和“20岁至30岁”，那么一个20岁的人就可能被同时归入两个分类中，这显然是不合理的。因此，在设计封闭式问题时，应确保每个答案项的范围明确、不重叠，以便被调查者能够清晰地进行选择。同时，当问题涉及多个逻辑关系分类时，如层级和岗位，应分别设计问题和答案，以避免被调查者感到困惑或无法准确回答。例如，如果一个问题同时涉及管理层级和具体岗位，那么应分别设置两个问题，分别询问被调查者的管理层级和具体岗位，以确保数据的准确性和可靠性。

2. 封闭式题目的选项应包含所有可能 问卷设计中，封闭式题目的选项应确保既互斥又穷尽。互斥意味着选项之间不能重叠，每个选项代表一个独立且不同的类别；而穷尽则要求选项应涵盖所有可能的答案，以便被调查者能够找到最符合自己情况的选项。如果选项没有穷尽所有可能性，被调查者可能会感到困惑或无法准确回答。因此，在设计封闭式题目时，需要仔细考虑所有可能的答案，并确保每个选项都代表了不同的可能性。

例如，在询问年龄时，应确保选项涵盖了从婴儿到老年的所有年龄段，不留空白。同时，对于教育程度的询问，也应涵盖所有正规教育的等级，包括小学、初中、高中、大学、硕士和博士等。如果无法列出所有可能的答案，可以在最后加上“其他”选项，并请被调查者填写具体情况。然而，如果“其他”选项填写过多，则说明答案设计可能存在问题，需要进一步修改和完善。

为了确保问卷的有效性和准确性，初步设计后应进行试调查，通过实际收集数据来检验问卷的可行性和合理性。如果发现答案设计存在问题，应及时修改和调整，以确保正式调查时能够获得准确、可靠的数据。

3. 可以考虑设置中间项 在问卷设计中，有时需要为题目提供中立或中庸的答案选项，如“不知道”或“没有明确态度”，以便让调查者在无法表态或不了解情况时也能作出合适的选择。这种设计有助于减少乱选答案的情况，提高问卷数据的准确性。同时，根据实证数据，有时传统的4点同意型量表可能无法满足研究需要。在这种情况下，可以考虑将量表修改为更多点的形式，如6点量表，以提供更多选择空间，使调查者能够更准确地表达自己的态度。至于是否在等级量表中设置中间选项，研究表明省略中间选项并不会对整体研究结果产生显著影响[8]。因此，是否设置中间选项取决于研究者的具体需求和目的。有些研究者选择设置中间选项以提供更全面的选择范围，而有些则选择省略以简化问卷设计。这两种做法都有其合理之处，需要根据实际情况进行权衡和选择。

五、量表的选择与使用

量表在社会研究中是一种重要的标准化的测量工具，它用于测量那些不容易直接观察或量化的抽象概念，如临床决策能力、医患沟通技巧、职业道德等。它通过一系列精心设计的问题或陈述（称为条目或项目）来评估研究对象在某一特定概念或构造上的位置或水平。在医学教育研究中，这些问题或陈述旨在捕捉到医学教育者所关注的关键属性和技能。量表在不同学科中应用广泛，如护理学、社会学、心理学、临床医学。

（一）量表的作用

量表在教育研究中具有诸多作用。量表可以将抽象的心理或社会属性转换为可量化的数据，从而便于统计分析和比较。通过标准化的问题和评分系统，量表可以减少评估过程中的主观性，提高研究的客观性。适当设计的量表可以用于不同文化或群体之间的比较，有助于跨文化研究。量表可以用来追踪个体或群体在时间上的变化，例如在干预前后或不同时间点的态度变化。在临床和教育领域，量表常用于诊断个体的心理状态或评估教育干预的效果，可以帮助研究者验证理论模型，通过实证数据检验理论假设。量表提供的数据可以支持政策制定者和实践者做出基于证据的决策。

（二）量表的选择与使用

选择和使用量表是社会科学研究中关键的步骤，它直接影响到研究结果的质量和可靠性。量表的有效使用需要考虑其信度(测量的一致性和稳定性)和效度(测量的准确性和相关性),以及是否适合特定的研究目的和目标人群。所以尽量使用国内外具有良好应用效果的权威量表,以下是量表选择和应用的注意事项。

1. 量表选择时的注意事项 在选择量表时,首先需明确研究目的,确保所选量表与研究目标和需求相契合。信度和效度是量表选择的重要考量,高信度和高效度的量表能够一致且准确地测量预期的变量。此外,还需考虑量表的适用性,特别是在不同文化、语言和人群背景下的适用性,必要时可能需要进行文化适应性调整。量表的长度和复杂性也应纳入考虑,过长或复杂的量表可能导致参与者应答疲劳或理解偏差。同时,必须确保有权使用所选量表,遵守版权规定,必要时获取版权持有人的许可。查看先前研究对该量表的使用情况及其效果,也是明智之举。此外,了解量表是否有更新或修订版本以及开发过程的透明度,也是做出明智选择的关键。最后,评分标准的清晰性和结果的易解释性以及量表资源的可用性,也是量表选择时不可忽视的因素。

2. 使用量表时的注意事项 在使用量表时,我们需要注意多个方面以确保研究的准确性和可靠性。首先,应确保所有使用量表的研究人员都经过适当的培训,以保证数据收集的一致性。其次,在正式研究前进行预测试,以检查参与者对量表的理解和反应情况。在数据收集过程中,实施严格的质量控制措施是必不可少的,这有助于确保所收集数据的准确性和完整性。同时,我们需要保护参与者隐私,尤其是在涉及敏感问题的量表时。考虑到不同文化背景可能带来的影响,对量表进行必要的文化调整是非常重要的。在设计量表问题时,我们应确保问题中立,避免引导性问题,以免误导参与者给出特定答案。数据的安全性也不容忽视,必须采取措施保护收集的数据,防止未经授权的访问和泄露。在解释量表结果时,应基于量表的理论基础和统计分析进行,避免过度推断。此外,遵守研究伦理是基本要求,确保研究过程和量表使用符合伦理标准。最后,在选择量表时,我们需要考虑量表数据将如何被分析,并选择适合预期分析方法的量表。

六、问卷调查设计实例

以下是关于医师岗位胜任力现状的调查实例,供参考。

封面信

尊敬的临床医生:

您好!

我们正在进行一项关于岗位胜任力的研究,旨在了解当前临床医生在专业技能、沟通技巧、团队协作及职业道德等方面的表现。您的宝贵意见将对我们的研究产生重要影响,并有助于提升医疗服务质量。

本问卷采用匿名形式,所有数据仅用于学术研究,不会泄露您的个人信息。请您在百忙之中抽出几分钟时间,根据您的实际情况填写本问卷。

衷心感谢您的支持与合作!

医师岗位胜任力研究团队

指导语

您好！在开始填写问卷之前，请您仔细阅读以下指导语，以确保您能够准确、完整地回答每个问题。

请在符合您实际情况的选项上打对号(√)或在空白处填写相应的内容。如果某个问题不适用于您的情况，请在该问题下填写“不适用”或跳过该问题。请尽量提供详细和准确的回答，这将有助于我们更全面地了解您的情况。

再次感谢您的参与和支持！如果您在填写过程中有任何疑问或需要帮助，请随时与我们联系。

关于医师岗位胜任力现状的调查

一、人口学变量

问题一：您的性别是：

□ 男

□ 女

问题二：您的年龄范围是：

□ 25 岁及以下

□ 26~35 岁

□ 36~45 岁

□ 46~55 岁

□ 55 岁以上

问题三：您的最高学历是：

□ 大专及以下

□ 本科

□ 硕士研究生

□ 博士研究生

问题四：您从事临床工作的年限是：

□ 1 年以下

□ 1~5 年

□ 6~10 年

□ 11~20 年

□ 20 年以上

二、岗位胜任力现状方面

(一) 专业技能

问题五：您认为自己在临床诊疗过程中的诊断准确性如何?

□ 非常低

□ 较低
□ 一般
□ 较高
□ 非常高

问题六:您是否经常参加医学继续教育或研讨会以提升专业技能?

□ 从不
□ 很少
□ 有时
□ 经常
□ 总是

(二) 沟通技巧

问题七:您在与患者沟通时,能否清晰、准确地解释病情和治疗方案?

□ 几乎不能
□ 有时能
□ 大部分时候能
□ 几乎总是能

问题八:您如何评估自己与患者及其家属的沟通能力?

□ 非常差
□ 较差
□ 一般
□ 较好
□ 非常好

(三) 团队协作

问题九:您在与其他医疗团队成员(如护士、药师等)协作时,是否顺畅?

□ 非常不顺畅
□ 较不顺畅
□ 一般
□ 较顺畅
□ 非常顺畅

问题十:您是否愿意主动分享自己的专业知识和经验,以促进团队进步?

□ 非常不愿意
□ 较不愿意
□ 一般
□ 较愿意
□ 非常愿意

(四) 职业道德

问题十一:您认为自己在遵守医疗伦理和职业道德方面的表现如何?

□ 非常差

□ 较差

□ 一般

□ 较好

□ 非常好

问题十二:您是否曾经遇到过因职业道德问题而产生的困扰或挑战?

□ 总是

□ 经常

□ 有时

□ 很少

□ 从不

三、开放性问题

问题十三:您认为目前临床医生在岗位胜任力方面还存在哪些需要改进的地方?

问题十四:您对本次问卷调查有何建议或意见?

非常感谢您参与本次调查!您的回答对我们的研究具有重要的价值。请您放心,我们会严格保护您的个人信息和隐私。如果您对我们的研究有任何疑问或建议,请随时与我们联系。

再次感谢您的参与和支持!祝您工作顺利,身体健康!

医师岗位胜任力研究团队

(张 阳)

参考文献

[1] 周德民,廖益光. 社会调查原理与方法[M]. 2 版. 长沙:中南大学出版社,2012.
[2] 郭星华,谭国清. 问卷调查技术与实例[M]. 北京:中国人民大学出版社,1997.
[3] 李志,潘丽霞. 社会科学研究方法导论[M]. 重庆:重庆大学出版社,2012.
[4] 风笑天. 社会调查中的问卷设计[M]. 3 版. 北京:中国人民大学出版社,2014.
[5] 李景山. 社会科学研究法方法[M]. 哈尔滨:哈尔滨工程大学出版社,2011.
[6] 伯克·约翰逊,拉里·克里斯滕森. 教育研究定量、定性和混合方法[M]. 4 版. 马健生,译. 重庆:重庆大学出版社,2014.
[7] 孙宝志. 实用医学教育学[M]. 北京:人民卫生出版社,2011.
[8] 罗伯特·F. 德维利斯. 量表编制[M]. 重庆:重庆大学出版社,2010.

第三章
测量教育成果的效度和信度

在本篇第一章和第二章我们分别讨论了定量研究及定量研究中的问卷调查研究方法，也提到了在医学教育领域的定量研究中，很多教育成果的数据收集都依赖教育测量。本章接着介绍教育测量学中的两个至关重要概念：效度和信度。这二者也是衡量教育研究质量的重要标准。

第一节　测量教育成果的效度

一、效度的定义

效度（validity）即有效性，是对经验证据和理论原理在多大程度上支持基于测量结果所作推断（inference）及采取行动（actions）的充分性和适当性的综合评估判断[1]。简单地说，效度指的是测量工具能真实地测量出所要测量的事物的程度。在教育测量学领域，效度的较新定义来自 2014 年美国教育研究协会（American Educational Research Association，AERA）、美国心理学会（American Psychological Association，APA）和美国国家教育测量委员会（National Council on Measurement in Education，NCME）联合发布的《教育与心理测量标准》一书：效度是指考试或测验分数在特定用途上的解释受到证据和理论支持的程度[2]。

以上定义中需要注意的是：

1. 效度定义里的测量结果　这里测量结果一词不仅用于指代在教育测量中常见的测试所获得的分数，也被广泛地用于表示通过任何测量方法观察或记录特定行为或属性的结果。从广义上讲，效度是对结果解释和使用的现有证据以及潜在后果的归纳总结。因此，效度要验证的不是测试或观察工具本身，而是验证从测试分数或其他指标的测量结果中得出的推断，即关于分数含义或解释的推断，以及这些解释或推断对行为的影响[1]。

2. 效度定义里的程度　需要注意，效度是一个相对程度的问题，而不是简单的有或无这种二元判断。此外，随着时间的流逝，新的证据发现会增强（或减弱）对现有效度的支持，并且对测试的潜在社会后果的预测会因实际后果的证据和不断变化的社会条件而改变。因此，效度不可避免地是一个不断发展的属性，而且验证是一个持续的过程。也就是说，效度不是一个静态的概念，而是一个需要持续评估和改进的过程，我们需要不断地收集和分析现有证据，同时也要预见和评估测量结果会导致的潜在后果。由于证据总是不完整的，验证本质上是提出最合理的案例，来指导当前已有测试的使用和研究，以推进对测试分数含义的理解[1]。

3. 效度定义里的推断和行动 验证解释性推断是确定多个证据与推断一致的程度。为了验证一个行动推断，不仅需要验证分数的意义，还需要验证价值影响和行动结果，特别是评估测试分数对特定应用目的的相关性和效用，以及将分数用于应用决策的社会后果。效度总是与测量或考试特定用途有关，世界上也不存在对所有目的都有效的考试。因此在讨论效度时，必须考虑对考试结果或用途所做出的专门解释，对考试结果做出的每个不同解释都有不同的效度。评估效度的关键问题是分数的解释性、相关性和效用，分数用作行动基础的意义或价值，以及分数使用对社会后果影响方面的功能价值[1]。对于特定用途的考试分数解释的效度证据是合理使用考试的必要条件——即使效度证据充分，决定是否实施特定考试通常也还需要额外的考虑。例如，成本-效益方面的考虑、考试使用的负面后果的考虑，以及对考试实施的积极后果和负面后果的权衡[2]。

4. 效度是一个统一（unitary）但多维的概念 尽管支持基于分数的推断有不同的证据来源和证据组合，但效度是一个统一的概念。更进一步说，虽然有许多方法可以积累证据来支持特定的推断，但这些方法本质上是科学方法。推断是假设，推断验证的本质是假设检验，但不是孤立的假设检验，而是更广泛的理论检验，因为基于分数的推断的来源、意义和引入都源于这些推断所根植的分数意义的解释理论。因此，效度验证是科学探究——包含评估假设和科学理论的所有实验、统计和哲学探究[1]。

二、效度理论的发展

伴随着教育测量理论和实践的发展，效度经历了一个历史的演进过程，大体经历了三个阶段：20 世纪 50 年代以前的单一效度观时期、20 世纪 50 年代至 80 年代中期的分类效度观时期，以及 20 世纪 80 年代中期至今的效度整体观时期[3]。

考试效度验证始于 20 世纪初，在卡尔·皮尔逊（Karl Pearson）于 1896 年发明了相关系数之后的近五十年间效度只是一个单薄的相关系数。持单一效度观者，把效度等同于相关系数，系数越大，预测能力越强，效度也就越好。美国标准化考试运动期间，以研究生入学考试（Graduate Record Examination，GRE）、法学院入学考试（Law School Admission Test，LSAT）等教育考试为对象的研究，通常都会报告被试得分与其一年级期末成绩的相关度，以此说明考试的有效性。效度在当时是以系数呈现出的客观概念。

20 世纪 50 年代起，对效度的认识进入到“三分说”（trinitarian doctrine）时期。学者们将效度分成了不同的类型，效度被定义为内容效度、效标效度和构念效度（结构效度）三种类型。其中，效标效度是对早先提出的预测效度和同时效度两个概念的整合。“构念”第一次被作为效度类型的识别标准。分类效度观对效度理论的后续发展影响颇为深远，三种效度类型沿用至今。

从 20 世纪 80 年代中后期至今，效度逐渐发展成为一个内涵丰富的、多维的概念系统。之所以称其为概念系统是因为它涉及的不再只是测验的某一个方面或环节，而是包括了测验全过程的多个方面:从测验编制所依据的理论到测验内容本身,从分数解释的价值内涵到测验实施可能带来的社会后果,效度的概念已经逐渐演变成为一个对整个测验过程的质量进行全面监控的体系。

在这阶段,做出突出贡献的是美国学者梅西克(Samuel J. Messick),他于1989年提出的效度理论,极大地深化和推动了人们对效度概念的认识和理解。本节最开始介绍的效度就是梅西克给出的定义,他认为将效度划分为多种类型的传统做法得到的效度是支离破碎的、不完整的,而且这种做法缺乏对测验成绩的价值内涵和社会后果的考虑。进而提出了新的、统一的效度概念,将这些方面整合起来组成一个更为全面的构念效度理论。新的效度理论具备以下两个特点:

1. 不同效度类型统合起来形成一个统一而丰富的概念 效度是一个整体概念,但证明效度的证据却可以来自很多方面,可以从内容、效标以及构念等多种渠道寻求支持。构念效度反映了效度概念最为本质的要求,其他效度都是统摄于其下的。它已经成为一个统合各方面效度证据的综合性概念。

2. 对效度本身解释力的反思 泛泛地谈论某一测量工具的效度是不负责任的,因为效度指的是事实和理论证据对测验分数所作解释的支持程度。被评估的是对测验成绩所作的解释,而不是测验本身。

效度概念的变迁不仅反映了教育测量理论本身的发展,还表明人们对测验的全过程所采取的态度越来越谨慎、客观和科学以及越来越精确的要求。

三、效度证据的来源

一项测试是否有效测量了它所想要测量的东西,是评价这项测试最重要的指标,即效度,而那个“东西”,即某种“概念”或“属性”,被称为构念(construct)或结构[4]。构念这一术语是心理学中的一个重要概念,“是指用来解释人类行为的理论框架或心理特质,它是心理学中抽象的假设性的概念、特质或变量。”构念是一个较为抽象的概念。我国学者曾采用“结构”“构想”“概念”“建构”“构念”等多种表述。谢小庆教授[5]认为,“概念”与construct的含义更为接近,但是没有强调建造、创造的意思;“构念”是一个新创造的中文词汇,它较准确地反映了construct的主要含义。在教育测量领域,研究人员倾向于将构念直接界定为考生的能力,Bachman等指出“我们可将构念视为对(某项)能力的特定界定”[6],Fulcher认为“构念即是学习者的能力,我们相信该能力是考生在考试中表现的基础”[7]。

如今,教育测量学的话语体系中已不再简单地描述“一项考试的效度”是多少,是高还是低。因为在没有前提、也未加限定的情况下,这种讨论既不正确,又无意义。效度更多地与“程度”“评价”和“判断”这些关键词联系在一起,效度验证(validation)逐步取代对静态意义上效度的观察[3]。用尽可能多的“证据”证明考试的有效性成为效度验证的基础。

(一) 传统的效度证据来源

1. 基于测验内容的证据 内容效度(content validity)是指一份考卷的内容对所要考查的全部内容的代表程度,代表性越好就越能达到测量目标。因此,内容效度所涉及的实质上是一个考试内容的抽样问题。另外,如用生理的内容去考生化,显然内容效度不符合。内容效度是分析合格考试质量的有效方法,适用于学业成绩考试的质量检验。

这里不得不提及一下20世纪40年代提出的表面效度(face validity)的概念。表面效度是指从外表看就可以明白考试是要测量什么的。如果一次考试能使被试者乐于接受或认可，以积极的态度完成，这次考试的表面效度就是好的。如果对于一次考试考生看了以后，不知要考什么，语言不清，印刷质量又不好，该考试的表面效度较差。表面效度是内容效度的必要条件。目前一般认为表面效度并不是一种真正的效度指标，但它容易和内容效度搞混。表面效度是外行对测验进行表面上的检查确定的，而内容效度是在专家对测验进行详尽、系统的评价基础上建立的。虽然两者都是对测验内容作出的主观判断，但判断的标准不同。前者只考虑测验项目与测验目的之间的明显的、直接的关系，后者则同时考虑到测验项目与测验目的和总体内容之间的逻辑的本质的联系。

2. 基于测验效标的证据

（1）预测效度（predictive validity）：是指考试结果对未来的行为或考试成绩即效标（效标是指能体现考试目标的量数）能够预测的程度，主要用于选拔性考试的质量分析。这里我们关心的是先后两个不同时间的考试结果之间的关系，是用现在的考试 A 去推断将来的情况：考试 B 是否和考试 A 有良好的相关程度。如有的研究者用医学生入学成绩和他们在医学院中基础课与临床课成绩进行相关分析，也就是用入学成绩推测医学生在医学院中的学习成绩，这就是预测效度分析。

（2）同时效度（concurrent validity）：又称协同效度。是指一种考试成绩与另一种几乎相同时间的考试成绩（效标）之间的一致程度。同时效度在建立一个标准化考试中尤为重要。我们常把同时效度作为检验所建立的考试能否成为标准化考试的一种手段。

比如某教师缺少编制标准化考试的经验，当他获得了如何编制标准化试题的培训之后，他自己编制了一份考题。学生在很短的时间内答了他所编写的试卷和另一份标准试卷。然后计算它们的相关程度，这样可以检验该教师所编试卷的同时效度。

同时效度与预测效度的共同之处在于两者都把考试分数和某效标分数相比较，预测效度的效标在未来，同时效度的效标在现在，所以这两种效度可统称为效标关联效度（criterion-related validity）。

3. 基于内部结构的证据　这类证据来自对考试各部分内容间、各个试题间关系的研究，主要用以分析与所界定考试构念的一致性程度，对于验证考试设计者的设计思想至关重要。

构念效度（construct validity）也称结构效度，是指考试成绩依据有关的心理构念能够作出解释的程度。前文解释过，所谓构念是为了解释行为表现而假定存在的一种理论框架或心理特质，是心理学中一个很抽象的概念。如智力、能力倾向、科研能力、创造性思维、逻辑推理能力都可称为构念。

假如一位临床外科教师编制了一次考试，目的是想测验学生在外科学中的临床操作能力。当然，该考试也会涉及相应局部解剖学、病理学、诊断学等一些知识。但考试的目的，不是要了解学生对这些知识的掌握程度，而是通过或包括了解这些知识掌握的同时检验其临床操作能力。这时，就要鉴定这个考试具有相应构念效度的证据。

将把考试分数解释为临床操作能力的指标时，实际上是承认存在着临床操作能力这一种心理特质。这种心理特质可以用来解释分数。实际上，这类测验具有重要的应用价值。如智力测验受到人们的重视就在于此。

确定考试构念效度的步骤：

（1）根据某一构念的理论，提出有关心理特质的假设。

（2）按照有关构念的理论，作出关于考试成绩的推论。

（3）考试结束后，可以采用探索性因素分析（exploratory factor analysis，EFA）和验证性因素分析（confirmatory factor analysis，CFA）的方法核查考试结果是否符合这些推论。

（二）新增的效度证据来源

1. 基于测验过程的证据 搜集这类证据的手段，主要是要求考生进行“出声思维”（thinking aloud），说出其在解答试题时的思维过程；也可观察和记录考生答题所花费时间、答题时的眼动情况等。这类证据可被用来分析考生的思维过程，研究考生行为的性质与所界定考试构念的拟合情况，对考试设计者的理论假设进行验证。

2. 基于测验结果的证据 考试分数使用后即会产生各种各样的结果，有些可能与考试设计者的期望相符，如找出了学生学习中存在的问题、选出了合适的人选；有些则可能与其期望不完全一致，如某些试题因存在项目功能差异（differential item functioning，DIF）而不利于某个群体（种族、地域、性别等）的考生，又如因试卷中试题难度分布不够合理，考试未能有效区分不同水平的考生。各项考试依利害程度的不同也会产生不同程度的后效作用，有些后效作用是正面的，如有助于促进因材施教、提高教学效率；有些则可能是负面的，如会导致过度关注考试内容，缩小教学范围。目前，研究人员日益重视对这类证据的搜集和分析。

3. 基于其他变量的证据 坎贝尔（D. T. Campbell）在1960年指出，为了证实构念效度，我们必须表明，一个测验不仅与理论上应该相关的那些变量具有高相关，还与理论上应该区别的那些变量具有低相关。坎贝尔和菲斯克（D. W. Fiske）将前者称为聚合效度（convergent validity），把后者称为辨别效度（discriminant validity）。

例如，一个数量推理测验与后来数学课成绩的较高相关，就是聚合效度；而同一个测验与阅读理解测验分数的较低的相关，则为辨别效度。辨别效度特别适用于人格测验的效度分析，因为无关变量会以多种方式影响人格测验的分数。

坎贝尔和菲斯克提出一种适合于聚合效度和辨别效度双重分析的方法，称之为多重特质-多重方法矩阵（multitrait-multimethod matrix）。这种方法必须采用两种或以上的方法来测量两种或以上的特质。

四、整体效度观

随着效度理论研究的深入，分类效度观受到了各种批评。1989年，在第3版《教育测量》（*Educational Measurement*）中，梅西克提出了整体效度理论。他指出，效度是以构念为核心的综合性整体概念，是对分数解释和使用的评价。梅西克通过一个渐进矩阵展示了分层的整体效度观。效度包含“测试解释”和“测试使用”两个层面，效度论证需要“证据基础”和“后效基础”两类证据。矩阵中的每一个单元格都包含构念效度，说明构念效度不仅是测试解释的证据基础，也是其他层面的基础，每个层面都需要构念证据作为基础[1]。

1995年梅西克进一步提出，整体效度把内容、效标和后效整合到一个构念框架中，用来指导分数解释和有用性假设的实证研究。梅西克认为，内容和效标证据是对分数解释的论证，而对测试使用的论证本质上也是在解释分数含义。因此，所有效度证据都是在支持（或推翻）测试的分数解释及使用的充分性和合理性，即“构念效度”。构念效度证据来自六个方面：内容分析、实验分析、内部结构、概化分析、外推和后果证据。在整体效度观的视角下，构念效度的内涵被极大地拓展，成为一个对分数意义和测试使用进行综合性论证的大概念。更为重要的是，效度不再是对测试本身的评价，而是对分数解释和使用的评价。这是教育与心理测量效度理论的重大进展[8]。

在过去 20 年中，一个允许所有证据作为一个连贯的整体呈现的验证框架，即基于论证的效度验证（argument-based validation）框架，越来越为教育评估领域所接受。通俗地说，在这个框架下，效度验证就是一个论证的过程。基于论证的效度验证模式清楚地展示了收集证据的先后顺序，以及各证据间的内部联系，使效度验证不再是证据的简单收集和罗列，在体现效度整体观核心原则的同时展开推理论证。效度验证的最大挑战是将效度理论付诸实践，基于论证的效度验证框架在一定程度上实现了效度整体观，结构清晰，论证严谨，但其抽象性和较强的逻辑性增加了效度验证的实际操作难度。

效度理论发展至今，传统效度观虽然在理论上存在一些问题，但在操作上已趋于成熟，而且形成了各种经典的验证方法和计算公式。整体效度观理论从 20 世纪 80 年代发展至今虽然在理论层面上被越来越多的人所接受，但在效度验证的操作定义方面不但不能匹配其理论内容的丰富，甚至还远不如传统效度验证发展得成熟。理论与实践是相辅相成的，理论的发展能推动实践的发展，而实践的发展也将带动理论的发展。因此，当“整体效度观”框架下的实际操作模式发展成熟后，效度理论也将会进入下一个新的发展阶段。

第二节　测量教育成果的信度

一、信度的定义

信度（reliability）即可靠性，是指采取同样的方法对同一对象重复进行测量时，其所得结果的一致性程度。从另一方面来说，信度就是指测量数据的可靠程度。

由于教育测量理论的不断发展，信度理论所基于的教育测量理论基础也不尽相同，从而产生了基于经典真分数理论（classical true score theory）的信度观、基于概化理论（generalizability theory）的信度观，以及基于项目反应理论（item response theory）的信度观。其中概化理论信度观和项目反应理论信度观形成较晚，统计要求烦琐，在实际应用方面相对较少，但它们在测量领域中具有理论上的科学性，尤其是概化理论信度观还具有实际应用方面的优势。由于项目反应理论信度观的理论假设非常强，医学教育研究中很难满足，本节只重点讨论经典真分数理论信度观，并对概化理论信度观进行简要介绍。

二、经典真分数理论信度观

经典测量理论起始于 19 世纪末，经过几十年的发展，到 20 世纪 50 年代已形成了一套相当完整的理论体系。1968 年洛德（F. M. Lord）和诺维克（M. R. Novick）的《心理测验分数的统计理论》一书，将经典测量理论发展至巅峰状态。经典测量理论在测验的编制、实施和评价等方面都提出了一系列具体的、实用的统计方法，直至今天，这些方法仍然广泛地应用于测验工作的各个领域，在测验实际工作中保持着强有力的影响。

经典测量理论的基础是真分数理论，经典的信度理论正是由真分数理论导出的。在经典真分数理论中，真分数被定义为：用某一测验的大量（理论上无限的）相等形式对某个人施测所得到的平均分数。通俗地说，真分数是指在只有随机误差的测量下所得到的分数。经典的真分数理论提出了3个方面的基本假设：

1. 观察分数 X 是真分数 T 与误差分数 E 的和，即：

$$X=T+E$$

这是经典真分数理论中最重要、最基本的关系式。

2. 在所讨论的问题范围内，真分数不变，即个体具有恒定的特质，其份量一定，取值是常数。

3. 误差是完全随机的，即：

（1）如果测量次数足够多，则误差 E 的平均数应接近于0，即误差 E 的期望值为0。

（2）真分数和误差分数的相关为0，即：

$$\rho_{(E,T)}=0$$

上面的公式中希腊字母 ρ 表示相关系数，下同。

（3）一个测量的误差分数与第二个测量的真分数之间的相关为0，即：

$$\rho_{(E1,T2)}=0$$

（4）不同测量误差之间的相关为0，即：

$$\rho_{(E1,E2)}=0$$

由此，经典真分数理论定义了信度的概念，即信度为观察分数与真分数间联系的强度。称为信度指数，用 ρ_{XT} 表示，依据上面的基本假设，演绎出信度指数的表达式为：

$$\rho_{XT}=\frac{\sigma_T}{\sigma_X}$$

上面的公式中希腊字母 σ 表示标准差（standard deviation）。

但实际应用中，由于真分数的变异是不可观测的，信度估计便无从谈起。为此，经典真分数理论又引入了严格平行测验的假设。所谓平行测验，是指能以相同程度测量同一心理特质的两个或多个测验。从数学角度看就是若有测验 X 和 X'，使得：

$$X=T+E,\quad X'=T+E'$$

$$\text{且 } \sigma_E^2=\sigma_{E'}^2$$

则这种测验称为平行测验。

上面的公式中希腊字母 σ^2 表示方差（variance），下同。

根据经典理论假设，由特定考试产生的误差分数 E 与包含在观察分数 X 中的真分数 T 线性独立，并且独立于任何其他形式产生的误差分数。它们还线性独立于与任何其他度量相关的观察值、真实值和误差值。E 和 T 的独立性(在测试 X 上)导致了经典理论中的基本方差关系为：

$$\sigma_X^2=\sigma_T^2+\sigma_E^2$$

基于上述严格平行测验假设，可以推导出通过两平行测验观察分数 X_1 和 X_2 的相关系数 $\rho_{X_1X_2}=\frac{\sigma_T^2}{\sigma_X^2}$(这也是信度系数在经典理论中的早期表述)。从而间接求得信度指数 ρ_{XT} 的计算公式：

$$\rho_{XT}=\sqrt{\rho_{X_1X_2}}$$

在经典理论的早期表述中，信度系数被定义为在确定的考生群体中，平行测验得分之间的相关性 ρ_{X1X2}。随着平行测验形式的定义越来越宽松和现实，信度系数的这一定义失去了吸引力。因为在这些宽松的定义中存在的问题是，一对测验形式可能会产生与另一对测验形式不同的相关值：如果 $\rho_{X1X2}\neq\rho_{X1X3}$，那么考试 1 的信度系数参数值是多少？为了避免这种尴尬的情况，现在的信度系数被定义为 ρ_{XT}^2 或 σ_T^2/σ_X^2。这个定义的优点是只涉及一组考试的参数。根据前面的推导，在经典理论模型中 $\rho_{X1X2}=\rho_{XT}^2=\sigma_T^2/\sigma_X^2$。因此，这些定义可以互换[9]。

在实际应用中，尽管经典测验理论要确认严格意义上的平行测验颇为困难，但还是开发出了许多获得平行测验（严格说是大体平行测验）的方法和策略。这些方法主要有利用同一测验重复施测两次求取稳定性系数、精心编制两个平行复本求取等值性系数、将一个完整测验分成等值的两半求取分半信度系数等。这些经典的信度计算方法虽然仅是信度系数 ρ_{XT}^2 或 σ_T^2/σ_X^2 的大体估计值，并非十分理想，但由于它们计算简捷、意义明了直观、易于理解和掌握，多年来被广泛地应用于测验工作的各个领域。

三、概化理论信度观

概化理论（generalizability theory，GT）本身不是经典真分数理论的延伸，而是一种独立的理论。它与经典真分数理论有不同的假设。经典测量理论将观察分数方差 σ_X^2 分解为真分数方差 σ_T^2 和误差分数方差 σ_E^2 两部分，以真分数方差占总分方差之比 σ_T^2/σ_X^2 作为测验的信度来评价测验的质量。然而在经典测量理论中测验误差是一个笼统的概念，误差方差也是一个总量，至于测验误差由哪些因素造成、各种原因所形成的误差方差在误差总方差中各占多大比例，经典测量理论均没有做出明确的说明。

概化理论认为，任何测量都是在特定的测量情境下进行的，测量的根本目的并不是为了获得特定条件下的测量结果，而是要以此来推断更广泛的条件下可能得到的测量结果。为此概化理论给出了几个基本概念：①测量目标，即测量所要描述和研究的那个心理特质；②测量侧面（facet），是指影响测量过程和测量结果的各种内外在因素，一个测量侧面就是某一方面的测量条件；③测量情境则是由测量目标和测量侧面构成的。我们研究测量问题，主要关心测什么和怎么测，测量目标解决“测什么”的问题，而测量侧面则涉及“怎么测”。显然测量侧面是测量误差的重要来源，它对测量的信度有重要的影响。

在实际测量中，“怎么测”的问题既要考虑哪些主要因素对测量目标有影响，又要考虑这些因素之间的相互关系对测量目标的影响。对前者的考虑可以说是对“测量工具”的考虑，对后者的考虑则是对试验如何设计的考虑，即试验设计问题，也就是各种“工具”如何搭配，以及各种“工具”与测量目标如何搭配的问题。概化理论研究多种误差来源正是针对这种测量情境关系进行的。

测量情境关系中的重要组成部分是每个测量侧面的水平数。所谓水平指的是一个侧面内的个别情况。如某次论文考试，评分者有 3 人，则可称评分者侧面有 3 个水平。测量的侧面不仅有水平的不同，还有随机和固定之分。如果在将来所有的测量程序中，将采用一样的分析水平，那么这个侧面就成为固定的。否则，就是随机的。一个侧面一旦固定了，那么它就成为测量目标的一部分，固定的侧面不再属于误差来源。随着固定侧面的增多，测量误差来源变少，测量的信度就越高，目标测量就越可信。但它是以缩小测量目标的范围为代价的，当所有的侧面都被固定的时候，测量误差最小，但这时测量结果便不具有任何推广意义了，此时的测量结果只能体现在特定的测量条件下被试的反应，而不能推广到更普遍的其他条件上。正因为如此，概化理论要求有至少一个测量侧面必须是随机的。随机侧面越多，从条件样本上得到的一些测量结论就越能够推广到很普遍的条件总体上去。

用概化理论来研究测量问题时，通常分两步进行：即G研究（generalizability study，概化研究）和D研究（decision study，决策研究）。G研究的目的是要估计与每个随机侧面相联系的误差的大小，而D研究是在G研究的基础上作出某种决策。具体地说，G研究只是根据所考察的测量目标和测量侧面，确定测量的设计（类似于实验设计），然后根据所搜集到的样本资料进行方差分析，估计出归因于测量目标、各测量侧面以及各种交互作用的方差组分（variance component）。当各种方差成分被估计出来后，G研究即告完成。接下来要进行的是D研究，D研究的基本过程是：首先，研究者必须对推广域进行明确的界定，即研究者必须指明哪些为研究结果推广的侧面，以及各侧面上的推广范围有多大。推广域必须依据研究目的来确定。研究者要做的第二步工作是根据应用的需要来确定测量设计（D研究的测量设计可以与G研究相同，也可以不一样）和样本容量的大小。最后，研究者可以根据G研究估计出来的方差成分，计算出样本均值意义上的D研究各变异分量，从而求得概化系数（generalizability coefficient）。概化系数也称G系数，是用相对误差估计出来的信度系数，是测量目标的有效变异占有效变异与相对误差变异之和的比值。用绝对误差估计出来的信度系数称为可靠性系数或ϕ系数，是测量目标自身分数的变异在全体分数变异中所占比率。概化系数和可靠性系数代表了测验信度的高低，分别表示常模参照测验和标准参照测验的信度水平。概化系数的值越高，测验信度越高，即测验结果的可推广程度越高。至此，研究者可以考虑各种变化着的情境及其所带来的概化系数的变化结果，进而寻求改进技术，控制测量误差，提出求取与改进系数的途径和措施。

与经典真分数理论相比较，概化理论具有多方面的优越性。在理论假设上，概化理论扬弃了经典理论的“严格平行测验假设”，将平行测验推广为操作十分方便的随机平行测验（即凡是从同一题库中随机抽取的几份试卷都认为是随机平行的），从而使分析问题的条件较容易得到满足。在具体方法上，概化理论利用方差分析技术，把测验变异分解成多个部分，每个部分对应特定的误差来源，从而更便于测量误差的控制。在测验设计上，经典真分数理论只考虑单一的笼统的误差，虽然设计了多种估计测验信度的方法，但各种方法所估计的都只是某种测量条件下的测验误差，仍只是整个测验误差中的一部分，而概化理论注重测验的整体设计，不仅能够对各种测量条件下引起的信度变化分别予以考察，还能够将多种测试条件共同引起的信度变化反映出来。

在测量条件拓广方面，概化理论认为，测量的根本目的并不是为了获得特定条件下的测量结果，而是要以此来推断更广泛的条件下可能得到的测量结果，这种推断的准确性正是测量者应该关心的问题。由此可见，概化理论给传统的信度观念赋予了新的含义。

概化理论虽然具有许多独特的优点，正在逐步被测量理论界所关注，但要用它来解决有关的实际问题，还必须弄清楚该理论的局限性，以便使概化理论在实际测量中得到合理的应用。

在基本思想上，概化理论注重所测心理特质的单维性，因此在实际应用中同样要强调保持试题样组的同质性。虽然概化理论可以通过设立异质试题样组为一个测量侧面，估计该侧面各种水平组合下的 G 系数,间接探讨潜在特质空间的结构,但在心理特质多维性测量的研究上仍然力不从心。在计量方法上,概化理论对各类误差来源的考察是以方差分析为基础,通过方差分量的估计来实现的。但由于数据结构的复杂性,方差分量估计有时还会出现负值,这是一个困惑人心的统计理论问题,在实际测验研究中就更难解释了。在测量应用上,概化理论用于实测数据的事后分析是比较理想的,但用在事先指导时,就要逊色一些。因为概化分析基于随机抽样模型,由于抽样的易变性,一次抽样数据的分析结果,仅是测验统计规律的描写,其可靠性严重依赖于实测数据的完备性。因此,研究者必须有较高的测验设计水平和实测控制能力。即便如此,在将预测数据分析的结果应用到实际测验的编制时,也应充分注意到随机误差的影响。正是概化理论存在着以上一些局限性,概化理论的优点难以得到发挥,概化理论在测量实践中的应用也因此大大地受到限制[10]。

(左天明　孙宝志)

参考文献

[1] MESSICK S J. Educational measurement [M]. 3rd ed. New York: Macmillan Publishing Co, Inc, 1989: 13-103.

[2] AERA, APA, NCME. Standards for educational and psychological testing [S]. Washington, DC: American Educational Research Association, 2014: 11-31.

[3] 戴一飞. 效度论证范式下的 ECD 测试设计框架——我国教育考试国家题库的升级路径之一[J]. 中国考试, 2016(11): 28-37.

[4] 刘庆思. 考试的构念界定及验证探析[J]. 中国考试, 2018(10): 30-34.

[5] 谢小庆. 关于 construct 的译法[J]. 心理学探新, 2001(1): 64-封三.

[6] BACHMAN L, PALMER A. Language Testing in Practice [M]. Oxford: Oxford University Press, 1996: 21.

[7] FULCHER G. Practical Language Testing [M]. London: Routledge, 2010: 96.

[8] MESSICK S J. Validity of psychological assessment: Validation of inferences from persons' responses and performances as scientific inquiry into score meaning [J]. Am Psychol, 1995: 50(9), 741-749.

[9] FELDT L S, BRENNAN R L. Educational measurement [M]. 3rd ed. New York: Macmillan Publishing Co, Inc, 1989: 105-146.

[10] 陈社育, 余嘉元. 经典真分数理论与概化理论信度观评析[J]. 心理学动态, 2001, 9(3): 258-263.

第四章
医学教育研究的数据管理和统计

医学教育数据管理和统计在整个医学教育研究中起着至关重要的作用,一方面,可以帮助教师了解学生的学习需求和学习情况、了解教育的基本情况、评估教学方法效果、发现存在的问题、优化课程设计、评估教育教学效果并为教学实践提供坚实的数据支持等;另一方面,可以帮助教育管理者了解教师教学水平和学校运行情况、评估教育政策实施效果、进行合理决策并推动医学教育改革等。本章旨在介绍医学教育数据管理和统计的基本概念、医学教育数据的类型与来源、数据管理的步骤与原则、数据分析的工具和技术以及统计学在医学教育中的应用等内容,以此来增加读者对医学教育数据管理和统计方法的了解、赋能医学教育研究并为促进医学教育改革发展提供参考与借鉴。

第一节　医学教育数据管理和统计的基本概念

医学教育定量研究是以实证主义为基础,运用数学工具或统计分析等手段对医学教育现象或过程进行测量,依据数据资料检验理论假设,揭示医学教育现象中各种因素相关关系的研究。本节将介绍医学教育数据管理和统计的基本概念及数据的类型和来源等,帮助读者更好地理解医学教育数据管理和统计的相关内容。

一、医学教育数据管理相关概念

医学教育数据管理涉及对医学教育数据的收集、存储、处理、质量评估、应用和保护等内容,其范围包括了学生基本信息、学生学习情况、教师教学活动、教学资源、教学过程、教学结果以及教育机构的管理等各个方面。医学教育数据管理有几方面的作用,一是为医学教育决策提供数据支持,帮助决策者研究和制定更科学的教育政策和计划;二是通过对医学教育资源进行数据管理,可以发现资源利用效率偏低的问题,及时采取措施进行优化调整,实现教育资源的合理配置和利用;三是监测学生学习成果,及时改进教学方法,提高教育质量;四是可以发现其内在规律和趋势,为教育研究提供理论指导和实证基础。

数据收集是医学教育数据管理的第一步,指获取医学教育数据的过程,可以通过问卷调查、实验观察、学生档案记录等方式进行;数据存储是将收集到的数据进行安全、可靠的保存的过程,它可能涉及选择合适的数据库系统、数据结构和数据格式以及制定数据存储和备份策略等;数据处理是指对收集到的数据进行加工处理,包括数据筛选、预处理、挖掘和分析等过程,将原始数据转化为有效信息;数据质量评估是对医学教育数据进行评估和验证的过程,以确保数据的可靠性、有效性和适用性,它可以包括数据的准确性、完整性、一致性和可靠性等方面的评估;数据应用是把分析和解释后的数据转化为信息,呈现给决策者、研究人员和利益相关者,将其应用于教学、管理和研究活动中,它通常使用报告、图表、图形和其他可视化方式来传达数据的主要发现和结果;数据保护要求研究者增强数据保密意识,加强网络、信息、技术和制度等多重保护措施,确保教育数据的安全和稳定。

二、医学教育统计相关概念

医学教育统计学作为统计学、教育学与医学三者交互融合的一门交叉科学,是运用统计学的原理和方法,研究和把握医学教育现象的一门方法论。医学教育统计学从数据的分析视角出发,对医学教育现象的本质及其规律性进行诠释,从而确保医学教育现象的研究分析基于可靠的数据,对制定医学教育决策提供可靠的数量依据。医学教育统计学的主要任务是研究如何搜集、整理和分析关于医学教育现象的数据资料,并进行科学推断,从而揭示医学教育现象所蕴含的客观规律。

医学教育统计学主要分为描述统计与推断统计两部分内容。描述统计是对调查获得的数据资料进行整理、概括或计算出能够反映教育现象的综合指标。借助于这些综合指标,进行比较并做出结论。推断统计是根据样本提供的数据资料特征并以一定的置信度推断或预测总体的有关情况。在医学教育研究及医学教育实际工作中,不能或难以进行全面调查,这时往往运用推断统计的方法,由局部(样本)推断总体,由已知推断未知。在医学教育统计学内容中,无论是描述统计或是推断统计,都可以培养我们的科学思维,从而形成实事求是地对待一切事物的辩证唯物主义态度。

三、医学教育数据的类型

医学教育数据是多维度的,涵盖了从学生入学到毕业全过程的各种信息,包括教师教学、学术评估、临床实习等多个方面,且有多种分类方法。

(一) 根据数据特征分类

根据数据特征,可分为定量数据和质性数据。定量数据是可用数值进行度量和计量的数据,也可称为数值数据,如考试分数、学时数、教学质量评分等。通常,定量或数值数据与尺度测量相关联,定量数据可以是离散的,也可以是连续的。质性数据也可称为属性数据,是描述性的、非数值化的数据,如学生的反馈意见、教师的评价描述等。质性数据不是用线性尺度上的数字表示的测量,而是用自然语言描述。

(二) 根据数据属性分类

根据数据属性,可分为连续数据和分类数据。连续数据是指在一定范围内可以取无限个可能值的数据,如学生的身高和体重等。分类数据是将观察对象按照某种特征划分为不同类别的数据,如学生的性别、所属专业、学历等。如果一组数据的值或观察值可以根据类别进行分类,那么该组数据就被称为分类数据。每个值都是从一组互斥的类别中选择的。

分类数据包括三种:无序、有序和二分类数据。无序分类数据指类别没有自然排序的数据,也称为名义数据。有序分类数据指具有特定等级或排序的数据,一个常见例子是李克特量表,经常用于问卷调查。第三种分类数据就是只有两个类别的二分类数据,例如是或否。

(三) 根据数据内容分类

根据数据内容,可分为个人特征数据、学业特征数据、社会经济特征数据、学习环境特征数据、学习态度和行为特征数据等。个人特征包括:学生的个人基本信息(如年龄、性别、民族)、教育背景(如入学成绩、之前的学习经历)及健康状况等。学业特征包括:所在学科领域、学生的考试成绩、学生的临床实习表现等。社会经济特征包括:家庭环境、家庭收入及父母职业等。学习环境特征包括:学校信息(类型、教学设施)、课程信息(如课程名称、代码、学分、教学大纲、课程资源、教学方法、课程安排)、教师信息(教育背景、职称、专业领域、教学经验)等。学习态度和行为特征包括:学习动机、学习策略及课外活动参与情况等。

(四) 根据数据收集方式分类

根据数据收集方式,可分为横断面数据和追踪数据。横断面数据指在特定时间点上收集的数据,用于描述某一时刻的情况。追踪数据则是指在一段时间内连续跟踪收集的数据,用于观察和分析变化趋势。

四、医学教育数据的来源

(一) 教育调查

教育调查是获取医学教育数据的一种重要方式。包括问卷调查、面访调查、电话调查等形式。通过教育调查,可以了解学生的学习情况、教师教学方法、教育资源利用情况等方面的信息。

(二) 统计年鉴

统计年鉴是收集和发布医学教育数据的重要途径。各级政府和教育部门会定期发布医学教育的统计年鉴,其中包括学生人数、招生情况、教师数量、课程设置等数据。统计年鉴提供了全面的医学教育数据,可用于分析教育发展趋势和制定政策。

(三) 教育实验

教育实验是研究医学教育的重要手段之一。通过设计教育实验,可以控制变量、比较不同教学方法的效果、评估教育政策的有效性等。实验数据可以提供有关教育干预效果和教育改革的证据。

(四) 临床实践数据

临床实践数据是医学教育中的重要数据来源之一,是医学生在临床实践过程中产生的数据,如病历记录、实验室结果、手术报告等,可以用于评估医学生的实际应用能力和临床决策水平。

(五) 教学评估和反馈

教学评估和反馈是获取医学教育数据的重要途径之一。学生的课程评价、标准化考试和认证机构收集和维护有关考试成绩、认证记录、评估数据和实习反馈等可以提供关于教学质量和学生学习效果的信息。同时,教师也可以通过学生的表现和反馈来了解教学的效果和改进方向。

（六）学生档案和学籍管理系统

学生档案和学籍管理系统记录了学生的个人信息、学习成绩、出勤情况、选修课程等数据。通过分析这些数据，可以了解学生的学习进展、成绩分布和学业表现。

（七）学术期刊和出版物

学术期刊和出版物提供了大量有关医学教育的研究论文、综述文章、教育研究报告等。通过阅读和分析这些文献，可以获取有关教学方法、教育政策和实践经验的信息[1-4]。

第二节 数据管理关键步骤与原则

在医学教育中，高效且系统的数据管理是保证数据质量、支持精准决策和促进研究的基础，以下是数据管理过程中的关键步骤及其实施策略。

一、确立明确的数据收集目标

（一）明确收集数据目的

在开始收集数据前，明确收集数据目的非常重要，即数据收集工作是为了解决什么问题、达成什么样的研究目标。例如，如果想要研究学生在特定医学教育课程中的学习成果，或者评估某种教学方法对学生表现的影响。可以确定哪些数据是必要的，哪些数据是不相关的，从而选择合适的数据收集方式，避免资源浪费和目标偏移。

（二）确定所需的数据类型

根据研究设计确定所需数据类型。不同的研究设计可能需要不同类型的数据。例如，如果进行的是实验研究，需要收集实验组和对照组的数据，以比较它们之间的差异。而如果进行的是观察研究，需要收集观察数据或调查数据。研究设计将会指导选择合适的数据类型。

确定感兴趣的相关变量和指标也是确定数据类型的关键。相关变量是希望研究的特定因素，而指标是用来衡量这些因素的具体测量工具或方法。例如，如果关注学生的知识水平，就需要收集他们的考试成绩作为指标；如果关注学生的态度和满意度，就需要使用问卷调查来收集相关数据。数据可以是质性的也可以是定量的，可能是连续型变量，如年龄、考试分数等，或者是分类型变量，如性别、专业、年级等。数据类型的选择应直接反映研究问题的需求，确保数据能够恰当地回答研究问题。

（三）确定样本量

样本量要足够大，以确保研究结果的代表性和统计显著性。样本量太小可能导致结果不准确，而样本量过大则可能导致资源的不必要消耗。确定进行有效研究所需的最小样本量，以确保研究结果的统计显著性和实际意义，这对于规划教育研究和资源分配至关重要。在确定样本量时，应考虑到研究设计的需求、预期的效果大小、数据的可获得性以及预算和时间限制，常用的样本量确定方法有：

1. 功效分析 功效分析用于计算在给定效应大小、显著性水平（通常是 0.05）和所需功效（通常是 0.80 或更高）的情况下所需的样本量。通过这种方法，研究者能够确定能够检测到实际效应（如果存在）所需的最小样本量。

2. 基于置信区间的方法 这种方法侧重于确定足够的样本量，以确保估计的参数（如平均值、比例）的置信区间足够窄。样本量越大，置信区间越窄，对参数的估计就越精确。

3. 历史数据/先前研究 参考类似研究的样本量，特别是已经发表的具有统计显著结果的研究。通过分析历史数据，可以了解在特定情况下通常使用的样本量。

4. 规则法则 在某些领域，研究者可能遵循经验规则来确定样本量，例如，在社会科学研究中至少需要30个样本以保证样本分布的正态性。这些规则并非严格的科学计算，而是基于经验和常规实践。

5. 最小样本量要求 某些统计测试或数据分析方法有最小样本量要求，例如在进行回归分析时，至少需要每个自变量有10~15个样本。

6. 模拟研究 使用模拟技术来估计不同样本量下的研究结果稳定性和参数估计的准确性。这可以通过生成模拟数据集并在不同样本量下分析它们来完成，从而评估样本量对研究结果的影响。

二、选择合适的数据收集方法

在医学教育研究中，数据收集方法适配程度会直接影响研究结果的质量和可靠性。医学教育研究旨在评估教育实践的效果、学习过程、教学方法的创新，以及教育环境的影响等。因此，选择合适的数据收集方法需要考虑研究目标和所需的数据类型。以下是一些适用于医学教育研究的数据收集方法。

（一）问卷调查

在教育研究中，调查是一种收集、处理教育信息的基本办法，它通过对教育事实的考察、现状的了解、材料收集来认识教育问题或探讨教育现象之间联系，是有目的、有计划、有系统的研究方法。当需要收集大量定量数据，如学生满意度、学习成果、考试成绩等，问卷调查是一种有效的方法。在线问卷方便快捷，易于分发给广泛的受众，如学生、教师和医疗从业者。通过问卷收集学生对教学内容、教学方法和教师表现的评价，可以了解教学的优势和改进的方面。医学院可以利用这些信息来改进课程设置、教学方法和评估方式，以提高教学质量和培养出更优秀的医学专业人才；收集学生对教学环境、学习资源、师生互动等方面的评价，可以了解学生的需求和关注点，为医学院改进教育提供指导；收集参与者的反馈和评价，可以了解培训项目对他们的学习和职业发展的影响，以及培训项目的优点和改进的方向；收集医学专业人员的意见和观点，可以为医学教育的发展方向和内容提供参考；收集医学教育从业者和学生的意见和反馈，可以评估政策和改革的实施情况，了解其对医学教育的影响，为未来的政策和改革提供参考；分析和解读问卷调查数据，研究人员可以深入了解医学教育中的问题和挑战，为改进教育质量和培养优秀的医学专业人才提供有针对性的建议和措施。

（二）访谈

对于探索教学方法的深层次影响、学习体验的质性方面或教育创新的个案研究，访谈是一种宝贵的数据收集方法。半结构化或非结构化访谈可以揭示学习者的感受、看法和个人经历。访谈可以用于深入了解医学学生和教师的观点、经验和想法，通过与他们进行面对面或电话访谈，研究人员可以主动提问，并就特定的主题进行深入探讨，这种质性的数据可以揭示出个体的认知、态度、行为和经验，帮助研究人员更全面地理解医学教育中的问题和挑战。访谈在医学教育研究中常用于探索性研究和理论生成阶段，通过与医学教育从业者和学生进行访谈，研究人员可以了解他们的观点和经验，探索新的问题和主题，并生成新的理论或假设。访谈可以帮助研究人员深入挖掘医学教育领域的未知领域,并提出新的研究方向。访谈可以用于评估医学教育中的教学方法和课程设计,通过与教师和学生进行访谈,研究人员可以了解他们对不同教学方法的看法和体验,以及教学方法对学生学习成果和动机的影响。访谈还可以帮助评估课程设计的有效性和适应性,了解学生对课程内容和结构的反馈。访谈可以用于研究医学学生和从业者的专业发展和职业规划,通过与医学学生和医学专业人员进行访谈,研究人员可以了解他们对专业发展的期望、需求和挑战。访谈还可以揭示出个体在职业规划过程中的决策因素、经验和发展路径,为医学教育提供有针对性的建议和支持。访谈可以用于评估医学教育政策和改革的实施情况和影响,通过与医学教育从业者和学生进行访谈,研究人员可以了解他们对政策和改革的认知、态度和反馈。访谈可以提供详细的、具体的信息,帮助评估政策和改革的可行性及其对医学教育的实际影响。

(三) 观察

在实践环境中,如模拟实验室、临床培训中,直接观察学习者的行为和互动过程可以提供关于学习过程和教学效果的实时数据。观察可以是非参与性的,仅记录行为和交流,也可以是参与性的,研究者直接参与教学过程。通过观察医学教师在教学过程中的行为,可以评估他们的教学技能和效果。例如,观察教师的讲课方式、互动方式、对教学资源的使用等,可以了解到教师的教学风格、教学策略以及对学生的指导程度。通过观察学生在学习过程中的行为和表现,可以了解他们的学习方式、学习动机和学习成果,观察学生的学习参与度、问题解决能力、团队合作等方面的表现,可以为医学教育提供有关学生学习效果和教学改进的信息。在医学教育中,通过观察医学学生在真实临床场景中的表现,可以评估他们的临床技能、沟通能力和专业素养;观察学生与患者的互动、诊断和治疗过程,可以提供对学生实际能力和发展需求的直接了解;观察学习环境可以帮助评估医学教育中的教学场所和资源的适应性和效果。观察教室设施、实验室设备、图书馆资源等,可以评估学习环境对学生学习和教学活动的支持程度。观察医疗从业者在实际工作中的表现和实践活动,可以了解他们的职业素养、工作流程和团队合作能力。观察医疗从业者的临床决策、患者管理和专业交流等方面,可以对医学教育的专业实践进行评估和改进。

(四) 从现有数据库提取数据

利用现有的教育数据库和医疗记录来研究教育干预的长期效果或大规模教育趋势。现有数据库可以是医学教育相关的学术文献数据库、教育机构的学生档案数据库、医学院校的教学评估数据库等,通过从学术文献数据库中提取相关研究的数据,研究人员可以进行文献综述和元分析。通过访问教育机构的学生档案数据库和教学评估数据库,研究人员可以提取学生的学习成绩、评估结果和教学反馈等数据,用于教学评估和效果研究。这些数据可以帮助研究人员分析不同教学方法、课程设计和学习支持策略对学生学习成果和教学质量的影响。通过长期追踪学生的学习进展和职业发展情况,研究人员可以利用学生档案数据库和相关数据库提取数据,进行学生追踪和发展研究。这些研究可以探究学生从入学到毕业和职业发展过程中的变化、需求和挑战,为医学教育提供持续改进和发展的依据。数据库中的数据还可以用于评估医学教育政策和改革的实施情况和效果,通过提取相关的政策文件、教育统计数据和评估报告等,研究人员可以分析政策和改革对医学教育体系、教学质量和学生发展的影响,为政策制定者和教育管理者提供决策依据。数据库中的大规模数据则可以用于跨学科研究和大数据分析,通过整合不同领域的数据,如医学教育、临床实践、学生健康等方面的数据,研究人员可以探索医学教育与其他领域的关联和影响。同时,利用大数据分析方法,可以从庞大的数据集中发现隐藏的模式、趋势和关系,为医学教育研究提供新的视角和洞察。

三、确保数据的代表性和准确性

代表性的数据样本能够更好地反映整个受众或目标群体的特征和行为。医学教育研究的目的之一是为决策制定者提供有关教育政策、教学方法和课程设计的信息。如果数据缺乏代表性或准确性,决策者可能会基于不完整或错误的信息做出决策,从而影响医学教育的质量和效果。医学教育研究的结果通常用于指导教学实践和培养医学专业人员。如果数据不具有代表性和准确性,推导出的结论可能无法在实际教育环境中有效应用,从而限制了研究的实际影响力。为确保医学教育研究中数据的代表性和准确性,有以下常用的方法和注意事项。

1. 采用随机抽样 为了确保数据的代表性,研究人员可以采用随机抽样的方法来选择研究对象或样本。随机抽样可以降低样本选择偏倚,使得样本更好地代表整个受众或目标群体。同时,设计有效的数据收集工具和流程,减少偏差和误差,提高数据的准确性。对数据收集人员进行适当的培训,确保他们理解数据收集的目的、方法和重要性,以提高数据质量。

2. 使用合适的研究工具 选择合适的研究工具和测量方法是确保数据准确性的关键。研究人员应当使用已验证和可靠的问卷、观察表或其他数据收集工具,以确保所收集的数据能够准确地反映研究对象的特征、行为和观点。

3. 校对和验证数据 在数据收集过程中,研究人员应当进行数据校对和验证,确保数据的准确性和一致性。这可以包括双重数据输入、逻辑检查和对异常值的审查等步骤,以减少数据错误和失真的可能性。

4. 多源数据的整合 为了增加数据的代表性和可靠性,研究人员可以考虑整合多个数据源的信息。通过结合不同来源的数据,例如学生档案、教学评估和观察数据,可以得出更全面和准确的结论。

5. 适当的统计分析 在数据分析阶段,研究人员应当选择适当的统计方法和分析技术,以从数据中获得准确的结果。合理的统计分析可以帮助验证假设、检测潜在的关联关系,并减少由于随机误差引起的结论错误。

6. 伦理和法律要求 在数据收集和使用过程中,研究人员必须遵守伦理和法律的要求,确保受众的隐私和数据受到保护。这包括获得适当的研究伦理批准、保护数据的机密性和匿名化,以及遵循相关的法律法规和政策。

四、数据筛选与预处理

原始数据通常还没有准备好进行分析和建模,数据集可能存在缺失数据、不一致数据、不正确数据、错误编码数据或重复数据。因此,需要对原始数据进行初始准备,包括筛选和预处理。

(一) 数据筛选

数据筛选是在研究开始之前对可用数据进行评估和选择的过程。这一步骤的目的是确保选取的数据能够与研究问题和目标相匹配,并具有代表性。收集到的数据可能是多维度的,数据选择,也称为“降维”,包括垂直(属性/变量)选择和水平(实例/记录)选择。分析所有收集到的数据可能产生较差的预测效果,特别是在数据冗余或存在依赖性的情况下。进行数据筛选时要特别注意先确定研究的目标受众或研究对象,选择可靠和可验证的数据来源,其次评估数据的可用性和可获取性,包括数据的完整性、时间范围和数据收集方法等,最后根据研究设计和统计要求,确定合适的样本大小和确保样本的代表性。

(二) 数据预处理

数据预处理是进一步分析前对数据进行清理的过程,是指对原始数据进行处理和整理,去除错误、缺失或不一致的数据。数据预处理的目的是提高数据质量和准确性,减少对后续分析的影响。在进行数据预处理时,可以采取以下步骤。①去除重复数据:检测和删除重复的数据记录,确保每个数据点只出现一次。②处理缺失数据:识别并处理缺失的数据,可以通过删除包含缺失值的记录、插补缺失值(如中位数、平均值、数值的常数值)或使用合适的统计方法进行处理。③处理异常值:检测和处理异常值,可以基于领域知识进行判断或使用统计方法识别和处理异常值。④标准化数据格式:确保数据采用一致的格式和单位,以便进行比较和分析。⑤数据匿名化:根据伦理和法律要求,对可能识别个人身份的数据进行匿名化处理,保护受试者的隐私。

五、数据转换

数据转换的目的是使数据适合所选的分析方法和模型,其包括数据特征选择、特征缩放、特征转换和数据编码等步骤。首先,根据研究问题和分析目标,选择与研究相关的特征或变量,并排除不相关或冗余的特征。其次,对于具有不同量级或范围的特征,可以进行特征缩放,例如将数据标准化(如将成绩转换为标准分数)或归一化(如将数值缩放到 0~1 之间)到相似的尺度上,这是消除数据集中差异的必要过程,使数据分析更加准确和可比。数据标准化/归一化处理是数据挖掘的一项基础工作,不同评价指标往往具有不同的量纲和量纲单位,这样的情况会影响到数据分析的结果,为了消除指标之间的量纲影响,需要进行数据标准化处理,以解决数据指标之间的可比性。原始数据经过数据标准化处理后,各指标处于同一数量级,适合进行综合对比评价。数据标准化或归一化常用方法有:①离差标准化,是对原始数据的线性变换,使结果值映射到[0,1]之间;②Z-score 归一化,是给予原始数据的均值和标准差进行数据的标准化;③对数归一化,在实际工程中,经常会有类似点击次数/浏览次数的特征,这类特征是长尾分布的,可以将其用对数函数进行压缩;④其他归一化方法包括小数位归一化、数据类型归一化、格式归一化、标准差归一化等。再次,对于非正态分布或偏态分布等数据,可以进行特征转换,例如:从文本转换为数值、对数转换或指数转换等,以满足分析的假设要求,提高分析的有效性。还可以通过域简单地将相似的级别合并成相似的组来减少分类变量中的级别数量,并提高数据分析性能。最后,将分类变量进行编码,例如使用独热编码或标签编码,以便在数据分析中使用。

此外,新的变量可以通过组合从现有的变量中衍生出来。例如,平均绩点(grade point average,GPA)是一个可以从系统中获得的公共变量,如果按照实际情况计算,一个学生的 GPA 反映了他在某一学期的平均成绩。然而,这并未明确说明这个学生在几个学期的趋势。对于同样的 GPA,一个学生可能处于一个稳定的状态,经历一个上升的趋势,或经历一个急剧的表现下降。因此,计算连续两个学期之间的GPA差可以得到额外的信息。

六、处理不平衡数据集

数据集通常会出现不平衡的情况,例如一个班级的样本数量明显少于其他班级的样本,这种不平衡可能会对数据挖掘算法的性能产生负面影响,重新抽样是首选解决方案。此外,可通过欠采样和过采样的方法,来处理不平衡数据集。欠采样一般通过减少多数类样本的数量来平衡各类别间的样本数,过采样则通过增加少数类样本的数量来平衡各类别间的样本数。

七、数据存储与备份

保障数据的安全存储和定期备份,以防数据丢失或损坏。选择适合的数据存储解决方案:根据数据的大小、类型和使用频率,选择最合适的存储解决方案,如关系型数据库、非关系型数据库或云存储服务。实施定期数据备份:制订数据备份计划,并定期执行数据备份,以防数据丢失或损坏。备份数据应存储在安全的位置,最好是物理位置与原始数据分开。使用数据版本控制:对重要数据实施版本控制,记录数据的修改历史,便于追溯和恢复数据。

八、数据安全与隐私保护

确保数据处理过程遵守相关法律法规,保护个人隐私不被泄露。

1. 遵守数据保护法规 在医学教育研究中,数据共享和参与者的知情同意过程遵循严格的伦理指南。研究中的数据收集必须符合伦理程序,确保参与者对他们的参与有充分的理解。这包括研究目的、参与方式和过程,通常通过“参与者信息表”来明确。该表详细说明项目的性质和参与过程中的要求,并明确表示参与者在任何时候,基于任何理由或无理由,均有权退出参与。研究参与必须是自愿的,无任何强制或胁迫。虽然参与意愿可通过填写问卷暗示,但通常要求参与者签署一份明确的“同意书”。如果研究中使用财务激励来鼓励参与,应确保激励与所需努力相匹配,并且不会因激励措施而影响研究的质量。数据的安全、保密和匿名处理是研究的标准要求。

2. 实施数据访问控制 不是所有类型的数据和记录均适宜自由共享。特别是患者数据和健康记录要匿名化处理,以保护个人隐私。限制数据访问权限,确保只有授权人员才能访问敏感数据。使用强密码、多因素认证等措施加强数据访问的安全性。研究人员应签署行为准则,同意保持数据的保密和安全。数据库应加密并妥善保护,以防数据泄露。

3. 加密敏感数据 传输任何含有可识别个人信息的数据时,应确保其安全加密。在进行多中心研究时,必须组织好数据共享,确保所有共享数据已去标识化,避免任何可识别的个人信息泄露。对敏感数据(如个人身份信息)进行加密处理,无论是在传输过程中还是在存储时,都能有效保护数据不被非法获取。项目完成后,数据库应根据机构指南进行妥善存档。出版物中的信息处理也应确保不会违反保密和匿名的协议。

4. 培训和意识提升 研究人员应遵守适用的法律要求,保证个人数据的合法存储和使用,明确数据的用途及其可能的共享对象。对于数据库的访问可能需要限制,确保机密信息的安全保护。定期对员工进行数据保护和隐私保护培训,提高他们对数据安全重要性的认识,以及如何在日常工作中实施数据保护措施[5-6]。

第三节　数据分析工具、技术及统计学在医学教育中的应用

在医学教育研究中，统计软件被广泛用于数据分析，以支持研究假设的检验、模式的识别和结论的推导。

一、常用的统计软件

常用的统计软件包括社会科学统计软件包（Statistical Package for the Social Sciences，SPSS）、统计分析系统（Statistical Analysis System，SAS）和R软件等。SPSS以用户友好的图形界面著称，非编程用户可以通过菜单和对话框进行复杂的统计分析。SAS常用于医药研究、生物统计和健康科学研究，具有高级的数据处理和分析能力。R软件是一种开源的统计编程语言和环境，广泛应用于各种科学研究领域，包括医学和医学教育研究，R软件的一个优势是其图形表示能力，可生成高质量的图表进行数据可视化。

二、数据可视化方法

初步的统计分析，特别是通过可视化，可以在转向更复杂的数据挖掘任务和算法之前更好地理解数据。值得注意的是，这一步骤特别可以帮助数据预处理以识别异常值、确定缺失数据的模式、研究每个变量的分布、确定自变量和目标变量之间的关系。

图表是一种非常清晰和有效的显示数据的方法。描述数据的最佳方法取决于数据类型，对于分类数据，可以使用条形图来比较不同类别间的数值差异，展示分类数据的频率或数量。有定量数据时，应该首先使用直方图来绘制数据显示数据的总体形状或分布。折线图适用于时间序列分析，展示数据随时间或序列变化的趋势。散点图则展示两个连续变量之间的关系，用于检查变量间的相关性。

对于更复杂的数据，可采用热图，通过颜色的变化来展示变量之间的复杂关系，适合于展示大量数据的相关性矩阵或数据矩阵。箱线图提供了分布的五数概括（最小值、上四分位数、中位数、下四分位数和最大值），适用于比较不同组别的数据分布。

三、统计学在医学教育中的应用

（一）描述性统计

1. 频数分布　描述变量的观测值分布情况，如学生考试成绩的分布。这有助于识别数据的模式，例如，是否存在成绩集中的现象，或者是否有极端的异常值。在医学教育研究中，频数分布可以用来分析和可视化数据，如学生的考试成绩、对某个问题的答案选择分布等。

应用实例：如果我们有一份医学学生的考试成绩，通过构建频数分布表或图（如直方图或条形图），可以直观地展示大部分学生的成绩范围、是否有成绩聚集的倾向（如大部分学生成绩集中在80~90分）以及是否存在极端值（如少数学生考得很高或很低）。

2. 集中趋势　通过平均数、中位数和众数来描述数据的中心位置。平均数：是最常用的集中趋势度量，表示所有数据值的总和除以数据数量。在医学教育研究中，平均数可用于计算学生平均成绩、平均参与度等。中位数：数据排列后位于中间的值，不受极端值影响，适

用于分布不对称的数据。众数:数据集中出现次数最多的值,对于分类数据特别有用。例如,可以计算平均数来评价所有学生在某次考试中的平均成绩,以快速了解整体表现水平。

应用实例:研究医学课程改进的影响时,可通过比较实施新教学方法前后的学生平均成绩来评估效果。

3. 离散程度 通过标准差、方差和四分位数间距来衡量数据值之间的差异或变异程度。在教育研究中,这有助于评估学生表现的一致性和分布情况。标准差和方差:衡量数据值围绕平均数的分散程度。标准差是方差的平方根,更容易与原数据值比较。四分位数间距:通过将数据分为四等份,计算上四分位数和下四分位数之间的范围,提供数据分布的另一个视角。

应用实例:在评估一个新的教学策略时,除了查看平均成绩的提升,还需要观察标准差或方差来评估学生成绩的一致性。如果离散程度较小,说明大多数学生的表现相近,新教学方法效果更为均衡。

（二）推断性统计

1. 假设检验 用于测试教育干预措施(如新的教学方法)是否显著影响学生的学习成果。例如,使用 t 检验比较传统教学与在线教学对学生成绩的影响。

2. 置信区间 为某个统计参数(如平均成绩)提供一个可能范围,表示结果的不确定性。在教育研究中,置信区间有助于理解统计估计的可靠程度。

3. 样本量计算 确定进行有效研究所需的最小样本量,以确保研究结果的统计显著性和实际意义。这对于规划教育研究和资源分配至关重要。在确定样本量时,应考虑到研究设计的需求、预期的效果、数据的可获得性以及预算和时间限制。

4. 效应量计算 效应量用来量化两个变量之间的关系强度或者一个变量对另一个变量影响的程度。选择合适的效应量时,应该考虑以下因素:数据类型(连续数据、二分类数据、有序分类数据还是名义数据)、研究设计(比较两组还是多组、是相关设计还是独立设计)、研究目的(要衡量关联、比较差异还是预测)。几种常用的效应量有 Cohen's d(用于比较两组平均数的差异,反映差异的标准化大小),常用于独立样本 t 检验或配对样本 t 检验分析;Pearson's r(表示两个连续变量之间的相关程度),常用于相关分析;优势比(odds ratio,OR)和风险比(risk ratio,RR)(通常用于临床研究中,衡量风险或机率的变化),它常用于案例对照和队列研究或在 logistic 回归中评估风险因素。

（三）常用的统计分析方法

1. 回归分析 包括线性回归、logistic 回归、Cox 回归、泊松回归等,可评估一个或多个自变量(如学习时间、参与度)对因变量(如考试成绩)的影响。在医学教育研究中,可以用来评估不同因素对学生学业成绩的影响。

2. 方差分析(analysis of variance,ANOVA) 比较三个或更多个群组的平均数,以确定至少一个群组的平均数是否显著不同于其他群组,例如,比较不同教学方法对学生成绩的影响。

3. 主成分分析(principal component analysis,PCA) 一种数据降维技术,通过提取数据中的主要变量(成分),简化数据结构,有助于揭示变量之间的关系。在教育研究中,PCA 可以用于识别影响学生学习成果的关键因素。

4. 非参数统计分析 不依赖于数据分布的假设,适用于非正态分布的数据或序数数据。在医学教育研究中，非参数方法（如 Mann-Whitney *U* 检验、Wilcoxon 符号秩检验）常用于处理评价分数等非正态分布的数据。

5. 结构方程模型（structural equation model，SEM） 结构方程模型用于分析变量间的关系网络。结合因子分析和多变量回归分析，允许同时测试多个回归关系。SEM 包括两个主要部分，即测量模型和结构模型。测量模型涉及将观测变量与潜在变量关联起来，结构模型则探讨潜在变量之间的因果关系。使用标准化回归系数（路径系数）来表示变量间的直接和间接关系。比较拟合指数（comparative fit index，CFI）、均方根误差近似值（root mean square error of approximation，RMSEA）等用于评估模型对数据的拟合程度。

6. 应用人工智能数据分析 使用机器学习模型对学生的学业成绩、毕业率和职业发展进行预测，帮助教育机构评估结果和反馈信息，可以更好地理解学习过程，个性化教学策略，优化课程内容，做出更好的决策[7-8]。

第四节 挑战与展望

一、当前医学教育数据管理与统计面临的挑战

随着学习管理系统（learning management system，LMS）和在线教育平台的广泛使用，学生数据的隐私和安全成为主要关注点。不同来源和平台的数据可能存在格式不一致、质量不均等问题。确保数据的准确性、完整性和可比性是一大挑战。医学教育领域需要跨学科的专业知识，包括教育学、统计学和计算机科学，缺乏这些领域专业技能的人才会限制数据分析的深度和广度，将数据分析结果转化为实际的教学改进和政策制定存在障碍，理解复杂的统计结果并将其应用到教育实践中需要深入的专业知识。

二、未来发展趋势与技术创新

人工智能和机器学习技术的进步将使个性化学习和预测分析成为可能。通过分析学生的学习习惯和表现，可以提供定制化的学习资源和反馈。随着数据收集技术的改进，教育数据集变得越来越大，大数据分析工具和技术将帮助教育者洞察复杂的数据集，提高决策的质量和速度。区块链技术在确保数据完整性、安全性和透明性方面显示出巨大潜力。在医学教育领域，它可以用于保护学生记录和验证学术证书。云计算提供了存储和处理大量教育数据的能力，而边缘计算则支持实时数据分析，这对于在线和远程教育尤其重要。

三、对医学教育数据管理与统计工作者的建议

技术和方法论在快速发展，医学教育数据专业人员应该持续学习最新的数据分析工具和技术。鼓励与计算机科学、统计学和教育技术等领域的专家合作，以促进知识交流和技能互补。在所有数据管理和分析活动中，始终将数据隐私和伦理标准放在首位，确保遵守相关法律法规，并提高将数据分析结果转化为可操作教育教学改革依据的能力。

（曲 波　王子琪　朱亚鑫）

参考文献

[1] RASKIND I G, SHELTON R C, COMEAU D L, et al. A review of qualitative data analysis practices in health education and health behavior research [J]. Health Educ Behav, 2019, 46(1): 32-39.

[2] RATELLE J T, SAWATSKY A P, BECKMAN T J. Quantitative research methods in medical education [J]. Anesthesiology, 2019, 131(1): 23-35.

[3] TAVAKOL M, SANDARS J. Quantitative and qualitative methods in medical education research: AMEE Guide No 90: Part Ⅰ[J]. Med Teach, 2014, 36(9): 746-756.

[4] TAVAKOL M, SANDARS J. Quantitative and qualitative methods in medical education research: AMEE Guide No 90: Part Ⅱ[J]. Med Teach, 2014, 36(10): 838-848.

[5] SCHIERMEIER Q. Data management made simple [J]. Nature Careers, 2018, 555(7696): 403-405.

[6] 霍倩,梁宵萌,潘亚男.科学数据管理政策对档案部门科学数据管理的启示——基于政策工具的文本量化分析[J].图书情报工作,2021,65(20):23-30.

[7] CLELAND J, SCOTT N, HARRILD K, et al. Using databases in medical education research: AMEE Guide No. 77 [J]. Med Teach, 2013, 35(5): e1103-e1122.

[8] 张屹,周平红.教育研究中定量数据的统计与分析:基于SPSS的应用案例解析[M].北京:北京大学出版社,2015.

第四篇

医学教育质性研究与混合方法研究

第一章
质性研究

第一节　质性研究概述

一、什么是质性研究

质性研究是以研究者本人作为研究工具，在自然情境下采用多种资料收集方法对社会现象进行整体性探究。质性研究通常采用归纳法分析资料和形成理论，通过与研究对象互动对其行为和意义建构获得解释性理解的一种活动。

质性研究是以社会科学和人文科学为基础，包括人类学、社会学、教育学和历史学等，主要在特定方法论指导下，采用人种志、扎根理论、个案研究、叙事研究、行动研究和解释现象学分析等研究方法，以相应的研究程序、资料收集与分析方法，研究真实世界自然呈现出来的情境，不对研究结果进行预设限制，没有操纵和控制，以开放心态对待出现的任何结果，以达到深入理解、反映多样性、揭示社会问题根源和改进实践的目的。

二、质性研究与定量研究比较

临床环境中更常用定量研究方法，因此大多数医疗卫生人员对定量研究方法更为熟悉。医学教育研究的主要研究对象是学生、教师等具有复杂主观意识和受广泛因素影响的“人”，因此较多研究问题难以进行定量分析和评价，或者单纯的定量方法无法完全解释研究问题。相对于定量研究，质性研究更加关注研究情境，能够给研究者和读者提供看问题的新视角，也更能够探究复杂现象背后的原因，给现象带来新的见解（表 4-1-1）。此外，质性研究主要基于归纳逻辑展开，能够扩展理论边界并构建新的理论[1]。

三、质性研究的优劣势

（一）质性研究的优势

质性研究能够对一定数量的个案进行深入研究，从而提供个案信息和对复杂现象进行充分描述，并通过研究者对研究现象相关的背景和环境因素进行识别以及进行案例的比较

表 4-1-1 质性研究与定量研究的比较

项目	质性研究	定量研究
着眼点	事物质的方面	事物量的方面
解决问题	为什么	是什么
研究目标	现象理解或解释、原因探究等	现状分析、因果关系、预测等
研究思路	通过观测、实验和分析等，来考察研究对象是否具有这种或那种属性或特征，以及它们之间是否有关系等	通过对研究对象的特征按某种标准作为变量，来测定对象特征数值，或求出某些因素间的量的变化规律
研究方法	“自下而上”的探究性方法，研究者主要基于实地研究所得数据，生成或构建知识和理论，如人种志、扎根理论等	“自上而下”的验证性方法，研究者主要基于已知理论，用数据来检验假设和理论，如现状调查、实验研究等
数据收集	收集质性数据，如访谈、观察、田野记录等，研究者是首要的数据收集工具	使用结构化的、经验证的数据收集工具，进行精确测量和收集定量数据
结果呈现	多以文字描述为主	多以变量数据为主
数据分析	对内容进行归纳和演绎，以解释意义、形成概念或提出理论	使用统计分析方法，识别变量间的数据关系

和分析，能够研究动态过程、解释现象、得出归纳性假设或理论。

（二）质性研究的劣势

质性研究的数据收集和分析一般会比定量研究更耗费时间，因此很难对大规模群体进行。此外，质性研究结果受研究对象的背景和环境因素，以及研究者个人偏见和喜好等复杂因素影响，其所得出的结论可能无法有效推广至其他人群或环境中，因此有些人会认为其研究结果可能缺乏可信度。

第二节 质性研究方法

质性研究在不同研究范式下有多种研究方法，每一种研究方法根据研究目的和研究问题不同，样本选择、数据收集与数据分析等均可能存在较大差异。本文主要介绍应用较多的六种质性研究方法[1-3]。

一、人种志

人种志（ethnography），也称民族志，是源自人类学的一种研究方法。人种志研究是指研究者深度融入研究对象的日常生活，运用参与性观察、深度访谈等方式开展田野调查，并描述、解释所观察到的现象和文化的过程[4]。

1. 研究目的 以整体的视角、深度的参与，揭示社会、文化结构和教育世界的复杂性，理解共享特定文化模式的群体的观念、行为和互动，解释他们对行为和互动所赋予的意义，以及文化发生的作用。

2. 研究问题 主要研究处于特定社会情境中的某个群体有何种文化习俗、他们如何看待某种现象、他们的观念有何变化过程及其影响因素是什么、他们的某种行为特征及变化过程等问题。

3. 样本选择　根据研究目的和研究问题需要，充分考虑样本的经济性和代表性，通过知情者抽样或在目标群体中进行目的性抽样等方式，选择合适的研究地点和对象。

4. 研究过程　教育人种志研究一般包括以下几个阶段。

（1）做好研究准备：研究者要明确阐述研究问题，确定研究方案，准备研究所需工具，以及寻找合适的研究现场，并获得研究现场负责部门或人员和研究对象的知情同意。

（2）进入教育田野：研究者进入研究群体之中，并努力成为其中的一员，观察日常学习生活情境中发生的事情，以收集各种研究资料。

（3）分析田野笔记：对田野笔记作归类整理和分析。一般研究者会在收集资料的同时，也在一定程度上整理、分析田野资料。田野笔记是一种质性研究资料，不适合进行定量统计处理，只能对资料作分门别类的归纳和分析，在这个过程中既要关注研究资料蕴含的行为模式和文化意义，又要注意尽量避免受研究者的“先见”或主观想法影响，从而重现现象的本来面目。

（4）撰写研究报告：一份完整的人种志研究报告至少需要包括四个方面的内容，即陈述研究的问题、呈现研究设计和相关的理论背景、详尽地描述研究资料、解释资料并建构理论。

5. 数据收集　研究者通过长时间地、反复地“沉浸”在被研究对象所处的文化情境中，运用参与式观察、民族志访谈、田野笔记、文档资料、实物等方法收集数据，必要时可采用问卷调查。

6. 数据分析　通常采用质性数据的归纳分析方法，也采用会话分析、内容分析等；对问卷调查数据进行统计分析。

7. 注意事项　人种志研究是在自然环境中，研究者观察和记录研究对象真实变化过程，记录内容主要是描述性的，具有高度个人化的特殊性质，研究结果的可推广性受到较大限制，还可能涉及研究对象的内心和隐私，因此，需要处理好研究的信度、效度和伦理问题。同时，研究者还要具备熟练运用参与性观察方法、整体性视角和跨文化视角，对研究材料进行批判性反思，深度理解和阐释隐藏于现象背后的文化意义等研究能力。

二、扎根理论

扎根理论（grounded theory）是指在经验资料的基础上构建理论，研究者在研究开始之前一般没有理论假设，而是直接从实际观察入手，通过对原始资料进行深入分析和归纳出经验概括，逐步形成理论框架[5]。

1. 研究目的　建立关于个体或群体如何建构意义、如何行动和互动的理论；自下而上地从个案样本的经验资料中生成理论，用理论去解释研究现象。

2. 研究问题　针对特定问题或现象了解个体或特定群体的观点态度、形成和变化过程、影响因素和机制。

3. 样本选择　概念驱动的理论性抽样，通常需要经过多次抽样过程。

4. 研究过程　扎根理论的研究过程主要包括以下四个环节，但部分环节可能需要多次循环开展。

（1）确定研究问题：基于实际生活经验的问题，探究社会结构和社会过程如何产生影响以及事情是如何通过给定的社会互动的框架来完成的。

（2）选择抽样方法：从资料中撷取假设，演绎成研究观察切入点，主要通过理论性抽样、目的性抽样等方法，招募对所研究的社会过程现象有不同经验的参与者，以探究社会过程的多元维度。

（3）资料收集：主要通过访谈法、观察法或现存文本阅读等方法收集资料。除了进行笔记记录外，也可以利用录音、摄像来记录，再加以转录分析。

（4）资料分析：在研究过程中，资料收集、分析及综合是一个持续的螺旋式推进的过程，研究者通过持续的比较，依靠丰富的资料、文献以及资料分析的过程形成强烈的理论触觉，以建构理论。

5. 数据收集 研究者进入研究对象所处的自然情境中，通过访谈、观察、收集实物等进行数据收集，多以文字描述为主。

6. 数据分析 扎根理论一般需要经过“理论抽样-数据收集-数据分析”的多次循环，对样本文字数据进行转码，即对样本数据进行开放式编码、轴心编码和选择式编码的依次编码。编码过程是先分解、再逐渐统合的过程，并进行连续的比较，不断完善和建构理论。

7. 注意事项 在扎根理论方法中，从研究进入、资料来源、抽样过程、资料分析与编码等各环节和操作都需要遵循“自然呈现”的基本原则，以确保理论完全扎根于资料。研究过程中数据收集与数据分析应同时进行，并且在每个阶段不断进行比较分析，而非在数据收集完成后才进行编码分析。编码分析是收集数据和生成理论之间的关键环节，所以编码过程的规范性非常重要。扎根理论的饱和度检验中，不只是没有新资料出现，还要求数据能够充分解释类属及其属性和维度，包括变化形式和概念之间的关系。

三、个案研究

个案研究（case research）也称案例研究，通常是以单一的、典型的事物为具体研究对象，通过对其进行直接或间接、深入而具体的考察，来了解事物发展变化的某些特点和规律[6]。

1. 研究目的 以某种理论为视角，在一个真实的情境下，对单一的、典型的个案的一些典型特征作全面、深入的考察和分析，揭示个别现象或问题的产生及发展变化的规律，提出解决问题或指导发展的建议和措施。

2. 研究问题 主要回答“如何”“为什么”的问题。

3. 样本选择 先确定“个案”的类型，如个体、小群体、事件、项目、机构等，然后界定个案的边界，之后再进行目的性抽样。

4. 研究过程 教育个案研究是一种有组织、有目的、按程序进行的研究活动，不管研究对象是谁、要研究什么内容，都要遵循三个基本程序。

（1）个案选择：确定明确而有价值的研究对象是所有研究的第一步。教育个案研究的对象应具有三个显著特征：其一，在某些方面有显著的行为表现；其二，相关测量评价指标与众不同；其三，主要关系人（同学、教师、家长、朋友等）都有类似的印象和评价。

（2）资料收集：详细、准确、全面地收集研究资料，对教育个案研究的有效进行和相关问题的最终解决，具有至关重要的作用。个案研究要收集的资料一般包括研究对象的基本信息、背景资料、行为表现及发展变化情况等，可采用调查、测试、访谈、查阅研究对象的作业等多种方式进行收集。

（3）分析推论：个案资料分析一般从三个方面着手，一是动力性分析，旨在寻找出研究对象行为的内在动力，如世界观、价值观、人生观及其与行为、结果的关系，以及构成这些动力的内外因素（情绪、个性、家庭环境、相关事件与人物等）；二是发展性分析，旨在了解研究对象产生某种动力、行为或问题的具体原因及其形成和发展的过程；三是临床性分析，旨在了解研究对象的生理、心理特点，以及学校教育、家庭氛围、社会环境等对研究对象成长发展有着怎样的影响，并找出其中的关键。

5. 数据收集　研究者进入研究对象所处的自然情境中收集数据，采用访谈、直接观察与参与式观察或收集文档资料、实物等方法，必要时使用问卷调查。

6. 数据分析　可采用多样化数据分析方法，如分析性归纳、分析框架、抽象与比较、话语分析等。

7. 注意事项　个案研究是要了解和把握某一具体现象或问题的特征，研究对象是个别的而不是整体的，但又是与所要研究的现象或问题相联系的群体中的一员，因此，个案研究的对象应该具有典型性特征，否则就没有什么研究价值。由于个案研究的对象单一，数量相对较少，需要对研究对象进行多层面、多方位、多维度的透彻深入、全面系统的分析与研究。为了能收集到更多的个案资料以便更好地把握研究对象的发展规律，常常需要结合观察、调查、实验、测量等多种研究方法。

四、叙事研究

叙事研究（narrative research）是以研究者本人作为研究工具，在自然情境下采用多种方法收集资料，对社会现象进行整体性探究，使用归纳法分析资料和形成理论，通过与研究对象互动对其行为和意义建构获得解释性理解的一种活动。教育叙事研究属于人文研究，强调人与经验教育的联系，强调以故事讲述的方式来描述人们在日常生活中的教育经验、教育事件及教育行为，使人们明白一定的道理。这种方法被认为是教育人、感化人的最佳途径之一[7]。

1. 研究目的　通过一个个真实的教育故事的描述，去追寻教育参与者的足迹，在展示教师内心世界的过程中，重新关注研究的对象的“局部丰富性”，“重新恢复”理性思维，从而挖掘出教育实践中深层的内涵和意义。

2. 研究问题　研究者从日常生活出发，在自然情境中发掘纷繁复杂的教育现象和教育行为。

3. 样本选择　叙事研究对象可以为任何类型的叙事素材，关注作为个体的人的经历故事及其背后隐藏的之于该个体的意义，强调微观分析。

4. 研究过程　叙事通常意义上来说就是讲故事，用生动形象的语言表述事情。研究者通过对事件或行为活动的描述，即对主语加以人格化，按照起因、经过、结果的顺序组织成一个完整的“故事”。

5. 数据收集　研究者在自然情况下，通过访谈、传记、文献等多种方法，收集故事相关的数据和资料。

6. 数据分析　对故事进行整体性探究，使用归纳法分析资料和形成理论。

7. 注意事项　研究者只有置身于自然情境中与研究对象直接密切的往来互动，切身观察感受他们的行为目的，才能最直接地感悟到教育的意义，获得丰富的信息。叙事研究不是简单地讲述事情发生经过，还需要研究者经过思考发掘后，用简洁精炼的语句阐释深刻的教育意义，让读者在轻松愉悦的氛围中领悟到教育的价值。

五、行动研究

行动研究（action research）是行动者在工作实践的情境中，有目的、有计划地对工作中产生的具体问题进行系统探究，融理论与实践于一体的研究方法[8]。

1. 研究目的 提高对所从事的社会或教育实践的理性认识，加深对实践活动及其依赖的背景的理解，从而提高行动质量，改进实际工作，解决实际问题。

2. 研究问题 可通过文献阅读、问卷调查、访谈、测试等方式，归纳确定教育实践工作中面临的实际问题。

3. 样本选择 根据研究问题需要，使用目的性抽样或方便抽样等方法，选择主要当事人或相关人员作为研究对象。

4. 研究过程

（1）制订计划：是行动研究的第一步，主要包括确定课题名称、提出研究假设、设定研究变量、选择研究方法、安排研究进度、落实人员分工、拟定成果表达等，计划需要遵循可行性、层次性和开放性等要求。

（2）实施行动：研究者一般要坚持实践性、指导性和弹性的原则，在行动实施过程中，要按研究计划的要求操作实践，但由于无法事先确定和预测所有可能因素，更不可能全部控制，因此，要在行动中不断实践探索和调整。

（3）积极考察：行动研究中的考察或观察，实际是搜集研究资料的过程。考察的主体既可以是研究者，也可以从他人视角，需要明确考察参与人员、实施方式、使用素材或材料以及如何排除干扰等，以保障收集资料的质量。

（4）反思改进：行动研究的目标是解决实践中的实际问题，因此反思改进尤其重要。主要包括三方面：反思研究问题，针对研究最初的问题展开反思；反思所制订的计划，包括计划的合理性、实施过程及调整的必要性等；反思实施效果，通过研究者、研究对象或第三者等不同角度评判行动研究的效果。

5. 数据收集 根据研究需要和实践意义，可以采用一种方法或综合应用多种方法收集数据。

6. 数据分析 根据数据类型和特点不同，可以使用不同方法进行数据分析。

7. 注意事项 行动研究主要适用于教育实际问题而不是理论问题的研究。

六、解释现象学分析

解释现象学分析（interpretative phenomenological analysis，IPA）是以现象学和符号互动理论为基础，关注个体如何看待生活经验并赋予其意义，为理论和实践呈现独特的质性分析视角的质性研究方法[9]。

1. 研究目的 探究个体在某种情境下如何理解某种独特的经验现象，从而对个体的经验和意义进行双重诠释。

2. 研究问题 研究问题可以是个体如何理解自己的某个特定经历、根据自身的经历如何理解某个概念，或经历了怎样的观念转变过程等。

3. 样本选择 小样本、同质性，即选择具有类似特定经历、类似社会文化背景的样本。

4. 研究过程

（1）确定主题：基于研究者的兴趣，选择不带有验证假设倾向的主题，并可以在资料获取的过程中对初定主题进行调整。

（2）选择样本：研究往往采用小样本（一般 1~30 个均可）。研究效度和意义与所选被试描述的资料丰富程度及研究者的观察分析能力相关性较大，受样本大小的影响不大。

（3）获取资料：研究者可通过访谈、观察等方式进行资料收集和分析，既可以按时间顺序先收集资料再进行分析，也可以资料收集和分析交替进行。

（4）资料分析：使用六步迭代分析方法，对资料进行分析，形成主题和建立模式或联系。

（5）总结陈述：将汇总的主题转译为叙事性的描述或者是一个可以陈述经验的模型。

5. 数据收集 研究者进入研究对象生活的自然情境中，通常采用一对一的深度访谈收集数据，其他方法如观察、非正式访谈、研究对象的日记、实物等可作为辅助。

6. 数据分析 使用六步迭代法进行数据分析，第一步，反复阅读原始数据；第二步，对原始数据文本进行初步批注；第三步，阅读批注以发展主题；第四步，建立主题之间的联系并形成上位主题；第五步，依据上述四步对下一个个案进行分析；第六步，在个案之间建立模式或联系。

7. 注意事项 解释现象学分析深入地研究个体的经验世界，有效地洞察其行为和动机以及它们可能带来的影响，可以在个人背景的框架下重新看待思维、情感和记忆等经验，形成新的实证假设，但也存在研究主题特异性、缺乏具体量化评估指标、受特定文化背景影响等缺陷。

第三节 质性数据收集方法

质性研究的数据收集方法较多，为获得尽量详尽且有深度的数据资料，可通过文献回顾、个案研究、直接观察和访谈等多种形式收集数据[3]。

一、文献回顾

在定量研究中，文献综述是必要研究程序或其中一个操作环节，但在质性研究中，研究者考察的大多是研究对象的直接经验，通过探索直接经验建构理论或模型，文献综述的目的和作用与定量研究有所不同。

部分质性研究中，已公开发表的研究报告、个案报告等文献资料本身也是一种重要的数据来源。如在进行理论框架研究前，从现有的文献资料中，遴选具有较好的代表性理论框架，使用比较研究法，对代表性理论框架进行描述、解释和比较，以形成初步的理论框架和产生考核指标池，为进一步的研究提供理论基础；个案研究中相关个案资料的详细描述和分析等。

二、深入访谈法

访谈法是较常用的质性研究数据收集方法。深入访谈法是一种非结构式的一对一访谈方法。研究者根据结构化或半结构化访谈提纲，通过对研究对象的深入访谈，了解其对某些问题的想法、感觉与行为。半结构化访谈中，访谈员可不必完全依据访谈提纲的问题顺序按部就班询问,可根据访谈对象的回答和实际情况,随时提出新的问题逐步深入主题。深入访谈具有较大的灵活性与开放性,访谈员如掌握了一定的技巧,可以获得较为真实和深入的资料。实施深入访谈一般包括以下具体步骤。

(一) 访谈方案设计

研究者需进行研究设计、确定访谈对象,以及设计现场准备、资料收集和分析等实施方案。

(二) 访谈对象选择

访谈前需确定具体的访谈对象。由于深入访谈是对知情人进行深入细致的交谈,因此一般在小样本人群中进行。样本的选择主要用非概率抽样的方法,常用的是立意抽样或目的性抽样。

(三) 访谈提纲设计

访谈提纲是围绕研究目的将假设概念化后提出的一系列话题或问题。问题一般都是开放性的,语言上要求使用一般性或非直接性的词语来代替直接性的问题,避免仅得到"是"或"否"的回答。问题要求简单、语言清晰、容易理解,不超出研究范围。访谈提纲是质性研究的重要部分,获得资料质量取决于访谈问题的深度。访谈提纲设计步骤一般包括:

1. 建立提纲框架 根据研究目的提出假设,明确需要从哪些方面表达研究目的。

2. 列出提纲草案 根据提纲框架,列出每个假设与知情者探讨可能获得信息的问题的草案。

3. 形成访谈提纲 对照研究目的和假设,检查草案所列问题是否与其密切相关,剔除不适合的问题,再次检查留下问题是否完整、能否获得所需的所有信息。

4. 预调查后完善 通过预调查再次检查提纲的问题质量,根据预调查情况修改完善后形成正式访谈提纲。

(四) 访谈员选择与培训

深入访谈是否成功在很大程度上取决于访谈员的素质和表现。因此,选择合适的访谈员并进行必要的培训十分重要。根据访谈问题的复杂性和访谈员的基础情况,培训时间可不同,但应尽量以集中培训为好。培训的内容包括研究目的、深入访谈的基本知识、怎样引导访谈深入进行、访谈时如何记录、提出访谈时可能遇到的问题等,必要时还应通过角色扮演进行演练。

(五) 现场访谈

访谈员与访谈对象约定时间和地点,准备好访谈资料。访谈过程一般按"开场介绍—知情同意—正式访谈—总结致谢"进行,每次访谈时长应控制在合理范围内,建议30~60分钟,可根据实际情况适当缩短或延长访谈时间。访谈应尽量营造轻松氛围,介绍访谈目的,强调访谈对象意见的重要性和保证访谈的保密性,与访谈对象建立友善的关系,使访谈对象能够而且也愿意畅所欲言。

1. 访谈开始前,采集访谈对象基本信息,并签署访谈知情同意书,取得访谈对象的知情同意和访谈录音授权,并建立相互信任关系。

2. 访谈过程中,在提纲的指导下进行正式访谈。可先谈不敏感的话题,当访谈对象足够放松时再过渡到深层次问题。同时注意非语言信息,注意时间的掌握,并采用一些访谈技巧。访谈员对访谈对象的观点保持中立,深入了解和客观全面记录受访者的观点。访谈全程进行音频采集(完整记录)与访谈员笔记(关键信息)的双重记录。

3. 访谈完成时,访谈员向访谈对象就访谈记录的关键信息进行复述,以纠正错误和补充完善,确保访谈资料的准确性。最后向访谈对象表示感谢。

(六) 总结阶段

访谈结束后,访谈员根据访谈提纲,对录音转录文本和访谈记录进行归类整理,应尽量由至少两名研究者对数据进行复核。研究者对所有访谈记录进行关键词提取和分析,补充和完善考核指标,形成初步指标体系。

三、德尔菲法专家咨询

德尔菲法(Delphi method)是一种咨询专家意见,经过多轮征询最终得出反馈结果的质性与定量相结合的预测评价方法。

(一) 德尔菲法专家咨询实施方法

德尔菲法主要运用专家咨询表对研究内容进行评价、预测和意见收集。德尔菲法的实施过程主要包含以下 3 个步骤。

1. 成立研究管理小组 研究管理小组的任务包括以下内容:拟定研究主题,进行文献研究和访谈等前期工作;制定专家咨询表,确定专家名单,并与专家沟通联络;对专家反馈结果进行汇总整理和统计分析,最后给出研究结果。

2. 确定咨询专家 专家选择对于德尔菲法的成败至关重要,咨询专家的代表面应该足够广泛。专家选择标准可根据研究目的和实际需要决定,一般包括在该领域工作时间、学历、专业技术职务、对研究项目有兴趣且愿意参加征询、能保证参加数轮征询的时间等。建立异质性的专家群体有助于改善征询的效果,收集意见时要考虑对专家进行分层。专家人数根据研究的具体情况差异较大,可从数人到数百人不等。鉴于指标评价和权重设置过程涉及的问题较为复杂和宽泛,一般情况下建议专家人数以 15~50 名为宜。

3. 制定专家咨询表并进行征询 正式的专家咨询表一般应当包含:①专家邀请信,主要用于说明研究的目的、意义、调查时间和方法等,通常情况下还要向专家提供与研究项目相关的背景资料,同时向专家介绍德尔菲法的原理、实施步骤和注意事项以便于专家配合,并承诺给予报酬等。②专家咨询表正文,要求专家根据个人经验给出适当的判断,同时提出问题和补充意见。③专家个人基本信息调查表。④专家判断依据与熟悉程度评价表。询问专家的问题数量不宜过多,通常不超过 50 个。在下一轮的专家咨询表中,应当包含指标体系的修改情况、上一轮征询中专家的反馈意见和指标评价方法等内容。征询过程实际上是研究管理小组与专家的互动过程,直到反馈结果显示专家意见趋于协调一致,征询可以终止。经典德尔菲法一般需要 4 轮专家征询,改进德尔菲法通常只需要 2~3 轮专家征询,反馈意见就基本趋于一致,达到征询终止标准。

(二) 专家征询数据分析方法

1. 专家权威程度系数 通过从判断依据(Ca)和熟悉程度(Cs)计算专家权威程度(Cr),计算公式为:Cr=(Ca+Cs)/2。判断依据按理论分析、实践经验、参考文献、主观感觉的顺序设定影响程度,分别取值为 4、3、2、1 进行计算。熟悉程度按照极低为 1 至极高为 5 进行赋值计算。专家权威程度系数大于 0.7 表示专家对课题研究内容的评价结果是可接受的。

2. 专家意见集中程度 通过对专家意见按照极低为 1 至极高为 5 转换为数字,计算算术均数和变异系数(标准差/均数,一般以不超过 0.15 为佳),并按照选择极高的比例计算满分率,评估各项指标的专家意见集中程度。采用界值法进行指标筛选,其中算术均数、满分率为高优指标,变异系数为低优指标。研究组根据专家意见进行讨论,按相关性、重要性、可行性原则,确定需要删减、增加和优化的指标,并形成下一轮专家咨询表。

3. 专家意见协调程度 将所有指标的专家意见,分别按一级指标、二级指标和三级指标进行非参数检验的 Kendall *W* 检验统计,获得相应 Kendall *W* 系数。Kendall *W* 系数超过 0.5 时,考虑专家意见协调程度较好,经研究组讨论后,可终止咨询。

四、焦点小组访谈

焦点小组访谈,也称专题小组讨论或焦点组讨论,是通过召集一小组同类人员,对某一研究议题进行讨论得出结论的质性研究方法。与深入访谈一样,焦点小组访谈也要进行周密设计,一般也采取非概率抽样方法来选择访谈对象。

(一) 小组角色分工

为便于参与者之间相互交流,每个小组的人数一般以 8~10 人为宜。每个小组还需配备 1 名主持人、1~2 名记录员和 1~2 名辅助人员。

1. 主持人 是焦点小组访谈的组织者,负责引导讨论和营造气氛,鼓励参与者自由发言和相互交流,调动每个参与者的积极性,并把握讨论方向,使讨论围绕主题,因此需要具备一定的领导才能和交流技巧。

2. 记录员 负责讨论内容的记录,除了要完整、忠实地记录每个人的发言外,还应记录现场环境、讨论气氛、参与者的身体语言等。

3. 辅助人员 负责会议环境和用品等准备和保障。

(二) 焦点小组访谈步骤

1. 制订焦点小组访谈的计划

2. 确定小组数量及类型 根据研究目的确定焦点小组访谈的小组数量,一般需要至少 2~3 组。每个专题小组的参与者应有共同特征或共同兴趣,包括年龄、性别、资历等相似,目的是使每个讨论者都能自由、开放地参与讨论。

3. 制订访谈提纲 访谈提纲根据研究目的和访谈组类型确定,一般包括三类问题。①普通问题:访谈开场和让参与者表达一般观点与态度的简单问题。②特殊问题:为发现关键信息和让参与者表达感情与态度的引导性问题。③深度问题:为揭示较深层次信息的针对性问题。专题小组的访谈议题不宜太多。

4. 访谈人员培训及演练 正式访谈前需对主持人和记录员等访谈人员进行培训,说明焦点小组访谈的作用和组织协调方法,并通过角色扮演进行实践演练。

5. 访谈准备工作 确定访谈时间和地点后,提前做好人员、场地和物品等访谈准备工作。

6. 专题小组访谈 主持人引导和组织参与者围绕访谈提纲发表观点和进行讨论;记录员作好全程记录。专题小组访谈结束后,对讨论结果进行分析与解释。

五、田野调查

田野调查是指研究者进入研究对象真实的社会生活,通过参与观察、深度访谈、住居体验等方法开展实地调查研究社会现象，获取第一手资料的过程。田野调查强调主体感受、体验和领会，是一种身心参与其中的观察和觉悟。研究者通过参与观察、访谈交流等形式获得真实的资料、信息与思想问题，能够克服问卷调查等研究方法的表面化、简单化、浅层化等问题。

（一）田野调查准备工作

研究者需要结合相关领域的现有研究成果，准确识别田野调查研究场域，并从影响人的思想与行为变化规律及影响教育过程的各种复杂性因素出发，构建田野调查研究框架。

1. 选好教学田野调查点　一个好的田野调查点的选取对于田野研究的开展能起到事半功倍的作用。选取的调查点既要有意义和代表性，实际调查中又要方便可行。调查点选定之后，通过各种途径熟悉田野调查点的基本情况，并与相关单位或负责人员联系，取得进入调查点的许可和支持。

2. 做好理论储备工作　研究者不仅要从理论上对研究方法有完整全面地把握，还需要广泛深入地开展田野调查，通过"饱和式"经典阅读、经验调查与经验体悟，确定调查任务、对象和范围，制订田野调查计划，整理分析好调查资料。对田野调查资料的整理和讨论也需要理论的支撑，如果没有理论作为基石，调查结果将缺乏说服力。

（二）田野调查规范实施

1. 参与观察　参与观察是田野调查中获取资料的重要方式之一，研究者要将自己融入田野调查点人们的生活之中，既要作为参与者，又要作为观察者。研究者作为参与者，要能够走进现实情境，领悟观察对象的情感和经验；作为观察者，也要能从情景中跳出来，观察调查现场中人群的活动，同时一定要做好记录，包括客观观察到的和个人主观感受到的内容。研究者需要观察与记录环境与情境的特征、人际互动、显著性行为、语言与非语言的交流、正式与非正式互动、什么没有发生、该团体中的权力和地位等级，以及任何其他对研究来说可能重要的东西。如果研究者对观察内容有自己的观点和解释，也需要记录下来，并将其与描述、原文（即引用）区分开来。

2. 深度访谈　深度访谈也是田野调查获取资料的重要方法之一。研究者通过与研究对象的长时间接触和相处后，能够较好消除彼此陌生感和获得信任，也能够更有效地开展深度访谈。研究者在开展深度访谈时，需要注意尽量不要设计判断是非、引导性太强的问题，还要注意问题顺序和问题对研究主题的价值。

第四节　质性数据处理方法

一、质性数据结果形式

根据研究结果作用不同，质性数据结果可大致分为描述、概念整理、理论化三种类型。

1. 描述　是用文字传达某个事件、风景、场景、经历、情感或者感觉的心理意象，旨在通过形象细致的描写来讲述故事，但不解释事件的发生。

2. 概念整理　根据概念的某些特征和维度、特定步骤或阶段排序、不同类型主体等分类方法，对事件和事物进行分类，但不进行关联或不形成一个整体的解释性框架。

3. 理论化　在概念整理的基础上，通过关系陈述将发展完善的概念联系起来，共同形成一个能够用来解释和预测现象的整体理论性框架。

二、质性数据分析策略

1. 个案独特性 假定每个案例都是独一无二的，如实地获取所研究案例的尽可能详细的细节。

2. 归纳分析与创造 认真研究资料的细节和特性，在特定原理的指导下，归纳分析发现相互关系、主题或模式，并形成新的理论框架。

3. 整体性视角 将研究现象放在一个相互依赖性和动态性的复杂系统中去理解，而不是将其看作简单的离散变量和线性因果关系。

4. 背景敏感性 将研究现象放在一定的社会、历史背景中去理解，对于跨越时空的推论保持谨慎甚至是怀疑的态度，要仔细地分析和推断案例在新情境中应用和修改模式的可能性。

5. 真实表达与反思 质性研究的表达要做到完全客观是不可能的，但如果纯粹主观也会损害结果的可靠性，所以研究者要真正地理解和描述世界所有的复杂性，真实可靠地表达和反映自己的声音和视角，同时要进行自我分析和反思。

三、质性数据分析过程

归类与编码是质性数据(或文字)分析技术的关键，其中归类是将研究资料按照一定的标准或者主题进行分类和组织，编码是对研究资料进行标记或者编号。归类和编码可以帮助研究者对研究资料进行整理和组织，提取和发现研究的主题、模式或关键信息，以及进一步进行解释和归纳，从而得出有意义的研究结论与发现，甚至发展或生成新的理论。质性数据分析过程可以简单总结为三个步骤[10]。

(一) 转录、归档和排序

对访谈记录资料进行转录形成文本资料，并按一定规则进行归档和排序，以便于后续资料的分析和解释。

(二) 标记、分类和编码

对转录和整理后的资料进行逐词逐句标记、分类或编码，以发现其中的主题和模式。对于文本资料，研究者也可借用专业的资料分析软件进行标记、分类或编码操作，但需注意软件只能起到储存资料、建立索引、搜索信息、各种量化计数等辅助作用，无法进行实质意义上的资料分析。

文本资料一般可依次按开放式编码、轴心式编码和选择式编码进行逐级编码。首先对关键概念进行提取或概括形成开放式编码，再分类和识别关键概念形成轴心式编码，最后对核心类别概念和次要类别概念进行提取形成选择式编码。

(三) 解释、分析、归纳或生成理论

资料的解释和分析需要深入挖掘其中隐藏的模式和类型，并尝试通过归纳来揭示现象背后的结构、关系和价值等，并形成新的理论。

第五节 质性研究质量评价

质性研究质量评价是对质性研究的选题、方法、数据收集、分析和结果呈现等方面进行

系统性评估和判断的过程。评价内容包括对研究设计的评估、数据信度和效度的考量、研究结果的解释和推理，以及研究成果在其他场景或不同群体中的适用性和推广性等。

一、质性研究质量评价意义

质性研究关注揭示问题根源和改进实践，是解决现实问题的有效研究工具，但对质性研究结果的可信度和可转移性等质量和意义的质疑一直存在。因此，有必要思考和开展质性研究的质量评价，以促进各领域学者更好地理解质性研究，推广和开展高质量的质性研究。

1. 保证研究可信度和可靠性　通过对质性研究进行严格的质量评价，可以确保研究结果的可信度和可靠性，有助于研究者和读者更加信任研究结果。

2. 促进研究结果的应用　高质量的质性研究有助于促进研究结果的应用，为决策和实践提供有力的依据和支持。

3. 确保研究的传递性和推广性　质量评价可以促进研究结果在不同情景或群体中推广使用，增强质性研究的实用性和普适性。

4. 保护研究参与者的权益　通过对质性研究的质量进行评价，可以确保研究过程中对参与者的尊重和保护，避免可能出现的研究伦理问题和对参与者的伤害。

5. 提高研究的学术水平　质量评价可以在一定程度上保证质性研究符合学术标准和方法要求，从而提升质性研究的学术水准，对于提出新的观点、推动学术领域发展十分重要。

二、质性研究质量评价的难点与发展

（一）质性研究质量评价的难点

1. 质性研究结果与评价的主观性强　质性研究本身具有主观性和解释性，研究结果的真实性往往依赖于研究者的主观解释和理解，以及不同评价者可能会根据自己的理解和背景给出不同的评价，双重的主观性使得对质性研究进行质量评价变得更加困难。

2. 质性研究的结果与评价无法量化　与定量研究相比，质性研究因为缺乏量化指标，因此无法进行统计学的信度和效度分析。

3. 质性研究的问题复杂和评价成本高　质性研究的主题和参与者往往具有复杂性和多样性，研究涉及的社会现象和个体经验可能具有多种解释和维度，因此，对质性研究进行全面和深入的质量评价需要大量的人力、时间和资金。

（二）质性研究质量评价的发展

虽然质性研究评价难度大，但仍有越来越多的研究者在不断发展和完善质性研究的质量评价方法和标准，涵盖的内容越来越全面和细致，包括评价的理论框架、评价方法和评价工具等多方面的创新和发展。

1. 理论框架　有研究者研究设计了一些用于质性研究质量评价的理论框架，为质性研究的质量评价提供理论支撑。

2. 评价方法　为提高质性研究质量评价的科学性和效率，也有研究通过结合质性和定量的混合方法进行质性研究的质量评价。

3. 评价工具　随着科学技术的发展，新的软件工具或技术不断被引入到质性研究的质量评价中，为研究者提供了更多新的选择。

三、质性研究质量评价指标

相对于定量研究，质性研究的不同方法间差异较大，要形成一套统一的质量评价标准较为困难，但质性研究作为一种科学研究方法，非常有必要建立相应的质量评价标准，以促进质性研究的发展。根据评价目的和用途不同，可以分别从研究项目和研究报告两个方面对质性研究进行质量评价，其中研究项目质量评价主要对质性研究项目的设计、实施与结果等进行全面的评价；质性研究报告质量评价主要对质性研究撰写的研究报告（或学术文章）进行评价。

目前有研究者围绕信度、效度、可推论度和客观度等不同方面对质性研究进行质量评价，本文介绍一种通用性的高质量质性研究参考指标（表 4-1-2）[11]。

表 4-1-2 高质量质性研究评价指标

质量目标	评价内容
有价值的研究话题	研究主题是有意义的、及时的、重要的和有吸引力的
丰富且严谨	研究使用了适合的理论构建，足够和丰富的样本、数据和时间，以及复杂的研究情景、数据收集和分析过程
真诚	研究具有对研究者主观价值、偏见、倾向的自我反思，以及对研究方法和遇到的挑战公开透明等特质
可信	研究具有对具体细节和隐性（非文本）知识的深度阐释、三角交叉验证、多重声音、参与者反思等特点
共鸣	研究具有好的审美和令人回味的写作、自然推论、可转移的研究结果等可影响、共情、感动特定或者多类型读者的特点
重要贡献	研究产生了理论、实践性、道德、方法或启发性等方面的重要贡献
合乎伦理	研究考虑到了程序伦理、特定的情景和文化性伦理、关系性伦理和退出性伦理等伦理问题，且符合伦理要求
有意义的一致性	研究实现了研究所陈述的目的，使用了符合研究目标的方法和程序，并将文献、研究问题/焦点、结果和解释等建立了有意义的相互关联

上述针对质性研究的八个标准，为不同类型的质性研究提供了一套共同的参考标准，但因需要兼顾不同类型质性研究的普适性，所以指标设计上过于通用化，缺乏具体针对性。在实际应用中，研究者还可根据具体采用的质性研究方法和成果的不同，结合使用其他更有针对性的评价指标或标准。

（卢章洪 王 娜 何晓琴 黄 蕾）

参考文献

[1] 伯克·约翰逊，拉里·克里斯滕森. 教育研究：定量、定性和混合方法［M］. 4 版. 马健生，等，译. 重庆：重庆大学出版社，2015:29-52.

[2] 周钧，黄嘉莉. 质性研究路径的方法一致性分析：以四类研究路径为例［J］. 学位与研究生教育，2023(9):

27-35.
[3] 李鲁. 社会医学[M]. 5版. 北京:人民卫生出版社,2017:76-90.
[4] 林存华. 教育人种志再审视[J]. 上海教育科研,2023(10):22-28.
[5] YE W Q W, RIETZE B A, MCQUEEN S, et al. Barriers to accessing mental health support services in undergraduate medical training: A multicenter, qualitative study [J]. Acad Med, 2023, 98(4):491-496.
[6] 耿曙. 从实证视角理解个案研究:三阶段考察渠文的方法创新[J]. 社会,2019,39(1):129-152.
[7] 宋旭东,郑丽平. 中国式现代化实践叙事的世界话语、逻辑内核、方法进路[J]. 东华大学学报(社会科学版),2024,24(1):8-16.
[8] 张鹏程. 青少年研究中的行动研究范式与方法[J]. 青年学报,2016(1):50-53.
[9] 侯力琪,唐信峰,何丽,等. 解释现象学分析在中国的运用:系统评价及指南[J]. 心理科学进展,2019,27(11):1826-1841.
[10] 葛莉,黄萍萍,王冠东,等. 质性内容分析方法与质量控制[J]. 护士进修杂志,2021,36(9):857-860.
[11] TRACY S. Qualitative quality: Eight "big-tent" criteria for excellent qualitative research [J]. Qual Inq, 2010, 16(10):837-851.

第二章
混合方法研究

第一节　混合方法研究概述

一、什么是混合方法研究

混合方法研究（mixed methods research，MMR）的概念由Burke Johnson等在2007年提出，是指研究者结合质性和定量研究方法的元素，以达到广泛理解和协同验证目的的一种研究方法[1]。混合方法研究在一项研究中同时使用质性和定量数据的收集和分析方法，过程中涉及整合不同研究方法和技术，旨在综合利用两种研究方法的优势，从而更深入理解研究问题、验证和解释研究结果，以及发展新理论或模型。因此，混合方法研究是将质性研究与定量研究有机结合的第三种研究范式，能有效帮助研究者解决单用质性或定量研究无法完整、合理、全面解释的问题[2]。

混合方法研究的起源可以追溯到20世纪70年代，社会科学研究者开始意识到质性研究和定量研究方法之间的界限和局限性[1]，在两者之间孰优孰劣的争论中，有学者提出质性和定量方法结合起来可以提供更全面、深入和丰富的研究结果，从而出现了整合两种研究方法的趋势，混合方法研究应运而生。混合方法研究的设计遵循实用主义原则，取决于我们想要理解的问题，而不是既定的认识论[3]，因此具有一定灵活性，并逐步得到了学术领域的广泛认可。学者们开始探索如何有效地整合质性和定量方法以解决复杂的研究问题，同时也开始关注混合方法研究的方法论基础和实践指导。

到了21世纪，混合方法研究的理论基础与实践技术不断完善，涌现出大量关于或基于混合方法的研究。起初，“混合”更多停留于技术手段层面，强调在同一研究中搜集并分析质性与定量两类资料。随后，“混合”不仅涉及共用质性与定量方法，还包括技术手段背后的哲学理念与理论立场的整合[4]。至此，混合方法研究从技术手段的整合发展到哲学理念和理论立场的整合，成为一种有别于质性研究与定量研究的独立方法论。再后来，出现了不同的混合方法研究设计和实施方式，包括聚敛式设计、解释性序列设计和探索性序列设计等。

总的来说，混合方法研究的发展是一个不断演进和丰富的过程。近年来，研究者倾向于采用混合方法研究来应对医学、教育、商业和其他社会科学领域中复杂和具有挑战性的研究问题。基于此背景，如何合理、规范使用混合方法研究也逐渐得到医学教育领域的高度重视。

二、混合方法研究的优劣势

混合方法研究作为第三种研究范式，具有自己独特的优势和劣势，需在研究设计中予以考虑。

（一）混合方法研究的优势

1. 提高研究的科学性和可靠性 混合方法研究可以通过质性数据深入挖掘研究对象的内在意义和背后逻辑，同时结合定量数据提供更具体的数据支持，从而更全面地解释和理解研究结果。

2. 提高研究的实用性和应用性 混合方法研究结果通常可以为实际问题的解决提供更具体和有效的建议和决策支持[5]。

3. 促进跨学科研究 混合方法研究可以整合不同学科的研究方法和理论，促进跨学科研究的发展，拓展研究领域和视野。

（二）混合方法研究的劣势

1. 时间和资源需求多 混合方法研究需要同时进行质性和定量数据的收集、分析和整合，相对于单一研究方法来说，需要更多的时间和资源。

2. 研究设计更复杂 混合方法研究的设计相对复杂，需要研究者具备较强的研究方法和分析能力，同时需要合理设计研究流程和数据整合方式。

3. 数据整合存在挑战 混合方法研究需要将质性和定量数据进行有效整合，研究者需具备较高的数据分析能力和整合能力，以确保研究结果的一致性和可信度[5]。质性研究、定量研究和混合方法研究之间的优劣比较见表 4-2-1。

表 4-2-1 三种研究类型的优势及劣势比较

研究类型	优势	劣势
质性研究	能够获得研究对象的详细观点，从参与者的角度收集信息，能够在故事情景中理解参与者	研究样本量偏少，研究结果的可推广性受限，主观性较强
定量研究	能通过数据统计学分析得出研究结论，探索数据之间的相互关系，推导出可能的因果关系，能够控制研究过程中存在的部分偏倚	通常由研究者决定需要收集的数据内容，可能会存在偏差。定量数据无法体现参与者的现场表现和身体语言，使得研究者对于参与者的理解有限
混合方法研究	质性和定量数据互相补充，丰富研究结果，提供研究的应用性	耗费更多的时间和资源，研究设计复杂，数据整合要求较高

三、混合方法研究的目的和意义

高等教育研究作为一种特殊的人类实践活动，既包含着客观事实，又包含着人文价值和意义。医学教育研究作为高等教育的一个分支,研究过程中同样关注客观事实和主观体验两部分的结果。开展混合方法研究的目的通常包括以下几个方面[6]:

1. 三角互证 在研究同一现象时通过使用不同方法对研究结果进行确证以寻求一致。

2. 互补 用一种研究方法得出的结论来进一步描述、扩充、解释或澄清另一种研究方法所得的结论。

3. 发展 一种研究方法获得的结果被用作发展另一种研究方法的基础。

4. 启发 发现那些能够导致研究问题重构的、似是而非的观点和矛盾对立的结论。

5. 扩展 通过使用多种方法为研究中不同的组成部分扩展广度和范围。

在教育研究领域,研究人员通常要在总体水平上总结研究结果,同时又要深入挖掘个体层面对某一现象或概念的详细见解。混合研究方法结合了定量研究和质性研究的设计,二者相辅相成。通过同时运用这两种方法,研究人员可以充分整合它们各自的优势,弥补单独采用一种方法可能存在的不足。举例来说,质性研究采用的图片或音频资料可以为定量研究提供更加丰富的背景信息。有些教育现象无法单纯通过数据解释,质性研究则可以呈现更为详细、生动的场景描述。同时,通过小规模访谈得出的质性研究结论也可以通过大规模定量研究数据的验证来确保研究结论的可靠性。此外,随着现代教育发展中新问题的出现,初期的定量数据收集可能会遇到一些困难,而混合研究方法为研究人员提供了更为切实可行的选择。然而,采用混合研究方法比单独运用质性或定量研究更具挑战性,也要求研究人员具备更高水平的研究设计和分析能力。严谨的设计和分析方法有助于提升整体研究的质量,也能让研究问题得到更为全面和准确的理解。

综上所述,混合研究方法融合了质性研究和定量研究的优势,既能检验预先设想的科学价值和实用价值,又能探索所要了解的高等教育现象的变化发展原因及其条件,为高等教育研究开辟了一条有效的新的科研途径,达到“1+1>2”的作用。然而,混合研究方法费时费力,采用该方法时还需考虑研究问题的复杂性和多样性,以及不同研究方法的互补性,只有在需要同时运用质性和定量研究方法来回答研究问题时,才适合采用混合方法开展医学教育研究。

第二节 混合方法研究模式

一、混合方法研究的核心设计类型

混合方法研究现在已经有比较成熟的理论体系,其设计类型的分类也比较多,目前在医学领域中广为应用的是 Creswell 介绍的 6 种设计方案,其中聚敛式设计、解释性序列设计和探索性序列设计是三种基础的核心设计方案;干预设计、转型设计以及多阶段评估设计这三种是在核心设计方案基础上演变的高阶设计方案[5,7]。本节将重点介绍上述三种基础的核心设计方案,以期为医学教育研究者提供思路[8]。

(一) 聚敛式设计

聚敛式设计(convergent design)是一种综合质性研究与定量研究策略的混合方法研究。该方法通过并行使用多种数据收集工具、理论框架及分析方式,以期聚焦于研究问题的核心,最终实现对研究对象从不同角度全面深入的理解,从而提高研究的可信度和有效性。

1. 研究设计的实施流程　聚敛式设计在同一阶段收集和分析定量和质性数据，并将两种数据进行比较和整合，以便验证研究结果（图4-2-1）[9]。有些研究也用“平行并列”“并行”或“三角互证”设计等说法指代这一设计。“并行”强调研究是同时开展的，“平行并列”则意味着研究的两条线不聚合，“三角互证”则要求不同标准之间必须互相验证。

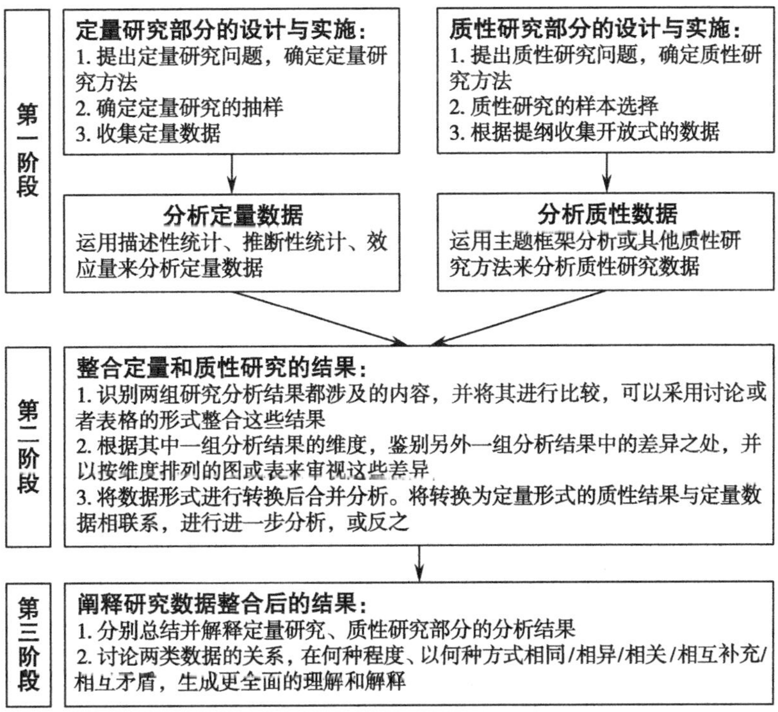

图 4-2-1　聚敛式设计研究实施流程图

在聚敛式设计中，同时收集质性和定量数据可能由于以下原因：有的因为研究对象较难聚合在一起或比较难找到，同时收集质性和定量数据可以提高研究的工作效率，或者因为时间或经济成本的原因，不允许多次前往研究现场开展研究的。另外，同时收集和分析质性和定量数据在一定程度上也能够保证所收集起来的数据是密切相关的。

2. 研究设计举例说明　以 Nakamura 等[10]于 2022 年发表的一项针对“菲律宾卫生和社会保健工作者的在职培训方案加强照顾老年人的专业间合作：一项混合方法的研究”为例。该研究在第一阶段，在基于老年护理教育相关文献回顾和研究对象培训需求小组访谈后，针对菲律宾卫生和社会保健工作者设计了一个跨专业合作的短期培训方案，使用定量和质性方法评估参与者之间进行合作的态度和准备程度方面的投入情况。该研究的定量研究部分采用标准化的自我管理问卷来衡量人们对感染相关活动的态度和准备程度；质性研究部分采用编制结构化访谈提纲，以深入了解方案如何有效实现目标、参与者对方案的评价及方案改进的路径。第二阶段对定量和质性研究的数据进行整合，进一步验证参与者的态度、团队合作和协调性。第三阶段对研究数据整合后的结果进行阐释。

（二）解释性序列设计

解释性序列设计（explanatory sequential design）是指在混合方法研究中，先收集定量数据并进行结果分析，随后使用质性研究方法深入解释定量研究结果，探讨背后的原因和机制的一种设计方法。研究者选择解释性序列设计，可以更好地理解定量研究结果的内在含义和影响因素，从而使研究结果更加具有说服力和可解释性。该设计的优点是两个研究阶段相互支撑，但研究设计截然不同、易于识别和掌握，比较适用于混合研究方法的初学者；缺点是实施时间较长，另外要追踪研究具备某种人口学特征的参与者，深入挖掘重要变量，以及基于定量研究结果来仔细观察异常案例，耗费大量时间精力。

1. 研究设计的实施流程 解释性序列设计通常流程为(图 4-2-2)：研究者先在一个大样本中收集和分析定量数据来检验趋势、想法或行为的发生率或相互关系等问题，随后通过一个较小的样本收集并分析质性数据，对定量研究结果进行解释，是一种简单明了的研究设计方法。

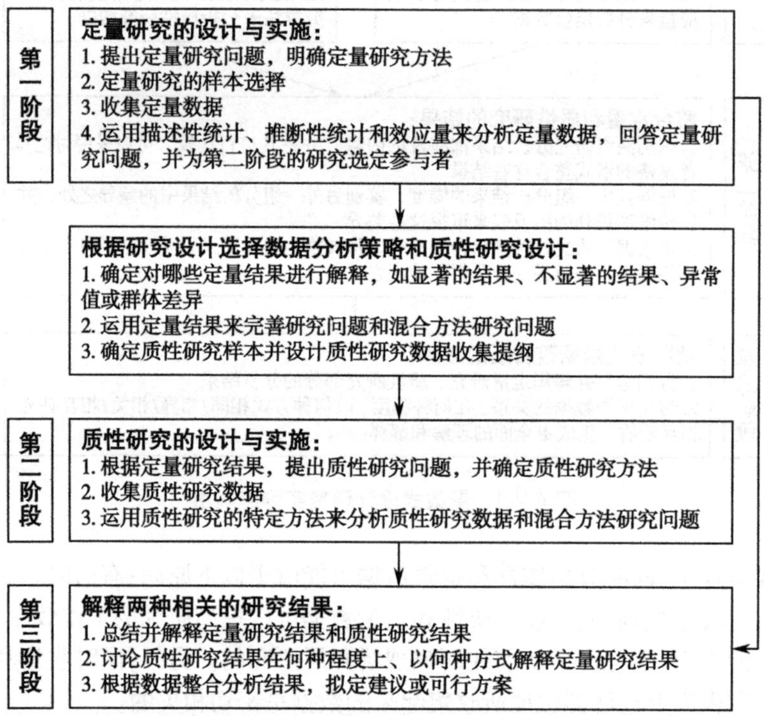

图 4-2-2 解释性序列设计研究实施流程图

2. 研究设计举例说明 以 Ghanbari-Homaie 等[11]于 2021 年发表的一项混合研究“改进建议初产妇女的分娩经验：来自伊朗的一项多阶段研究的结果”为例。该研究的第一阶段是一项横断面研究，以确定来自某保健中心的 800 名顺产初产妇的创伤性阴道分娩经历的预测因素。第二阶段采用质性研究，对参与第一阶段调研女性中的 17 人进行个人访谈，详细了解她们的分娩经历的原因。第三阶段解释两种相关研究结果，并通过一项德尔菲研究为拟议的临床指南制定建议，邀请孕产妇保健专家对拟议的建议进行评级。

（三）探索性序列设计

探索性序列设计（exploratory sequential design）的研究者首先通过质性研究来探索和发现研究问题的潜在因素和机制，更好地了解研究对象和环境，随后根据质性研究结果，确定定量研究工具，开展定量研究并进行数据分析，以验证或进一步探究质性研究发现的问题。探索性序列设计常用于编制心理学、行为科学领域的测量工具。

1. 研究设计实施流程　探索性序列设计通常流程为（图 4-2-3）：研究者先收集和分析小样本质性研究数据，用以探索感兴趣的现象，然后基于质性研究结果，在一个更具有代表性的大样本中进行定量研究数据的收集和分析，主要用以检验趋势或关系。

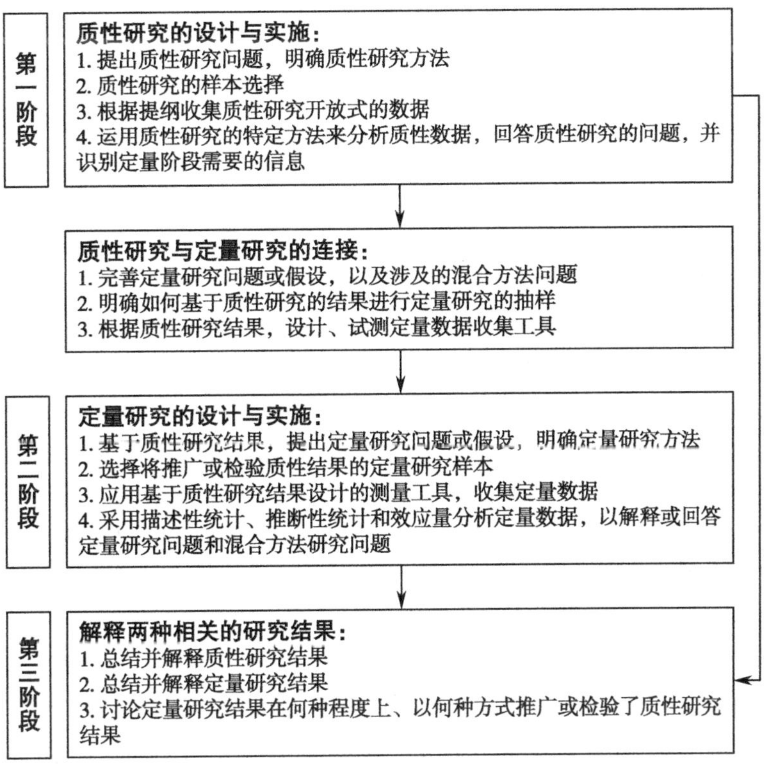

图 4-2-3　探索性序列设计研究实施流程图

2. 研究设计举例说明　以 Firouzan 等[12]于 2018 年发表的“一项促进父亲参与围产期护理的综合干预计划：一项混合方法研究方案”为例。该研究是在围产期纳入父亲的参与以改善母亲健康的一项重要战略背景下，旨在为促进父亲参与围产期护理提供全面的干预方案。第一阶段采用质性研究的方法，通过深度访谈、焦点组讨论和田野记录等方法收集资料，得出解释与促进父亲参与围产期护理相关的概念、障碍、促进因素和策略；并进行质性研究与定量研究的连接，利用质性研究阶段和文献综述的结果，设计促进父亲参与围产期护理干预方案，并邀请专家根据优先级准则进行审议，最终确定研究方案。第二阶段则是定量研究，采用方便抽样方法，将所有孕龄为 20~22 周的孕妇纳入研究，研究干预方案对父亲参与围产期护理的意识、态度和实践的有效性，验证干预方案对父亲参与围产期护理的意识、态度和实践的影响。第三阶段对质性研究和定量研究的数据进行整合，解释两种相关的研究结果。

有学者认为，聚敛式设计通常包括 2 个或多个互补的审查问题，有助于研究者多角度看待问题，这种研究方法容易掌握、所需时间较少，且整合数据时可通过多种方法实现，适用于有一定混合方法研究基础知识的研究者。解释性序列设计有三个阶段相互支撑,研究设计截然不同、易于识别、更适用于混合方法研究的初学者;而探索性序列设计需要进行大量样本的调查研究等,还需要专家团队的支持,适用于充分熟悉混合方法研究的学者。

二、混合方法研究的抽样策略

抽样策略是质性、定量和混合方法数据收集过程中不可或缺的组成部分。在数据收集的准备阶段,选择合适的抽样策略是一项重要挑战。定量研究和质性研究所采用的抽样策略差别较大,定量研究通常需要的样本量较大,而质性研究则需要的样本量较小。混合方法研究者必须熟悉两种研究方法的抽样要求,根据研究目的选择合适的组合抽样策略,否则可能会影响混合方法研究质量。

(一) 抽样策略

混合方法研究通常需要根据数据收集目的来确定抽样的策略。不同类型的混合方法研究设计的抽样策略在抽样考虑因素方面有相似之处,也有各自独特之处。

1. 不同研究设计的抽样策略

(1)聚敛式设计:抽样时主要关注如何将不同数据源的信息汇总以形成全面的理解、如何保障定量数据的广泛性与质性数据的深刻见解相结合以产生协同效应。因此,研究者在抽样时需要考虑以下几方面的因素:一是定量研究和质性研究是否需要使用相同的研究对象,是在一个还是多个社会阶层进行抽样;二是时间点和环境因素对数据一致性的影响,如研究中包含问卷调查和访谈,研究者需安排两种方法的数据收集时间要尽量接近,以避免因社会环境变化而带来的数据差异;三是抽样进行质性和定量的数据收集和分析目的是验证相同的还是不同的概念。

(2)解释性序列设计:研究者需要思考在质性研究阶段将进一步解释什么样的定量结果,从而决定该阶段的样本选择,通常选择嵌套样本,质性研究的样本为定量研究样本的子集,以期能为定量结果的解释提供更多细节。因此,研究者在抽样时需要考虑以下几方面的因素:一是定量研究和质性研究是否需要使用相同的研究对象、是在一个还是多个社会阶层进行抽样、是验证相同的还是不同的概念;二是是否使用概率抽样或者目的性抽样进行后续质性部分的抽样;三是在迭代数据收集和分析过程中,是否需要采用其他的抽样策略、应考虑哪种类型的抽样策略。

(3)探索性序列设计:第二阶段的定量研究是为了客观地将第一阶段的质性研究结果进行测试、推广,研究者通常可使用平行样本或嵌套样本,其中定量研究较质性研究需要较大样本量。抽样时需要优先考虑的是如何在质性研究阶段获取丰富的数据以支撑理论的构建,因此,样本选择要多样化,足以覆盖研究现象的关键维度,而在定量研究中,则需要更具代表性的大规模样本以确保研究推论的准确性。因此,研究者在抽样时需要考虑以下几方面的因素:一是两个阶段使用相同的还是不同的研究对象、研究对象是否相同、是在一个还是多个阶层进行抽样;二是使用概率抽样还是非概率抽样对后续的定量数据收集和分析;三是质性研究发现的差异是否有必要在后续的定量研究中进行分层随机抽样或整群抽样;四是样本是否足以帮助核实所有已确定的概念、这些概念的子集或者概念的扩展集。

2. 不同研究设计抽样策略的共同点 ①质性和定量研究是否使用相同的研究对象。②质性样本与定量样本的研究对象是相同,还是亚组(嵌套)或不同个体(独立)。③将在一个还是多个社会阶层(多层级)进行抽样。④进行质性和定量的数据收集和分析目的是验证相同的还是不同的概念。

3. 不同研究设计抽样策略的不同点 ①如何平衡定量和质性两种研究目的,以确保样本能够有效地支持研究的定量分析和质性深入探讨。②样本是否具有代表性与深度。③是否能够确保不同类型的数据之间具有可比性和相关性。④样本的选择是否会受时间因素的影响;不同的时间点对同一群体还是不同群体进行抽样。⑤在涉及敏感主题或特定人群的研究中,需要考虑到伦理审查的要求,以及文化差异对样本选择的影响。

综上,聚敛式设计强调多元数据的整合;解释性序列设计注重质性研究数据在定量研究基础上的深化;探索性序列设计则突出质性研究数据在初始阶段的探索功能。在实际抽样过程中,无论采用哪种策略,研究者都必须认真思考包括样本量大小、多样性、可访问性及时效性在内的各种因素,以确保混合研究设计的严谨性和研究成果的有效性。

(二) 抽样时序

混合方法研究数据收集的首要考虑的因素是抽样时序。抽样关系定义抽样时序是指抽取研究对象收集质性和定量数据过程中的时间关系。基于质性数据和定量数据收集时间,混合方法项目中可能出现的 3 种抽样时序变化(图 4-2-4)。同步时序(simultaneous timing)一般应用于聚敛式设计的研究设计中,质性和定量数据基本上是同时收集的。非同步时序(asynchronous timing)一般应用于解释性序列设计或探索性序列设计,质性和定量研究的样本数据收集不在同一时间进行,而是存在一定的时间间隔。

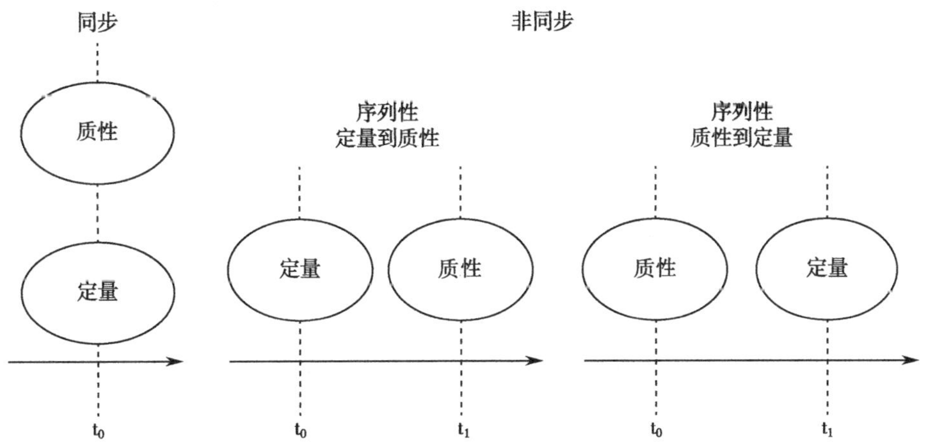

图 4-2-4 在混合方法数据收集中按时间维度进行抽样

(三) 抽样关系

混合方法研究数据收集的第二个需要考虑的因素是抽样关系。抽样关系定义为质性和定量部分的研究对象相互关联的方法,通常可以有相同、嵌套、扩大、独立或多层级的层次关系。在"相同关系"中,质性和定量数据均从相同的样本中收集;在"嵌套关系"中,质性样本来源于较大的定量样本,这种抽样类型主要应用于聚敛式或解释性序列的核心设计;在"独立关系"中,质性数据和定量数据是从完全不同的样本中收集的;在"多层级关系"中,混合方法项目包含了某一组织中不同层级的单位或社会层级;在"扩大关系"中,定量样本通常比质性样本大，目的是为了将质性研究中得到的结果推广到更广泛的群体中去验证其普遍性（图 4-2-5）。

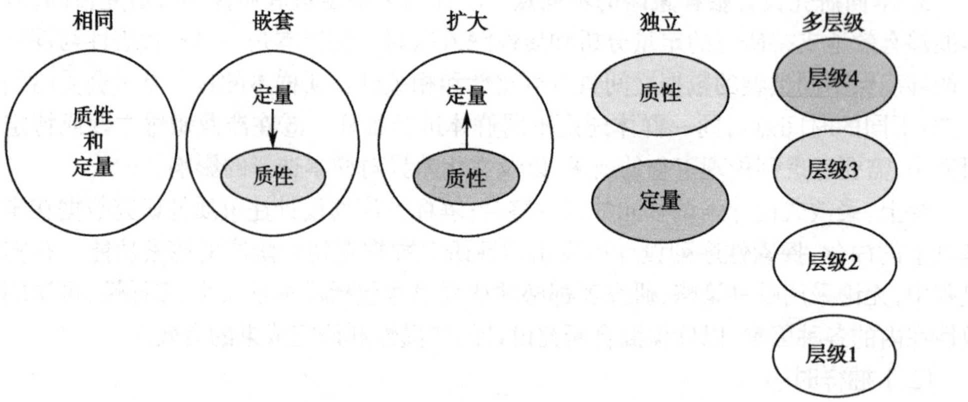

图 4-2-5 混合方法数据采集的抽样关系

如一项了解农村高血压、冠心病患者使用低钠代用盐的影响因素的研究[13]。首先在我国农村地区开展了一项大规模的整群随机对照试验，在我国北方 5 个省份的 600 个农村开展，评估使用低钠盐代替普通食盐对脑卒中发病率和死亡率的影响。基于定量研究结果，进行质性访谈对象的选择。采用“嵌套关系”抽样策略，按照随访时尿钠较基线的减少量，选取减少量水平为高、中、低的 3 个省份，在各省份随机抽取 1 个村；将各村的患者按照尿钠水平从高到低排序，并根据四分位数划分为 4 组，优先邀请上四份位数和下四分位数的患者进行访谈，尤其是尿钠水平极高和极低的个体。该抽样方法的目的是纳入定量结果差异较大的参与者，其行为或干预相关的因素可能存在较大差异，便于获取丰富的信息，以解释、分析结果，并修正干预方案。

三、混合方法研究数据整合策略

混合方法研究的数据收集和分析整合的目的是将质性和定量的研究数据结合起来，旨在产生和检验假设或开发和验证模型。好的混合方法研究通过阐明为什么需要整合质性研究和定量研究以及如何整合，来协调二者在理念、设计、方法和分析等方面的差异。

（一）数据收集阶段的整合策略

1. 建构 主要用于探索性序列设计和解释性序列设计。在探索性序列设计中，质性研究数据确定的主题可以作为定量调查的维度，编码形成定量研究的变量；在解释性序列设计中，定量研究的结果则可以帮助后续的质性研究访谈构建访谈提纲。

2. 连结 主要是指使用一种类型的数据收集和分析结果确定另一种类型数据收集的研究对象，常用于基于大样本定量研究数据收集的解释性序列设计。比如基于人口学特征或其他定量调查的结果选择质性研究数据收集的样本，即采用定量研究数据的结果来确定质性研究的研究对象。

3. 探索 是指通过对研究对象质性数据的研究和分析探索相关信息或概念，再通过定量研究对质性研究的结果进行验证和推广。

4. 比较 是指对所研究的内容进行定量和质性的数据收集，然后研究这两种类型的数据之间的联系。

5. 匹配 是指同时向研究对象收集定量和质性数据，以确保两种类型的数据产生的结果密切相关。

6. 扩展 是指在混合方法研究中根据研究的需要，在定量和质性数据的基础上，使用不同的方法扩展调查的宽度和范围，收集主要现象之外的其他相关数据。

7. 分解 是指研究者通过质性和定量数据收集探索不同的数据切入点和片段。如在聚敛式设计中，研究者使用分解策略在一组人群中收集质性数据，然后从更大样本中收集定量数据，两种方法对同一现象的不同方面采用不同的数据收集和分析方法。

8. 构建案例 是指通过收集质性和定量数据，对研究的特定现象形成更确定的理解，即通过获得必要的质性和定量数据，以解决或回答关于个案研究的问题。

（二）数据分析阶段的整合策略

混合方法研究中数据分析阶段的整合策略，主要包括解释、确证、增强、启发、转化和外推。

1. 解释 是指通过后续质性研究数据的收集和分析，以解释前期定量研究的结果。

2. 确证 是指通过数据分析，使用一种类型的研究数据来验证另一种类型研究数据的结果，旨在进行寻求、证实或推翻某一结论或现象。

3. 增强 是指使用质性和定量数据分析的结果来丰富信息，从而提高解释能力和意义。在完成混合数据分析后，研究者能够阐明一种数据类型的发现如何增强了另一种数据类型的发现的解释力。

4. 启发 是指通过重构研究问题或重新整合两种方法的研究结果寻找悖论和矛盾。即基于前期的研究发现重构研究问题，或者将一种研究方法获得的结果与另一种研究方法的结果进行重新组合。

5. 转化 是指从研究参与者的角度来思考研究结果与更广泛人群、关注的现象、背景或理论间的相关性。如在解释性序列设计的质性研究阶段，需要考虑如何选择样本从而得出更具有转化性的质性结果，以形成更确定的整体结论；在聚敛式设计中，研究者则需要思考当样本是嵌入、独立或多层次的情况下，如何为小样本的质性研究结果制订可转化性的计划，如果研究是较大样本量的时候，需要考虑数据分析结果的外推性。研究者在报告中需要说明质性研究结果是如何转化到更大的群体或人群中的。

6. 外推 是指从初始质性研究得到的结果和结论，再通过后续具有代表性的样本中开展定量研究，然后通过统计学推断进行评估，在更大样本中将研究结果从研究人群外推到目标人群。

第三节 混合方法研究质量评价

一、混合方法研究质量的评价指标

混合方法研究的质量评价是确保研究结果可信和有效的重要步骤。目前，越来越多的学者[14]开始探讨如何概念化和评价混合方法研究的质量，以促进混合方法研究设计，正确实施混合方法研究。由于混合方法研究涉及整合质性和定量分析等程序，在混合方法研究质量评价方面可能比单一方法研究更加复杂,因为与质性和定量研究相关的代表性和合理性问题在混合方法研究中被放大[15],因此有必要使用特定标准来评估这类研究的质量。

本书其他章节已对质性研究和定量研究的质量标准进行了介绍,故此处不对单一研究方法的质量进行评价。混合方法研究质量的评价重点在于混合方法设计和研究目的之间的关联性、研究目的与方法之间的协调性、质性和定量两研究数据收集和分析的整合度以及研究结果的可信度和可推广度[16]。具体包括:

1. 研究方法的合理性 主要包括研究目的、研究问题、研究方法和数据收集等是否与研究目标相一致。

2. 研究数据的可信度 主要包括质性数据和定量数据的来源、收集方法、分析过程等是否符合科学标准。

3. 研究结果的解释和整合 主要包括质性和定量数据的整合方式、结果的解释和结论是否充分且合理。

4. 研究者的反思和透明度 主要包括研究者对研究偏见的认识、研究过程的透明度和可追溯性等。

5. 研究结果的可应用性 主要包括研究结果对实际问题的解决是否具有指导意义和实践意义。

Bryman[17]认为,大多数评价混合方法研究质量的框架都过于庞杂而难以使用,尤其对经验不足的研究者而言并不实用。他提出了一个简明易用的六大核心标准来评估质量。我们结合 Fàbregues 等[14]的研究内容,对 Bryman 提出的标准进行加强和细化[18],围绕混合方法研究不同研究阶段的关键环节,提出混合方法研究质量的评价指标(表 4-2-2)。

表 4-2-2 混合方法研究质量的评价指标

研究阶段	评价指标
设计	阐述使用混合方法研究设计来解决研究问题的基本原理
	清楚表明研究者的哲学假设
	清晰陈述研究目的和研究问题
	提供文献综述和/或概念框架
实施	定量和质性研究遵循质量标准
	研究的定量和质性成分被有效整合
	混合方法研究设计清楚描述了目的、程序、优先级,以及整合定量和质性分析的过程
	关于定量和质性成分的抽样、数据收集和数据分析程序与研究目标和研究问题有关
	有关定量和质性成分的抽样、数据收集和数据分析程序被描述得足够详细
	混合方法设计与研究目标和研究问题相关联
	混合方法研究设计与合并定量和质性成分的基本原理相匹配
阐释	推论与研究结果一致
	推断与研究目标和研究问题一致
	定量和质性结果的推论充分地融入了关于整个研究的论断中
应用	研究过程公开报告
	描述使用混合方法获得的独特见解和附加价值
	解释研究结果对政策和实践的价值和影响

综上所述,评价混合方法研究的质量需综合考虑方法学的合理性、数据的可信度、结果的解释和整合、研究者的反思和透明度以及研究结果的可应用性等方面,从而确保研究结果可信、有效。

二、混合方法研究的评价工具

2009年,加拿大麦克吉尔大学研究团队首次出版了混合方法评价工具(mixed methods appraisal tool,MMAT),经过信度、效度检验,德尔菲法与国际方法学专家达成共识。该团队于2018年对MMAT进行了更新[19]。MMAT以评价清单形式呈现(表4-2-3),是目前混合方法研究领域较常用的质量评价工具,包含对质性部分、定量部分和混合方法研究部分的整体评价[20]。

表4-2-3 混合方法评价工具(MMAT)评价清单

研究设计类型	方法学质量条目
筛选问题	S1 是否有明确的研究问题
	S2 收集的数据是否可以回答研究问题
质性研究	1.1 质性研究方法是否适合回答该研究问题
	1.2 质性资料收集方法是否足以解答该研究问题
	1.3 所收集的资料是否足以提炼出研究发现
	1.4 结果的解释是否有足够的资料支持
	1.5 质性资料的来源、收集、分析和解释之间是否存在一致性
定量随机对照试验	2.1 随机分配方法是否正确
	2.2 研究组间基线是否可比
	2.3 是否具有完整的结局数据
	2.4 结局评价者是否对干预措施处于盲态
	2.5 受试者是否遵循被分配的干预措施
定量非随机对照	3.1 受试者是否代表目标人群
	3.2 对于结局和干预或暴露的测量是否合适
	3.3 是否具有完整的结局数据
	3.4 在设计和分析中是否考虑了混杂因素
	3.5 在研究期间,是否按预期进行干预或处于暴露状态
定量描述性分析	4.1 抽样方法对于回答研究问题是否合适
	4.2 样本是否对目标人群有代表性
	4.3 测量方法是否合适
	4.4 无应答偏倚的风险是否很低
	4.5 统计分析方法是否恰当
混合方法研究	5.1 是否有足够的理由使用混合方法设计来解决研究问题
	5.2 研究的不同组成部分是否有效地整合在一起以回答研究问题
	5.3 是否充分解释了质性和定量两个部分的结果
	5.4 是否充分解决了定量和质性结果之间的分歧和异质性问题
	5.5 研究的不同组成部分是否符合每个既往常规方法中涉及的质量标准

注:若S1和S2有一个或以上被评价为“否”或“不清楚”,则没必要再进行下面的评价;各方法学质量条目的评价结果包括是、否、不清楚,还可以添加备注。

三、混合方法研究的报告标准

英国谢菲尔德大学教授 O'Cathain 团队[21]于 2008 年提出了混合方法研究的报告标准(Good Reporting of A Mixed Methods Study,GRAMMS)。目前,GRAMMS 被美国《科学引文索引》(Science Citation Index,SCI)期刊列为混合方法研究的报告指南[22]。GRAMMS 共包括 6 个条目,以 *JAMA Network Open* 上的混合方法研究文章"Factors Associated With the Use of a Salt Substitute in Rural China"[23]为例,分述如下。

1. 描述采用混合方法研究解决研究问题的理由 在研究过程中,研究者应当清楚地说明为何选择结合质性和定量研究方法,以及如何利用这两种方法的结合来帮助解决研究问题。本研究通过对现有学术成果进行回顾综述,探讨钠摄入与心血管疾病之间的相关性,并指出尚缺乏食盐中钠含量降低对减少心血管疾病事件发生的确凿证据。针对这一问题,采用混合方法研究的设计可以起到关键作用。

通过结合质性和定量研究方法,研究者能够在研究中全面考虑不同类型的信息和证据,进而更好地探索钠摄入与心血管疾病之间的复杂关系。定量研究提供了大量的数据支持和统计分析,可帮助研究者揭示钠摄入水平与心血管疾病风险之间的关联程度。而质性研究则能够深入挖掘个体的观念、态度和行为,揭示出潜在的心理机制和社会影响因素。综合质性和定量研究方法的结果,研究者可以更好地理解钠摄入与心血管疾病之间的复杂关联,进而有助于形成更为全面和深入的理论。

2. 从研究目的、优先程度和顺序方面描述研究设计 在报告研究设计类型时,研究者有责任阐明质性和定量研究的各自目的、地位及排列顺序。例如,本研究旨在深入了解中国农村心血管疾病患者使用低钠代用盐的影响因素。研究区分了质性和定量研究的目标,并采用了"先定量后质性"的研究顺序安排,并描述了所采用的混合方法研究设计类型。

3. 描述每种方法的抽样策略、数据收集和分析方法 研究者有责任详细报告质性研究和量化研究的抽样方法、数据收集方式和分析方法。本研究的数据来自农村社区面对面访谈和大规模整群随机试验中期的定量调查,采用了序列设计。研究报告了质性和定量数据的结果和发现,两者相互印证解释。

4. 描述哪里进行了整合、如何进行整合以及参与整合人员 整合是混合方法研究的核心,需要详细报告整合的环节、方法以及参与整合的人员。本研究结果部分独立描述了质性和定量结果,并进行了相互整合,并将研究结果进行了联合展示,描述清晰完整。然而,在质性部分通常包含反思性,对于研究人员在质性和量化方面的经验需要进一步说明。

5. 描述与当前一种方法相关联的另一种方法的局限性 研究者需全面考虑混合方法研究中一种方法的实施是否会对另一种方法造成限制,并描述其潜在的局限性。一种方法的实施可能会受到样本选择策略或数据收集顺序的限制。建议在研究设计阶段充分考虑,若难以避免,应在论文中如实描述。本文的结果连贯性是通过两种结果的相互加强和扩展来实现的。

6. 描述从混合方法研究中获得的见解 质性和定量研究结果可能存在一致性或差异性,因此,需要通过整合这两种方法的结果,报告从混合方法研究中得到的深刻见解。本研究中的讨论部分对结果进行了解释和反思,并提出未来以人群为基础的低钠代用盐干预措施应关注的阻碍因素，为健康教育推广提出建议。

（黄 蕾 赵欣欣 李艳春 卢章洪）

参考文献

[1] TSHAKKORI A,CRESWELL J W. The new era of mixed methods [J]. J Mix Methods Res,2007,1(1):4.

[2] 褚红玲,FETTERS M D,李楠,等. 混合方法研究及其在临床研究中的应用[J]. 中华医学杂志,2017,97(12):950-953.

[3] CRESWELL J W,PLANO CLARK V L. Designing and conducting mixed methods research [M]. California: SAGE,2010.

[4] VOEGTLE K H,SPAULDING D T,LODICO M G. Methods in educational research:From theory to practice [M]. San Francisco:John Wiley and Sons,2010.

[5] CRESWELL J W. A concise introduction to mixed methods research [M]. California:SAGE,2014.

[6] GREENE J C,CARACELLI V J,GRAHAM W F. Toward a conceptual framework for mixed-method evaluation designs [J]. Educ Eval Policy Anal,1989,11(3):255-274.

[7] CRESWELL J W. Research design:Qualitative,quantitative,and mixed methods approaches [M]. California: SAGE,2014.

[8] 褚红玲,倪凯文,曾琳,等. 混合方法研究在真实世界研究中的应用[J]. 中国循证医学杂志,2018.18(11):1203-1206.

[9] FETTERS M D. 混合方法研究实践手册[M]. 褚红玲,李楠,曾琳,译. 北京:北京大学医学出版社,2022: 65-66.

[10] NAKAMURA K,SIONGCO K L L,MONCATAR T J R T,et al. In-service training programme for health and social care workers in the Philippines to strengthen interprofessional collaboration in caring for older adults:A mixed-methods study [J]. Health Res Policy Syst,2022,20(Suppl 1):111.

[11] GHANBARI-HOMAIE S,MEEDYA S,MOHAMMAD-ALIZADEH-CHARANDABI S,et al. Recommendations for improving primiparous women's childbirth experience:Results from a multiphase study in Iran [J]. Reprod Health,2021,18(1):146.

[12] FIROUZAN V,NOROOZI M,FARAJZADEGAN Z,et al. A comprehensive interventional program for promoting father's participation in the perinatal care:Protocol for a mixed methods study [J]. Reprod Health, 2018,15(1):142.

[13] NEAL B,WU Y,FENG X,et al. Effect of salt substitution on cardiovascular events and death [J]. N Engl J Med,2021,385(12):1067-1077.

[14] FÀBREGUES S,MOLINA-AZORÍN J F. Addressing quality in mixed methods research:A review and recommendations for a future agenda [J]. Qual Quant,2017,51(6):2847-2863.

[15] COLLINS K M T,ONWUEGBUZIE A J,JIAO Q G,et al. A mixed methods investigation of mixed methods sampling designs in social and health science research [J]. J. Mixed Method Res,2007,1(3):267-294.

[16] HEYVAERT M,HANNES K,MAES B,et al. Critical appraisal of mixed methods studies [J]. J Mixed Method Res,2013,7(4),302-327.

[17] BRYMAN A. June 1989 and beyond:Julia Brannen's contribution to mixed methods research [J]. Int J Soc Res Method,2014,17(2):121-131.

[18] 卞薇,陈耀龙,廖建梅,等. 混合方法研究系统评价简介[J]. 中国循证医学杂志,2019,19(4):498-503.

[19] HONG Q N,GONZALEZ-REYES A,PLUYE P. Improving the usefulness of a tool for appraising the quality of

qualitative, quantitative and mixed methods studies, the Mixed Methods Appraisal Tool (MMAT) [J]. J Eval Clin Pract, 2018, 24(3):459-467.

[20] 廖星,胡瑞学,李博,等.混合方法研究评价工具的介绍——MMAT[J].中国全科医学,2021,24(31):4015-4020.

[21] O'CATHAIN A, MURPHY E, NICHOLL J. The quality of mixed methods studies in health services research [J]. J Health Serv Res Policy, 2008, 13(2):92-98.

[22] 卢津津,王雅雯,孙淑婷,等.混合方法研究报告标准 GRAMMS 解读及对护理研究的启示[J].护理学杂志,2022,37(9):107-110.

[23] LIU Y, CHU H, PENG K, et al. Factors associated with the use of a salt substitute in rural China [J]. JAMA Netw Open, 2021, 4(12):e2137745.

第五篇

医学教育项目实施与评价研究

随着我国教育事业的蓬勃发展，2019 年我国高等教育毛入学率历史性地突破了 50%，按照马丁·特罗的大众化理论，标志着我国正式步入高等教育普及化阶段。从人力资源大国到人力资源强国，需要我们加快推进教育现代化，建设教育强国，这就迫切需要教育研究更好地探索规律、破解难题、引领创新。2019 年，在中华人民共和国成立 70 周年之际，《教育部关于加强新时代教育科学研究工作的意见》（教政法〔2019〕16 号）[1]发布。这是以教育部名义印发的第一个关于教育科学研究工作的规范性文件，充分体现了党和政府对教育科学研究工作的高度重视，积极回应了教育科学研究工作者的热切期盼，对进一步改进新时代教育科学研究工作具有重大意义，为加快推进教育现代化、建设教育强国、办好人民满意的教育注入了强大动力。新型冠状病毒感染疫情的全球爆发后，医学教育的重要性愈发凸显。为应对这一全球性挑战，2020 年国务院办公厅印发了《国务院办公厅关于加快医学教育创新发展的指导意见》（国办发〔2020〕34 号，以下简称《意见》）[2]，明确提出了把医学教育摆在关系教育和卫生健康事业优先发展的重要地位，立足基本国情，以服务需求为导向，以新医科建设为抓手，着力创新体制机制，分类培养研究型、复合型和应用型人才，全面提高人才培养质量，为推进健康中国建设、保障人民健康提供强有力的人才保障。新医科建设更需要加强医学教育的研究，因此《意见》提出“实施国家重大战略工程。统筹各方资金资源，加强对医学教育投入保障。推进人才培养、科学研究改革创新……”随着这些文件的落地实施，从国家层面、省（自治区、直辖市）市层面、医学院校层面都鼓励开展教育教学改革和研究，设立了很多医学教育项目。如何规范、有效地进行医学教育项目的实施和评价也日益成为教学管理人员和广大一线教师关注的问题。

第一章
医学教育项目和项目管理

在探讨如何规范、有效地进行医学教育项目的实施和评价之前，本章将明确医学教育项目的定义、分类，医学教育项目与医学教育研究课题的联系，以及医学教育项目管理和评价的原则，为读者理解本篇第二章医学教育项目组织实施管理及评价方法，规范有效地开展医学教育项目管理和评价奠定理论基础。

第一节　医学教育项目概述

一、项目

在我们讨论医学教育项目实施和评价时，首先我们要明确“项目”在学术上的定义，这有利于我们规范地开展项目实施和评价。

美国项目管理协会（Project Management Institute，PMI）在其出版的《项目管理知识体系》（Project Management Body of Knowledge，PMBOK）中为项目所做的定义是：项目是为创造独特的产品、服务或成果而进行的体系化的工作[3]。

从这个定义来看，项目需要统筹运用各种方法，将人力、物力和财力等资源组织起来，根据相关策划安排，进行一项独立一次性的工作任务，以期达到由数量和质量指标所限定的目标。这项工作可以是工程、服务、研究课题活动等。因此，从管理学的角度看，按照管理要素，项目实施要综合考虑集成、范围、时间、成本、质量、资源、沟通、风险、采购及相关方等十大知识领域的整合。

项目的特点包括：

1. 临时性　每个项目都有明确的开始和结束日期，一旦项目目标达成或因其他原因终止，项目即告结束。

2. 独特性　项目旨在创造独特的输出，即使有些项目可能与过去有相似之处，但每个项目都包含其独特的要求和条件。

3. 目标导向　项目有着明确的目标和目的，所有活动都是为了实现这些既定目标。

4. 资源限制 项目在人力、财务、时间和技术资源上通常都有一定的限制。

5. 不确定性 项目执行过程中可能会遇到风险和不确定性，需要进行风险管理。

相应地，项目管理是运用知识、技能、工具和技术来满足项目要求的过程。这包括制订项目计划、领导团队、分配资源、监控进度、控制质量，并有效管理项目中的变更，以确保项目目标的成功实现。

二、医学教育项目

医学教育项目是旨在培养医学专业人才，提升医疗保健服务质量而开展的教育和研究项目。狭义来说，医学教育项目就是指医学教育培训计划，比如我们很熟悉的美国院校教育就叫做“医学博士项目”（medical doctor program）。广义上来说，医学教育项目包括医学教育培训计划项目和医学教育研究项目。这些项目覆盖了从基础医学知识到临床技能以及毕业后教育、继续医学教育等多个层面，旨在确保医疗从业者能够跟上医学科学的进步，为患者提供安全、有效的医疗服务。

（一）典型的狭义医学教育项目类型

1. 本科医学教育 通常指的是医学院校提供的医学学士或医学博士课程。这类项目在我国包括五年制医学教育和八年制医学教育，核心是通过知识、技能和职业素养的培育，为毕业后教育准备好受教育者。

2. 毕业后医学教育（graduated medical education，GME） 完成本科医学教育后，医学生需要进入毕业后医学教育阶段，这是成为独立执业医生的关键步骤。在我国毕业后医学教育项目包括住院医师规范化培训项目和临床医学专业硕士项目。

3. 专科医师培训 对于希望在特定医学领域（如心脏病学、神经外科、儿科等）进一步深造的医生，可以参加专科医师培训项目。这些项目在住院医师培训之后进行，更加聚焦于特定领域的高级知识和技能。我国专科医师培训项目包括临床医学专业博士项目和专科医师培训试点项目。

4. 继续医学教育（continuing medical education，CME） 面向已经执业的医生，旨在帮助他们保持和更新医学知识，掌握最新医疗技术和治疗方法。CME 可通过研讨会、在线课程、学术会议等形式进行，许多国家和地区要求医生定期完成一定学分的 CME 以维持执业资格。

5. 跨专业医学教育（interprofessional education，IPE） 随着医学领域越来越强调团队合作，跨学科教育项目变得日益重要。这类项目鼓励医生、护士、药师、物理治疗师等不同医疗专业人员共同学习，以促进更有效的团队协作和患者护理。

6. 国际医学交流与合作项目 为了促进全球医学知识和技术的交流，很多医学院校和医疗机构开展国际交流项目，包括学生交换、联合研究、短期访学等，旨在拓宽视野，提升国际医疗合作能力。

应该说，狭义的医学教育项目不断优化和发展，对于提高全球医疗水平、保障公众健康具有重要意义。而狭义医学教育项目的优化和发展也有赖于医学教育研究项目的设立和开展。

（二）医学教育研究项目的重点方向和内容

医学教育研究项目是指专门针对医学教育的方法、效果、创新及评价体系等方面进行系统性研究的科研活动。其目的在于不断改进医学教育的质量，提升教育效果，培养出更能适应现代医疗需求的医学人才。以下是一些医学教育研究项目的重点方向和内容。

1. 医学教育培训计划（狭义的医学教育项目） 研究如何建立新的医学教育培训计划以及如何对原有的医学教育培训计划进行改革和完善，使之更为优化，适应医疗卫生事业的发展，提高医疗卫生服务质量。

2. 教学方法与策略的研究 探索新的教学模式，如基于问题的学习（problem-based learning，PBL）、模拟教学、翻转课堂、混合式学习等，评估它们在提高学生主动学习、批判性思维和临床技能方面的效果。

3. 评估与考核体系的创新 研究如何设计更加全面、公正、有效的评价体系，这不仅考察知识掌握程度，还评估临床技能、沟通能力、职业态度和伦理判断等综合能力。

4. 教育技术在医学教育中的应用 包括虚拟现实（virtual reality，VR）、增强现实（augmented reality，AR）、人工智能、远程教育平台等现代科技手段在教学中的应用及其对学习效果的影响。

5. 跨文化与国际医学教育 研究如何在多元文化背景下进行有效教学，促进国际医学教育资源的共享与合作，以及培养具有国际视野的医学人才。

6. 医学生心理健康与职业发展规划 关注医学生的学习压力、职业倦怠、心理健康问题，以及如何通过教育项目支持学生的个人成长和职业规划。

7. 继续教育与终身学习机制 研究如何建立和完善医学继续教育体系，鼓励和促进医生在整个职业生涯中不断学习新知识、新技术，以适应医学的快速发展。

8. 医学人文教育的整合 探讨如何将医学伦理、沟通技巧、患者心理、社会医学等内容更好地融入医学教育中，培养兼具专业知识与人文关怀的医生。

我们在此章中探讨的医学教育项目是广义的医学教育项目，既包括医学教育培训计划项目，也包括医学教育研究项目。

三、医学教育项目与医学教育研究课题的联系与区别

医学教育项目与医学教育研究课题之间存在着紧密的联系，同时也存在明显的区别。

（一）联系

1. 本质相同 从性质上说，医学教育项目与医学教育研究课题都属于教育科学研究的范畴。

2. 实践与理论互动 医学教育项目可以作为研究的对象或平台，教育研究的发现能够反馈应用于教育项目的设计与改进，形成实践到理论再到实践的良性循环。

3. 共同关注人才培养 无论是医学教育项目还是医学教育研究课题，都聚焦于如何更有效地培养符合社会和卫生事业发展需求的医学人才。

（二）区别

1. 侧重不同 医学教育项目侧重于解决医学人才培养和教学中的方法、内容、管理、教材、师资等实践性问题，目的是改进教学，提高教学质量。医学教育研究课题则侧重于教育基础理论和专业学术问题的研究，包括理论研究和实验研究，目的是发现和寻找教育教学规律，或建立教育教学理论与方法，以促进教育科学的发展。

2. 对象与内容差异 医学教育项目直接面向教学一线，关注的是教学内容的传递、学

习资源的配置、教学方法的应用等具体实施细节。医学教育研究课题则可能以教育项目、教育政策、教育效果等为对象,研究内容包括教育理念、教育评价、教育体系的优化等更为宏观和理论化的层面。

3. 方法论不同 医学教育项目执行依赖于教育学原理、教学经验和管理策略,正如在医学教育培训计划制订时的经典名言[4]:"每一个课程设计者必须决定课程的目的,然后从文献中查找能服务于这个目的、影响课程每一部分内容的相关佐证。具有说服力的佐证有的时候很难找到。所以课程设计者要经常依赖于他们的职业判断和价值取向。"而医学教育研究课题作为科研课题则需要运用科学研究方法,如量化研究、质性研究、混合方法研究等,来收集数据、分析问题并验证假设。

综上所述,医学教育项目与医学教育研究课题是相辅相成的两个方面,医学教育项目是医学教育研究课题的土壤,而医学教育研究是提升医学教育项目质量的引擎。两者结合,共同推动医学教育的进步与创新。

第二节 医学教育项目的管理和评价

一、医学教育项目的管理

教育项目管理(education project management)是2013年公布的教育学名词,是指为实现特定的教育目标和任务而进行活动设计和资金筹措,并由特定团队具体运作的教育管理活动[5]。医学教育项目管理是在医学教育领域进行的教育项目管理,是一项复杂而重要的任务,它直接关系到医疗人才的培养质量和医疗行业的未来发展。有效的管理不仅要求对医学知识有深入的理解,还需要具备项目管理、教学设计、评估反馈及资源调配等多方面的能力。狭义的医学教育项目和广义的医学教育项目在项目管理的侧重点上是有所不同的。

(一) 狭义的医学教育项目的管理

狭义的医学教育项目,尤其是一个新的教育培训项目设计时,虽然可能也是以医学教育研究项目立项的形式开展工作,但由于其导向是形成新的教育和培训项目,更具实操性,因此,呈现出与广义的医学教育项目不一样的项目管理特点。以下关键要素和步骤有利于指导如何高效管理狭义的医学教育项目。

1. 明确项目目标与需求分析 首先,需要明确项目的目标是什么,比如是加强基础医学理论教育、提升医学生的临床技能,还是针对特定疾病的诊疗培训。通过需求分析,了解目标受众(如医学生、在职医生)的具体需求,确保项目内容的针对性和实用性。

2. 课程设计与开发 基于目标和需求分析,设计课程大纲,选择或开发教学材料。采用多样化的教学方法,如案例教学、模拟实训、在线学习平台等,以适应不同学习风格和提高学习效率。同时,确保课程内容与最新的医学研究成果和临床指南保持一致。

3. 师资队伍组建与培训 选拔合适的师资,并提供必要的培训,帮助他们理解和掌握新的教育和培训计划的目标、学习产出、教学方法、配套的教育资源、考核评价方法等,确保他们能有效完成医学教育项目。

4. 资源规划与配置 合理规划和分配教育资源,包括教学设施、教材、模拟器具、在线学习平台、临床学习资源等。同时，预算管理也是重要一环，确保项目在成本控制范围内高效运行。

5. 项目实施与监控　在项目执行过程中，持续监控教学质量、学员参与度和学习成效。采用定期评估和即时反馈机制，及时调整教学策略，解决可能出现的问题。

6. 评价与反馈　项目结束后，进行全面的评估，包括学员满意度调查、学习成果测试、临床技能考核等，收集数据用于项目效果分析。根据评估结果，为未来项目的优化提供反馈和建议。

（二）广义的医学教育项目的管理

广义的医学教育项目管理是推动医学教育科学化、现代化的重要环节，它旨在通过严谨的研究方法探索和优化医学教育的方法、内容和评价体系。以下是广义的医学教育项目管理的关键步骤和考虑因素。

1. 选题与立项　选择具有实践意义和理论价值的研究课题，确保课题新颖且能填补现有研究空白。

2. 团队组建与分工　组建完成项目所需要的研究团队，明确团队成员的角色和职责，确保每个人都能在其专长领域发挥最大效能。

3. 伦理审查　在涉及人类参与者的研究中，如有必要，必须通过伦理委员会的审查，确保研究遵循伦理原则，保护受试者的权益。

4. 数据收集与管理　设计科学合理的数据收集工具，如问卷、访谈指南、观察记录表等，实施数据收集过程，确保数据的准确性和完整性，建立数据管理系统，对数据进行编码、存储和备份，保障数据安全。

5. 数据分析　使用合适的统计软件和分析方法对收集到的数据进行处理和分析。

6. 成果撰写与发表　根据研究发现撰写研究报告或学术论文，遵循相应的学术规范和格式要求。

7. 项目监控与评价　定期召开项目进度会议，跟踪研究进展，及时解决遇到的问题。项目结束后，进行全面的自我评估和外部评估，总结经验教训，为未来研究提供参考。

通过以上步骤的有效管理，可以保证医学教育项目的顺利进行，促进医学教育领域的发展和创新。

从以上无论是广义的还是狭义的医学教育项目管理关键步骤和考虑因素均可以看出，项目评价都是重要的一环，因为项目评价既是对项目实施的意义和必要性的检验，又是对项目是否按预期进度开展以及是否达到预期效果的检验。

作为项目，医学教育项目的评价也遵循一般项目评价的原则，以下将先介绍美国评价协会的项目评价原则。

二、项目评价的原则

（一）美国评价协会评价原则

美国评价协会（American Evaluation Association，AEA）是为了提高评价实践和方法，提高评价的应用，促进评价职业化，支持评价在行动有效性的理论和知识中的贡献而成立的组织。从1994年开始，该组织制定并发布评价指导原则，指导原则反映了AEA的核心价值并倾向于作为评估者专业伦理操作的指导。指导原则实施以来进行了阶段性的修订，一旦被成员认可，即变成 AEA 官方文件并且取代之前的版本。AEA 至少每 5 年要回顾一次原则。

以下是 AEA 最新的评价指导原则[6]，包括 5 个方面，分别是系统调查原则、能力原则、诚信原则、尊重他人原则、共同利益和公平原则。

1. 系统调查原则 是指评价者需要实施以数据为基础的、缜密的、有条理的、与客观实际情况相关联的调查，有如下要求：

（1）遵守所使用方法的最高技术标准，同时注意评价的规模和可用资源。

（2）与主要利益相关者探讨核心评价问题的局限性和优势，以及可能用于回答这些问题的方法。

（3）准确、详细地介绍评价方法和途径，以便能够让他人理解、解释和评论评价工作。

（4）明确评价及其结果的局限性。

（5）以适当的方式讨论价值观、假设、理论、方法、结果，并分析影响评价者对调查结果解释的因素。

（6）认真考虑在评价实践中使用新兴技术的伦理影响。

2. 能力原则 是指评价人员能为利益相关者提供熟练的专业服务，有如下要求：

（1）确保评价团队成员具备所需的教育、能力、技能和经验能完成评价。

（2）最合乎伦理的选择是：在评价团队的专业准备和能力范围之外进行委托或请求时，应清楚地传达可能对评价产生的任何重大限制。尽一切努力直接或通过他人的帮助来补充缺失或薄弱的能力。

（3）确保评价团队集体拥有在评价的文化背景下开展工作所需的能力。

（4）持续进行相关教育、培训或监督下的实践，学习胜任评价实践所需的新概念、技术、技能和服务。持续的专业发展可能包括：正式的课程和研讨会、自学、对自己的实践进行自我或外部委托的评估，以及与其他评价人员合作学习和完善评价技能和专业知识。

3. 诚信原则 是指评价人员的行为诚实透明，以确保评价的完整性，有如下要求：

（1）如实、公开地与客户和利益相关方就评价的各个方面进行沟通，包括评价的局限性。

（2）在接受评价任务之前披露所有的利益冲突（或可能出现的冲突），并在评价期间管理或缓解一切冲突。

（3）记录并及时传达对最初协商的评价计划的任何变更、这些变更的理由以及对评价范围和结果的潜在影响。

（4）评估并明确利益相关者、客户和评价人员对评价行为和结果有影响的价值观、观点和利益。

（5）准确透明地描绘评价程序、数据和结果。

（6）明确沟通、判断和解决与可能产生误导性评价信息或结论的程序或活动有关的问题。如果问题无法解决，请咨询同事，就正确的处理方法提出建议，并在必要时拒绝评价。

（7）披露评价的所有财政支持来源以及评价请求的来源。

4. 尊重他人原则 是指评价者尊重个人的尊严、福祉和自我价值，并承认文化在群体内部和群体之间的影响，有如下要求：

（1）努力了解并公平对待个人和团体在评价中提出的观点和兴趣范围，包括那些相反的观点和利益。

（2）遵守与评价参与者有关的现行职业道德、标准和法规（包括知情同意、保密和防止伤害)。

(3) 努力使与评价相关的群体和个人的利益最大化,减少不必要的风险或伤害。

(4) 确保那些提供数据并承担风险的人自愿这样做,并确保他们了解评价并有机会获得评价的好处。

5. 共同利益和公平原则　是指评价人员努力为共同利益和促进公平公正的社会做出贡献,有如下要求:

(1) 承认并平衡客户、其他利益相关者的利益和共同利益,同时保护评价的完整性。

(2) 识别并努力解决评价对共同利益的潜在威胁,尤其是当特定利益相关者的利益与民主、公平和公正社会的目标相冲突时。

(3) 鉴别并努力解决评价加剧历史劣势或不平等的潜在风险。

(4) 促进数据和调查结果的透明度和积极共享,目标是以尊重他人和履行保密承诺的形式公平获取信息。

(5) 缓解评价背景可能导致的偏见和潜在的权力失衡。

(二) 我国推荐性国家标准评价原则

按照我国《科学技术研究项目评价通则》(GB/T 22900—2022)[7],开展科研项目评价宜遵循以下原则。

1. 尊重创新规律　评价活动宜充分考虑项目所在科学技术领域现状与发展趋势,符合科学技术研究渐进性和阶段性的特点,尊重科学技术研究活动的创新规律。

2. 倡导分类评价　评价活动宜根据评价目的不同实施分类评价,充分考虑项目类型的特点、所属技术领域特点、所处评价环节的特点,分类设置评价内容与指标。

3. 注重评价实效　要把握科研渐进性和成果阶段性特点,注重体现标志性成果的质量、绩效、贡献和影响,提升评价活动的有效性。

三、医学教育项目的评价原则

医学教育项目的评价除了应遵循评价通则外,由于医学教育的特殊性,为确保评价过程的科学性、公正性和有效性,还需遵循以下原则。

1. 先进性(创新性)　评价时需考虑项目是否提出了新的理论观点、方法或策略,或者在现有基础上有显著的改进和创新,对医学教育领域有推动作用。

2. 科学性　项目设计、方法选择、数据收集与分析过程应遵循科学研究的严谨标准,确保项目结果的准确性和可靠性。评价时应关注项目的假设是否清晰、方法论是否合理、数据分析是否恰当。

3. 可行性　评价项目在实际操作中的可行性,包括资源的可用性、时间安排的合理性、研究团队的能力匹配度等,确保项目可以顺利实施并达成既定目标。

4. 必要性　项目应聚焦于医学教育领域内的关键问题,解决实际需求,评价时需分析项目开展的紧迫性和对医学教育实践的潜在贡献。

5. 目的性　明确项目的目的和预期成果,评价时考虑项目目标是否明确、具体,以及这些目标是否与医学教育的长远发展目标相一致。

6. 实效性与影响力　评价项目成果的实际应用价值和对医学教育实践的影响力,包括是否能有效提升教学质量、学生学习成效、教师教学能力等。

7. 伦理性和合规性 确保项目遵循科研伦理准则，尊重参与者权益，获得必要的伦理审查批准，以及遵守相关的法律法规和行业标准。

8. 可持续性 评价项目是否具有持续发展的潜力，以及研究成果是否易于在不同情境下推广和持续应用。

综上所述，医学教育项目的评价是一个系统性工作，需要从多个维度出发，确保评价既符合项目评价通则，又能切实指导和促进医学教育的实践与创新。

（张　勤）

参 考 文 献

［1］教育部. 教育部关于加强新时代教育科学研究工作的意见：教政法〔2019〕16 号［A/OL］.（2019-10-24）［2024-06-30］. https://www.gov.cn/zhengce/zhengceku/2019-10/24/content_5456781.htm.

［2］国务院办公厅. 关于加快医学教育创新发展的指导意见：国办发〔2020〕34 号［A/OL］.（2020-09-27）［2024-06-30］. https://www.gov.cn/zhengce/content/2020-09/23/content_5546373.htm.

［3］Project Management Institute. 项目管理知识体系指南［M］. 6 版. 北京：电子工业出版社，2018.

［4］GRANT J. Principles of curriculum design［M］. Edinburgh：Association for the Study of Medical Education，2006.

［5］教育学名词审定委员会. 教育学名词［M］. 北京：高等教育出版社，2013.

［6］American Evaluation Association. Guiding Principles.［2024-06-30］. https://www.eval.org/Portals/0/Docs/AEA_289398-18_GuidingPrinciples_Brochure_2.pdf.

［7］全国科技评估标准化技术委员会. 科学技术研究项目评价通则：GT/T 22900-2022［S］. 北京：中国标准出版社，2022.

第二章
医学教育项目组织实施管理及评价方法

本篇第一章全面阐述了医学教育项目的定义及项目管理和评价的核心原则。在此基础上，本章将聚焦于广义的医学教育项目从项目管理部门的角度出发，深入探讨如何对医学教育项目开展项目评价和组织实施管理工作。

第一节 医学教育项目评价

项目评价是项目管理工作的重要内容，包含对项目进行全面的、系统的、客观的评价和分析，以确定项目的目标是否实现，找出项目存在的问题和改进空间，为今后的项目管理提供经验和参考。

医学教育项目评价在医学教育项目建设中同样发挥非常重要的作用，医学教育项目评价是效益评估理论、质量评估理论、风险评估理论和绩效评估理论的综合运用，以期能全面客观的评价医学教育项目的效益、质量、风险和绩效，找出问题与不足，帮助项目团队改进和提高，为高等医学教育改革提供决策依据，并对医学教育项目取得的成果加以分析指导，开发医学教育项目的推广价值，不断推动医学教育高质量发展。

一、医学教育项目评价目的及依据

对项目进行评价就是为了测量项目的质量。医学教育项目评价目的，旨在通过医学教育项目评价工作，全面客观的评价医学教育项目的效益、质量、风险和绩效，为学校教育决策提供依据，合理配置教育教学改革资源投入，提高医学院校教学改革投入产出比率。

高等教育法律法规及有关规章制度文件、规范性文件及技术文件、组织医学教育项目单位的具体要求等，是医学教育项目评价的主要依据。医学教育项目的评价依据具有动态性。首先要明确医学教育项目评价的目的，是为了评估项目的可行性、效益、风险，是为了解决具体的教育问题、优化资源配置等。搜集与项目相关的所有重要信息，包括但不限于项目的目标、预期成果、实施计划、成本预算、可行性及风险评估等。根据项目的特性和评价目的，建立评价标准。针对项目内容进行详细的分析，评估其在各个评价标准上的表现。将分析结果形成评价报告，报告应包括项目的背景、评价目的、评价标准、分析过程、结果及建议等内容。基于评价报告进行决策，如是否启动项目、如何优化项目方案等。同时，也应对评价结果进行反馈，以便在未来的项目中不断改进和提高。在实际操作中，应根据项目的具体情况进行灵活调整。

医学教育项目兼具医学项目和教育项目的特征。应确保项目遵循科研伦理准则，尊重参与者权益，获得必要的伦理审查批准，以及遵守相关的法律法规和行业标准，因此伦理性和合规性也是医学教育项目的重要评价依据。

二、医学教育项目评价类型

广义的医学教育项目，其评价分类在本质上共享着与其他项目管理相同的标准和内涵。根据分类标准不同，可有不同的分类方法，如根据评价对象的不同，分为内部评价和外部评价。根据评价依据的不同，可以分为质性评价和定量评价等。其中，从项目组织实施的角度来看，以项目进程为依据的分类方法也是广义的医学教育项目评价中常用的一种方式。依此方法，项目评价可以分为立项评价、过程评价、结果评价和跟踪评价。

立项评价是医学教育项目评价的起点，主要评价项目的必要性、创新性、可行性以及研究基础与条件等方面。通过对这些要素进行全面分析和评估，为项目的立项提供重要参考。立项评价的结果将直接影响项目是否能够获得批准和资金支持。

过程评价通常对应着项目中期或年度评价，是对项目实施过程中的各个环节进行监测和评估。这包括对项目进度、资源利用、团队协作等方面的检查和评价。通过过程评价，可以及时发现项目实施过程中存在的问题和不足，并采取相应的措施进行改进和调整。这有助于确保项目能够按照预定的目标和计划顺利进行，达到预期的效果。过程评价的结果还可以作为项目经费持续支持和项目存废的重要参考依据。

验收评价是在项目完成后进行的，即结题评价。主要关注项目总体任务和目标的完成情况。通过对项目成果进行客观、公正的评价，可以判断项目是否达到预期的效果和成果。结果评价的结果对于项目的结题和验收具有重要意义，也是衡量项目成功与否的重要指标之一。

跟踪评价是在项目完成一段时间后进行的评价活动。它的主要目的是了解项目后续产出以及在医学教育领域产生的长期影响。通过跟踪评价，可以评估项目的长期效益和持续影响力，为未来的项目规划和实施提供有益的借鉴和参考。

三、医学教育项目评价内容

依据医学教育教学项目建设不同阶段需要，启动医学教育项目评价工作。评价内容通常涉及目标定位、资源条件、组织管理、保障条件、实施进展、成果产出、知识产权、人才培养、目标完成情况、效果与影响等方面。

(一) 医学教育项目立项评价

医学教育项目立项评价，是对项目的实施必要性与创新性、可行性、预期成效和价值，以及研究基础与条件进行评价，评价结果作为项目是否立项的参考依据。

1. 项目必要性与创新性评价 包含项目研究是否符合国家/区域/学校发展需要；是否符合国家的政策导向；是否满足国家对医学高等教育的需求；是否解决医学教育中的共性问题；预期项目成果是否具备应用和推广价值；研究成果是否具备先进性、创新性，符合医学教育高质量发展需要。

2. 项目可行性评价　包含项目研究内容是否合理，研究中的使用的方法、手段是否科学，项目实施步骤是否明确、可行；经费预算金额及预算科目是否合理，是否按科目预算金额并提供编制依据；立项评价要对项目潜在风险进行评估，项目实施过程中的管理风险、人员风险、组织风险、政策风险等是否可控。

3. 项目预期评价　是对项目预期产出的合理性和可信性做出评价，成果可能包含新的医学教育理论创新、教学方法创新、教学应用创新等，项目成果在高等医学教育领域是否具有辐射作用和推广价值。

4. 研究基础与条件　对项目团队的人员组成情况（能力、结构、规模等）、项目团队参与人员有序协同情况、团队前期准备工作情况、项目依托单位及合作单位是否能给予必要支持等进行评价。

（二）医学教育项目过程评价

医学教育项目研究周期一般为 1~3 年，通常安排项目中期检查，按预算年度拨付项目经费的项目组织单位，应安排项目年度检查。为了对医学教育项目进行全过程管理，合理控制投入和产出，降低项目风险，保障项目研究进度，通常根据中期检查或年度检查结果来核定阶段性项目经费拨付。医学教育项目的中期评价或年度评价一般从项目研究一致性（项目调整情况）、项目执行进展、项目阶段性产出、项目阶段性影响、项目保障条件等方面进行评价。

1. 项目研究一致性评价　对项目进展是否按照研究目标开展进行评价，对项目提出的人员、经费用途调整等进行必要性评价。

2. 项目执行进展评价　对项目进展进度进行评价，主要考察项目是否按研究目标和计划执行、经费执行是否合理合规。

3. 项目阶段性产出评价　主要考察项目阶段性成果，比如论文、论著、报告、教材、发明专利、教学法的应用，还要考察阶段性成果与项目研究目标是否一致。

4. 项目阶段性影响评价　主要评价阶段性产出在医学教育领域的社会效益或经济效益，在项目中期评价或年度评价中，由于阶段性产出具有滞后性，此项目不应作为扣分项。

5. 项目保障条件评价　主要考察项目执行过程中，团队分工是否合理、团队成员参与项目的投入程度和交流合作频次、项目依托院系或合作单元的支持程度、项目过程资料的形成和管理是否到位等。

（三）医学教育项目验收评价

医学教育的验收评价从项目完成情况、项目产出、项目成果影响、综合评价等方面进行评价。

1. 项目完成情况　主要评价医学教育项目的研究目标是否完全实现、研究任务是否完成并达到验收标准、考核指标是否达到验收标准，以及项目实施过程中的调整对项目的影响等。

2. 项目产出　主要评价医学教育项目是否产出新的医学教育理念、新的医学教育应用，比如教材、论文、论著、报告、新的课程、新的医学教育标准、专利、著作权及软件著作权等；医学教育项目产出成果是否具有领先性、创新性等。

3. 项目成果影响　主要评价医学教育项目成果的在教学实践中的应用及在医学教育中的推广价值，项目研究成果的应用和推广情况；医学教育项目成果在高等医学教育领域的辐射作用及成果的持续影响力。

4. 综合评价 主要评价项目团队、项目依托单位的保障作用及项目经费使用情况等。评价项目团队在执行过程中的分工是否合理、团队成员对于项目的参与和投入程度；项目执行过程中，项目依托单位及合作单位是否提供必要的投入和支持；项目经费管理和使用、经费支出是否合理、前期预算是否合理等。评价项目资料是否完整，管理得当。此外，近远期是否有经济效益和社会效益也要纳入综合评价内容。

（四）医学教育项目跟踪评价

医学教育项目具备教育研究项目的特点，以教育理论为基础，以医学教育实践为对象，以探索医学教育规律为目的，项目研究针对医学教育问题，提出假设性解决方案，医学教育研究项目成果呈现社会科学研究特征，具有长效性，项目成果要通过一个周期或多个周期教育实践才能显现项目成果的可靠性和稳定性。医学教育项目跟踪评价，可以排除医学项目研究成果的偶然性。医学教育项目跟踪评价一般从项目成果应用及后续产出、项目成果的辐射和带动作用的发挥、项目后续成果的领先性和创新性、经济效益的产出、社会效益的产出等进行评价。

1. 项目成果应用及后续产出 项目产出在本校、本区域及全国医学教育领域的推广应用情况。在项目成果基础上是否有新的成果产出，包括但不限于新的医学教育应用，如教材、论文、论著、报告、新的课程、新的医学教育标准、专利、著作权及软件著作权等。

2. 项目成果的辐射和带动作用的发挥 项目产出的新的医学教育理念、教学理论，能够被本区域或者全国范围内的兄弟院校借鉴或推广，发挥推动高等医学教育改革的作用。

3. 项目后续成果的领先性和创新性 医学教育项目后续产出成果是否仍然具有领先性、创新性等。

4. 经济效益的产出 研究成果产生经济效益，研究成果或专利技术在医学教育领域转化为效益。

5. 社会效益的产出 提高人才培养质量，提升人民群众对医学教育的满意度。为国家培养适合新时代创新发展需要的医学人才。

医学教育项目跟踪评价应注意的问题如下。①跟踪评价项目的选择：医学教育项目验收评价完成后，可选取在本校教学活动中影响较大或者在医学教育领域产生的辐射作用较大的项目，进行一定周期的跟踪评估。②跟踪评价的时长与周期：鉴于医学教育项目，特别是长学制医学院校的教育项目的产出滞后性，对于医学教育项目一般应进行3~5年的跟踪评价，必要时可以对重点项目进行更长时间跟踪评价。③跟踪评价轮次：对于项目成果对医学教育改革有重大推动的项目，可进行多轮次的跟踪评价。

四、医学教育项目评价方法

医学教育项目的评价方法，需要充分考虑项目的应用性和适用性，兼顾医学教育项目的评价目的、评价条件和评价环境，同时兼顾教育产出的不完全可测量性，即在很多时候我们不能仅仅依赖量化指标来评价一个医学教育项目的优劣，在这些因素的综合考虑下，我们推荐采取质性和定量研究相结合的评价方法。其中，专家评分法和同行评议法在医学教育项目评价中被较多采用。这两种方法都强调了专家在评价过程中的重要作用，通过他们的专业知识和经验，为项目提供更为全面、深入的评价。

专家评分法是一种定量化描述方法，项目组织单位为对项目资助与否或者是否重点支持进行必要区分，可以把部分关键测量指标量化，以期通过专家评分筛选出符合预期的项目，同时听取专家的意见与建议。

同行评议法是邀请医学教育领域相关专家，通过现场、视频或者函评的方式，采取同一种评议标准或者规则，共同对医学教育项目进行评价，并给出评价结果和意见的评价方法。

为了更好地展示这两种方法在实际评价中的应用，我们提供了两种方法的评分模板示例。其中，医学教育项目立项评价、过程评价、验收评价专家评分示例（表 5-2-1、表 5-2-2、表 5-2-3）为专家评价法，医学教育项目跟踪评价专家评审意见示例（表 5-2-4）为同行评价法。表中所示例指标及观测点仅为展示医学教育研究项目评价中专家评分法和同行评议法使用情况，根据不同医学教育项目评价需要，可按需分配指标权重及评价指标观测点。

表 5-2-1　医学教育研究项目立项评审专家评分表示例

项目名称：

项目建设单位：

内容	指标	权重	观测点	分数	分值区间
研究基础	研究队伍	0.1	团队成员职称、年龄、学缘结构合理，团队建设计划全面，目标高且可行，措施得力等		1~10
	既往相关研究成果	0.1	本项目相对于已有研究的独到学术价值和应用价值等		1~10
	依托单位基础条件	0.1	项目依托单位能给予支持力度		1~10
立项依据	国内外概况及发展趋势	0.1	国内外相关研究梳理及研究动态		1~10
	创新点	0.1	成果可能包含新的医学教育理论创新、教学方法创新、教学应用创新等		1~10
	解决问题	0.1	医学教育中新发现问题或亟待解决问题		1~10
意义及效果	项目意义（社会效益）	0.15	在高等医学教育领域是否具有辐射作用和推广价值		1~15
	预期效果（经济效益）	0.15	呈现的方式，教材、论文、论著、报告、成果交流、发明专利		1~15
进度与经费	方案进度	0.05	研究中的使用的方法、手段是否科学，项目实施步骤是否明确、可行		1~5
	经费预算	0.05	经费预算金额及预算科目是否合理，是否按科目预算金额并提供编制依据		1~5
总分					
专家评审意见	专家建议				
	建议完成年限				
	建议资助经费				

注：示例指标及观测点仅为展示医学教育研究项目立项评审专家评分法使用情况，不代表任何指标倾向性，具体评价指标按需要制订。

表 5-2-2 医学教育研究项目过程检查评审专家评分表示例

项目名称:

项目建设单位:

内容	指标	权重	观测点	分数	分值区间
目标对标	研究目标	0.1	研究目标与项目研究内容契合度		1~10
	阶段目标	0.1	阶段性目标实现情况,实现进度		1~10
执行进展	经费执行	0.1	预算经费执行进度,经费使用及调整需求的合理性		1~10
	阶段性问题与解决方案	0.05	项目是否存在阶段性问题,项目团队能否给出解决方案,解决方案有无可行性		1~5
	项目风险	0.1	项目是否存在执行(经费预算和研究进度)风险		1~10
阶段性产出	阶段性成果	0.1	阶段性成果产出,重点考察阶段性成果的数量		1~10
	成果与目标一致性	0.1	阶段性产出与研究目标一致性,重点考察阶段性产出质量		1~10
阶段性影响	阶段性成果实践	0.1	阶段性成果应用于教育实践的情况及反馈		1~10
	阶段性成果推广	0.1	阶段性成果推广情况,推广范围及反馈		1~10
实施保障	研究团队	0.05	团队分工合理,团队成员参与项目的投入程度和交流合作频次		1~5
	依托单位	0.05	项目依托院系或合作单元的支持程度		1~5
	资料管理	0.05	项目过程资料的形成和管理得当		1~5
总分					
专家意见	专家建议				
	经费建议				

注:示例指标及观测点仅为展示医学教育研究项目中期或年度检查评审专家评分法使用情况,不代表任何指标倾向性,具体评价指标按需要制订。

表 5-2-3　医学教育研究项目验收检查评审专家评分表示例

项目名称：
项目建设单位：

内容	指标	权重	观测点	分数	分值区间
项目完成情况	研究目标完成情况	0.1	主要评价项目的研究目标实现度，研究任务完成并达到验收标准		1~10
	项目重大调整	0.1	项目实施过程中的调整对项目的影响		1~10
项目产出	项目成果	0.1	主要评价医学教育项目产出新的医学教育理念、新的医学教育应用		1~10
	成果先进性	0.1	医学教育项目产出成果国内、国际领先性		1~10
	成果创新性	0.1	医学教育项目产出成果创新性		1~10
	人才培养成效	0.1	项目对医学人才培养的作用		1~10
成果影响	成果应用（经济效益）	0.1	主要评价医学教育项目成果的应用和推广价值，项目研究成果的应用和推广情况，在高等医学教育领域的辐射作用及成果的持续影响力		1~10
	师生满意度（社会效益）	0.1	项目成果的师生满意度		1~10
综合管理	团队合作	0.05	项目团队在执行过程中的分工合理，团队成员对于项目的参与和投入程度		1~5
	单位支持	0.05	项目依托单位提供必要的投入和支持		1~5
	经费使用	0.05	经费支出规范及项目前期预算合理		1~5
	资料管理	0.05	项目资料完整，管理得当		1~5
总分					
专家建议	评审意见	□验收通过　□延期验收　□验收不通过			
	项目建议				

注：示例指标及观测点仅为展示医学教育研究项目验收评审专家评分法使用情况，不代表任何指标倾向性，具体评价指标按需要制订。

表 5-2-4 医学教育项目跟踪评价专家评审意见表示例

项目名称：

项目建设单位：

评价内容	专家意见
成果的示范与推广	
持续成果产出	
持续成果转化	
持续产出成果的创新性	
持续产出成果的先进性	
持续人才培养成效	
成果经济效益	
投入产出比	
对医学教育的作用	
持续社会影响	
结论与建议：	

注：示例中指标仅为展示同行评议法在项目跟踪评价中的使用情况，不代表任何指标倾向性，具体评价指标按需要制订。

五、医学教育项目的评价程序

医学教育项目的评价组织常因项目等级和组织实施部门的差异而有所不同。医学教育项目的评价程序通常包括：评价组织、评价形式选择、评价实施步骤、评价信息收集及运用等。本部分以高校医学教育项目为例介绍同行评议法和专家评分法的通用程序和注意事项。

（一）评价组织

医学教育项目通常由立项单位自行组织评审，立项单位一般应设立教育项目管理部门，组织医学教育项目评价工作，必要时立项单位也可以委托专业评价机构进行评审。

（二）评价形式选择

医学教育项目评价形式一般可以采取会议现场答辩、专家通信评审、现场答辩与通信评审相结合等方式，根据项目需要选择具体评审方式或多种评审方式相结合，保障评价标准统一。在条件允许的情况下，可以借助信息化和智能化等评价方法和手段，利用在线平台支撑评审过程，以提高项目评审工作的质量和效率。

（三）评价实施步骤

项目评审实施过程中，项目组织部门要做好前期准备工作，首先要对项目进行初步审查，符合参加评审基本条件的项目才可以进入专家评审程序，实施步骤如下：

1. 确定评价内容和评审规则。
2. 在专家库中选择评审专家，组成专家组。

3. 评审组织通过会议评审(含线上会议)、通信评审等,组织专家对项目和成果有关材料进行审议、质询和讨论,给出专家评审结果和意见。

(四) 评价信息收集及运用

由医学教育项目管理部门收集专家评审信息,并对收集信息进行汇总,对可量化信息进行计算后呈现出综合评分,并汇总专家评审意见文本。

专家评价结果是立项单位确定项目是否立项、是否通过中期/年度检查、是否结题的重要参考。根据专家的评价情况,项目管理部门将专家评审结果及相关建议提交决策会议讨论,最终确定项目是否立项或者通过验收。对于项目中期检查或年度检查中发现问题的项目,应根据专家评审意见及时提交决策会议讨论,必要时终止项目。

(五) 评审工作中需要注意的问题

1. 专家库建设 高质量的评审专家库是高质量项目建设的重要条件。项目组织单位应该建设评审专家库,并同时拓展评审专家资源,建立适宜项目组织单位的项目评审专家库,根据项目评审需要,在专家库中抽取相应专家参与评审工作。

2. 专家遴选原则 遴选专家时应遵循以下原则。

(1) 科学原则:根据项目内容,选取专家库中适宜的专家参与评审工作,必要时可跨学科选取专家参与评审。

(2) 回避原则:与项目申请人、承担项目单位有直接利益关系的专家一般应申请回避。

(3) 更换原则:评审专家库组成人员建议定期换届,并根据工作需要适时增补专家库成员。

(4) 保密原则:如果通信评审,需对专家信息保密,保障专家独立工作,不受项目申请人或者项目组织主管部门干扰。

3. 同行评议法和专家评分法在应用中的注意事项

(1) 采用同行评议法时,宜按照评价的目的及项目复杂程度等注意以下一些问题。

1) 评估专家具备的专业能力和资质条件。

2) 确定专家组的规模和组成专家的比例。

3) 明确评价内容与规范[1]。

4) 确定评价的权利与义务。

(2) 采用专家评分法时,宜根据项目评价的目的和评价内容的重要程度等注意以下一些问题。

1) 专家要对项目评价指标达成共识。

2) 确定评价指标,为指标赋权重,按照各指标的相对重要性,分别确定其权重,权重之和为 1[1],专家在实际评审应用中可以用百分制表达。

3) 明确评分规则,专家在所规定的有效评分区间范围内评分;计算评价分值,各项指标得分之和即为此项目总分;专家亦可根据总分和分项指标得分情况,给出评价建议。

第二节 医学教育项目组织实施管理

对项目管理部门而言,在医学教育项目的实施过程中,确保项目的高效运作和高质量产出是至关重要的。因此,在项目启动伊始,制订一套全面且精细的项目实施管理办法及实施细则显然是必要的。这不仅有助于规范项目的组织、实施、监督等各个环节,还能为项目评价提供坚实的基础。

一、医学教育项目组织实施管理的基本要素

尽管不同等级和不同组织实施部门的医学教育项目可能采用不同的组织实施方案和管理方式,但在流程梳理、规范实施和管理方面,我们可以遵循一些共通的原则。以下四个环节可以作为制定项目管理办法的参考。

(一) 项目启动

1. 项目指导思想 在推进任何项目建设之前,确立明确的指导思想是至关重要的。指导思想不仅为项目的整个运行周期提供了方向,还确保了所有相关活动均能在统一的理念下有序展开。在医学教育领域的项目建设中,指导思想通常包括政治理论思想、高等教育及医学教育理论、国家医学教育的发展战略、重要政策以及高等教育相关的发展规划等,借以保证项目符合医学教育的规律和特点,并在宏观层面上与国家的战略目标和社会需求相契合。

2. 项目选题 项目选题是医学教育项目成功的关键。我们可以通过合理地规划项目选题,制定选题范围及方向,加强医学教育项目的顶层设计和统筹协调。

(1) 规划项目选题的原则:在规划选题时应充分考虑医学教育的发展趋势和实际需求,兼顾理论和实践。具体来说,可参考以下原则进行选题规划。

1) 围绕立德树人的根本任务。

2) 以医学教育和医学教育管理为主要研究领域。

3) 符合当前和未来的医学教育教学改革趋势。

4) 聚焦于解决医学教育领域面临的重要挑战或医学院校教育教学中发现的实际问题。

5) 兼顾项目管理的可行性和实效性。

(2) 项目的分类

1) 为保证选题的目标导向性和自由探索性兼顾,在规划项目选题时可采取自由选题项目和命题选题项目相结合的方式。

一般而言,自由选题项目给予研究者更多的自主权和发挥空间。研究者可以根据自己的研究兴趣和专业特长,自主提出选题并进行研究。这种方式有利于激发研究者的创新精神和主动性,促进医学教育领域的多元化发展。

命题选题项目则是由规划者根据医学教育的发展趋势和实际需求,提出一系列具有明确研究目标和实际意义的选题。这些选题通常关注当前医学教育中亟待解决的重点、热点、难点问题,通过集中力量进行深入研究,以期为解决这些问题提供有力的理论支撑和实践指导。

2) 在项目分类时还可根据项目的目标、创新性、团队能力、社会需求和政策导向等多重因素综合评估,设置重点项目及一般项目,以实现资源优化配置,进一步加强对项目的政策引导。

3. 项目管理职责 一般而言,医学教育项目实行分级管理,项目负责人负责制。应明确项目管理所涉及的组织部门及管理机构,并将项目管理所涉及的职责内容明确落实到各级组织部门及机构中,从而确保项目能有序和高效地运行。

(1) 组织部门管理机构:一般可包括项目指导委员会、评审专家组、项目下达及组织管理机构、项目承担单位、项目监管机构、财务及审计机构等。

(2) 管理职责:具体包括但不限于以下方面,如制订项目管理办法及实施细则,组织及受理项目申请,项目立项的逐级评审、推荐及名单公布,组织项目开题、中期或年度检查及结题

评审，逐级审核报告，项目成果的宣传、推广和应用，项目经费的管理、使用监督等。

（二）项目申报及评审

1. 项目申报要求　一般包括项目申报人员和申报单位的资格要求、申报名额等。根据项目级别和项目类型，可以设定不同的申报条件，如项目面向的申报单位范围，项目负责人的职称、医学教育相关工作经验、既往研究背景、承担项目情况的要求，每名项目负责人可申报的项目数，项目团队人数及结构要求，不得申报项目的情况等。同时，还可以通过制定鼓励性的条款，如规定一线教师作为负责人的项目比例，向中青年教师及跨单位、部门或专业申报项目的政策倾斜等，对项目的申报做进一步的引导。

2. 项目申报材料　通常，申报材料包括《项目立项申报书》和《申报汇总表》。其中《项目立项申报书》是申报材料中最为核心的部分，它不仅是项目申报评审的直接依据，还是项目立项后进行管理的核心文件，如表 5-2-5 所示。申报书的内容应详尽、全面，内容包括但不限于基础信息、项目负责人及团队成员、项目的目标、内容、预期成果、实施计划、项目预算、可行性分析、推荐意见等。通过申报书，评审者能够清晰地了解项目的全貌，从而作出准确的评审决策。《申报汇总表》是对申报项目的基本信息进行汇总的表格，内容可包括项目名称、申报单位、项目负责人、项目总预算、项目执行周期等关键信息。

表 5-2-5　医学教育研究项目立项申报书示例

一、基础数据表

<table>
<tr><td colspan="2">课题名称</td><td colspan="9"></td></tr>
<tr><td colspan="2">关键词</td><td colspan="9"></td></tr>
<tr><td colspan="2">负责人姓名</td><td></td><td>性别</td><td colspan="2"></td><td colspan="3">出生日期</td><td colspan="2">年　月　日</td></tr>
<tr><td colspan="2">行政职务</td><td></td><td colspan="3">专业职务</td><td colspan="3"></td><td>研究专长</td><td></td></tr>
<tr><td colspan="2">最后学历</td><td></td><td colspan="3">最后学位</td><td colspan="3"></td><td>担任导师</td><td></td></tr>
<tr><td colspan="2">工作单位</td><td colspan="4"></td><td colspan="3">电子信箱</td><td colspan="2"></td></tr>
<tr><td colspan="2">通信地址</td><td colspan="7"></td><td>邮政编码</td><td></td></tr>
<tr><td colspan="2">联系电话</td><td colspan="9">（区号）　（单位）　（手机）</td></tr>
<tr><td rowspan="10">主要参加者</td><td>姓名</td><td>出生年月</td><td colspan="2">专业职务</td><td colspan="2">研究专长</td><td>学历</td><td>学位</td><td colspan="2">工作单位</td></tr>
<tr><td></td><td></td><td colspan="2"></td><td colspan="2"></td><td></td><td></td><td colspan="2"></td></tr>
<tr><td></td><td></td><td colspan="2"></td><td colspan="2"></td><td></td><td></td><td colspan="2"></td></tr>
<tr><td></td><td></td><td colspan="2"></td><td colspan="2"></td><td></td><td></td><td colspan="2"></td></tr>
<tr><td></td><td></td><td colspan="2"></td><td colspan="2"></td><td></td><td></td><td colspan="2"></td></tr>
<tr><td></td><td></td><td colspan="2"></td><td colspan="2"></td><td></td><td></td><td colspan="2"></td></tr>
<tr><td></td><td></td><td colspan="2"></td><td colspan="2"></td><td></td><td></td><td colspan="2"></td></tr>
<tr><td></td><td></td><td colspan="2"></td><td colspan="2"></td><td></td><td></td><td colspan="2"></td></tr>
<tr><td></td><td></td><td colspan="2"></td><td colspan="2"></td><td></td><td></td><td colspan="2"></td></tr>
<tr><td></td><td></td><td colspan="2"></td><td colspan="2"></td><td></td><td></td><td colspan="2"></td></tr>
<tr><td colspan="2">预期最终成果</td><td colspan="9"></td></tr>
<tr><td colspan="2">预计完成时间</td><td colspan="9">年　月　日</td></tr>
</table>

续表

二、负责人和课题组主要成员近 3 年取得的与本课题有关的研究成果

成果名称	作者	成果形式	发表刊物或出版单位	发表时间

三、负责人和课题组主要成员近 5 年来承担的重要研究课题

课题名称	课题类别	批准时间	批准单位	完成情况

四、课题设计论证

①本课题所要解决的问题及其对我国医学教育改革与发展的作用和意义；②国内外研究概况、水平及发展趋势；③研究内容、研究方法和进度计划。

续表

五、完成课题的可行性分析

①已取得相关研究成果的社会评价(引用、转载、获奖及被采纳情况);②主要参考文献(相关研究成果、主要参考文献限填10项);③课题负责人及主要参加者的学术背景和研究经验、组成结构(如职务、专业、年龄等);④完成课题的保障条件(如研究资料、研究时间、研究经费、研究条件等)。

续表

六、项目支出预算明细

<table>
<tr><td rowspan="23">项目支出明细预算</td><td rowspan="6">项目资金来源</td><td>来源项目</td><td>金额/万元</td></tr>
<tr><td>合计</td><td></td></tr>
<tr><td>财政拨款</td><td></td></tr>
<tr><td>其中:申请当年财政预算</td><td></td></tr>
<tr><td>预算外资金</td><td></td></tr>
<tr><td>其他资金</td><td></td></tr>
<tr><td rowspan="16">项目支出明细预算</td><td>支出明细项目</td><td>金额/万元</td></tr>
<tr><td>合计</td><td></td></tr>
<tr><td>1. 设备购置费</td><td></td></tr>
<tr><td>2.</td><td></td></tr>
<tr><td>3.</td><td></td></tr>
<tr><td>4.</td><td></td></tr>
<tr><td>5.</td><td></td></tr>
<tr><td>6.</td><td></td></tr>
<tr><td>7.</td><td></td></tr>
<tr><td>8.</td><td></td></tr>
<tr><td>9.</td><td></td></tr>
<tr><td>10.</td><td></td></tr>
<tr><td>11.</td><td></td></tr>
<tr><td>12.</td><td></td></tr>
<tr><td></td><td></td></tr>
<tr><td></td><td></td></tr>
<tr><td>测算依据及说明</td><td></td><td></td></tr>
</table>

续表

七、研究阶段及预期成果

阶段性预期成果				
序号	研究阶段 （起止时间）	阶段成果名称	成果形式	负责人
最终研究成果（必含研究总报告）				
序号	完成时间	最终成果名称	成果形式	负责人

为保证项目申报评审的公正性和客观性，有些项目在评审时会采用盲评方式。在这种情况下，应要求项目负责人提交《匿名项目立项申报书》。匿名申报书应去除所有可能透露申报单位或个人信息的标识和内容，以确保评审专家在评审过程中不受任何外部因素的影响，做出公正、客观的评价。

对于涉及科研伦理的项目，应要求提交《科研伦理审查材料》，如科研伦理审查申请表、科研伦理审查报告等，用于说明项目在科研伦理方面的合规性和安全性。

除了基本的申报材料，根据不同项目级别和类型对项目建设标准及管理的需要，还可要求提供其他相关材料。例如，《项目查重（查新）报告》用于验证项目的创新性和独特性。《项目申报承诺书》用于规定申报单位对项目的责任及项目申报人或单位承诺遵守申报规定和项目实施过程中的各项要求。《项目支撑材料明细表》可详细列出项目所需的所有支撑材料，有助于评审专家全面了解项目的实施条件和可行性。《项目支出绩效目标申报表》则是对项目预期社会效益和经济效益的量化描述，它可以帮助评审专家快速了解项目的预期目标，从而更加准确地评估项目的价值和潜力，同时也可帮助管理者对比实际绩效与申报表中的预期目标，及时发现问题、调整策略，确保项目能够按照预期目标顺利推进，如表 5-2-6 所示。

3. 申报流程 清晰明确的规定与指引是确保项目申报流程顺利进行的基础，在申报流程中通常应对以下几个方面给予明确的说明与规范。

（1）申报材料的提交格式方面：应详细列出所需的各类文件类型、格式规范及命名要求。

表 5-2-6 医学教育研究项目支出绩效目标申报表示例

<table>
<tr><td>项目名称</td><td></td><td>申请数合计/万元</td><td></td></tr>
<tr><td>项目绩效目标</td><td colspan="3"></td></tr>
<tr><td rowspan="12">绩效指标</td><td>一级指标</td><td>二级指标</td><td>具体指标(指标内容、指标值)</td></tr>
<tr><td rowspan="5">产出指标</td><td>数量指标</td><td></td></tr>
<tr><td>质量指标</td><td></td></tr>
<tr><td>进度指标</td><td></td></tr>
<tr><td>成本指标</td><td></td></tr>
<tr><td>……</td><td></td></tr>
<tr><td rowspan="5">效果指标</td><td>经济效益指标</td><td></td></tr>
<tr><td>社会效益指标</td><td></td></tr>
<tr><td>可持续影响指标</td><td></td></tr>
<tr><td>服务对象满意度指标</td><td></td></tr>
<tr><td>……</td><td></td></tr>
<tr><td>其他问题说明</td><td colspan="3"></td></tr>
</table>

(2)提交流程方面:应阐述从项目申报开始到结束的整个流程涉及的每个环节,并明确说明具体的操作步骤、注意事项,以及可能遇到的问题和解决方案。

(3)申报途径方面:应明确申报途径,如在线申报平台、邮件申报等。对于申报途径的使用说明也应详细列出,包括如何注册账号、如何填写申报信息、如何上传附件等。

(4)截止日期的设置方面:应提前公布截止日期,提醒申报者注意时间节点。对于逾期提交的项目,应明确处理办法,如是否接受补报、补报的具体要求等。

4. 评审立项 在项目组织实施的整个周期中,评审立项的管理与组织占据着举足轻重的地位。这一环节不仅直接关系到项目建设目标的达成,还对于保证项目质量、提高项目完成率起到了决定性的作用。同时,也与申报单位及个人的利益息息相关。因此,在项目的组织实施方案及管理办法中,应向申报单位及个人明确说明项目立项评审的基本标准、评审流程、评审制度等,并严格评审纪律。此部分具体内容详见本章第一节中的阐述。

5. 评审结果公布 对于通过立项评审确定的拟立项名单,应向社会公示,接受监督。经公示后批准立项的项目应通过正式发布的《立项通知书》予以公布。公布内容根据项目实际情况可包括项目名称、项目编号、承担单位、项目负责人、资助金额、研究起止日期以及对项目的管理要求等。

(三) 项目过程管理

加强项目过程管理对于确保项目目标的顺利实现具有重要的意义。项目过程管理不仅涉及项目从启动到完成的各个阶段，还涵盖了对项目资源、进度、质量、风险等方面的全面监控。严格的项目过程管理可以有效推动项目进展、提高项目质量、优化资源配置、降低潜在风险。

1. 项目支持与经费管理　为保证项目资金规范使用、提高资金使用效率，应明确不同级别项目支持的金额、项目经费来源，并对项目资金开支范围进行明确界定。此外，为了加强项目资金的管理，可单独制定项目资金管理办法，这一办法应涵盖经费使用原则、管理职责、经费开支范围、预算编制与审批、预算执行与决算管理、绩效评价和监督检查等方面。通过制定详细的管理办法，确保项目资金的合理使用和有效监管，从而提高项目资金的使用效率。

2. 过程评价　项目过程管理通常会采用关键节点检查评价的方式，在项目组织实施方案及管理办法中应明确过程检查的节点及方式，如在项目的初期建设阶段是否组织项目开题评审、在项目推进阶段是采用年度检查还是中期检查等。与此同时，还应说明检查的主要内容、标准，以及对于不接受检查或检查不合格项目的处理办法等。

3. 项目变更　在项目实施过程中，可能会出现项目内容、项目计划、负责人、项日预算等关键内容的变更。为了确保项目的顺利进行，应明确这些变更的申请及审核流程。变更申请应根据变更内容提交给相关部门进行审核，审核通过后方可实施变更。

4. 项目延期　由于客观原因不能按期完成研究计划的，项目负责人可申请延期，应规定可以延期的次数、期限，延期申请、审批流程，以及项目延期后的过程评价的要求。

5. 项目撤项　在项目实施过程及项目检查中，如发现项目存在严重问题，如严重偏离研究方向、进度严重滞后、预算严重超支、学术不端等，应对项目做撤项处理，并可限制被撤销课题立项资格的项目负责人再次申请项目的资格。

(四) 项目验收及成果总结

项目完成后，均需进行验收和结题，履行必要的结题手续。这一环节不仅是项目目标验证、质量评估的关键，更是对项目成果进行全面梳理和总结的重要机会。

1. 结题材料　一般而言，项目完成时要提交的材料主要包括《结题项目报告书》和《结题项目汇总表》。《结题项目报告书》通常包括项目的背景介绍、目标设定、实施过程、遇到的问题和解决方案、取得的成果，以及经验教训等多个方面。

根据项目的具体要求，特别是成果总结及推广的需要，还可要求项目提交研究成果、《成果支撑材料》、《研究报告》等。在这里我们要注意医学类教育项目与医学项目研究成果的不同。这两者虽然都涉及医学领域，但由于研究的角度和目的不同，其成果形式也有明显区别。医学类教育项目的研究成果的形式在本章第一节“三、医学教育项目评价内容”中有详细阐述。

2. 结题评审　除明确说明评审的基本标准、评审流程、评审制度等项目评价的具体要求外，在实施方案及管理办法中还应详细规定不予结题通过的情况。同时，说明对未通过结题项目的管理，如要求项目团队进行整改、延长结题期限、撤销或中止项目，并收回已拨付的经费等。

二、案例:某医学院校教育教学改革项目实施与评价

本篇提供一个医学教育教学改革项目实施与评价的案例,用以演示医学教育项目实施管理与项目评价应用,本案例模拟某医学院校开展年度医学教育教学改革项目实施与评价过程。

(一) 医学教育教学改革项目启动

医学教育教学改革项目启动阶段是学校做好项目建设顶层设计阶段。应针对本校医学教育实践中亟待解决的问题,鼓励一线教师、教学管理人员结合教育教学工作实践开展有针对性的教育研究,形成教育改革合力。

1. 明确指导思想和改革方向

(1) 指导思想

1) 为落实立德树人的根本任务,培养堪当民族复兴重任的时代新人。

2) 贯彻落实国家《中华人民共和国国民经济和社会发展第十四个五年规划和 2035 年远景目标纲要》及《国务院办公厅关于加快医学教育创新发展的指导意见》文件精神。

3) 以"新医科"建设为契机,进一步深化学校教育教学改革,全面提高人才培养质量,提高教师育人水平、促进学生全面成长成才,推动优质教育资源和成果建设与共享、构建复合型拔尖创新医学人才培养体系。

(2) 改革方向

1) 紧密结合国家发展战略和医学人才需求,发挥学校办学优势及特色,以育人为核心,有效发挥教学改革在提升人才培养能力中的重要作用。

2) 项目符合教育教学发展需求,能够对学校的教育教学改革起较大的促进作用。探索提高教育质量和培养复合型拔尖创新人才的新思维、新方法。

2. 明确项目建设经费和项目建设周期

(1) 项目建设经费来源:医学教育教学改革项目由学校某专项经费支持,对立项项目给予每项 X 万元的经费支持。

(2) 项目建设周期:项目建设周期一般为 2~3 年;期间进行中期检查,按中期检查结果拨付项目二期经费。

(二) 医学教育教学改革项目建设申报

医学教育项目建设申报阶段,由学校项目组织建设部门组织立项申报,公布选题方向、申报条件,明确项目产出要求。

1. 公布项目建设的选题方向和申报条件

(1) 选题方向

1) 以胜任力为导向的教育教学改革。

2) 以学生成长为中心的教育教学改革研究。

3) 多学科交叉融合的医学人才培养。

4) 教学考核评价方法的改革研究。

5) 教育教学改革效果评价研究。

6) 思想政治及社会人文课教学研究。

7) 其他教育教学改革研究。

（2）申报条件

1）项目负责人应为本校承担教育教学工作或管理工作的在职教师和管理人员、教育研究人员，具有中级以上职称，以及具有良好的思想政治素质和独立开展及组织教学改革研究与实践的能力，身体健康，能作为项目实际主持人并担负实质性研究工作。

2）原则上应组成项目组申报，一个项目只能确立1个项目负责人；项目组成员一般不超过5人。鼓励跨学院及部门联合申报，参与人员应以教学一线人员和教学管理人员等为主体。

3）项目研究基础要求：项目可操作性强、代表性突出，项目立论根据充分，研究目标、内容清晰，研究方法、步骤切实可行，具备按计划完成研究任务的各项条件。

4）项目预算编制及产出符合绩效管理要求。

5）已承担教改项目且尚未结项者，不得作为负责人申报新的项目；已获得立项的课题或其中的子课题，不得重复申报。

2. 项目产出要求

（1）项目鼓励特色发展，既要突出自身特色，又要充分考虑学校人才培养定位及发展需求。

（2）项目注重实际应用，具备经济价值和社会价值，对提高学校人才培养质量和改善教学管理有较好的效果和推广价值。

（3）鼓励以教育教学论文、试题库、教材、课程、专利等多种方式体现教育教学改革成果。

（4）项目结题时将根据批准立项时的预算及项目产出进行项目绩效考核。

3. 公布需要填报的有关表格

（1）项目申请人填报《项目立项申报书》《项目申报承诺书》《项目支出绩效目标申报表》等。

（2）项目申请人所在院系填报《申报汇总表》。

（三）医学教育教学改革项目立项

医学教育教学改革项目立项阶段包含项目申请、项目筛选，立项评价、立项结果公布、首期经费保障等。

1. 项目申请　由项目申请人填写《项目立项申报书》，并提交《项目查重（查新）报告》《项目申报承诺书》《项目支出绩效目标申报表》等。同时，提供项目申请所有支撑材料。

2. 筛选符合医学教育改革目标要求的项目

（1）院系初审：由院系完成符合项目申报要求的项目初选，填写《申报汇总表》，推荐通过初筛的项目参加学校立项评审。

（2）立项项目遴选：原则上应该按照申报和立项比不低于2∶1的比例入围学校立项评审。项目管理部门要对院系推荐的项目作数量和基本条件审核。

3. 医学教育教学改革项目立项评价　由项目管理部门启动立项评价，在专家库中抽取相关专家组成评审专家组，选取专家遵守回避原则，专家组组成对院系及项目申请人保密。在专家完成项目申请材料审阅后，组织会议评审，由项目负责人来参加立项评审答辩。

4. 医学教育教学改革项目立项结果公布　专家评审会后，形成专家评审意见和推荐立项名单，由学校医学教育教学改革项目管理部门提交给学校决策会议审定并公布立项结果。

5. 首期经费保障 立项项目公布后，根据项目预算编制情况，允许项目负责人使用项目经费。经费使用由学校财务部门、项目管理部门以及项目负责人所在院系共同监管。应明确经费开支范围，专款专用，专账管理。

（四）医学教育教学改革项目过程管理

医学教育教学改革项目立项后，要对项目进行过程管理，一般通过项目中期或年度检查来完成过程管理。需要明确中期或年度检查时间、方式，并提交材料。要求通知项目负责人及所在院系，组织收集项目中期检查材料，组织专家论证，反馈项目中期或年度检查结果，根据项目检查结果完成项目经费资助。

1. 项目中期或年度检查通知 确定中期或年度检查时间和提交材料要求，通知项目负责人及项目负责人所在院系。

2. 项目中期或年度检查材料提交

（1）由项目负责人填写《项目中期检查申请书》/《项目年度检查申请书》同时提交阶段性成果材料证明，项目有调整或延期的，需要提交项目调整和项目延期申请。

（2）项目负责人所在院系完成初步审核后，填写《项目中期检查汇总表》/《项目年度检查汇总表》。

3. 医学教育教学改革项目中期或年度评价

（1）中期或年度检查分为材料评审和会议评审两部分。由项目组织部门选取评审专家，组成评审专家组，将所有项目中期或年度材料分发给专家审阅，在专家充分审阅材料的基础上，进行项目负责人汇报，专家根据项目进展情况进行独立评审。

（2）针对项目实施过程中，出现项目关键内容变更和客观原因造成项目研究计划延迟的提出改进建议，针对项目实施过程中，出现严重问题的项目做出项目是否终止评价。

4. 反馈项目中期或年度结果

（1）项目组织部门应向学校决策会议提交评价结果和专家建议，审定项目是否通过中期或年度检查，并对项目变更、项目延期和项目中止等做出决策。

（2）项目组织部门应根据会议决策将项目中期或年度检查结果通知项目负责人及所在院系。

5. 完成项目经费资助

（1）项目中期或年度检查结果公布后，对于通过中期或年度检查的项目，根据项目预算编制情况，由项目负责人继续使用项目经费。经费使用由学校财务部门、项目管理部门以及项目负责人所在院系共同监管。

（2）对于中止的项目，要求项目负责人原渠道退回首期经费。

（五）医学教育教学改革项目验收

医学教育项目完成后，应进行结项验收。此环节包括项目验收通知、项目验收材料提交、组织结题评审、公布结题结果等。

1. 项目验收通知 确定项目验收时间和提交材料要求，通知项目负责人及项目负责人所在院系。

2. 项目验收材料提交

（1）项目负责人要提交《结题项目报告书》，同时提交《成果支撑材料》《研究报告》等项目成果支持材料，说明项目研究成果推广和使用情况。

（2）项目负责人所在院系应在完成初步审核后，填写《结题项目汇总表》。

3. 医学教育教学改革项目验收评价

（1）验收评价分为材料评审和会议评审两部分。由项目组织部门选取评审专家，组成评审专家组，将所有项目结题材料分发给专家审阅，在专家充分审阅材料的基础上，进行项目负责人结题汇报，专家根据项目完成情况进行独立评审。

（2）对于专家组认定尚不能结题的项目，项目负责人及所在院系要补充提交延期申请。

4. 公布项目验收结果　经学校决策性会议审批后，发文公布项目验收结果。对于被要求延期结题的项目，通知项目负责人及其所在院系，视为未通过本次项目验收，要根据延期时间再次进行项目验收，延期项目不增加经费支持。

此外，在通过验收的项目中，经专家推荐确定跟踪评价项目，经学校决策性会议审批后，由项目管理部门通知到项目所在院系及项目负责人。跟踪评价项目一般只关注项目本身的持续影响力和经济价值、社会价值，原则上不再予以资助。进行跟踪评价的项目，根据确定的跟踪期限，由项目管理部门组织评价，并将结果呈报学校决策性会议审定。

三、医学教育项目实施管理与项目评价的交互关系

正如本篇第一章所强调的，无论是广义还是狭义的医学教育项目，项目评价都是医学教育项目管理过程中的核心要素。医学教育项目的组织实施管理与项目评价之间存在着密切的联系。医学教育项目实施管理办法为项目评估提供了明确的指导，是制定评估流程及标准的基础，为了保证评价的准确性和有效性，项目管理办法中应明确评审标准、评审流程、评审制度等关键要素，建立科学、系统、可操作的评价机制。而评价过程不仅是对项目效果的检验，也是对项目管理水平的反馈。从项目启动到完成，项目评价贯穿始终，在每个项目阶段中持续进行，以有效监控并驱动整个项目管理实施过程，确保项目建设目标的顺利实现。

值得注意的是，虽然项目的组织实施管理与项目评价之间存在着密不可分的联系。但二者在组织机构上通常应保持相对的独立性，避免评价工作受到项目管理及组织部门的影响，确保评价结果的客观性和公正性。

为了更清晰地展示医学教育项目实施管理过程，我们参考《项目管理指南》[2]中对项目管理过程中相互关系的表现方式，绘制了图 5-2-1 进行梳理。该图中呈现了医学教育项目实施管理的主要流程，各流程所需的代表性输入输出的管理文件，管理流程间与项目执行层面及项目评价间信息的传递及交互关系等。

随着医学教育项目建设规模的不断扩大，医学教育项目实施与评价研究日益成为关注焦点，成为一个亟待深入研究的课题。本篇旨在抛砖引玉，引起国内同仁关注医学教育项目实施和评价研究，期待共同探讨科学规范的医学教育项目实施管理和评价体系，从多个角度、多个层面全面探讨医学教育的发展方向和方式，为推动医学教育事业的发展贡献智慧和力量。

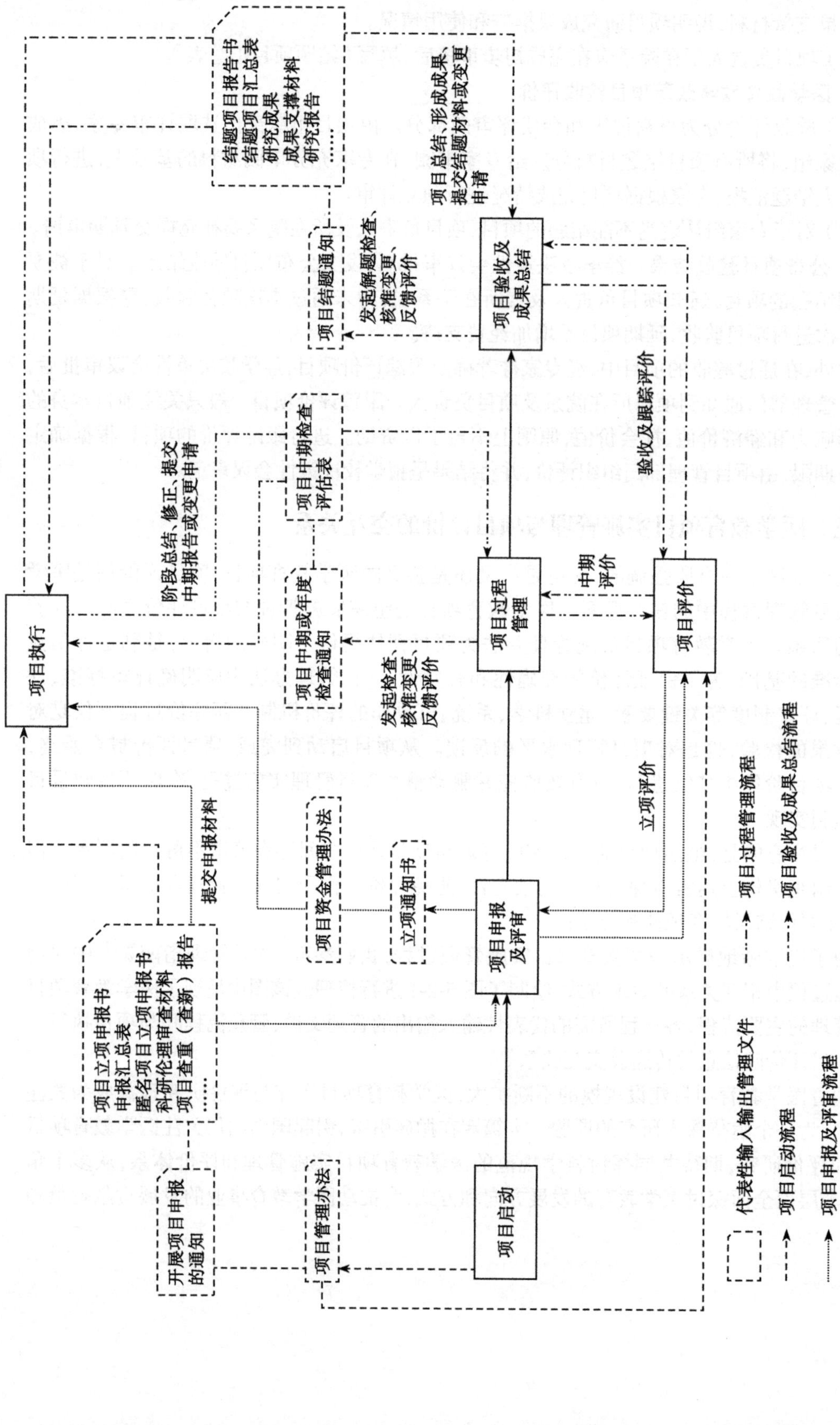

图 5-2-1 医学教育项目实施管理流程

（徐薇薇 闫宏宇）

参考文献

［1］全国科技评估标准化技术委员会. 科学技术研究项目评价实施指南 应用研究项目：GB/T 41620-2022［S］. 北京：中国标准出版社，2022.
［2］全国项目管理标准化技术委员会. 项目管理指南：GB/T 37507-2019［S］. 北京：中国标准出版社，2019.

第六篇

学习科学理论与医学教育研究

学习理论是揭示人们学习活动的本质和规律，解释和说明学习过程的心理机制，以指导人们学习的理论。学习活动包括知识、技能的学习以及思维能力、道德品行的培养等。心理学家们努力地寻找探析学习活动的特点、产生条件和规律，但因个人的历史文化背景、研究方法以及研究的侧重点不同，形成了各种学习理论的流派。

学习理论是一个多元化的体系，其核心组成部分涵盖了行为主义学习理论、认知主义学习理论、建构主义学习理论以及人本主义学习理论等多个维度。这些学习理论不仅为教育实践提供理论指导，为教育政策和教育改革提供了科学依据，还推动了教育实践的创新。

第一章
行为主义与医学教育研究

第一节　行为主义概述

一、行为主义心理学的发展与演变

（一）行为主义心理学的兴起

行为主义心理学是20世纪初起源于美国的一种主要的心理学流派，它的兴起标志着心理学研究方法的一次重大转变。在此之前，心理学领域主要受到内省主义和结构主义的影响，侧重于意识和心理状态的研究。然而，行为主义者认为意识是不可观察的，不能作为科学研究的对象，他们主张心理学研究应该专注于以客观的方法研究人类和动物的行为，以及环境对行为的影响[1]。行为主义心理学自1913年美国心理学家华生创立至20世纪50年代在美国心理学领域占统治地位，被称为西方"心理学第一势力"。

行为主义心理学的兴起，有其社会文化历史背景。20世纪初，美国社会发生重大变化：在哲学方面，兴起实证主义与新实在论思潮；在自然科学方面，进化论和多种科学技术取得了重大进展，并对社会发展和思想进步带来了很大影响；同时在心理学领域，逐步形成反对强调对意识进行静态结构内省分析和脱离实际纯理论研究的氛围，提出应着重对意识进行动态机能的客观描述并结合实际生活的应用研究[2]。在这种历史背景下，华生倡导将心理学"科学化"至自然科学的范畴。他明确指出心理学应作为研究动物与人类行为的一个实验性分支学科，隶属于自然科学体系。他进一步主张，在心理学的研究中应摒弃传统中所有主观性的成分，转而采用更为客观、实证的方法。这一立场在心理学界引起了巨大反响，标志着西方心理学发展历程中的一个重大转折点，开启了心理学研究的新纪元。

（二）古典行为主义时期

1913—1930年是古典行为主义（亦被广泛称为早期行为主义）时期，是由华生在巴甫洛夫条件反射学说的基础上创立的心理学流派。古典行为主义的核心观点是，心理学应该只研究可观察、可测量的行为，而不是内在的意识或心理状态。他主张心理学的研究对象应该是环境刺激与行为反应之间的关系，故古典行为主义也被称为"S-R行为主义"，其中S代表刺激(stimulus),R代表反应(response)。在研究方法上,古典行为主义主张抛弃内省法(即让个体反省并报告自己的内在心理状态)而采用客观法(如观察法、条件反射法、口头报告法、测验法等)来研究和测量行为[1]。这种方法使得心理学研究更加客观和可测量。

在华生的理论框架中,行为被认为是有机体对环境刺激的各种身体反应的结合。所有行为反应都与环境刺激密切相联,为环境刺激所决定。心理学的基础使命聚焦于深入探究刺激与反应之间所固有的规律性联结,这要求我们能够依据给定的刺激,准确推断出可能产生的反应;同时,也能从观察到的反应出发,反向追溯其背后的刺激源。通过这一双向的推理过程,心理学旨在实现对个体行为的精准预测与有效调控。无需理会其中的中间环节,华生称之为"黑箱作业"。他认为人类的行为都是后天习得的。由此,华生提出了"环境决定论"和"教育万能论"观点,个体行为的形成与发展,既非天赋使然,亦非单纯遗传因素的直接结果,而是深刻受到周围环境因素的影响与塑造,通过这一过程,个体被动地学习与适应,逐步构建起独特的行为模式[1]。这一观点对后来的心理学研究和教育实践产生了深远的影响。

(三) 新行为主义时期

随着心理学研究的深入,人们逐渐认识到华生观点的局限性。到1930年之后,修正古典行为主义的各种流派逐步形成,后人将之统称为"新行为主义心理学"。以托尔曼为代表的新行为主义学派,在秉承古典行为主义精髓的同时,对华生提出的极端立场进行了审慎的修正。他们指出在个体所受刺激与行为反应之间存在着中间变量(如认知、情感、动机等),认为行为不仅是对环境刺激的直接反应,还受到个体内部心理因素的影响[3]。新行为主义时期的代表人物主要有托尔曼、斯金纳和班杜拉等,他们提出了不同的理论模型和研究方法,以更全面地解释人类行为的复杂性和多样性。

1. 托尔曼提出了目的行为主义,强调了个体在行为过程中的目的性和认知因素的作用,强调行为是一个整体,并首先提出了"中介变量"的概念,试图用在刺激和反应之间有机体内部发生的变化来解释 S-R 行为主义所不能解释的事实[3]。

2. 斯金纳则提出了操作条件反射理论,该理论强调行为是受到环境刺激和反馈的影响而产生的,主张通过对环境的控制来改变行为。他认为,个体通过试错学习来形成和改变自己的行为,而强化则是学习过程中的关键因素。他提出了操作性条件反射和强化原则在教育领域的应用,以促进学生的学习和发展[4]。

3. 班杜拉则提出了社会学习理论,强调观察学习的重要性,认为个体可以通过观察他人的行为及其后果来学习新的行为模式。这一理论突破了行为主义仅关注 S-R 模式的局限,引入了认知过程,强调了个体的主动性和创造性;同时强调行为、认知和环境三者之间的交互作用。班杜拉在1977年提出了自我效能理论,这一理论关注个体对自己完成特定任务的能力的信心。自我效能感影响个体的行为选择、努力程度以及在面对困难时的坚持性[5]。

二、行为主义学习理论要旨

(一) 行为主义学习理论的基础

1. 巴甫洛夫经典条件反射实验 巴甫洛夫是一位俄国生理学家,诺贝尔奖获得者。1901年,他在研究狗的消化腺分泌时意外发现了条件反射现象:狗在进食前会分泌唾液,而研究人员发现在给狗喂食的同时摇铃并多次重复此操作,狗在听到铃声时即使没有食物也会分泌唾液。这一实验说明，铃声已经成为一种条件刺激，能够引起狗的唾液分泌反应。食物作为一种无条件刺激，能够引起狗的唾液分泌反应，而铃声与食物的多次配对呈现后，铃声也成为了一种条件刺激，能够引起与无条件刺激相似的反应[6]。

经典条件反射试验不仅揭示了条件反射的基本原理，还为心理学研究提供了重要的理论基础。它解释了人们如何通过学习建立新的行为反应，并强调了环境刺激与行为反应之间的密切联系，以帮助人们更好地理解人类行为和学习过程，要旨如下：

（1）习得：是指通过学习和经验获得新的知识和技能的过程。由于条件刺激与无条件刺激配对即可引起条件反射，那么一切来自体外的有效刺激（包括复合刺激、刺激物之间的关系及时间因素等）只要跟无条件刺激在时间上结合（即强化），都可以成为条件刺激，形成条件反射。一种条件反射巩固后，再用另一个刺激与条件反射相结合，还可以形成第二级条件反射。同样，还可以形成第三级条件反射。在人身上则可以建立多级条件反射[6]。

（2）消退：是指已经习得的行为逐渐减弱或消失的过程[6]。条件反射建立后，如果条件刺激多次重复而不伴随无条件刺激，条件反射将逐渐减弱直至消失[6]。

（3）泛化：是指习得的行为或知识在新的情境中应用的能力。在条件反射开始建立时，除条件刺激本身外，那些与该刺激相似的刺激也可产生类似具有条件刺激的效应[6]。

2. 华生刺激-反应（S-R）学习理论 华生在巴甫洛夫经典条件反射实验的基础上将学习定义为以一种刺激代替另一种刺激建立条件作用的过程[1]。他认为人类的行为都是后天习得的，环境决定了一个人的行为模式。他强调环境刺激与行为反应之间的规律性关系，认为通过查明这种关系，可以预测并控制动物和人的行为[7]。刺激与反应联结的形成遵循以下两点：

（1）频因律：练习的次数在习惯形成中起重要作用[6]。如果所有其他因素保持一致，那么某种行为被练习得越频繁，它转变为习惯的速度就越快。那些有效的动作因为它们的高频率出现而得以保留，而那些无效的动作则因为出现频率较低而逐渐被淘汰，从而促进了习惯的养成。

（2）近因律：在重复的行为中，最近一次的行动由于其在序列中的最后位置，更有可能在随后的尝试中被优先执行[6]。这是因为每次练习的结束都伴随着这种行动的成功，从而增加了它在未来行为中出现的频率。因此，习惯的形成倾向于与那些在成功完成练习时最近一次采取的行动相联系，这些行动由于其在练习结束时的显著性而更容易成为习惯反应。

（二）桑代克联结学习理论

桑代克是一位极有声望的美国心理学家。他从 1896 年起对动物的学习进行实验研究，后又研究了人类的学习及学习的测量方法，出版了《人类的学习》《学习心理学》《教育心理学》等著作，被誉为现代教育心理学的奠基人[8]。桑代克通过“饿猫迷笼实验”，提出了联结学习理论（也被称作“试误联结”）。他认为学习的实质是经过试误在刺激与反应之间形成联结，即形成 S-R 之间的联结，学习的过程是渐进的“尝试与错误”直至最后成功的过程，而不是通过推理而顿悟的过程。

桑代克“饿猫迷笼实验”是为研究动物的学习即问题解决过程而进行的著名实验。在实验中，他使用了一个特制的箱子（迷笼），箱子的门可以用一个特殊的装置打开，如按压踏板或拉动绳线。将一只饿猫放入迷笼中，并在箱子外面放置食物，猫可以通过箱子的空隙看到食物。为了逃出迷笼获取食物，猫必须学会触动箱内的特殊装置使箱门打开。最初，猫在箱内表现出乱跳、撕咬栏杆、碰撞箱壁等盲目、尝试性的无关动作。经过多次尝试和错误，猫偶然间会碰到踏板或拉动绳子而打开箱门，得到箱外的食物。随着实验次数的增加，猫逐步减少了盲目、随机、无效的动作，最后能够迅速触动装置打开门。桑代克记录下每次实验中猫逃出迷笼所用的时间，即猫作出正确反应的潜伏期。他发现随着实验次数的增加，猫逃出迷笼所需的时间越来越短，无效动作逐渐被排除。根据实验结果，桑代克认为动物的学习是一个渐进的、盲目尝试而逐步减少错误的过程，是建立情境（迷笼的内部结构）与正确反应（压踏板或拉绳而开门）之间的联结过程[9]。在实验的基础上，桑代克提出了三条学习定律：

1. 准备律 桑代克认为，学习是一个主动的过程，需要学习者具备内在的动机和兴趣[9]。这不仅仅是对知识的被动接受，而是一种内在需求的体现。学习者在面对学习情境时，需要具备相应的知识基础和技能，以确保他们能够充分准备并投入学习活动中。

2. 练习律 桑代克强调，通过重复练习可以加强行为与情境之间的联系[9]。行为越是频繁地在特定情境中被执行，其与情境的联系就越牢固。他还指出，如果练习的结果能够得到积极的反馈或奖励，这种联系的加强效果会更加显著[9]。

3. 效果律 桑代克提出，学习者对行为结果的感受会影响学习的效果。如果行为结果带来满足感，那么这种行为在未来更有可能被重复；如果结果令人不悦，这种行为则可能被避免。他还发现，惩罚并不总是有效，有时其效果并不与奖励相等，因此建议避免使用消极的或令人不快的教学方法[9]。

行为主义者认为，人类的行为虽然比猫的行为远为复杂，但是两者可以用同一些原理来解释，因为他们同意桑代克的观点，人与动物差别仅在于“人脑细胞结构的数量、精度和复杂性构成了它所产生的联想的数量、精度和复杂性”[9]。桑代克甚至将人类文化发展如此缓慢的原因归结为，人是通过试误法学习来进行的，成功率极低，跟动物所用方法一样[9]。在接下来的半个世纪里，桑代克所创立的动物实验方法成为大多数心理学家学习研究的普遍模式。

（三）斯金纳操作性条件反射学习理论

斯金纳在 20 世纪 30 年代创立操作性条件反射也被称为强化理论，该理论主要关注个体如何通过其行为结果（即强化物）来学习或改变行为。核心观点是，一个行为（反应，R）如果之后跟随一个强化刺激（如奖励或惩罚，S），那么这个行为在将来被重复的可能性就会增加[10]。这里的强化刺激可以是食物、水、电击、称赞等任何能够影响行为频率的刺激。这种学习形式被称为“操作性学习”或“工具性学习”，因为它依赖于有机体的自发操作行为。斯金纳通过设计“斯金纳箱”来研究动物的学习行为。在斯金纳箱中，动物（如大鼠、鸽子等）可以通过按压杠杆或啄食按钮等操作来获得食物或水作为奖励。通过这种方式，斯金纳能够精确地测量和记录动物的学习过程，并据此提出了操作性条件反射理论。

斯金纳认为，教育的本质就是对人行为的塑造。有效的教学和训练的关键就是分析强化的效果，以及设计精密的操纵过程，也就是建立特定的强化机制[11]。这种理论运用到教学和程序教学中去是有积极作用的，但他把意识的作用排除在科学之外是不可取的。斯金纳的操作行为主义理论包含以下几个主要观点：

1. 行为矫正与行为塑造 斯金纳认为人的行为是由环境所决定的：人类和动物的行为是由外部刺激所引起的反应，而非内在的心理状态所决定的。他强调环境刺激与行为反应之间的直接关系，即“刺激反应”模型[4]。通过适当的教育和训练，可以改变和塑造人类的行为。

2. 强化列联 行为可以通过正向和负向强化来加强或消除。正向强化是指给予一个积极的奖励，从而增加该行为发生的可能性；而负向强化是指消除令人不悦的刺激，来达到相同的目的[4]。这两种强化方式都能有效地增加某种行为的发生频率。设定明确的目标和奖励机制可以激发人们的积极行为。

3. 行为的观察和测量 对行为进行细致的观察和测量。他提出了行为分析的方法，通过记录和分析行为的频率、时长和强度等指标，来了解行为的规律和变化。个体行为与环境相互作用，环境的变化会导致行为的变化。

4. 程序教学与教学机器 斯金纳提出了程序教学的概念，即通过设计一系列小的、逐步递进的学习任务来帮助学生逐步掌握复杂的知识和技能[4]。程序教学强调及时反馈和强化，以便学生能够及时调整自己的学习行为并达到预期的学习目标。所谓教学机器是一种集成了预设程序教材的创新教育工具，不仅能够呈现问题供学习者解答，还能即时判定答案的正误，并引导学习者迈向下一步的学习路径。此装置是对斯金纳操作行为强化理论在教育实践中的精妙运用，深刻体现了操作性条件作用的基本原理，确保了学习者的每一个反应都能得到即时的反馈循环。具体而言，当学习者给出正确反应时，装置会通过铃声或其他形式的强化物给予正面肯定，从而增强该行为模式；而对于错误反应，则因缺乏强化而逐渐消退，促使学习者调整策略，寻求正确路径。

（四）班杜拉的社会学习理论

班杜拉的社会学习理论研究个人认知、行为与环境因素三者之间及其相互交织的动态关系如何塑造和影响人类行为[12]。这一理论特别聚焦于观察学习和自我调节在激发和塑造人的行为中的核心作用，同时强调了个体行为与环境之间的双向互动。环境虽作为影响行为的潜在力量存在，但这种影响并非单向的，而是要与个人因素相结合，并在适当的行为被触发时方能显现其效能。人类并非环境的简单被动反应者，也非毫无束缚的自由体。相反，我们的行为是在个人因素与环境的交互中共同决定的。其中，个人因素包括认知、态度、价值观等。班杜拉的学习理论可以概括为如下三个：

1. 观察学习 作为社会学习理论的精髓所在，观察学习涉及我们如何通过悉心观察和模仿他人的行为，从而习得新的行为模式或重塑原有的行为方式[5]。这一过程也被称为替代学习或模仿学习，其关键在于非直接参与性的学习体验。在观察学习的过程中，个体并不直接参与具体的行为实践，而是通过观察他人的行为表现、其产生的后果以及他人对这些行为的评价和反馈，来构建自己的行为规范和判断标准。这一过程中，个体不仅学习到了新的行为模式，还深化了对社会规则和价值观的理解。值得注意的是，观察学习受到模型（即被观察的对象）的显著影响。这些模型可以是真实存在的人，也可以是虚构的角色，但无论其身份如何，他们的特点、行为和结果都会深刻影响个体的观察学习效果。模型所展现的榜样力量，不仅为个体提供了学习的参照，还激发了他们模仿和超越的动力。班杜拉强调了观察学习在个体行为习得中的重要作用，这对于社会行为的习得、文化传承、技能学习等方面都具有重要意义。

2. 自我调节 自我调节是个人的内在强化过程，这一机制根植于个体的内在深处，它涉及将个人对行为的预先规划与期望，与行为实际达成的成果进行细致对比与评估，进而对行为进行调整与优化的过程[5]。此过程不仅彰显了人类通过认知活动驾驭生活轨迹的能力，还预示着对未来规划与目标设定的深远影响。人类之所以能在挑战与困境中持之以恒、不断前行,正是源于我们拥有预见未来、设定目标、自我满足与自我审视的非凡能力。在这一过程中,个体能够依据内在的标准独立地调整自身行为,实施自我奖励或自我鞭策,展现出高度的自主性与自我完善的精神。班杜拉的自我调节论强调了人的心理的主观能动作用,表明人具有理性认知的能力,能合理地控制和调节自己的行为。

3. 自我效能 自我效能是人们对自己完成某项任务的信心水平[5]。人们的自我效能程度会影响他们的行为、情感和思想,高自我效能的个体会更愿意承担挑战,并更有可能取得成功。由于自我效能对个体的行为影响很大,如何加强对其的培养成为教育实践中的一大课题。班杜拉及其学生认为可以通过以下途径来进行培养自我效能。①适度外部强化:鉴于外在激励对于推动任务完成与激发持续努力的显著作用,它不仅激发了个体的奋斗精神,还通过展示个人进步的轨迹,增强了自我能力评估的准确性与自信心。②及时自我强化:自我强化通过自我设定的奖赏来激励并维持个体朝向既定目标努力。每当目标得以实现,不仅标志着成就的达成,还促进了自我效能感的显著提升,为后续的自我挑战与成长奠定了坚实的基础。③加强归因训练:归因方式深刻地影响着个体的行为模式、情绪状态及未来期待。合理的归因策略有助于个体建立稳固的自信心,使其在每一次成长与进步的历程中,都能清晰地认识到个人努力的价值与成效,从而激发持续奋斗的动力。

在教育实践中,班杜拉的观察学习理论也得到了广泛的应用。教师可以通过为学生提供良好的榜样、展示正确的行为模式、引导学生观察并模仿他人的行为等方式,来促进学生的学习和成长。同时,教师还可以通过评价学生的行为、给予奖励或惩罚等方式,来强化学生的行为准则和判断标准,帮助他们形成正确的行为习惯和价值观。

第二节 行为主义在医学教育研究中的应用

一、行为主义学习理论的教学观

在教育的广袤领域中,行为主义学习理论以其独特的视角和实用性,对教学观产生了深远的影响。探讨行为主义学习理论在一般教育领域的应用,并分析其帮助我们更好地理解学生的学习过程,能够优化教学效果。

(一) 强化学习程序

行为主义学习理论倡导循序渐进的程序教学,使学习过程更加系统和有序。

1. 制订教学目标 新行为主义者将学习定义为行为的转变,并主张应用严格的科学方法来研究人类行为。他们特别强调程序教学理论,该理论认为可以通过科学方法测量学生行为的变化。这要求教育者在每堂课上都要明确并具体地定义教学目标,以及评估学习成果的标准。斯金纳特别指出,教育目标应该用可观察的行为来表述[4],即首先将教育目标转化为学科和日常生活中的具体能力目标,如阅读、写作、计算和成为负责任的公民等。这些目标需要通过具体的教学大纲、课程和学习活动来系统化,并最终通过可观察的行为变化来界定。此外,还要将每种能力细化为更小、更具体的行为单元,以便学习者能够逐步掌握并实现最终的目标行为。

2. 循序渐进策略 在教学过程中,教师应根据学生的认知水平和能力差异,采用循序渐进的教学策略。首先,从简单的基础知识入手,逐步引导学生理解和掌握复杂的知识和技能。其次,通过反复练习和强化,使学生形成稳定的行为模式和知识体系。最后,通过拓展和延伸教学内容,培养学生的创新能力和综合素质。在课程设计上,注重将学习内容分解成小步骤,便于学生逐步掌握。

(二) 制定示范模型

行为主义者认为,模仿是学习的重要途径之一[13]。在教学过程中,教师可以通过示范、演示等方式,向学生展示正确的行为模式和知识应用方式。学生则通过观察、模仿和练习,逐步掌握知识和技能。这种模仿学习的运用,不仅可以提高学生的学习效率,还可以培养学生的观察力和模仿能力。

(三) 加强复习练习

课后作业、模拟训练、实习实训等教学措施均体现了桑代克的练习律,通过实践操作、反复练习来加强知识点或技能学习的理念。如配合使用测验和即时反馈作为正强化手段更容易提高学生的学习动机和学习效果。

(四) 使用强化列联

行为主义者强调强化列联的重要性。他们认为,通过恰当的应用奖励和惩罚等强化手段,可以显著激发学生的学习动力,增强学习效果。强化物包括积极强化物和消极强化物。例如,教师可以通过表扬、鼓励等方式,对学生的良好行为给予积极强化;通过批评、扣分等方式,对学生的不良行为给予消极强化。这种强化机制的应用,有助于学生良好学习习惯和行为模式的塑造。

(五) 客观评价标准

行为主义理论也影响了教学评价的设计,强调通过可观察的成果来衡量学习效果,即采用客观、明确的标准来评价学习成果。这意味着评价标准应该是明确和具体的,以便能够准确测量学生的行为和学习成果。评价通常包括形成性评价和终结性评价。在行为主义教育观中,教学评价的特点包括:一是注重形成性评价与终结性评价相结合,以实现及时反馈和逐步学习;二是评价围绕教学的分类目标展开,逐项观察学生的行为表现;三是使用客观的测量工具和标准来评估学生的行为和学习成果。特别是形成性评价,有助于教师了解学生在特定学习目标上的进展,并根据需要调整教学策略,以促进学生的有效学习。

(六) 营造学习氛围

环境可以塑造学习者的行为[1],而学习氛围是指学习环境中的各种因素,包括物理环境、人际关系、教育方法和学习者的心态等,这些因素共同构成了学习的氛围。良好的学习氛围对学习效果有着积极的影响,它可以激发学习者的学习兴趣,提高学习效率,培养良好的学习习惯,提升学习成果,增强学习动力。因此,创建一个良好的学习氛围是提高学习效果的重要途径。

综上所述,行为主义学习理论在教育领域中具有重要的应用价值和实践意义。通过深入理解和运用行为主义学习理论的基本原理和方法,我们可以更好地优化教学效果,提高教学质量。

二、行为主义教学观在医学教育中的应用

(一) 当代医学教育概述

医学教育经历了从古代学徒制到现代学院式教育的演变过程。早期的医学教育主要依

靠师徒传授和个人经验积累，而近现代以来，随着医学科学的进步和社会对医疗服务质量要求的提高，医学教育逐步形成了规范化、系统化的教育体系。20世纪中叶以来，全球医学教育界开始重视基础教育与临床实践的紧密结合，推动了基于问题的学习（PBL）等多种教学模式的发展。当代医学教育强调知识与技能的综合培养，倡导终身学习和自主学习的理念。它涵盖了自然科学、人文社会科学内众多学科领域，注重培养学生的批判性思维、临床判断能力、人际交往能力及医学人文素养。进入21世纪，信息技术的广泛应用和全球化趋势对医学教育提出了新的挑战和要求，主要包括：如何适应快速变化的医疗科技、如何处理日益增长的信息量，以及如何在全球化背景下培养具有国际视野的医学人才。随着我国"健康中国"战略的提出，人民对医疗卫生的需求日益增长，维护自身权益的意识越来越强，对医疗服务质量要求越来越高。医疗服务逐渐走向民主化、法制化进程。医学教育还需解决如何更好地培养医学生的人文关怀能力和跨学科协作能力等问题。这些挑战要求医学教育不断创新和发展，以适应时代的需求。此外，医学教育也面临着诸多问题，如教育资源的不平等分配使得部分地区的医学教育水平参差不齐、教学方法更新滞后等问题。

（二）行为主义学习理论在医学教育中的应用

医学教育的内容包括医学知识、临床技能、职业精神、沟通能力等方面的传授。特别是临床技能作为一种高度专业化和技术性的培训，对于学生的操作技能、临床决策能力和职业素养有着严格要求。行为主义学习理论通过强调环境刺激对学习者行为的影响，为医学生的技能训练和行为塑造提供了科学的方法论基础，这对于提高医学教育的质量和效率具有重要的现实意义[14]。

1. 教学设计 行为主义学习理论对医学专业课程的教学设计具有显著影响。一是教学设计应遵循循序渐进的原则，侧重于通过结构化的任务分解和逐步增加的难度级别来强化知识和技能的学习。例如，临床技能训练通常采用分步骤的方法，使学生能够通过重复实践来掌握复杂的操作程序。二是教学设计应遵循任务导向原则，教师应在每一节课设计清晰的教学目标，为教学活动指明方向，通过设计合适的任务来引导学生的学习活动，培养学生的学习能力和解决问题的能力。三是评价和反馈原则，注重对学生学习过程和学习成果的评价和反馈，如临床教师使用迷你临床演练评估（mini-clinical evaluation exercise，Mini-CEX）、操作技能直接观察评估（direct observation of procedural skills，DOPS）等形成性评价方式，对学生行为给予积极正面反馈，使学生意识到自己的进步和不足，并及时调整学习策略。

2. 教学方法 行为主义理论在医学教育中的一个关键应用是临床技能训练。首先，临床医学专业认证指南中提出的"早临床、多临床、反复临床"要求，即是为医学生提供适宜的学习环境，提供更多的"练习"机会，在临床教师的带领下，让医学生在临床真实场景中培养实践操作能力、医患沟通能力等。其次，各大高等医学院校均建立了临床技能中心（医学模拟中心）。临床技能培养的教学方法包括医学教学模拟设备、标准化病人（standardized patient，SP）的使用及虚拟现实（VR）的引入。医学教学模拟设备包括人体解剖模型、人体局部功能模型、虚拟仿真系统和生理驱动性模型及计算机辅助模型等。这些模型和系统创建了具有仿真的临床模拟场景及模拟患者进行临床教学和实践，取代了使用真实患者教学。医学生在医学教学模拟设备上不断"试错"，加强技能训练，从而熟练掌握各项临床技能。标准化病人是一种在医学教育领域中使用的专业角色扮演者。他们通过培训后，不仅能扮演患者的角色，还能充当评估者和教师，为医学生提供反馈意见，帮助他们提高临床诊断、沟通和操作技能,在医学教育和临床评估中扮演着重要角色。这些方法允许学生在一个控制的环境中进行错误并从中学习,而不会对真实患者造成风险。虚拟现实技术是模拟了一个虚拟的世界,让用户能够身临其境地进行体验。这项技术创建一个基于虚拟现实技术的医学教学平台,让学生能够在类似真实环境的虚拟现实场景中进行手术、治疗、诊断等实践操作,达到学习的目的。总之,通过模拟患者和临床情境,医学生可以在控制的环境中反复练习和完善他们的临床技能。这种训练方式通常强调重复实践,以强化正确的操作步骤和反应,从而培养医学生对技能操作掌握的精确度和熟练度。

3. 教学评价　行为主义理论强调反馈在学习过程中的重要性。在医学教育中,定期的评估和及时反馈可以帮助学生了解自己的进步和需要改进的地方。这种评估和反馈机制可以采用多种形式,如过程性评价、形成性评价、模拟患者反馈及同行评价等。定期开展过程性评价,对行为过程观察和测量,以客观的标准评价学生的学习成果;形成性评价允许教师监测学生的学习进程并提供及时反馈,不仅衡量学生的知识和技能水平,还让学生清楚了解自己的学习进展和不足之处,以便明确今后的学习目标;终结性评价则用于确定学生是否达到了预定的学习目标。此外,在医学教育中,临床技能考核、客观结构化临床考试(objective structured clinical examination,OSCE)、模拟患者反馈和同行评价等评估形式都体现了行为主义理论的定期评估和及时反馈原则。

三、行为主义科学理论对医学教育研究的启示

(一)促进医学生学习的参与度

行为主义学习理论强调通过积极强化来增加学生的主动学习和参与度。在医学教育中,这让学生多参与到实践中去:一是创造实践机会。通过模拟实验、临床实习和小组讨论等学习形式,培养学生对知识和技能的掌握,并提高他们解决复杂问题的能力。二是创新教学方法。运用以问题为基础的学习(PBL)、以案例为导向的教学(case-based learning,CBL)、翻转课堂等教学方法开展医学教育教学研究。此外,自我评估与同伴评估可以鼓励学生对自己的学习负责,从而提高他们的参与度和学习动力。

(二)提升临床技能训练的效率

行为主义学习理论提倡通过重复练习和逐步引导来提高技能水平,这对医学教育中的临床技能训练尤为重要。通过分解复杂的临床任务并逐步教授,学生得以在受控且安全的环境中学习与实践,甚至可以在监督下犯错并从中汲取经验。这种方法确保了学生能够在临床教师的指导下学习技能,从而提高了培训效率并减少了对真实患者的潜在的风险。

(三)用于培养医学生医德素养

医学道德具有实践性的特点,在教学过程中仅通过知识讲授,枯燥且不易达到预期的课程目标。行为主义学习理论中的强化原则也可用于培养医学生医德素养。通过明确期望行为的标准并给予适当的正面或负面反馈,教师可以观察和评价学生的医德行为表现。例如,通过情景模拟和角色扮演活动,学生可以在安全的环境中体验道德困境并学习如何做出符合医学道德的决策。此外,对不当行为的及时纠正可以帮助学生理解其后果,培养学生医德素养,提高学生医德境界。

(四)促进现代教育技术的发展

现代教育技术是指运用现代教育理论和现代信息技术,通过对教与学的过程和资源的

设计、开发、利用、管理和评价，以实现教学优化的理论和实践[15]。斯金纳的强化论及程序教学理论对教育技术理论发展产生了巨大的推动作用。其影响主要有以下六个方面：

1. 注重学生学习过程 行为主义理论强调教学媒体设备的功能不仅限于展示教学内容，更重要的是要与学生的学习紧密相连。这种连接体现在几个关键方面：首先，它能够接收学生的反馈和反应；其次，它能够指导和控制学生的学习进程；再次，它应提供持续和及时的正向强化，以激励学生的学习；最后，它允许学生根据自己的节奏来调节学习速度。当现代教育技术能够实现这些功能时，它就能有效地促进学习过程，提高学习效率，并确保学习成果的成功。在这种理论的推动下，现代教育技术的研究越来越注重对学习过程本身的探究和理解。

2. 明确学习目标 程序教学理论，首先强调的是要清晰地界定学生应实现的具体学习目标，即明确的行为目标。从教育技术理论的演进来看，行为目标的确立旨在强调学生的行为表现及其产生的条件，这有助于将学生的学习任务具体化和明确化。通过设定的行为目标来衡量学生的能力，了解他们达到了何种水平。这种评价方式不以与其他学生能力的差异为比较基准，而是以既定目标为准绳。

3. 重视开发过程 程序教学的独特之处是强调编制程序教材是一个“过程”，而不是“产品”的观点。它提出的“过程论”使人们开始重视课件的开发过程：从教学目标（学习结果）的阐明开始，分析教学对象，设计教学内容顺序，进行实验性测试，编制课件，直至推广使用。

4. 教育技术更新 随着科技的进步，尤其是数字技术和人工智能的发展，医学教育面临着必须与时俱进的压力。行为主义学习理论在现代医学教育中的应用需要与新兴技术相融合，如在线学习平台、虚拟现实（VR）、增强现实（AR）和人工智能等。这些技术提供了新的机会来模拟真实的医疗场景，增强学生的学习体验。然而，这也要求教师不断更新教学资源和技术知识，以充分利用这些工具来提高教学质量和效率。

5. 强调学习环境 考虑到学生之间在学习风格、速度和需求上的差异，个性化学习路径的设计成为了一项挑战。行为主义学习理论强调环境对学习的影响，因此创建支持个体差异的学习环境显得尤为重要。对策包括开发自适应学习系统、提供差异化的学习材料和活动，以及实施个性化的进度评估和反馈机制。

6. 创新评估体系 传统的评估体系可能无法全面反映学生在行为主义学习模式下的所有成就。因此，需要创新和完善评估体系来更准确地测量学生的知识和技能水平。这可能包括开发基于能力的评估工具、使用电子投资组合来记录学生的学习进展，以及实施以学生为中心的评估策略，如自我评估和同伴评估。

（五）跨学科合作的推动与实现

现代医学问题的复杂性要求医生具备跨学科合作的能力和知识。在行为主义学习理论指导下，推动跨学科合作意味着需要超越单一学科的界限、整合不同领域的知识和技能。对策包括创建跨学科团队项目、促进不同学科之间的资源共享和交流，以及开设跨学科课程来培养学生的合作意识和能力。

四、行为主义学习理论的局限性

（一）忽视内在动机

行为主义理论主要关注外部刺激和行为结果，过于强调学习者被动接受，忽视了医学生内在动机和自我效能感的培养，特别是在认知、情感和动机等方面。换句话说，行为主义理论过于注重教师的知识传输，不利于学生提高独立思考和独立解决问题的能力。另外，这种倾向导致理论在解释复杂的认知活动时显得力不从心。例如，学习者如何通过内在动机来推动学习过程，以及他们如何通过自我反思来提高学习效率，特别是对于问题解决、创造性思维和批判性思维等复杂学习过程，都是行为主义理论难以充分解释的。

（二）个体差异的忽略

行为主义学习理论倾向于采用标准化的教学和评估方法，忽略了不同学习者之间显著的个体差异。每个学习者都有自己独特的学习风格、兴趣和能力，行为主义理论在个性化教学方面的应用受到限制，可能无法满足不同医学生的需求。现代教育心理学认为，尊重和利用个体差异，采取个性化的教学策略，更有利于满足不同学习者的需求，促进每个学习者的发展。

（三）过度依赖外部评价

行为主义学习理论过分强调外部因素对学习的影响，特别是将奖励和惩罚视为驱动学习的核心机制。然而，这种观点可能会使学习者仅仅为了外在的奖励或避免惩罚而学习，而非出于对知识的真正渴望或探索的本能。这在某种程度上忽略了学习者作为主体的主动性和自我驱动的能力。在现代教育学中，学习者被视为具有主动性和自我驱动力的个体，他们的内在动机、兴趣、情感态度等个人因素在学习过程中扮演着至关重要的角色。此外，学习是一个包含多维度因素的复杂互动过程，它不仅受到遗传、生理、心理和社会等因素的影响，还涉及这些因素之间的相互作用。行为主义理论在处理这一复杂性时可能过于简化，没有充分考虑到这些多层面的交互作用。

（四）难以适应现代教育需求

1. 难以适应复杂的学习情境 随着时代的变迁和科技的飞速前进，学习环境呈现出前所未有的多样性和复杂性。例如，在线学习、协作学习及项目式学习等新型学习模式的兴起。这些模式的共同特点是强调互动、交流和团队合作，而这正是行为主义学习理论所难以完全涵盖的。行为主义理论主要关注刺激与反应之间的关系，而忽视了学习者之间的互动、沟通和协作等社会性因素，在解释和指导学习者在这些新型学习环境中的社会性学习行为时显得力不从心。在这些复杂的学习情境中，学习者需要的不仅是对知识的掌握，更包括批判性思维、问题解决能力，以及团队合作精神等高级认知和社会技能的发展。

2. 难以适应现代教育技术发展的需求 随着现代教育技术的迅猛发展，行为主义学习理论在适应新兴教育模式和工具方面显露出明显的局限性，特别是人工智能、大数据等新兴技术的出现，个性化和智能化的学习体验变得触手可及。这些技术不仅能够根据学习者的个人特点和需求定制学习计划，还能够通过智能分析来优化学习过程，从而激发学习者的主动性和创造性。然而，这些技术的核心理念与行为主义学习理论的一些基本观点存在一定的矛盾。行为主义理论倾向于通过外部刺激来塑造学习者的行为，而新兴技术则更加强调学习者的内在动机和创造性思维。同时，我们也需要在理论和实践中探索如何将行为主义理论的优点与新兴技术的特点相结合，以实现更加高效和人性化的教育。

综上所述，虽然行为主义理论为医学教育提供了一种有效的教学和评估框架，但在实际应用中，教育者需要结合其他学习理论，如认知主义和建构主义理论等，以实现更全面和个性化的教育效果。

（崔 燕 郭秀琴 赵星晨）

参考文献

[1] WATSON J B. Psychology as the behaviorist views it [J]. Psychological Review, 1913, 20(2): 158-177.

[2] 彭聃龄. 行为主义的兴起、演变和没落[J]. 北京师范大学学报(哲学社会科学版), 1984(1): 15-23.

[3] TOLMAN E C. Cognitive maps in rats and men [J]. Psychol Rev, 1948, 4(55): 189-208.

[4] SKINNER B F. Science and human behavior [M]. London: Macmillan, 1953.

[5] BANDURA A. Social learning theory [M]. Englewood Cliffs, NJ: Prentice Hall, 1977.

[6] PAVLOV I P. Conditioned reflexes: An investigation of the physiological activity of the cerebral cortex [J]. Ann Neurosci, 2010, 17(3): 136-141.

[7] 荆其诚. 华生的行为主义[J]. 心理学报, 1965(4): 361-374.

[8] 叶浩生. 论现代社会学习理论的基本特征[J]. 华东师范大学学报(教育科学版), 1990(3): 17-22.

[9] THORNDIKE E L. Animal intelligence: An experimental study of the associative processes in animals [J]. Psychol Rev, 1898, 4(2): 266-291.

[10] 陈大柔. 斯金纳操作行为理论若干问题的剖析[J]. 心理学报, 1982(2): 157-164.

[11] 张厚粲. 行为主义心理学[M]. 杭州: 浙江教育出版社, 2003.

[12] 王翔南, 韦波. 行为主义心理学与行为医学[M]. 北京: 人民卫生出版社, 2011.

[13] Muir S. The science of learning and the art of teaching [J]. 2015. DOI: 10.13021/G8JC71.

[14] CROUCH D. Made for learning: how the conditions of learning guide teaching decisions [M]. Katonah, New York: Richard C. Owen Publishers, 2020.

[15] HRASTINSKI S. A theory of online learning as online participation [J]. Computers & Education, 2009, 52(1): 78-82.

第二章 认知主义与医学教育研究

第一节 认知主义概述

一、认知主义的概念

认知(cognition)一词源于拉丁文的一个动词"cognosco",即"去了解,去知觉",指的是对感觉输入加以转换、简化、细化、储存、恢复和利用所依赖的所有加工过程,任何一种心理现象也是一种认知现象。

认知主义是研究人类思维过程、知觉、学习、记忆、语言和解决问题等心理活动的一门学科。认知主义研究人的心智,心智是形成客观世界的表征系统,促使人们在此系统内行动来实现目标。认知心理学涉及心理过程的所有领域,从感觉到知觉、模式识别、注意、意识、学习、记忆、概念形成、思维、成像、回忆、语言、智力、情绪、发展过程,横跨行为的广泛领域。认知主义采用的研究方法和理论思路来源于心理学的主要领域,包括神经科学、知觉、模式知觉、注意与意识、记忆、知识表征、表象、语言、发展心理学、思维和概念形成、人类智力和人工智能等[1]。

二、认知主义的形成与发展

认知主义的历史前身包括古希腊哲学、18世纪的经验主义、19世纪的结构主义,是在计算机科学、语言学和神经科学等学科的发展的推动下产生的。17世纪英国哲学家和认知心理学的奠基人之一约翰·洛克(John Locke),对于现代认知心理学的发展产生了深远的影响,他的主要观点是人的知识来源于经验,而非天生。正是这种强调经验和感知的理念,为后来的认知心理学发展奠定了基础,使我们可以更好地理解现今认知心理学的研究方法和理念。20世纪初,心理学主要受到行为主义和结构主义的影响,行为主义强调可观察行为,而结构主义注重对心理过程的分解和分析。然而,在20世纪中叶,随着计算机科学的兴起和对心理过程的更深入理解,人们开始对认知领域产生浓厚兴趣。

在20世纪50年代,出现了一系列重要的事件和理论,标志着心理学开始从行为主义转向对认知的研究。威廉·詹姆斯(William James)是美国早期的著名心理学家之一,他第一个在哈佛大学教授心理学课程,并在其著作 *Principles of Psychology*(《心理学原理》)中对心智做了重要的阐述。詹姆斯对心智的阐述并不是建立在实验结果的基础上,而是依据他对自己心智运作过程的观察。在《心理学原理》这本书中,詹姆斯就提到了很多有关认知的观点,包括思维、意识、注意、记忆、知觉、想象和推理等。

科学历史学者将1956年视为"认知科学的诞生年"。1956年夏天,美国达特茅斯学院数学系约翰·麦卡锡(John McCarthy)教授组织"夏季人工智能研究计划"会议,"让计算机模拟人类的智能行为,即为人工智能"[2]。同年9月,举行了麻省理工学院信息理论研讨会,现代认知心理学的领军人物哈佛大学心理学家乔治·米勒(George Miller)展示他的著名论文《奇异的数:7加减2》,该论文对短时记忆的有限容量作出了信息加工的说明,并提出了短时记忆容量应以组块为记忆单位的观点,他提出"人类处理信息的能力是有限的——大约7个组块",成为认知心理学领域的开创性研究之一。这对于我们理解人类短时记忆能力的限制有着重要作用。此外,他还创立了信息加工心理学,为我们提供了研究心理过程的新框架,使我们可以进一步拓展认知心理学的应用范围。在此期间,认知革命推翻了行为主义。研究者们逐渐放弃了行为主义的思想,转向关注个体思考过程、问题解决和记忆等心理活动。

1967年,以信息加工理论为基础的现代认知心理学的先驱奈瑟尔(Ulric Neisser)出版了被誉为认知心理学界"圣经"的 *Cognitive Psychology*(《认知心理学》),正式提出了认知心理学这一术语,奠定了认知心理学作为独立学科的基础。该书由占6章的知觉和注意与占4章的语言、记忆和思维所组成,它定义认知心理学是感觉读入的变换、减少、解释、储存、恢复和使用的所有过程。奈瑟尔认为认知始于感觉输入,他描述了信息是如何被视觉接收并在短时间内保存为记忆的,以及人们是如何搜索视觉信息并使用视觉信息理解简单模式的。在奈瑟尔的《认知心理学》出版之后的几十年中,认知心理学发生了巨大变化:①发展出更为复杂的模型;②注重认知的生理学基础;③关注真实世界中的认知;④关注知识在认知活动中所起的作用。另一重要的事件是1970年 *Cognitive Psychology*(《认知心理学》)期刊的创办,该刊为界定认知心理学的领域做出了贡献。

20世纪80年代是认知心理学完整体系基本形成的时期。随着计算机科学的迅速发展,人们开始将计算机作为模型,探讨人类信息处理的原理。这种信息加工模型成为认知心理学的重要理论基石,研究者们通过比较人类思维与计算机的相似之处,推动了认知心理学研究的进一步深化。20世纪90年代则是联结主义融入认知心理学的时期,联结主义主张人脑对信息的加工是平行加工。约翰·安德森(J. R. Anderson),美国著名的认知心理学家,美国科学院院士,认知科学学会主席,著作《认知心理学》从1980年第一版出版以来,一直是美国著名的认知心理学教材之一[3]。他认为认知心理学是一门探讨心理是如何被组织而产生智能思维以及心理是如何在脑中实现的科学。在一定意义上讲,认知心理学可以与物理学相比较,物理学采用实证的方法研究物质世界最基本的物质运动规律;认知心理学采用实证的方法研究精神世界的最基本的物质运动规律——人类思维(包括感知)的信息加工过程。认知心理学家就是试图用实证的方法(而不是抽象的思辨),通过逐步认识人脑的具体信息加工过程去揭开这个谜底,去逐步理解人为什么能理解世界和怎样理解世界。安德森提出的理性思维的自适应控制(adaptive control of thought-rational, ACT-R)模型是一种重要的认知架构理论,已在教育、工业、军事等多个领域获得了多种不同的应用。

20世纪末至21世纪初,认知心理学日益与其他学科交叉,如神经科学、计算机科学、哲学和人工智能等。这一跨学科研究为认知心理学带来了更加丰富和综合的理论观点,推动了认知科学的全面发展。横跨心理学和计算机科学两个领域的美国学者艾伦·纽厄尔(Allen Newell)和赫伯特·西蒙(Herbert Simon)成为认知心理学重要的奠基人。赫伯特·西蒙是美国认知心理学和人工智能的创始人之一,他在研究具体事件的计算机科学和研究抽象事件的心理学之间架起了一座桥梁,发展了不同学科之间的类比思想,促进了科学发现。他与艾伦·纽厄尔提出"物理符号系统",把人类所具有的观念、概念、能力及脑内加工的过程看做物理符号的事件。他著有《认知:人行为背后的思维和智能》,荣获图灵奖、美国心理学会杰出贡献奖、诺贝尔经济学奖等。

三、认知主义学习理论

认知主义学习理论研究的是人类深入的认知过程即思维方式。它与行为主义学习理论相对立,他们认为,学习就是面对当前的问题情境,在内心经过积极的组织,从而形成和发展认知结构的过程;强调刺激反应之间的联系是以意思为中介的,强调认知过程的重要性。认知理论(cognitive approach)是强调人们的思维加工和知识的理论流派,而行为主义理论强调的是可观察的行为。认知理论眼中"刻板印象是如何影响我们的判断决策",而行为主义则讨论行为本身。行为主义学习理论着重研究的是人类最本质的认知表现方式,即行为变化;认知主义学习理论研究的是人类深入的认知过程,即思维方式。

认知心理学使用系统化的科学方法,拒绝接受内省的研究方式,与弗洛伊德心理学的现象学研究方法不同,认定内在心理状态的存在(如信仰、欲望和动机等),与行为主义心理学不同。在心理学研究对象上,行为主义主张研究外显的、可观察的行为,而不管内部的心理过程,认知心理学则把研究重点转移到了内部心理过程。研究方法上,行为主义强调严格的实验室方法,排斥一切主观经验的报告;认知心理学则既重视实验室实验(借鉴行为主义),又重视主观经验的报告,认知心理学强调改变外部条件不是目的,它只是揭示知识结构的辅助手段。当前,认知学习理论是对教学设计实践产生影响的主导理论。认知学习理论与行为主义相比,更多强调学习者的内在因素,较少强调环境因素。舒尔(Schuell)指出,认知心理学从五个主要方面影响了学习理论:①把学习视为一个主动、建构的过程;②探讨了学习中的高级心理过程;③指明了学习的累积性实质及先行知识所起的相应作用:④关注知识在记忆中的表征和组织形式:⑤主张根据相应的认知过程来分析学习任务和行为表现[4]。

学习要激活与学习目标相关的神经元,还要多次激活他们。①反复激活神经元会加强神经连接。比如,在学习阅读时,我们特别需要学习建立字母和读音之间的对应关系。开始建立联系需要大量的注意力和时间。慢慢地,与特定任务相关的神经网络被反复激活,网络之间的连接得到加强。②它能减少前额叶皮质的活动(有助于避免大脑超负荷运转)。由于大脑可以处理的负荷是有限的,当大脑进入超负荷状态时,将无法有效地处理信息。练习使提取记忆所需要付出的努力减少,而使大脑激活程度减弱。③它还能巩固学习并减少遗忘。美国心理学家爱德华·桑代克提出了练习律:"在其他条件相同的情况下,对某种情境的任何反应,都将随着反应与情境联结次数的增多,以及联结强度的增大和平均延续时间的增加而加强"。通过反复激活与学习相关的神经元,我们不仅可以巩固学习、实现自发学习从而减少大脑负荷，还能够减少遗忘的发生，记忆强度越强。

第二节 认知主义在医学教育研究中的应用

一、认知主义教学观

（一）重视学生的主动学习

认知主义教学观是一种以学习者的认知过程为中心的教学理论，它强调学习者如何通过内部心理过程来获取、处理和存储信息，它关注学生的认知过程和知识结构的构建。它认为学习不仅仅是对外部刺激的反应，更是一个主动构建知识的过程，教师要重视学生内在认知动机的作用。认知负荷理论的核心观点是，学习者在进行学习任务时，其工作记忆（working memory）的容量是有限的。认知负荷分为三种类型：内在认知负荷、外在认知负荷和德洛尔特认知负荷。内在认知负荷是指完成某个任务本身所需的信息处理能力；外在认知负荷则与任务呈现的方式有关，如文本的复杂度、图表的设计等；而德洛尔特认知负荷则是指个体在完成任务时，由于受到其他因素干扰而产生的额外认知负荷。由于工作记忆的容量有限，因此我们需要采取策略来减轻其负荷，从而更有效地学习。我们可以通过优化任务设计和教学方法来调整认知负荷。例如，通过将复杂的任务分解为若干个简单的子任务，可以降低外在认知负荷，从而使学习者更容易掌握相关知识；为学习者提供适当的支架，如概念图、示例等，可以帮助他们更好地理解和掌握新知识。这种支持可以减轻个体的认知负担，使他们能够更专注于任务本身。认知负荷理论强调了动机因素对学习效果的影响，积极的学习动机可以激发个体主动寻求挑战，而消极的学习动机则可能导致逃避行为，影响学习效果。

（二）重视思维能力培养

认知主义重视培养学生的思维能力和解决问题的技巧，鼓励学生积极思考、探索和发现，而不仅仅是被动地接受知识，通过引导学生分析问题、提出假设、验证结论，让他们在思维的磨砺中不断成长。从某种意义上说，教师的教学能够影响学生学习的过程，引发学生积极探索新知的兴趣，激发学生运用各种思维策略（分析、比较、综合、归纳等）进行深入的思考，帮助学生在知识上查漏补缺，调动和改进学生已有的知识结构等。教师在创设学生学习的外部条件时，必须以学生头脑中的认知规律为前提，这些外部条件指能激起学生努力去从事思考和记忆等心理活动的事件，创设情境，激发学生的兴趣和好奇心，让他们主动投身于知识的海洋。教学的重点在于帮助学生理解知识的内在逻辑和意义，促进他们对知识的自主建构。认知主义倡导启发式教学。例如，教师采用什么样的导入新课的方式激起学生的学习欲望等。教师不再是知识的灌输者，而是学生学习的引导者和启发者[5]。

（三）关注学习的过程

认知主义教学观不仅仅关注学习的结果，更注重学生如何获取知识、解决问题的思维过程。认知学习理论为如何在记忆中构建知识储备以及在诊断推理和临床判断中迅速提取并运用知识提供了理论基础[6]。在临床医学教育中，患者提供的病史就是激活相关知识的触发点。随着临床实践的增加和知识的积累，与某一个诊断相关的临床症状和体征被作为一个综合征整合到记忆中，并且与同一类别的相关原型病例被归类存储到一起。随着接触更多患者，当遇到患者有类似临床症状相关信息时，往往会激发学习者回忆在类似患者身上获得的经验，包括当时的最终诊断、阅读或者讨论所学到的知识等。认知学习理论的假设前提是记忆结构和抽象表征是临床推理的核心要素。许多临床医生的临床决策都是首先建立假设，或者形成鉴别判断，然后不断修正假设，直到确定诊断产生。新的认知研究[7]显示，在清晰指导下运用综合推理策略或多种方法进行诊断可以提高临床医生的诊断准确性，并降低出现下意识推理偏倚的可能性。

(四) 联结先行经验

著名教育心理学家奥苏贝尔（D.P.Ausubel）认为，有意义的学习就是把新知识和原有知识联系起来，将新知识纳入到学习者原有的认知结构之中。他说："富有意义的新思想是通过把它归类到一个已经存在着的认知结构（一个互相联系着的知识网）中去才被学会的。"联结主义认为，认知过程是由神经网络中大量简单的单元（神经元）相互连接而实现的。就像大脑是由数以亿计的神经元相互联结来处理信息一样，故又称为人工神经网络。在联结主义学派看来，一切知识都是由节点以及由节点构成的网络来表征的。每一个节点可以表征概念、命题等信息，而节点之间的联结模式则用来表征知识；学习的过程就是节点之间联结的建立、强化或弱化过程；利用网络节点及其联结，可以推断、概括等认知活动，从而产生新的信息和知识，帮助我们不断改善对知识的表征和操作。在联结主义网络中，知识是以交互激活的模式扩散于整个网络中，与此相对应采用了分布表征的方式来加工知识。教师应充分了解学生已有的知识储备，以此为基石，搭建起新知识的桥梁。

(五) 强调信息加工

认知心理学把人脑的功能与计算机的运算程序进行类比，认为认知过程就是对信息加工的过程，将学习视为信息的输入、编码、存储和提取的过程，通过优化这些环节来提高学习效果。信息加工系统是指能够接收、存储、处理和传递信息的系统，组成部分包括感受器、感觉登记、模式识别、短时记忆和长时记忆。信息加工系统中的第一部分是感觉记忆，在这个系统中，个体将觉察到的环境中的刺激信息转换为认知代码（图像、声像等认知码），再将其传入到模式识别系统。在模式识别系统中，将输入的认知代码进行分析和组织，然后把他们输入工作记忆系统重。工作记忆是认知代码的"工作台"，它根据个体的目标、期望来加工或修正认知代码，最后把它们传入长时记忆系统中。长时记忆系统被视为一个知识与经验的巨大储藏库，它不仅储存着陈述性知识（事实性知识），还存储着程序（运动、言语和智力技能），在长时记忆系统中，认知代码被精致化与意义化，有些认知代码则进一步得到修正。工作记忆包括了一个中枢执行系统，与协调和控制输入信息有关；一个语音环路，相当于一个内部"耳朵"；一个视觉空间模板，扮演内部眼睛的角色；还有一个情节缓冲器，是用来在工作记忆与长时记忆间转换信息的临时储藏地。长时记忆是一种持久存储信息的系统，可以存储大量的信息，并在需要时进行检索。与工作记忆不同，长时记忆的存储是相对永久的。

二、认知主义理论在医学教育的应用

(一) 整合学习

整合学习是学习者可以将其所学到的不同"部分"以一种有意义（与以往学习相关的）和相关（与未来应用相关的）的方式联系起来的能力。自 20 世纪 90 年代以来，教育与学习相关的期刊文章中越来越多地提到了学习的整合。巴伯（Barber）将整合性学习定义为："联接、应用、综合来自不同情境和视角的信息，且将新的视角运用在多种情境中，是通过跨领域和时空情境的方式将主导理念同人生观及日常生活进行联接的过程”。陈娜从关注学习边界与学习中心之间的对立统一关系出发，认为整合性学习具有以下四个特征：①整合性学习作为一种认知、思维方式存在。②整合性学习追求知识对问题情境的适应性和变化性。③整合性学习聚焦于学生学习经验的关联。④整合性学习的个体具有自主性。

学习是一种生成活动。这个表述包含的思想是学习者会积极尝试理解所呈现的材料内容。学生通过在学习时积极进行生成加工来实现这一目标，涉及对所呈现材料的相关部分予以注意（称之为“选择”），组织所选择的材料在工作记忆中形成连贯的心理表征（称之为“组织”），将所组织的材料与长时记忆中激活的已有知识进行整合（称之为“整合”）。深度学习是对信息深度加工过程、教师深度引导过程、技术深度支持过程三者的最优整合。信息深度加工过程存在零散碎片化知识本身的整合、知识摄取和迁移运用的整合以及理论知识与实践操作的整合；教师深度引导过程存在教学内容和模式方法的整合、理论策略与课堂实践的整合以及教师投入度与学生参与度的整合；技术深度支持过程存在多媒体课件视频、图像、文字、声音的整合，虚拟现实（VR）与人工智能的整合以及线上远程学习与线下智慧课堂的整合[7]。

美国认知心理学家雷格汉和诺曼从认知心理学研究出发，提出的“情景特异性”概念认为：在相识的环境下更容易学习知识，孤立的获取信息无助于有效记忆，必须通过各种方法让学生主动地接收新的信息与之前学习过的信息联系起来，所以在学习过程中必须强调综合。学生将根据应用的需求来学习信息，如学生为了临床应用而学习和组织相关信息，因此教育工作者需要开发各类匹配学习与应用环境的教学方法；学生必须在不同时间和环境反复练习同样的解决临床问题的常规途径；必须教会学生何时将概念和原理应用于问题的解决过程中。在过去的20年中，许多与本科生医学教育相关的国内和国际机构都倡导医学院校促进整合学习[9]。

（二）提取练习

我们进行回忆的过程就是从长时记忆的存储位置调取信息，再返回工作记忆，这个过程就是“提取”。提取可以被练习，每回忆提取一次，大脑中的联结就会被加强一次，越努力提取，神经通路越强，所连接的神经元数量越多，而这会使得回忆信息更加容易。根据功能性磁共振成像（fMRI）的研究发现[8]，提取练习（retrieval practice）比重复学习更能激活大脑的左下额回、腹侧纹状体和中脑区域，并且可能涉及纹状体动机和奖赏回路来增加努力的认知控制和记忆调节。通过3轮提取练习和重复学习的对照实验发现，付出更多认知努力的提取练习学习策略更能促进长时记忆。有研究表明[9]，使记忆更好的精细加工可以通过测试记忆来实现，或者换句话说，通过练习记忆“提取”来实现，即测试强化学习（test-enhanced learning）。相对于重复学习，对信息的重复测试能够产生更好的记忆效果，尤其是当测试强化间隔时间较长时。测验其实是生成的一种形式，因为它需要你积极地投入材料中。在学习阶段后，马上进行再认测试，与被动接收信息相比，自己在头脑中生成记忆材料，对学习和保持记忆大有裨益。由于提取练习而造成的表现更好的现象叫做测验效应。在过去30年里，人类记忆的显著改进模型已经被用于构建间隔练习的优化时间表。关于该主题的研究通常每天有两到三次练习课，在特定时间（通常约一周）进行一次回忆测试。

在不同条件下编码得到加强的案例为学生备考提供了一个重要的信息：在学习时，要使用精细加工的方式，而且即使学会了也要不断自我测试，因为测试提供了一种精细地加工材料的方式。如果要自测，该从哪里获取测验问题呢？一种方法是使用书中或学习指南中提供的问题，如“自我测验”环节。另一个途径是自己设计问题，由于设计问题需要主动接触学习材料，因此它会增强对材料的编码。研究表明[10]，带着要设计问题的想法阅读材料的学生组和带着要回答问题的想法阅读材料的学生组在考试中的成绩一样好，这两组的成绩都好于不需设计问题或回答问题的学生组。在美国一项关于临床推理测试强化学习的交叉随机试验中[11]，四年级医学本科生每周参加 10 次基于计算机的研讨会，在此期间展示涵盖一般医学状况的患者病历。每周在组间切换演示文稿格式：在控制条件下，学生学习长病历叙述。干预条件涵盖了相同的内容，但此处病例展示通过一系列关键特征问题进行了补充。采用受试者内设计，在学期第一天后 13 周（退出考试）和 9 个月（保留测试）评估学生在干预和控制项目上的表现。在 124 名合格学生中，共有 87 名学生为纵向分析提供了完整数据（应答率为 70.2%）。在记忆测试中，干预项目的平均±标准差学生评分显著高于对照项目（56.0%±25.8% *vs.* 48.8%±24.7%，$P<0.001$）。在线性回归分析中考虑暴露时间后，结果不变，该分析还根据性别和一般学生表现水平进行了调整。这是第一项证明测试增强学习对使用关键特征问题评估的临床推理的影响的研究。在这项随机试验中，重复测试比单纯的基于病例的重复学习更有效。课程实施纵向关键特征测试可显著提高学生在临床医学相关方面的学习结果。本研究首次证明，在培养医学生临床推理能力方面，重复的基于案例的学习结合形成性关键特征问题比单纯的基于案例的学习更有效。该效应持续 6 个月，不能通过两种展示形式之间的暴露时间差异来解释。在医学本科教育中，使用关键特征问题进行重复测试似乎是一种增加程序性知识保留的时间有效方法。

（三）分散练习或间隔练习

分散练习（spaced practice）或间隔练习（distributed practice）是指学生完成某项任务时，将练习任务分成几个部分，分散为不同时间，对不同的部分分别练习。间隔练习、分散练习的意思是“分几段时间来学习而不是尝试一次学习所有东西”或者“不要填鸭式学习”或者“休息”。研究表明，即使学习总时长一样，但与集中时间学习相比，当学习被分成几个阶段并且在每个阶段中间休息时，分散练习效果会更好。与分散练习相对应的就是间隔效应，即在学习中一定的时间间隔往往会提高后续的学习效果。

多年心理学研究一致表明，与连续集中地重复学习材料相比，将统一材料进行间隔性重复，更有助于保留材料。在单词、面孔、图片、文本、运动技能、认知技能、问题解决中都发现了这样的现象[8]。fMRI 研究发现，零间隔或者短间隔下，会出现重复抑制效应，即相关的神经激活幅度更小，而随着间隔的增加，激活水平逐渐增加，间隔时间的过程与编码过程和突触巩固有关，突触巩固一般在一天或者更长时间的间隔内完成。

（四）交错练习或混合练习

交错练习（interleaved practice）或混合练习（mixed practice）是指在同一个时段内练习不同种类的技能、活动或问题，即在练习时呈现不同模型的知识，与集中学习或组块练习（block practice）是相对的。2005 年，Bjork 提出并推荐了交错不同类型的学习，他将交错描述成一种方法，即结合两种或两种以上的知识集合，致使相应的学习指令得以交替。2008 年，Bjork 在探讨间隔学习的一项实验中，引入“交错”一词并为之设计实验范式，这一范式也多次被后来的学者借鉴。Carpenter 是这样描述交错学习的：在同一时段同时学习不同类型的内容，也就是说在学习一系列不同类型的知识时,知识呈现的序列是随机的、难以预测的。

对交错练习过程中学生的脑神经机理的研究结果发现,交错练习会引起皮质血流动力学反应和运动皮质兴奋的相关变化,可能是增强记忆痕迹的形成和长期有效提取的指标[12]。因此,在开展分散练习的教学实践中,可以采取交错练习的方式,间隔一段时间就将所学的各个组块练习整合到一起。事实上,间隔是通过时间间隔来把同一种内容分散到不同时间,而交错练习是通过任务交替实现内容分散[13]。关于交错练习产生交错效应的原因,有三个解释被研究者普遍接受,分别是区别对比理论(discriminative contrast hypothesis)、提取努力理论(retrieval effort hypothesis)和编码可变性理论(en-coding variability hypothesis)。

研究人员发现,利用交错练习的参与者在手术操作上表现更佳,这也表明,对于复杂精细的动作技能,交错学习存在着一定的优势[14]。美国哈佛医学院的临床实习交错进行值得借鉴,如表 6-2-1 所示。

表 6-2-1 哈佛医学院临床实习安排表

时间	星期一	星期二	星期三	星期四	星期五	周末
7:30	查房准备	查房准备	查房准备	查房准备	查房准备	急诊科或手术或内科或儿科 (每月 1~2 个周末)
8:00	主治医生查房	主治医生查房	外科手术课程/模拟仿真	主治医生查房	高级临床医生查房	
9:00	神经病学	妇产科	纵向护理或手术室	药物、药剂	纵向护理或手术室	
13:30	纵向护理或手术室	外科门诊	儿科	精神病学	放射学/病理学 & 核心学科教学	
17:30	日总结归纳或笔记	日总结归纳或笔记	日总结归纳或笔记	日总结归纳或笔记	日总结归纳或笔记	
晚间			急诊或外科或儿科 (每周的一晚)			

(五) 掌握学习

掌握学习(mastery learning)又称优势学习或熟练学习。掌握学习是指学员获得严格衡量并与固定成就标准进行比较的基本知识、技能、情感和专业属性,而不限制达到结果所需的时间。掌握学习是一种源于研究和写作的教育方法,始于 1963 年的 John Carroll 及其他早期的教育科学家,包括 Fred Keller, James Block 和 Benjamin Bloom。Benjamin Bloom 所提出的"掌握学习"概念,是指在以集体教学为特点的班级授课制基础上,辅之以经常的、及时的反馈和矫正环节,并且教师要为学生提供充足的学习时间和所需的个别指导,以便使大部分学生能够在掌握一个单元后,再进行下一单元较高级的学习,从而达到课程目标所规定的标准[15]。在"掌握学习"实施的过程中,Benjamin Bloom 注重对学生学习过程的诊断,强调教学面向全体学生,倡导教学的目的不是要对学生进行分等,而是要了解学生是否已掌握所学内容。

掌握学习是一种以能力为基础的教育的混合方法。掌握学习的结果是一致的,学习者之间的差异很小或没有差异。相比之下,学习者的受教育时间可能有所不同。关键问题是,对于具有较高教育能力和强烈成就动机的潜在学习者(如医学生和住院医师),我们应该如何设计一个能让所有受训者产生最大学习成果的教育环境。这个问题的答案是创建和管理一套教育条件——课程和评估计划——以促进所有学习者的掌握水平。“掌握学习”模式的实施过程中要尽可能地调动学生学习的积极性，将已经确定好的教学内容具体化，以方便学生尽可能多地理解和掌握课堂知识[14]。为学生制订明确的学习计划，使学生在学习过程中螺旋式上升，并在学习过程中接受一系列的形成性测验。根据测验结果及时反馈、矫正，适当调整学习进度和方向，可根据学生特征适当采用个别教学和集体教学。为学生评分其目的不是对学生进行分类，而是评定学生对知识的掌握程度。

掌握学习至少具有以下七个特征：①基线或诊断测试；②明确的学习目标，通常按单元顺序排列，难度不断增加；③参与以实现目标为重点的教育活动（如深思熟虑的技能练习、计算、数据解释、阅读）；④每个教育单元设定的最低通过标准（如测试分数）；⑤形成性测试，以预先设定的掌握最低通过标准衡量单元完成情况；⑥取得达到或超过精通标准的测量成绩，晋升到下一个教育单位；⑦继续在教育单位实践或学习，直到达到精通标准。

（六）有益性挫折

2008年，新加坡南洋理工大学国立教育学院学习科学实验室马努·卡普尔（Manu Kapur）教授提出有益性挫折（productive failure，PF）。有益性挫折主要指在教学过程中，由于教师的教学干预，使得学生在探索过程中产生“挫折”。但由于这种“挫折”的经历能使学生发生相应的学习行为与学习现象，对学生的学习产生有益的结果，这种“挫折”被称为有益性挫折。PF希望通过推迟知识的直接讲授，为学习者提供自主探究和生成问题解决方案的机会。

“挫折”是指在短期的学习中，学习者在探究问题时找不到正确或标准的解题方案，然而在长期的学习中学习者却掌握了相关的知识。有益性挫折理论是一种学习设计理论，为解决传统的教学中存在的问题提供了新视角；为学习者提供激活先前知识的机会，学习者通过合作交流等方式来学习新概念并探究解决方式。在自主探究过程中，教师不能提供与目标概念直接相关的认知帮助和支持，而是为学习者提供时间去自主探索和验证，从而提高学习者发现问题、分析问题、解决问题的能力，让学习者去体验多种解决问题的方式。此外，有益性挫折可有效降低学习者对教师的依赖，强调学习者在学习中的主体地位，变被动接受为主动学习。

（七）虚拟现实和增强现实技术

医学教育通常要结合语言和图像学习。言语学习涉及使用印刷单词（如幻灯片演示中的要点，或印刷在教科书中的单词或基于计算机的课程中的屏幕文本）或口头单词（如幻灯片演示中的说话者声音或讲述者声音）进行学习。图形学习涉及静态图形（如插图、图表、照片、图纸或图表）或动态图形（如动画或视频）的学习。人们从文字和图片中学习比单独从文字中学习要好，例如，不要只用语言来解释心脏如何工作的步骤，而是添加一系列显示心脏每种状态的插图框。当印刷文字靠近而不是远离页面或屏幕上图形的相应部分时，人们能更好地学习。例如，在描绘人类心脏的图中，描述每个腔室的文本放置在相应腔室的旁边。

虚拟现实（VR）和增强现实（AR）技术可以将零散、割裂的学习材料高度整合成融视觉、听觉、触觉等多种感官刺激于一体的学习环境，促使学习者通过多通道处理信息，从而扩大有限的工作记忆容量，降低认知负担。在这种环境中，学生能够掌控自己的学习过程，增强学生的学习动机和参与度。与真实的实验相比，可以通过显示无法观察到的现象来增强现实，从而把一些特定的概念直接展示给学生。此外，VR和AR技术带来的沉浸感与临场感能激发学习者的心流体验，使学习者过滤外界干扰，专注于知识获取，降低其他信息占用认知负荷。20世纪下半叶VR技术逐渐进入医学教育领域，可以用于手术模拟，帮助培训医学生并提高其手术技能[16]。

认知心理学作为一个不断发展的领域，将继续引领我们对人类思维和行为的认知的深入理解。未来认知心理学的发展将在新兴领域和跨学科研究的推动下迎来更广阔的视野，随着脑成像技术的不断进步，认知心理学与神经科学的交叉研究将更加深入地揭示认知过程的神经基础。新一代的脑成像技术、连接组学（connectomics）和脑机接口的发展将使研究者更准确地观察和解释脑活动，推动认知神经科学的发展。人工智能和深度学习技术的融合将进一步推动认知心理学的研究。认知神经科学、人工智能等新兴领域将成为未来研究的重要方向，深入挖掘认知过程的神经机制和应用，利用新兴技术如人工智能和虚拟现实，开发更智能、更实用的认知辅助工具，服务于医学教育、心理治疗等领域。

（云长海　刘春苗　廖团锋）

参考文献

[1] 理查德·梅耶，帕特里西娅·亚历山大. 学习与教学：理论研究与实践意蕴[M]. 2版. 庞维国，梁平. 皮连生等，译. 上海：华东师范大学出版社，2022.

[2] E.BRUCE G. 认知心理学：心智、研究与生活（原著第五版）[M]. 张明等，译. 北京：机械工业出版社，2020.

[3] 玛格丽特·马特林. 认知心理学：理论、研究和应用（原书第八版）[M]. 李永娜，译. 北京：中国轻工业出版社，2020.

[4] 尚俊杰. 掌握教学策略：教师学习科学实践手册[M]. 北京：机械工业出版社，2024.

[5] GOODING H C，MANN K，ARMSTRONG E. Twelve tips for applying the science of learning to health professions education [J]. Med Teach，2017，39(1)：26-31.

[6] KAHNEMAN D. Thinking，fast and slow [M]. New York：Farrar，Straus and Giroux，2013.

[7] MCGAGHIE W C，FISICHELLA P M. The science of learning and medical education[J]. Med Educ，2014，48(2)：106-108.

[8] BROEK G S，TAKASHIMA A，SEGERS E，et al. Neural correlates of testing effects in vocabulary learning[J]. NeuroImage，2013，78：94-102.

[9] KARPICKE J D，BLUNT J R.Retrieval practice produces more learning than elaborative studying with concept mapping [J]. Science，2011，331(6018)：772-775.

[10] 布兰思福特，布朗，科金. 人是如何学习的：大脑、心理、经验及学校扩展版[M]. 程可拉，孙亚玲，王旭卿，译. 上海：华东师范大学出版社，2013.

[11] KASSIRER J P. Teaching clinical reasoning：case-based and coached [J]. Acad Med，2010，85：1118-1124.

[12] LIN C H J，KNOWLTON B J，CHIANG M C，et al. Brain-behavior correlates of optimizing learning through interleaved practice[J]. NeuroImage，2011，56(3)：1758-1772.

[13] CEPEDA N J，VUL E，ROHRER D，et al. Spacing effects in learning：A temporal ridgeline of optimal retention [J]. Psychol Sci，2008，19(11)：1095-1102.

[14] BELL S K，KRUPAT E，FAZIO S B，et al. Longitudinal pedagogy：A successful response to the fragmentation of the third-year medical studentclerkship experience [J]. Acad Med，2008，83(5)：467-475.

[15] MCGAGHIE W C. Mastery learning：It is time for medical education to join the 21st century [J]. Acad Med，2015，90(11)：1438-1441.

[16] SCHWARTZSTEIN R M，DIENSTAG J L，KING R W，et al. The Harvard Medical School Pathways Curriculum：Reimagining developmentally appropriate medical education for contemporary learners [J]. Acad Med，2020，95(11)：1687-1695.

第三章 认知建构主义与医学教育研究

第一节 认知建构主义概述

认知建构主义理论是认知心理学派的一个分支。建构主义理论的一个重要概念是图式,图式是指个体对世界的知觉理解和思考的方式。也可以把它看作是心理活动的框架或组织结构。图式是认知结构的起点和核心,或者说是人类认识事物的基础。因此,图式的形成和变化是认知发展的实质,认知发展受三个过程的影响:同化、顺应和平衡。同化是指学习个体对刺激输入的过滤或改变过程。也就是说个体在感受刺激时,把它们纳入头脑中原有的图式之内,使其成为自身的一部分。顺应是指外部环境发生变化,而原有认知结构无法同化新环境提供的信息时所引起的儿童认知结构发生重组与改造的过程,即个体的认知结构因外部刺激的影响而发生改变的过程[1]。平衡是指学习者个体通过自我调节机制使认知发展从一个平衡状态向另一个平衡状态过渡的过程。

一、认知建构主义的发展历史

瑞士著名心理学家皮亚杰(J. Piaget)因其创立了关于儿童认知发展的理论,被看作是当代建构主义理论的最早提出者。斯滕伯格(R. J. Sternberg)和卡茨(D. Katz)对认知过程中如何发挥个体主动性进行的探索、维果茨基(Lev Vygotsky)创立的"文化历史发展理论"、奥苏贝尔(David Paul Ausubel)的有意义学习理论以及布鲁纳(Jerome Seymour Bruner)的发现学习理论等研究成果和理论观点均为当代建构主义的形成奠定了基础。

(一) 皮亚杰的结构观与建构观

皮亚杰是认知发展领域最有影响的一位心理学家,他所创立的关于儿童认知发展的学派被人们称为日内瓦学派。作为认知心理学新结构主义范型的代表,皮亚杰否定了结构的先验性,而将认知结构的起源问题作为认知发生论的研究对象,提出结构产生于动作,认知结构产生于"同化于己"和"顺应外物"的主客体的相互作用的活动的观点。在此观点中已经隐含着"动作内化"和"图式外化"的两极转化。1936 年,在《儿童智慧的起源》一书中,皮亚杰首先提出了有关内化与外化的双向建构的思想。次年,在《儿童对现实的构造》一书中,这一思想得到了进一步的明确与系统化。皮亚杰明确指出,儿童关于现实的概念不是一种"发现"而是一种"发明"。这意味着"概念"既不预成于内,也不预成于外,儿童必须自己去构造"概念"。不过,皮亚杰对建构主义思想的全面系统的论述则主要反映在他最后10~15年(20世纪六七十年代)的著作中。由此,皮亚杰将同化顺应的图式理论进一步发展成为包括内化与外化的双向建构的理论,即动作和运算内化以形成认知结构,同时将这些业已形成的认知结构应用于外部环境,从而构建广义的物理知识结构。前者为内化建构,后者为外化建构。随着建构的发展,内化与外化建构这两个过程的相互关联日益紧密,而且它们各自制约着对方所能达到的水平。皮亚杰曾借助下列图式说明双向建构的全过程(图6-3-1):

S:主体

O:客体

⇄:主客体相互作用

|:相互作用的接触区域

C:主体动作协调的中心区域

C′:客体的固有本质

P:主客体相互作用是在最远离主体中心与客体中心的边缘区域

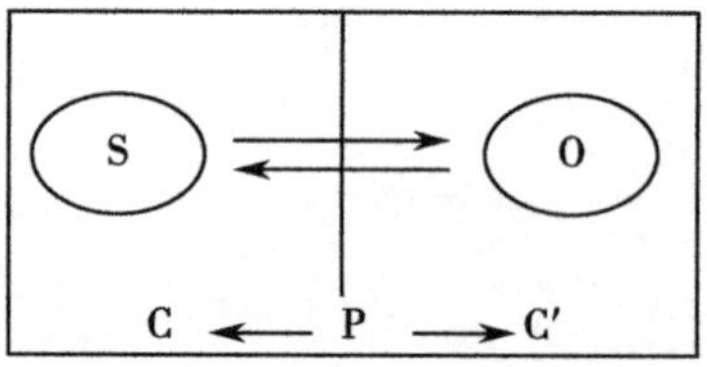

图6-3-1 皮亚杰的双向建构过程图示

C←P:内化建构过程或内部协调过程

P→C′:外化建构过程或外部协调过程

C←P→C′:内化建构与外化建构的双向过程

在皮亚杰的"认知结构说"的基础上,科恩伯格(O. Kernberg)对认知结构的性质与发展条件等方面作了进一步的研究;斯腾伯格(R. J. Sternberg)和卡茨(D. Katz)等强调个体的主动性在建构认知结构过程中的关键作用,并对认知过程中如何发挥个体的主动性做了认真的探索[2]。

(二) 维果茨基的心理发展理论

苏联杰出的心理学家维果茨基有关人的心理发展的研究对于理解建构主义也是十分重要的。维果茨基提出的"文化历史发展理论"强调认知过程中学习者所处社会文化历史背景的作用,他还提出了"最近发展区"的理论。维果茨基认为,个体的学习是在一定的历史、社会文化背景下进行的,社会可以为个体的学习发展起到重要的支持和促进作用。维果茨基区分了个体发展的两种水平:现实的发展水平和潜在的发展水平。现实的发展水平即个体独立活动所能达到的水平,而潜在的发展水平则是指个体在成人或比他成熟的个体的帮助下所能达到的活动水平,这两种水平之间的区域即"最近发展区"。在此基础上以维果茨基为首的维列鲁学派深入地研究了"活动"和"社会交往"在人的高级心理机能发展中的重要作用[3]。所有这些研究都使建构主义理论得到进一步的丰富和完善,为实际应用于教学过程创造了条件。

(三) 布鲁纳——认知革命的倡导者

布鲁纳是20世纪50年代认知革命的倡导者。他与其他心理学家,以及来自哲学、历史、语言学、人类学等其他领域的学者一起,试图将"人的高级心理过程"重新纳入人类科学的研究轨道并将"意义""意义的建构"确立为心理学的中心概念。这是针对长期以来影响着心理学发展的行为主义和客观主义发起的一次深刻而彻底的革命。尽管,这场革命进行得并不一帆风顺，但是它对心理科学、教育科学以及教育实践的影响是深远的。正是在这一条漫长而坎坷的认知探索的道路上，布鲁纳对人类知觉的特性、概念的获得，以及思维过程和直觉的作用进行了全面的研究，并为建立认知心理学的理论体系作出了贡献。

建构主义理论的内容很丰富，但其核心可用一句话概括：以学生为中心，强调学生对知识的主动探索、主动发现和对所学知识意义的主动建构（而不是像传统讲授式教学那样，只是把知识从教师大脑传送到学生的笔记本上）。以学生为中心，强调的是“学”；以教师为中心，强调的是“教”。这正是两种教育思想、教学观念最根本的分歧点，由此而发展出两种对立的学习理论、教学理论和教学设计理论。由于建构主义所要求的学习环境得到了当代最新信息技术成果的强有力支持，这就使建构主义理论日益与广大教师的教学实践普遍地结合起来，从而成为国内外学校深化教学改革的指导思想。

二、认知建构主义学习理论

认知建构主义学习理论主要关注个体如何建构认知经验（如知识理解、认知策略）和情感经验（如学习信念、自我概念）。学习是一个意义建构的过程，是学习者通过新旧知识经验的相互作用而形成、丰富和调整自己认知结构的过程。就其实质而言，意义建构是同化和顺应统一的结果。换言之，认知建构主义强调意义的双向建构过程。其中的典型代表是维特罗克的生成学习理论和斯皮罗等人的认知灵活性理论。知识不是独立客观存在的，是人们在社会实践中建立起来的解释和假设。人们对事物的理解不仅取决于事物本身，还取决于人们的知识经验背景。学习就是认知建构的发展过程，即认知结构的形成和改造过程。当代建构主义者更强调学习中的主动性、情境性、非结构性、社会互动性和社会文化等，认为学生是自己的知识的建构者，教学要创设理想的学习环境，促进学生自主建构活动。

认知建构主义主张学习建立在原有知识和经验的基础上，是通过新旧知识与经验之间的相互作用，不断扩充、精致、改造已有知识和经验的过程。认知建构主义学习观对教育的诸多方面都具有深远的影响和积极的意义，对教育教学具有重大的指导作用。新经验的获得需要以原来的经验为基础，从而融入原来的经验结构中；新经验的进入又会使原有的经验发生一定的改变，使它得到丰富、调整或改造。认知建构主义关注个体是如何建构某种认知或情感的。在医学教育中，认知建构主义的教学范式体现为发现学习（discovery learning）、动态评价、探究式学习与基于问题的学习（PBL）。

（一）发现学习

发现学习是指学习者用自己的头脑亲自获得知识的一切形式。发现学习的教学过程包括提出问题—做出假设—验证假设—形成结论四个阶段。教师要使学生理解各门学科的基本结构，帮助学生了解那些看似无关的新的事实是相互关联的，并且与他已有的知识有关。教师将结构性知识转换成形成性的过程，按照表征系统的发展顺序（动作—映像—符号）设计学习活动，让学生亲自经历对知识的发现过程，发展学生解决问题、探索新情境、发现新事物的态度和能力。

（二）动态评价

动态评价理论起源于维果茨基的心智的社会文化理论。动态评估是集预测、诊断、矫治于一体的测验范式。其通常采取“前测-中介-后测”的程序，巧妙地将教学干预变量引入测验过程之中，使评估与教学相结合，强调评价者和学生之间的互动，将传统测验所关注的

“结果取向”转变为“过程取向”,而侧重于对个体认知策略的培训和对其潜能进行预测,重点考察学习者的认知活动和认知能力的变化,并关注学习者未来的发展。

（三）探究式学习

探究式学习这种教学策略虽然具有很多形式,但其基本模式通常是在教师向学生呈现一个有难度的事件、问题或困境后,学生要阐明可以解释事件或解决问题的假设、收集数据验证假设、得出结论,反思原问题及解决原问题的思维过程。教师首先确定好课程内容和一些一般的引导性的问题、难题或困境。随后提出一些具体的聚焦性问题,帮助学生更好地理解问题,然后让学生投入探究过程中,最后做出对问题的解释和总结。

（四）基于问题的学习（PBL）

基于问题的学习的主要目的是帮助学生发展,掌握能够运用于很多情境中的灵活性知识。基于问题的学习的另一个目的是,增强学生的内部学习动机,提高其问题解决、小组合作、基于证据进行决策判断以及自我指导的终身学习能力。学习者作为自己知识的建构者,在应用知识的情境中,主动参与真实性的活动和任务,在完成任务的过程中进行批判性和创造性的思考,并在与小组其他成员的协商过程中不断建构自己的知识,在元认知水平上监视自己对知识的建构。在PBL中,学生通常被分成小组,每个小组都会面临一个复杂的、现实生活中的问题或挑战。学生需要合作,运用他们的知识和技能来解决问题。

第二节 认知建构主义在医学教育研究中的应用

一、认知建构主义的教学观

认知建构主义提倡在教师指导下的、以学习者为中心的学习,既强调学习者的认知主体作用,又不忽视教师的指导作用。教师是意义建构的帮助者、促进者,而不是知识的传授者和灌输者;学生是学习的主体,是意义的主动建构者,而不是外部刺激的被动接受者和被灌输对象,学生要成为意义的主动建构者。

（一）关于学习的含义

建构主义认为,知识不是通过教师传授得到的,而是学习者在一定的情境即社会文化背景下,借助学习是在其他人(包括教师和学习伙伴)的帮助下获取知识的过程,利用必要的学习资料,通过意义建构的方式而获得的。由于学习是在一定的情境即社会文化背景下,借助其他人的帮助即通过人际间的协作活动而实现的意义建构过程,因此建构主义学习理论认为“情境”“协作”“会话”和“意义建构”是学习环境中的四大要素或四大属性。学习的质量是学习者建构意义能力的函数,而不是学习者重现教师思维过程能力的函数。换句话说,获得知识的多少取决于学习者根据自身经验去建构有关知识的意义的能力,而不取决于学习者记忆和背诵教师讲授内容的能力。

（二）关于学习的方法

1. 学生层面 学生是信息加工的主体、是意义的主动建构者,而不是外部刺激的被动接受者和被灌输的对象。学生要成为意义的主动建构者,这就要求学生在学习过程中从以下几个方面发挥主体作用:

（1）要用探索法、发现法去建构知识的意义。

（2）在建构意义过程中要求学生主动去搜集并分析有关的信息和资料，对所学习的问题要提出各种假设并努力加以验证。

（3）要把当前学习内容所反映的事物尽量和自己已经知道的事物相联系，并对这种联系加以认真地思考。“联系”与“思考”是意义构建的关键。如果能把联系与思考的过程与协作学习中的协商过程（即交流、讨论的过程）结合起来，学生建构意义的效率则会更高、质量会更好。协商有“自我协商”与“相互协商”（也叫“内部协商”与“社会协商”）两种，自我协商是指自己和自己争辩什么是正确的；相互协商则指学习小组内部相互之间的讨论与辩论。

2. 教师层面　教师要成为学生建构意义的帮助者，这就要求教师在教学过程中从以下几方面发挥指导作用：

（1）激发学生的学习兴趣，帮助学生形成学习动机。

（2）通过创设符合教学内容要求的情境和提示新旧知识之间联系的线索，帮助学生建构当前所学知识的意义。

（3）为了使意义建构更有效，教师应在可能的条件下组织协作学习，开展讨论与交流，并对协作学习过程进行引导使之朝有利于意义建构的方向发展。引导的方法包括：提出适当的问题以引起学生的思考和讨论；在讨论中设法把问题一步步引向更深层次以加深学生对所学内容的理解；要启发诱导学生自己去发现规律、自己去纠正和补充错误的或片面的认识。

（三）教学思想

认知建构主义蕴含的教学思想主要反映在知识观、学习观、学生观、师生角色的定位及其作用、学习环境和教学原则6个方面。

1. 知识观

（1）知识不是对现实的纯粹客观的反映，任何一种传载知识的符号系统也不是绝对真实的表征。它只不过是人们对客观世界的一种解释、假设或假说，它不是问题的最终答案，它必将随着人们认识程度的深入而不断地变革、升华和改写，出现新的解释和假设。

（2）知识并不能绝对准确无误地概括世界的法则、提供对任何活动或问题解决都实用的方法。在具体的问题解决中，知识是不可能一用就准、一用就灵的，而是需要针对具体问题的情景对原有知识进行再加工和再创造。

（3）知识不可能以实体的形式存在于个体之外，尽管通过语言赋予了知识一定的外在形式，并且获得了较为普遍的认同，但这并不意味着学习者对这种知识有同样的理解。真正理解只能是由学习者自身基于自己的经验背景而建构起来的，取决于特定情况下的学习活动过程。否则，就不叫理解，而是叫死记硬背或生吞活剥，是被动地复制式的学习。

2. 学习观

（1）学习不是由教师把知识简单地传递给学生，而是由学生自己建构知识的过程。学生不是简单被动地接收信息，而是主动地建构知识的意义，这种建构是无法由他人来代替的。

（2）学习不是被动接收信息刺激，而是主动地建构意义，是根据自己的经验背景，对外部信息主动地选择、加工和处理，从而获得自己的意义。外部信息本身没有什么意义，意义是学习者通过新旧知识经验间的反复的、双向的相互作用过程而建构成的。因此，学习不是像行为主义所描述的“刺激反应”那样。

（3）学习意义的获得是每个学习者以自己原有的知识经验为基础，对新信息重新认识和编码，建构自己的理解。在这一过程中，学习者原有的知识经验因为新知识经验的进入而发生调整和改变。

（4）同化和顺应是学习者认知结构发生变化的两种途径或方式。同化是认知结构的量变，而顺应则是认知结构的质变。同化—顺应—同化—顺应……循环往复，平衡—不平衡—平衡—不平衡……相互交替，人的认知水平的发展，就是这样的一个过程。学习不是简单的信息积累，更重要的是包含新旧知识经验的冲突，以及由此而引发的认知结构的重组。学习过程不是简单的信息输入、存储和提取，是新旧知识经验之间的双向的相互作用过程，也就是学习者与学习环境之间互动的过程。

3. 学生观

（1）建构主义强调，学习者并不是空着脑袋进入学习情境中的。在日常生活和以往各种形式的学习中，他们已经形成了有关的知识经验，他们对任何事情都有自己的看法。即使是有些问题他们从来没有接触过，没有现成的经验可以借鉴，但是当问题呈现在他们面前时，他们还是会基于以往的经验，依靠他们的认知能力，形成对问题的解释，提出他们的假设。

（2）教学不能无视学习者的已有知识经验，简单强硬地从外部对学习者实施知识的“填灌”，而是应当把学习者原有的知识经验作为新知识的生长点，引导学习者从原有的知识经验中，生长新的知识经验。教学不是知识的传递，而是知识的处理和转换。教师不单是知识的呈现者，不是知识权威的象征，而应该重视学生自己对各种现象的理解，倾听他们时下的看法，思考他们这些想法的由来，并以此为据，引导学生丰富或调整自己的解释。

（3）教师与学生、学生与学生之间需要共同针对某些问题进行探索，并在探索的过程中相互交流和质疑，了解彼此的想法。由于经验背景的差异不可避免，学习者对问题的看法和理解经常是千差万别的。其实，在学生的共同体中，这些差异本身就是一种宝贵的现象资源。建构主义虽然非常重视个体的自我发展，但也不否认外部引导，即教师的影响作用。

4. 师生角色的定位及其作用

（1）教师的角色是学生建构知识的忠实支持者。教师的作用从传统的传递知识的权威转变为学生学习的辅导者，成为学生学习的高级伙伴或合作者。教师应该给学生提供复杂的真实问题。他们不仅必须开发或发现这些问题，还必须认识到复杂问题有多种答案，激励学生对问题解决的多重观点，这显然是与创造性的教学活动宗旨紧密吻合的。教师必须创设一种良好的学习环境，学生在这种环境中可以通过实验、独立探究、合作式学习等方式来展开他们的学习。教师必须保证学习活动和学习内容保持平衡。教师必须提供学生元认知工具和心理测量工具，培养学生评判性的认知加工策略以及自己建构知识和理解的心理模式。教师应认识教学目标包括认知目标和情感目标。教学是逐步减少外部控制、增加学生自我控制学习的过程。

（2）教师要成为学生建构知识的积极帮助者和引导者，应当激发学生的学习兴趣，引发和保持学生的学习动机。通过创设符合教学内容要求的情景和提示新旧知识之间联系的线索,帮助学生建构当前所学知识的意义。为使学生的意义建构更为有效,教师应尽可能组织协作学习,展开讨论和交流,并对协作学习过程进行引导,使之朝有利于意义建构的方向发展。

(3)学生的角色是教学活动的积极参与者和知识的积极建构者。建构主义要求学生面对认知复杂的真实世界的情境,并在复杂的真实情境中完成任务,因而,学生需要采取一种新的学习风格、新的认识加工策略,形成自己是知识与理解的建构者的心理模式。建构主义教学相较于传统教学更强调学习者自主管理学习进程的能动性,教师在实践过程中需精准调控学习任务的挑战性,确保其维持在维果茨基提出的“最近发展区”阈值内,并通过搭建认知脚手架、提供适时反馈等策略,有效支持学生在新旧知识体系的交互中完成意义建构。

学生要用探索法和发现法去建构知识的意义。在建构意义的过程中要求学生主动去搜集和分析有关的信息资料,对所学的问题提出各种假设并努力加以验证;要善于把当前学习内容尽量与自己已有的知识经验联系起来,并对这种联系加以认真思考。联系和思考是意义建构的关键。它最好的效果是与协商过程结合起来。

5. 学习环境 学习者的知识是在一定情境下,借助于他人的帮助,如人与人之间的协作、交流、利用必要的信息等,通过意义的建构而获得的。理想的学习环境应当包括情境、协作、交流和意义建构四个部分。

(1)情境:学习环境中的情境必须有利于学习者对所学内容的意义建构。在教学设计中,创设有利于学习者建构意义的情境是最重要的环节或方面。

(2)协作:应该贯穿于整个学习活动过程中。教师与学生之间,学生与学生之间的协作,对学习资料的收集与分析、假设的提出与验证、学习进程的自我反馈和学习结果的评价以及意义的最终建构都有十分重要的作用。协作在一定的意义上是协商的意识。协商主要有自我协商和相互协商。自我协商是指自己和自己反复商量什么是比较合理的;相互协商是指学习小组内部之间的商榷、讨论和辩论。

(3)交流:是协作过程中最基本的方式或环节。比如学习小组成员之间必须通过交流来商讨如何完成规定的学习任务达到意义建构的目标,怎样更多的获得教师或他人的指导和帮助等。协作学习的过程就是交流的过程,在这个过程中,每个学习者的想法都为整个学习群体所共享。交流对于推进每个学习者的学习进程,是至关重要的手段。

(4)意义建构:是教学过程的最终目标。其建构的意义是指事物的性质、规律以及事物之间的内在联系。在学习过程中帮助学生建构意义就是要帮助学生对当前学习的内容所反映事物的性质、规律以及该事物与其他事物之间的内在联系达到较深刻的理解。

6. 教学原则

(1)把所有的学习任务都置于为了能够更有效地适应世界的学习中。

(2)教学目标应该与学生的学习环境中的目标相符合,教师确定的问题应该使学生感到是他们本人的问题。

(3)设计真实的任务。真实的活动是学习环境的重要特征。就是应该在课堂教学中使用真实的任务和日常的活动或实践整合多重的内容或技能。

(4)设计能够反映学生在学习结束后就从事有效行动的复杂环境。

(5)给予学生解决问题的自主权。教师应该刺激学生的思维,激发他们自己解决问题。

（6）设计支持和激发学生思维的学习环境。

（7）鼓励学生在社会背景中检测自己的观点。

（8）支持学生对所学内容与学习过程的反思，发展学生的自我控制的技能，成为独立的学习者。

二、认知建构主义学习理论在教学中的应用

（一）支架式教学

建构主义提出，当学生面对新的学习任务时，教师应该用直观的教学方法给学生做出示范。一旦学生的能力有所增强时，就应当逐渐减少指导的数量。教师在学习中的作用就像“脚手架”在建筑、修桥中所起的作用一样，当学生需要时“脚手架”就会提供支持；当项目展开时便要适时地调整或除去“脚手架”，而不要对学生自己能做好的事情给予过多的帮助。

支架式教学有两种分法。①三阶段：预热、探索、独立探索。②五阶段：进入情境、搭脚手架、独立探索、协作学习、效果评价。

（二）抛锚式教学

抛锚式教学也称情景教学、实例式教学，要求教学内容建立在有感染力的真实事件或问题的基础上，确定这类真实事件或问题的过程被形象地比喻为“抛锚”，因为一旦这类事件或问题确定了，整个教学内容和教学过程也就被确定了，就如同轮船被锚固定一样[4]。

抛锚式教学环节五步骤：创设情境—确定问题—自主学习—协作学习—效果评价。

（三）探究式学习

探究式学习就是基于问题解决活动来建构知识的过程。在教学过程中是通过有意义的问题情境，让学生通过不断地发现问题和解决问题，来学习与所探究问题有关的知识，形成解决问题的技能及自主学习的能力。

（四）合作式学习

合作式学习是20世纪70年代初兴起于美国，并在70年代中期至80年代中期取得实质性进展的一种富有创意和实效的教学理论与策略。合作式学习是指通过讨论、交流、观点争论，相互补充和修正，共享集体思维成果，完成对所学知识的意义建构的过程。合作式学习主要是以师生之间、学生之间互动合作为教学活动取向，以学习小组为基本组织形式来共同达成教学目标。小组成员之间既是一种合作关系，又是一种竞争关系。在组内人人都想在别人面前展示自己；在组间，每个学生都想为本组的获胜多出力。因此，学生参与的兴趣、动机相对要强烈些[5]。

（五）随机通达的教学（随机进入式教学）

斯皮罗等人提出的认知灵活性理论试图从信息加工的角度解释建构性学习的过程，以揭示学习者在实际情境中灵活应用知识的心理机制，以便发展出一套教学设计的原则来培养学习者灵活应用知识的能力。为了实现结构不良领域高级知识获得的学习目标，促进学习者积极主动的双向建构过程，斯皮罗等人提出了随机通达的教学原则。在阐明随机通达这一教学原则时，运用了一个类比：在日常生活中，在不同的时间、不同的场合，带着不同的目的观看某一风景时，会对这一风景产生不同的感受和认识[6]。同理，对同一内容，学习者要在不同的时间、重新安排的情境中，带着不同目的、从不同的角度进行多次交叉反复地学

习，以此把握概念的复杂性并促进迁移。这种反复绝非为了巩固知识、技能而进行的简单重复，因为每次的学习情境中存在着互不重合的方面，可使学习者获得对概念新的理解。斯皮罗认为，由于复杂和结构不良领域存在概念的复杂性、实例的不规则性、情境的变化性、多种表征之间的相互关联性，因而对知识的理解会因背景的不同而存在差异。为了达成全面的理解，教学必须不止一次地涵盖内容。从单一的角度看待概念、实例，就难以充分说明跨越实例的变化性和个别实例的复杂性，因而是一种简单化的倾向，会导致学习者对概念产生片面的认识，并阻碍学习者在新情境中灵活运用所学知识。

具体来说，随机通达的教学可分为以下几步：

（1）呈现情境：向学习者呈现与当前学习主题内容相关联的情境。

（2）随机进入学习：根据学习者"随机进入"学习所选择的内容，呈现与当前学习主题不同侧面的特性相关联的情境，引导学生自主地学习。

（3）思维发展训练：教师引导学生注意提高对自己的认知过程和结果的反省水平，意识到自己所用认知策略的优劣等。也就是在元认知水平上开展师生间的相互作用，以培养各种思维能力。

（4）小组协作学习：围绕通过不同情境所获得的认识和所建构的意义展开小组讨论。每个学生的观点都要在这种社会协商环境中受到考察、评论，同时每个学生也要对别人的看法、观点进行思考并做出反应。

（5）效果评价：包括学生个人的自我评价和学习小组对个人的评价，如自主学习能力、小组协作学习所做出的贡献和是否完成对所学知识的意义建构等。

三、认知建构主义理论对医学教育的启示

当前，对建构主义认识论的批评大多来自对它的极端化或片面理解。建构主义并不是说个体可以随意地建构其所希望的任何现实，对于建构主义认识论，要在反思传统的基础上加以批判地借鉴。对于建构主义认识论的价值和局限既不能简单地肯定，也不能简单地否定。作为教师所要做的就是吸收建构主义认识论中的积极成果，变革传统教学中的种种弊病，实现教学认识论的进步与超越[7]。

（一）强调学生在学习过程中的主体地位

当前的医学教育在很大程度上仍沿袭传统的教学模式，教学过程组织与实施依然是课堂、教师、书本"三中心"，师生关系基本上处于课堂见面、单向传输状态，缺乏学问探讨、情感交流，导致"教师主教、学生主学"教学分离现象。主要表现为：重知识传授、轻能力培养的教学思想和教学目标；以教师和教材为中心，以灌输型、塑造型等传统教学方法为主要方式；以笔试为主和重结果的教学评价。由于强调教师的主体地位，课堂完全由教帅来主导与控制，学生的认知主体作用被忽视，完全处于一种被动接受的地位，学生学习的积极性受到压制，学习能力、创新精神的培养受到限制；教学过程缺乏探究性、实践性，难以提供创新教育所需的宽松环境等，不能满足学生学习和发展的需要，制约了创新型医学人才的培养。最常见的现象是教师讲得津津有味，而学生却无精打采；学生认为的知识重点与教师认为的重点不同。因此，知识并不能简单地由教师传授给学生，而只能由每个学生依据自身已有的知识和经验主动地加以建构。要培养创新型医学人才，必须积极变革传统的教学模式，构建新型医学教学模式。教师要赋予学习者以主体地位，以替代传统教学中的处于被动地位的学

习者的活动[8]。

（二）充分重视学生已有的经验背景

传统教学模式把学生作为一个知识灌输的容器，认为教师所教的知识会原封不动地进入学生的大脑中，事实证明，结果并非如此。建构主义认为，个体知识的获得是个体新旧经验相互作用的结果，个体已有的知识经验起着重要的作用。因此，在教学过程中不能忽视学生已有的经验背景，而要把这些经验背景作为新知识的生长点，引导学生在已有经验背景的基础上建构新的知识。教师应重视学生对各种现象的理解，倾听学生的想法，并努力发现学生这些理解、看法的由来，以此为依据，引导学生不断丰富、调整自己的认知结构。学生的知识经验背景有着丰富而广泛的含义，它既包括学习新知识所需要的有关的知识，也包括相关领域的知识。这些所有的知识经验背景都会对新知识的形成产生不同程度的影响，因此教师必须了解学生，了解学生的知识背景，使之有利于学生的学习。

建构主义认为认识不是人脑对事物直接的简单的反映，而是以原有知识为基础，在主客体的相互作用中建构而成的；指出学习作为一种认识过程是主体能动选择、主动建构的过程，其中心在于学生的"学"。在建构主义学习环境中，强调学生是认知主体，是意义的主动建构者，所以把学生对知识的意义建构作为整个学习过程的最终目的[9]。

（三）再认识教师在学习中的作用

"师者，所以传道授业解惑也。"在传统教与学的关系上，教师凭借传授的方式基本可以完成教学任务，教学方式单一、机械。尽管教学过程中有时也强调发挥学生的主动性、积极性，但却仅仅局限于对书本知识的权威化解释。从学生之间的关系上看，表面上学生虽然在一起"共同"学习，但实际上学生之间处于一种孤立和隔绝的状态。

建构主义学习理论在突出学生主体地位的同时，也把教师的角色由知识的传授者、灌输者转变为学生主动建构意义的帮助者、引导者和促进者。教师应该发挥重要的导向作用。首先，教师应当努力调动学生的学习积极性，使学生产生积极学习的动力，这样学生才能主动地将教师讲解的新知识与原有认知结构联系起来，达到创造性的理解；其次，教师要善于引导学生，创设一定的情境，使学生感到已有的知识和能力不足以解决所面临的问题，从而使学生能够清楚地看到自身已有知识的局限性，并努力通过新的学习活动以达到新的更高水平上的平衡；再次，在学习新的知识时，先呈现给学生一个较简单的能被学生理解的材料并作简单介绍，以便于学生将新知识与原有的知识联系起来。基于同样的道理，由于学生的认识都是以其已有的知识和经验为基础的主动建构，尽管相应思想可能是错误的或幼稚的，对学习主体来说仍然具有一定的合理性。因而，对于学生所犯的错误，教师不应采取简单否定的态度、期望通过直接给出正确的做法使其得到纠正，而应通过适当的质疑转化为学生的一种自觉行为。

（四）创设建构知识的学习环境

建构主义的学习环境包含情境、协作、会话和意义建构四大要素。创设的情境应与当前的学习主题相关，并尽可能真实贴近生活、贴近社会、贴近实践，应包含许多不同情况的应用实例和有关的信息资料，以使学习者根据自己的兴趣、爱好主动发现、主动探索问题，从而激发学习者参与交互式学习的积极性，在交互中完成对问题的理解、知识的应用和意义的建构[10]。

（杨 路 杨冬华 杨丽君）

参考文献

[1] 刘秀辉,胡建华,高义贤.论建构主义学习环境下的英语个性化学习环境[J].教育与职业,2006(5):108-109.
[2] 张文华.建构主义理论新探[J].教育探索,2006(9):24-26.
[3] 黄慧奇.维果茨基的心理发展观及其指导意义[J].鸡西大学学报,2008(8):86-87.
[4] 厉英超.建构主义理论与临床医学教学设计[J].西北医学教育,2003,11(3):245-247.
[5] 王竹立.新建构主义教学法初探[J].现代教育技术,2014(5):5-11.
[6] 王晓茜,姜俊和.建构主义对教学过程本质的认识及其启示[J].教学与管理理论版,2006(24):17-19.
[7] 辛自强.建构主义教学的核心特征[J].早期教育教师版,2006(8):44.
[8] 王超.建构主义学习理论对教学的启示[J].黑龙江高教研究,2006(7):111-112.
[9] 包志忠.建构主义理论下的“学”与“教”[J].教育情报参考,2006(8):84-85.
[10] 沈慧,李敏.建构主义理论对医学教育的启示[J].西北医学教育,2007,12(6):1036-1037.

第四章
社会建构主义与医学教育研究

第一节 社会建构主义概述

社会建构主义(social constructivism)认为,虽然知识是个体主动建构的,而且只是个人经验的合理化,但这种建构也不是随意的任意建构,而是与他人磋商并达成一致来不断地加以调整和修正,并且不可避免地要受到当时社会文化因素的影响[1]。

也就是说,人们通过观察和深思熟虑来学习,学习者要借助一定的文化支持来参与某一学习共同体的实践活动。这是一种社会学知识理论,根据这种理论,人类发展处于社会层面,知识是通过与他人的互动来构建的。该理论关注的是学习和知识建构背后的社会文化机制——学习不单是个人对学习内容的主动加工,而且需要学习者进行合作互动。具体表现为:

1. 知识的社会性 知识不是客观存在的事实,而是人们在日常交往中协商、协调、体验而共同建构的结果。知识形成受到语言、文化、价值观等社会文化因素的深刻影响。

2. 现实的社会性 现实不是独立存在的客观事实,而是人们通过互动和交流而共同定义和理解的社会建构。人们在特定的社会情境中协商和协调,共同建立对现实的共识。

3. 学习的社会性 学习是个人的认知过程,更是一种社会互动和参与的过程。学习者通过与他人的交流和协作,主动建构知识和意义。

4. 批判性和反思性 社会建构主义强调学习者应该保持批判性和反思性,质疑既有知识和观点。学习者应主动建构新的理解,促进知识的持续更新和创新。

总之,社会建构主义认为知识、现实和学习都是人们在社会互动中共同建构的产物,而非独立存在的客观实体。这一理论为我们认识和改善医学教育提供了新的视角。其发展和典型代表如下:

一、社会建构主义的社会学领域基础

1966年,美国社会学家Peter Berger和奥地利社会学家Thomas Luckmann出版了*The Social Construction of Reality*,书中提出了知识和现实的社会属性,以及知识社会化的过程等核心概念,为社会建构主义的基本理论在社会学领域奠定了基础。

二、社会建构主义的社会心理学领域基础

1985年,美国社会心理学家 Kenneth Gergen 在《美国心理学家》上发表的论文 *The Social Constructionist Movement in Modern Psychology* 标志着社会建构主义理论在社会心理学领域的正式形成,这是社会建构主义理论在整个社会科学领域正式确立的重要标志性事件。

三、社会建构主义的典型代表

(一) 情境式学习

1989年,美国计算机科学家 John Seely Brown 和加拿大历史学家 Paul Duguid 在他们合著的论文 *Situated Cognition and the Culture of Learning* 中首次提出了"情境式学习"的概念[2]。他们主张学习应该发生在特定的社会文化情境中,而不是脱离情境。知识和技能是嵌入在社会实践中的,学习应该是参与实践活动的过程,而不是简单地获取知识。此后,情境学习理论广泛应用于教育、组织管理等领域,成为社会建构主义的重要分支。这一理论为社会建构主义理论在教育领域的应用和发展提供了重要理论基础,为社会建构主义在教育领域的发展作出了重要贡献。

情境学习(situated learning)的特点是将学习建立在日常生活的真实体验(如情境)中,为学习者创造在体验情境中生活和学习的机会(图 6-4-1、图 6-4-2)[3-6]。情境学习理论认为知识是情境性的,是社会过程的结果,并与所处的社会结构、文化和环境相关。

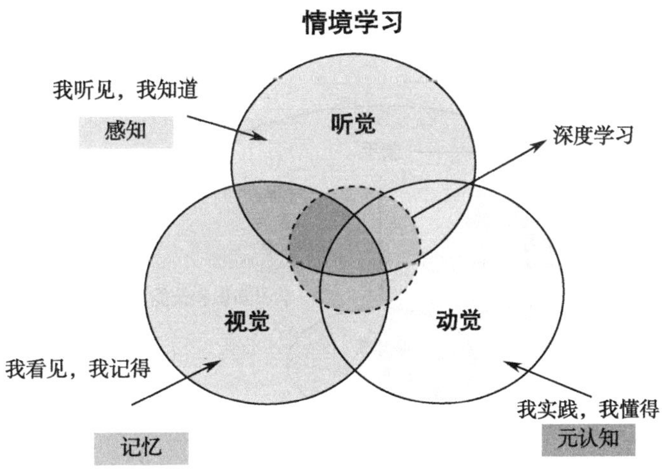

图 6-4-1 情境学习图示

情境式教学包含了三个核心概念:合法的边缘性参与、实践共同体和认知学徒制[2]。

1. 合法的边缘性参与 1991年,美国人类学家和教育学家 Jean Lave 与加拿大社会学家 Etienne Wenger 通过研究从业者(如裁缝、产婆等)的学习,对"学徒模式"(apprenticeship)进行反思,在其合著的著作 *Situated Learning: Legitimate Peripheral Participation* 中首次提出了"合法的边缘性参与"(legitimate peripheral participation, LPP)理论,强调学习发生在具体的社会实践情境之中。

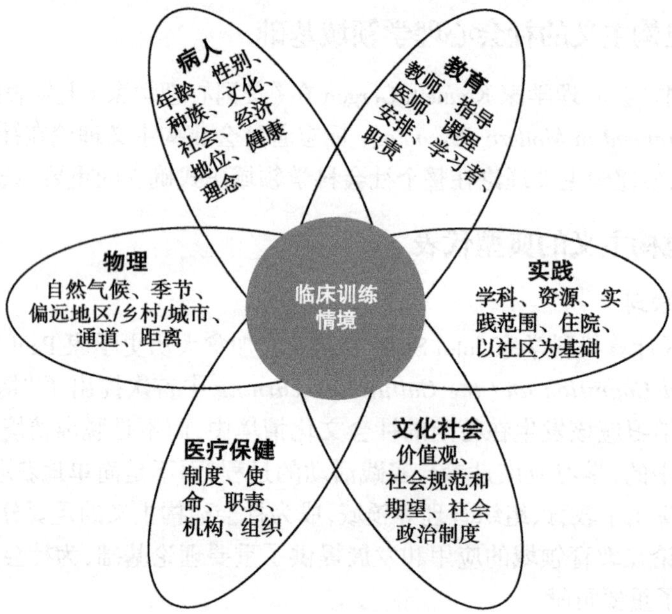

图 6-4-2 情境的模式[7-8]

在合法的边缘性参与中,学习包含了一个建立在以前的社会背景下的参与过程,这种参与创造了关系和共同经验,并产生了全新、有意义的学习。边缘性参与是一个动态的概念,意味着“一种开放的、通过不断增加的参与来获取资源的途径”(图 6-4-3)。

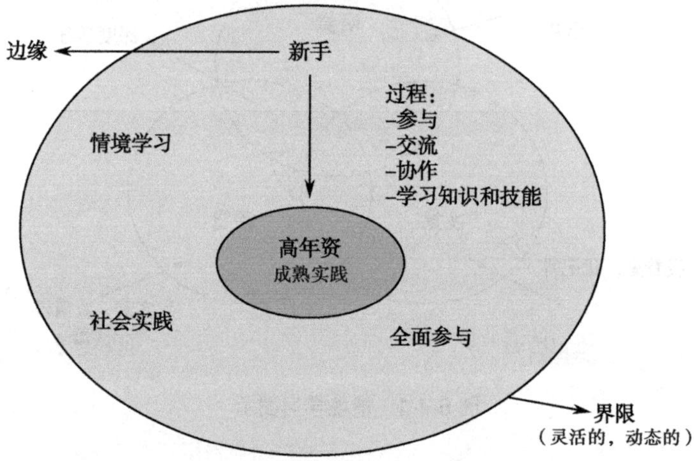

图 6-4-3 合法的边缘性参与

2. 实践共同体 1998 年,加拿大社会学家 Etienne Wenger 出版了单独著作 *Communities of Practice:Learning,Meaning,and Identity*,正式提出了“实践共同体”的概念。新手和初学者往往最初从事边缘性的活动,在外围观察熟练从业者,并在他们的引导下参与活动,逐渐发展知识与技能,达到对实践的充分参与。实践社区的核心特点包括共同实践、相互参与、共享话语等,强调学习是发生在具体社会实践过程中的。实践社区理论进一步拓展和丰富了社会建构主义在学习领域的应用,对组织学习和知识管理等领域产生了广泛影响(图 6-4-4)。

合法的边缘性参与是实践共同体发展的一个重要方面,是实践共同体中不可分割的部分。在实践共同体中,学习不是发生在个别的大师或专家身上,而是发生在共同体的组织、结构和文化中。

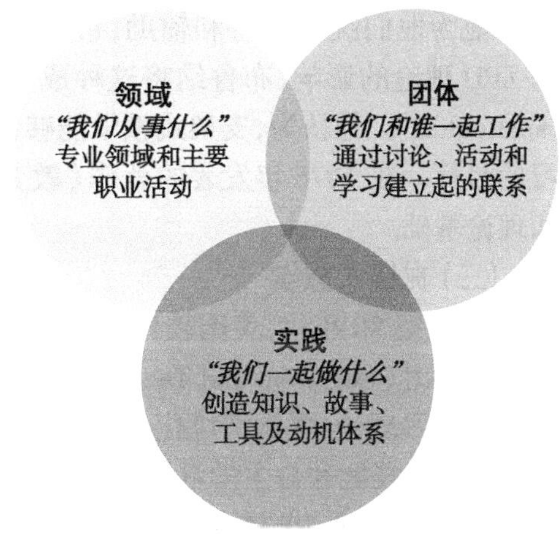

图 6-4-4 实践共同体

3. 认知学徒制 1989 年,美国教育学家 Allan Collins、John Seely Brown 和 Ann Holum 在一篇著名论文《认知学徒制:让隐性知识更加显性化》中首次提出认知学徒制(cognitive apprenticeship),并对其进行了详细的阐述,奠定了认知学徒制在教育领域的理论基础。

认知学徒制最初作为一种教学方法被提出,用于改善传统教学中的一些弊端,特别是那些涉及复杂认知技能的教学。Collins、Brown 和 Holum 认为,传统的教学方法过于注重知识和技能的显性传授,忽视了隐性的认知过程。而在实际工作中,专家们往往是通过在情境中的不断实践和反思,逐步掌握和内化了这些复杂的认知技能。

因此,他们提出了认知学徒制的概念,旨在借鉴传统手工业学徒制的方法,在真实情境中帮助学习者逐步掌握专业知识和复杂的认知技能。这一概念强调了学习的情境性、社会性以及循序渐进的特点,并得到了广泛的应用,尤其是在医学、工程等领域的专业教育中。认知学徒制主要特点包括:

(1) 情境性:学习活动嵌入到真实的工作环境或模拟情境中进行。学习者参与实际工作实践,在情境中习得知识和技能。

(2) 社会化过程:学习者在专家的指导下,通过观察、模仿、练习等方式,逐步参与到专业社区的实践中。学习是一个社会化的过程,学习者内化专家的思维和行为模式。

(3) 循序渐进:专家先展示和讲解复杂的认知过程,然后逐步给予学习者更多的自主权和责任。专家提供支架,帮助学习者从简单任务逐步过渡到复杂任务。

(4) 反思与反馈:学习者在实践中反思自己的行为和思维过程,专家给予反馈。反思和反馈有助于学习者建构更深入的知识理解。

(二) 支架式教学

1934 年,苏联心理学家维果茨基在《思维与语言》一书中首次提出"最近发展区(zone of proximal development,ZPD)"概念[9]。在 1933 年和 1934 年,维果茨基在莫斯科国立大学和苏联心理学会上进行了关于 ZPD 理论的系列报告和讨论。1935 年,维果茨基在一篇题为《儿童心理发展的动态结构》的论文中,更为详细地阐述了 ZPD 的概念和理论框架。因此,可以说维果茨基在 20 世纪 30 年代,特别是 1934 年左右,正式提出并发展了"最近发展区"这一概念[10],为后来出现的"支架式教学"概念奠定了重要的理论基础。

1976 年,美国心理学家布鲁纳在研究儿童语言发展和认知发展的过程中,观察到儿童在学习新事物时需要成人的指导和帮助。他认为,成人会根据儿童当前的能力水平,有选择地为他们提供支持和辅助，帮助他们完成超出自身能力范围的任务。受到了维果茨基 ZPD 理论的影响，布鲁纳将这种成人对儿童学习过程的支持和辅助称为“支架式教学”(scaffolding)。他认为，支架式教学能够帮助儿童逐步掌握新的知识和技能，最终达到独立学习的目标。在 1976 年发表的著作《教育的过程》中，首次系统地阐述了支架式教学的概念和理论基础。

（三）抛锚式教学

20 世纪 80 年代，美国教育心理学家 John Bransford 和他的研究团队开展温特比尔认知与技术小组(Cognition and Technology Group at Vanderbilt, CTGV)研究项目。该理论基础源自认知学习理论，强调情境化学习和问题导向学习的重要性。它被认为有利于培养学习者的高阶思维技能和自主学习能力。抛锚式教学的主要特点包括：

1. 提供一个“抛锚点”(anchor) 这是一个吸引学习者注意力并引发他们探究的引导性情境或问题。抛锚点通常采用富有情境性和真实性的多媒体材料，如影片、动画、图像等。

2. 围绕抛锚点进行教学 教师设计一系列相关任务和活动，引导学习者深入探究抛锚点。学习者在探究过程中主动学习、发现问题并解决问题。

3. 培养综合性技能 抛锚式教学注重培养学习者的批判性思维、问题解决、合作探究等综合性技能。学习不局限于知识的记忆，更关注知识的应用和迁移。

（四）合作式教学

20 世纪 70 年代，美国教育心理学家 David Johnson 和 Roger Johnson 等人提出合作式教学(cooperative learning)，这是一种教学方法，它强调在小组合作中进行学习，能促进学生的认知发展、社交技能培养和个人责任感培养。合作式教学的主要特点包括：

1. 小组合作 将学生划分成小组进行合作学习，小组成员相互依赖完成任务。小组规模通常在 2~6 人，成员应该具有一定的异质性[11]。

2. 正式结构 教师提供明确的合作目标，并设计相应的任务和活动。学生要分工合作，互相协助完成任务。

3. 个人责任 每个学生都应对小组的成功负个人责任。教师会评估个人的学习表现，而不仅仅是小组整体的表现。

4. 社交技能训练 合作学习要求学生培养良好的沟通、领导、决策等社交技能。教师需要专门教授这些技能，并观察学生在小组中的表现。

5. 小组反思 小组成员要定期反思小组的合作过程，评估成功与不足。这有助于提高小组的合作效率和团队协作能力。

（五）交互式教学

交互式教学(interactive teaching)是一种强调师生互动的教学方法，以问题为导向激发学生的探究欲望，培养他们的批判性思维和解决问题的能力。它起源于 20 世纪 20 年代的教育心理学研究，经过不同时期的发展和完善，逐步成为现代教学的重要形式之一。

交互式教学这一概念和方法主要是由以下几位教育学者提出和推广的。约翰·杜威(John Dewey)在 20 世纪初提出的“学习即生活”的理念；布鲁纳(Bruner J.)在 20 世纪 60 年代提出的“发现学习”理论；维果斯基阐述的“最近发展区”的概念；美国国家科学教师协会(National Science Teachers Association, NSTA)在 20 世纪 80 年代倡导了“科学-技术-社会”课程改革；在 20 世纪 70 年代教学效用运动(effective teaching movement)兴起，提出了一系列关于有效教学的理念和策略。交互式教学的主要特点包括：

1. 师生互动 教师与学生之间保持持续的双向交流和互动。教师不是简单地传授知识，而是引导和促进学生的主动参与。

2. 问题驱动 教学活动围绕具有挑战性的问题或任务展开。激发学生发现问题、分析问题、解决问题的欲望。

3. 学生参与 学生在整个学习过程中保持高度的主动性和参与度。他们通过提问、讨论、合作等方式积极地参与到学习中。

4. 反馈与评估 教师会及时给予学生反馈，帮助他们了解学习进度和效果。评估方式也更注重过程性评估，而非单一的结果评估。

5. 情境性设计 教师设计教学情境，让学习内容具有情境性和实践性。学生可以将所学知识应用到真实或模拟的情境中。

交互式教学的实施策略包括：①协作学习，通过鼓励学生合作来完成一项任务；②生生辩论，组织学生对感兴趣的问题进行辩论；③同伴学习，通过学生讲授增加同伴交流；④课堂讨论，鼓励所有学生参与课堂讨论；⑤头脑风暴，组织学生各抒己见，集思广益解决问题。

第二节 社会建构主义在医学教育研究中的应用

一、教育目的

教育不仅仅是传授专业知识和技能，更重要的是帮助学习者形成专业认同，并在社会互动中共同创造知识。具体表现为：

1. 形成专业认同 社会建构主义强调知识的建构是发生在特定社会文化背景中的。医学教育应帮助学生认同医疗专业的价值观、伦理准则和社会责任，形成专业认同感。

2. 促进知识共建 社会建构主义认为知识是通过人们的社会互动而共同建构的。医学教育应注重创设小组讨论、临床实践等情境，让学生在交流互动中共同建构知识。

3. 培养合作精神 社会建构主义强调学习是一个社会性的过程，需要师生、学生之间的合作。医学教育应培养学生的团队合作精神，增强他们在医疗团队中的协作能力。

4. 发展反思能力 社会建构主义重视学习者的主体性，鼓励他们反思和重构知识。医学教育应培养学生的批判性思维，让他们能够反思专业实践，不断更新知识。

社会建构主义为医学教育提供了以“知识共建”为中心的目标定位，强调培养学习者的专业认同、合作精神和反思能力，以更好地适应医疗实践的复杂性和动态性。这将有助于培养出更富责任心和创新精神的医学专业人才。

二、期望的学习成果

学习者在完成后，应具备一定的知识、技能，或达成这些知识、技能所需具备的品质，可通过社会互动或活动表现或测量，具体为：

1. 知识的共建 学习者能够主动参与到知识建构的过程中，与他人进行交流探讨。学习者能够在小组讨论、临床实践等情境中，与他人协作共同创造新的知识。

2. 专业规范的共识 学习者能够理解并内化医疗专业的价值观、伦理准则等规范，形成共同认知。学习者能够在社会互动中,与他人协商和建构出适用的专业规范。

3. 专业认同的形成 学习者能够通过与医疗群体的互动,建构起对医疗专业的认同感和责任感。学习者能够在专业实践中体验到专业认同感,并主动为专业发展作出贡献。

4. 反思能力的培养 学习者能够在社会交流中反思自己的观点和做法,重构知识和技能。学习者能够运用批判性思维,质疑现有的专业规范,提出改进意见。

5. 沟通协作能力的提升 学习者能够与患者、医疗团队成员进行有效沟通,表达自己的观点和需求。学习者能够在团队中与他人合作,协调分工,共同解决问题。

三、关键原理

1. 人际交互是知识建构的核心 社会建构主义认为知识是通过人们的交流互动而共同建构的,而非个人独立获得的。医学教育应该注重创设师生、学生间的互动交流机会,促进知识的共同建构。

2. 社会环境影响知识形成 社会建构主义强调知识建构发生在特定的社会文化背景和情境中。医学教育应该注重把学习置于社区环境中,让学生参与真实的医疗实践活动。

3. 参与性学习促进专业认同 社会建构主义认为学习者需要主动参与到实践活动中,形成对专业的认同。医学教育应该让学生深入社区参与医疗服务,体验医疗专业的价值,培养责任感。

4. 协作是知识建构的方式 社会建构主义强调知识的建构是通过学习者之间的协作完成的。医学教育应该重视师生、学生间的团队合作,培养沟通协作能力。

5. 反思是知识重构的基础 社会建构主义认为学习者要反思实践,以批判性思维重构知识。医学教育应该培养学生的反思能力,让他们能够质疑和改进既有知识。

总之,社会建构主义在医学教育中的核心理念就是让学生在人际互动和社区参与中,主动构建知识和专业认同,提升批判性思维和协作能力,这对培养全面发展的医学专业人才非常重要。

四、医学教育实践举例

(一) 认知学徒制

医学教育过去是,现在也应该是一种学徒制。认知学徒制(cognitive apprenticeship)是由美国认知心理学家科林斯(Allan Collins)和布朗(John Seely Brown)等于1989年提出的教学模式或学习环境,并指出真正的专业知识不是通过讲座或教科书传递的,而是通过指导实践传递的。从希波克拉底医学诞生之日起,人们就认识到了这一事实。在西方医学史上的大部分时间里,人们都是通过师从执业医师而成为医生的。

尽管现代医学院在20世纪兴起,但学徒制的重要性并没有减弱,临床实习的存在证明了这一点,传统上临床实习在医学院的第三和第四年进行。以学习诊断心脏病为例:

1. 建模(modeling) 经验丰富的心脏病专科医生会带领学习者进行实际的病患检查和诊断过程。专家详细解释自己的思考方式和决策依据,让学习者了解专业人士的认知过程。

2. 引导(coaching) 在学习者进行诊断时,专家会给予即时反馈和指导。例如,指出学习者在问诊、体检或解读检查结果方面的疏漏,并提供改正建议。

3. 脚手架(scaffolding) 随着学习者能力的提高,专家会逐步减少直接指导,让学习者独立完成更多诊断步骤。例如,起初由专家主导问诊,后让学习者自行进行,专家适当纠正。

4. 表述(articulation) 专家要求学习者清晰地阐述自己的诊断思路和临床推理过程。这有助于学习者梳理知识,加深对诊断技能的理解。

5. 反思(reflection) 诊断过程结束后,学习者会与专家共同反思自己的表现,分析存在的问题。专家给予建设性反馈,促进学习者持续改进。

6. 探索(exploration) 最终,学习者能够独立完成复杂病例的诊断,并尝试创新性的诊断方法。专家给予适当的启发和支持,培养学习者的临床创新能力。

这个例子展示了社会建构主义在认知学徒制中的体现,通过专家的建模、引导、脚手架等互动,学习者能够在情境化的实践中,逐步掌握复杂的认知技能。这种教学模式有助于培养学习者的专业能力和批判性思维。

(二) 工作场所学习

社会建构主义在医学教育中的一个重要应用就是工作场所学习(workplace-based learning)。这种学习模式非常契合医学专业的特点,能够有效促进医学生的专业能力培养。

1. 工作场所学习的核心理念

(1) 情境学习(situated learning):学习发生在真实的工作环境中,贴近实际临床实践。学习者能够亲身参与到医疗实践中,感受专业人士的工作过程。

(2) 合作学习(collaborative learning):学习者与资深医师、同事等专业人士进行互动交流。通过团队合作完成临床任务,共同反思和改进实践。

(3) 反思实践(reflective practice):学习者会定期反思自己的表现,评估知识技能的运用情况。资深专家给予反馈,帮助学习者持续改进。

(4) 逐步独立(gradual independence):学习者在指导下逐步承担更多临床责任和独立工作。专家适时减少支持,培养学习者的自主能力。

2. 工作场所学习的体现 在医学教育中,工作场所学习通常体现为:

(1) 见习实习:学生跟随资深医师进行门诊出诊、手术、查房等实践活动。

(2) 轮转培训:学生在不同科室轮转实习,学习各专科的诊疗流程。

(3) 团队合作:学生参与到医疗团队,协同完成临床任务。

(4) 反思总结:定期进行实践反思,与导师/同事讨论改进方向。

通过这种情境化、社会化的学习模式,医学生能够在实践中逐步内化专业知识和技能,培养出符合医疗实际需求的专业能力。这充分体现了社会建构主义在医学教育中的应用价值。

3. 工作场所学习与置信专业活动(entrustable professional activity,EPA) 工作场所学习和美国医学院协会(AAMC)提出的 EPA 之间存在密切的关系[12]。

(1) 工作场所学习为 EPA 的实施提供了理想的学习环境

1) 情境学习:EPA 定义了医学生应该在实际工作环境中掌握的核心临床技能,工作场所学习正好能够为此提供贴近实践的学习情境。

2) 合作学习:EPA 要求学生与资深医师、同事等专业人士进行广泛合作,工作场所学习恰恰能够为这种协作提供平台。

3) 反思实践:EPA 强调学生应该定期反思自己的表现,工作场所学习中的反思活动能够很好地支持这一过程。

4）逐步独立:EPA要求学生在专家指导下逐步独立胜任各项专业活动,工作场所学习的过程恰恰能够实现这种逐步授权的目标。

（2）EPA的设计理念也深受社会建构主义理论的影响

1）EPA强调在社会互动中建构知识和能力,与工作场所学习的理念高度吻合。

2）EPA注重学习者在专家指导下的渐进式发展,反映了社会建构主义关于“脚手架”概念的应用。

3）EPA关注学习者在真实工作环境中的实践应用,突出了情境学习的重要性。

EPA是将社会建构主义理论应用在医学教育中的一个很好的例子。以下是AAMC提出的13项核心EPA,可以作为医学生学习和实践的具体目标:①病史采集和体格检查;②接诊后对鉴别诊断进行排序;③推荐和解释常规诊断性检查和筛查检测;④开具并讨论医嘱和处方;⑤在列表中记录接诊情况;⑥口头汇报接诊情况;⑦提出临床问题和检索证据以提高患者照护质量;⑧转入或转出患者时照护责任的交接;⑨参与跨学科团队;⑩识别急重症并进行评估和管理;⑪获取检查和/或操作的知情同意;⑫执行基本操作;⑬发现系统缺陷,致力于安全、文化和改进。

（三）实践共同体

1. 临床教学小组　是由资深医师、医学生等组成的小型教学团队;定期讨论临床案例、反思实践,共同提高临床能力;促进医学生在实践中积极参与,与专家进行知识技能的协同建构。

2. 专科学习小组　是由同一专科的医师、医学生组成的学习圈子;分享专科领域的最新进展、讨论疑难病例;加深医学生对专科知识和技能的理解及应用。

3. 跨专科协作团队　是由不同专科的医师、护士等组成的医疗团队;共同讨论复杂病例,制订综合诊疗方案;培养医学生跨专科协作的沟通协调能力。

4. 医院教学中心　由医院管理层、资深专家、医学教育工作者组成;定期评估教学质量、制订教学改革计划;为医学生提供系统的教学支持和资源。

5. 区域医联体　是覆盖不同等级医疗机构的广泛学习共同体;医师、医学生在不同机构间流动交流实践经验;促进区域医疗资源的共享及优化配置。

这些实践共同体为医学生提供了丰富的学习情境,促进了知识、技能、价值观的协同建构。医学生能够在专家指导下,与团队成员积极互动,不断反思实践,提高专业能力。这种社会化的学习模式,充分体现了社会建构主义在医学教育中的应用价值。

（四）多学科团队

1. 综合性临床团队　是由内科医生、外科医生、护士等组成的团队,共同讨论复杂病例。医学生参与团队讨论,了解不同专业背景的团队成员如何基于自身知识和经验,提出各种诊疗方案。通过团队协作,医学生学会整合各方意见,构建出更加全面系统的诊疗计划。这体现了知识的社会性建构和情境化学习。

2. 全人健康管理团队　是由家庭医生、心理咨询师、社会工作者等组成的团队,为患者提供综合服务。医学生观察团队成员如何沟通协作,了解疾病预防和健康促进的全人医疗模式。医学生在团队中主动提出自己的想法和建议,学会尊重不同专业背景的观点。这体现了学习者的主体性和学习共同体的形成。

3. 老年医学团队 是由老年科医生、护士、社工等组成的团队，为老年患者提供全方位服务。医学生参与团队讨论，了解老年患者的特殊需求，学会倾听、理解不同专业视角。团队成员之间建立了相互信任的合作关系，医学生也逐步融入其中。这体现了知识的社会性建构和专业素养的培养。

4. 创新研究团队 是由临床医生、基础研究人员、生物工程师等组成的跨学科研究团队。医学生参与团队研究，了解基础研究如何转化为临床应用。团队成员之间广泛交流、互相启发，共同推进研究创新。这体现了知识的社会性建构和情境化学习。

总之，多学科团队为医学生提供了一个真实的社会化学习环境，使他们能够主动参与知识的建构，培养专业素养，这是社会建构主义在医学教育中的具体体现。

（五）病例讨论小组

1. 知识的社会性建构 小组成员包括不同专业背景的医生、护士、医学生等。在讨论过程中，大家分享自己的专业知识和实践经验，共同分析病例。医学生从中吸收和整合各方观点，构建出更加全面系统的诊疗方案。知识不再是被动传授，而是在小组互动中共同建构出来。

2. 情境化的学习过程 病例讨论发生在真实的临床情境中，贴近医疗实践。医学生深入分析病历资料，观察患者症状，亲身参与讨论。他们在具体情境中运用知识，形成对疾病诊治的情境化理解。学习过程紧密结合临床实践，促进知识的迁移和应用。

3. 学习者的主体性 医学生在小组讨论中主动提出自己的观点和想法。他们不只是被动接受，而是能够对讨论产生影响。小组成员互相尊重、鼓励学生发言，增强了他们的主体意识。这有助于培养医学生的批判性思维和表达能力。

4. 学习共同体的形成 小组成员通过持续互动，建立了相互信任的社会关系网络。他们形成了一个专业的学习共同体，共同探讨疾病诊治。医学生融入其中，逐步成长为该专业共同体的一员。这有助于医学生的专业认同感和归属感的培养。

5. 专业素养的培养 小组讨论培养了医学生的沟通协作、临床推理等专业素养。他们学会倾听、理解不同专业背景人员的观点，整合各方意见。这些专业素养对于未来的临床实践至关重要。

总之，病例讨论小组为医学生提供了一个理想的社会化学习环境，充分体现了社会建构主义在医学教育中的应用价值。医学生在小组互动中主动参与知识建构，培养了专业素养和实践能力。

（六）模拟患者教学

1. 情境化学习 模拟患者教学创设了逼真的临床情境，模拟患者的症状表现和病情变化。医学生置身于这一情境中，通过观察、询问、检查等手段，对疾病诊治进行实践操作。这种情境化的学习过程，有助于医学生将知识应用于实际情境，建构对疾病的深入理解。

2. 角色扮演 在模拟教学中，医学生不仅扮演医生角色，有时也扮演患者角色。从不同角色体验中，医学生学会换位思考，理解患者的感受和需求。这种角色互换有助于培养医学生的同理心和沟通技能，提高他们的专业素养。

3. 团队协作 模拟患者教学通常以小组形式开展，由多名医学生组成诊疗小组。小组成员分工合作，相互协调，共同为“患者”提供诊疗方案。在小组互动中，医学生学会倾听、理解不同观点，整合各方意见，培养团队协作能力。

4. 知识的社会性建构 在模拟病例讨论中,医学生需要调动自身知识,并与其他同学、教师进行交流互动。通过分享、讨论、辩论,医学生不断修正和完善自己的诊疗方案,形成更加全面的认知。知识不再是被动传授,而是在社会化互动中主动建构出来。

5. 反思性学习 模拟患者教学通常会安排总结反思环节,让医学生分析自己的表现,评估诊疗方案。医学生通过反思自己的实践,发现问题,并主动寻求改进,持续提高专业能力。这种反思性学习有助于培养医学生的批判性思维和终身学习的素养。

总之,模拟患者教学充分融入了社会建构主义理念,为医学生创设了一个情境化、互动式的学习环境,促进了知识的主动建构和专业素养的养成,这对于医学生的成长发展至关重要。

(七)健康促进项目

1. 社区参与 健康促进项目通常以社区为基础,邀请社区成员参与项目设计和实施。医学生与社区成员共同探讨健康问题,制定切合实际的健康促进策略。这种社区参与,有助于构建医患之间的双向交流,增强项目的针对性和可行性。

2. 情境化学习 健康促进项目会根据社区实际情况,设计针对性的健康教育活动。医学生在实际的社区环境中开展健康讲座、体检等活动,贴近群众生活。这种情境化学习,使医学生能够更好地理解社区健康需求,增强解决实际问题的能力。

3. 知识共建 在健康促进项目中,医学生与社区成员共同探讨健康问题,分享自身经验。通过讨论交流,大家共同修正和完善健康知识,形成更加全面的认知。这种知识的社会性建构,有助于培养医学生的沟通协作能力和团队精神。

4. 反思性学习 健康促进项目通常会安排阶段性评估和总结,医学生要反思自己的实践过程。他们分析项目实施效果,发现问题,并主动寻求改进方法,持续优化健康促进策略。这种反思性学习,有助于培养医学生的批判性思维和终身学习的素养。

5. 角色互换 在健康促进项目中,医学生有时也会扮演患者或公众的角色。通过角色互换,他们学会换位思考,更好地理解群众的健康需求。这种角色置换,有助于培养医学生的同理心和服务意识。

总之,医学教育中的健康促进项目充分融入了社会建构主义的理念,为医学生创设了一个注重社区参与、互动交流的学习环境。这不仅可以增强他们解决实际问题的能力,还有助于培养其专业素养和社会责任感。

五、社会建构主义与医学教育改革

从社会建构主义的角度来看,医学教育改革应该围绕以下几个重点方向:

1. 转变教学模式 摒弃单纯的知识灌输,转向以学生为中心的教学模式。创设情境化的学习环境,如临床见习、模拟实践等,让学生主动参与并建构知识。鼓励师生互动、小组讨论,培养学生的批判性思维和协作能力。

2. 重视专业文化培养 除了专业知识和技能,医学教育应更多关注专业价值观和职业素养的内化。组织学生参与医疗实践共同体,培养对专业的认同和责任感。引导学生反思职业角色和社会责任,增强专业伦理意识。

3. 创新评估方式 摆脱单一的知识考试,采用更加多元化和情境化的评估方式。包括观察、反思报告、同伴互评等,全面评估学生的专业能力发展。评估应关注学习过程,促进学生的自我反思和持续进步。

4. 加强跨界合作 鼓励医学教育与其他专业领域的交流和合作，如社会学、心理学等。让学生参与多学科团队合作，培养整合思维和创新精神。建立医学教育与医疗实践的紧密联系。

5. 完善师资培养 加强医学教师的教学能力培养，熟悉社会建构主义教学理念和方法。鼓励教师更新教学内容和方式，建立教学研究和经验分享的机制，促进医学教学改革的持续推进。

社会建构主义为医学教育改革指明了方向，为培养全面发展的医学人才提供了重要理论支撑。医学院校应结合自身实际，积极借鉴这一理论，设计创新的教学模式，不断提升医学教育质量，更好地服务于社会健康需求。

（朴美花 曲林琳 周 莉）

参考文献

[1] BANDURA A. Social learning theory [M]. New York: General Learning Press, 1977.

[2] LAVE J, WENGER E. Situated learning: Legitimate peripheral participation [M]. Cambridge: Cambridge University Press, 1991.

[3] ANDERSON J R, REDER L, SIMON H. Situated learning and education [J]. Educational Researcher, 1996, 25: 5-11.

[4] WILSON A. The promise of situated cognition [M]//An update on Adult Learning Theory. San Francisco: Jossey-Bass, 1993.

[5] DURNING S J, ARTINO A R. Situativity theory: A perspective on how participants and the environment can interact: AMEE Guide no. 52 [J]. Med Teach, 2011, 33(3): 188-199.

[6] CRUESS R L, CRUESS S R, BOUDREAU J D, et al. Reframing medical education to support professional identity formation [J]. Acad Med, 2014, 89(11): 1446-1451.

[7] ASCAROVA S, MACKENZIE M, BATES J. Learning from patients: Why continuity matters [J]. Acad Med, 2017, 92: S55-S60.

[8] ELLAWAY R H, BATES J. Exploring patterns and pattern languages of medical education [J]. Med Educ, 2015, 49(12): 1189-1196.

[9] VYGOTSKY L S. Interaction between learning and development [M]//In Mind in Society. Cambridge: Harvard University Press, 1978.

[10] VYGOTSKY L S. Thought and language [M]. Cambridge: MIT Press, 1986.

[11] WALTON H. Small group methods in medical teaching [J]. Med Educ, 1997, 31(6): 459-464.

[12] TEN CATE O. Nuts and bolts of entrustable professional activities [J]. J Grad Med Educ 2013, 5(1): 157-158.

第五章
人本主义与医学教育研究

第一节　人本主义概述

一、人本主义概念

人本主义形成于20世纪60年代，它强调人的自主性、整体性和独特性。人本主义认为学习是个人自主发起的、使个人整体投入其中并产生全面变化的活动，学生内在的思维和情感活动是极为重要的；个人对学习的投入不仅涉及认知方面，还涉及情感、行为和个性等方面；学习不单是对认知领域产生影响，而且对行为、态度和情感等多方面发生作用[1]。

二、人本主义学习理论

人本主义学习科学理论强调学生自主学习、自主建构知识意义，强调协作学习。与建构主义不同，它更强调以人的发展为本，即强调学生的自我发展，强调发掘人的创造潜能，强调情感教育。人本主义学习理论主要可以分为五大观点：潜能观、自我实现观、创造观、情感因素观与师生观[2]。

1. 潜能观　人本主义学习理论认为：在学习与工作上人人都有潜在能力。教育本身应该努力去挖掘学生的潜在能力，只是因种种原因这种潜能没能充分释放出来。人本主义学习理论一方面强调学习要以学生为主体，另一方面也重视教师在教学过程中发挥主导作用，重点在于怎样通过教育来挖掘每个学生的潜能。

2. 自我实现观　人本主义学习理论认为：在学习与工作上人人都有自我实现即自我发展的能力。人的知识水平、接受能力、兴趣爱好、学习方法与学习习惯不同，个体之间存在着差异；教师在教学中，应该根据每个不同的学生的个性差异，因材施教，为不同学生创设不同的学习条件，使得不同的学生都能得到自由发挥。人本主义学习理论高度重视学生的个性差异与个人价值观，强调教师在教学过程中应满足不同的个性需求，让学生认识自身价值，促进他们自身的发展，把学生的自我实现作为教学的目标。

3. 创造观　人本主义学习理论认为：在知识与能力之间，更应该重视学生能力的培养，并把创造力作为教学的核心问题。罗杰斯(C. R. Rogers)指出:人人有创造力,至少有创造力的潜能,应该主动地发展这些潜能,不应该把创造力认为只是某些专家的特权[1]。

4. 情感因素观　人本主义学习理论认为:学习就是学生个人主动发起的(不是被动地等待刺激),学习中的情感因素包括挖掘学生潜能和发展学生创造力。个人对学习的整体投入,不但涉及认知能力,而且涉及情感、行为等方面。在学习过程中,学生浓厚的学习兴趣和明确的学习目标是十分重要的情感因素,教师必须充分地为学生创造良好的学习环境,把学生充分吸引到学习的情境中来,并长期坚持下去。这种情感因素的创造,要求教师一要积极引导,二要积极鼓励,三要创设良好的学习环境。

5. 师生观　人本主义学习理论更重视师生观,认为师生之间的关系,是以情感为纽带,维持一种宽松、和谐、民主、平等的学习氛围,建立起一种良好的人际关系与和谐的学习氛围。教师应该平等地对待每一个学生,根据学生的个体差异,相信学生、尊重学生,在教学过程中要构建民主、平等、和谐的师生关系,使学生在学习中感受不到压抑或负担,让学生真正做到主动积极学习与快乐生活。教师由主宰者、权威变成学生的指导者与朋友,由教变成导,这样才能让学生的学变成真正的自主参与[3]。

可以看到,人本主义学习理论中的许多观点都是值得我们借鉴的。比如:教师要尊重学生、真诚地对待学生;让学生感到学习的乐趣,自动自发地积极参与到教学中;了解学习者的内在反应,了解学生的学习过程;作为学习的促进者、协作者或者说是学生的伙伴、朋友;等等。但是,我们也要看到,罗杰斯过分强调学生的自主性,淡化教师的权威性和主导作用。在实际教学中,我们既要强调学生的主体地位,也不能忽视教师的主导作用。

三、人本主义心理学

人本主义心理学是二十世纪五六十年代在美国兴起的一种心理学思潮,其主要代表人物是马斯洛和罗杰斯。人本主义的学习与教学观深刻地影响了世界范围内的教育改革[4]。

人本主义心理学家罗杰斯认为,要理解人的行为,就必须理解行为者所知觉的世界,即从行为者的角度来看待事物[5]。在了解人的行为时,重要的不是外部事实,而是事实对行为者的意义。如果要改变一个人的行为,首先必须改变他的信念和知觉。当他看问题的方式不同时,他的行为也就不同了。换言之,人本主义心理学家试图从行为者的角度而不是从观察者的角度来解释和理解行为。

罗杰斯将学习分为有意义学习和无意义学习,认为真正的有意义学习不是指那种仅仅涉及事实累积的学习,而是指一种使个体的行为、态度、个性,以及在未来选择行动方针时发生重大变化的学习。这不仅仅是一种增长知识的学习,还是一种与每个人各部分经验都融合在一起的学习。例如,儿童触碰了高温物体后,他就理解了“烫”这个词的意义,是一种有意义学习。他认为对学习者有真正价值的才是有意义学习,他强调的是学习者当时整个身心状态与学习内容的关系,整个人都参与且左右脑都共同发挥作用的学习才称为有意义学习。

罗杰斯认为有意义学习主要包括四个要素:①个人参与性,即整个人包括情感和认知都投入学习活动;②自我发起性,是指即便推动力或刺激来自外界,但是发现、获得、掌握和领会的感觉是来自内部的;③渗透性,有意义学习可以使学生的行为、态度乃至个性发生变化;④自我评价性,学会自我评价,才能自主担责。

总之,有意义的学习结合了逻辑和直觉、理智和情感、概念和经验、观念和意义。若我们以这种方式来学习,也就真正学会了对自己及自己的发展方向负起责任来。

四、人本主义的教学观

20世纪50年代末60年代初,一种独具风格的人本主义教学观首先在美国兴起。主要代表人物有马斯洛、罗杰斯、凯利等。该理论针对当时"技术统治一切"的理论和各国进行的教育改革提出了尖锐的批评,认为传统的教学观忽视了学生的主观能动性。它强调人类的情感、勇气、自信等心理,倡导以人为本的教育理论,这对西方教育危机的缓和是有效的。人本主义的学习与教学观深刻地影响了世界范围内的教育改革。人本主义的教学观包括知情统一的教学目标观、有意义的自由学习观和学生中心的教学观。

(一)知情统一的教学目标观

罗杰斯认为,情感和认知是人类精神世界中两个不可分割的有机组成部分,彼此是融为一体的。罗杰斯的教育理想就是要培养"躯体、心智、情感、精神、心力融汇一体"的人,也就是既用情感的方式又用认知的方式行事的情知合一的人。这种知情融为一体的人,他称之为"完人"。他说:"只有学会如何学习和学会如何适应变化的人,才是真正有教养的人。"

(二)有意义的自由学习观

人本主义者倡导有意义的自由学习,有意义学习关注学习内容与个人之间的关系。有意义学习不仅是理解记忆的学习,还是学习者所做出的一种自主、自觉的学习。它要求学习者能够在相当大的范围内自行选择学习材料,自己安排适合于自己的学习情境。罗杰斯所倡导的学习原则之核心就是让学生自由学习。

(三)学生中心的教学观

1. 罗杰斯强调"以学生为中心"的教学理论,他反对行为主义者和精神分析主义者把学生看作动物或机器,或"较大的白鼠""较慢的计算机",更反对把学生看作自私、反社会的动物。他强调要把学生当人来看待,相信学生自己的潜能。

2. 罗杰斯的教学观主张废除"教师"这一角色,代之以"学习的促进者"。教师的角色是"助产士"或"催化剂"。在这个模式中,教师只是学习的促进者、协作者,学生才是学习的关键,学习的过程就是学习目的之所在。

综上所述,人本主义教学观根据人类自身的发展特点,主张"以学生为中心",其特点是:①强调学生在教学中的主体地位;②主张认知与情感相结合的教学;③倡导学生个性化的自我评价;④提倡情感化的师生关系。

(四)人本主义教学观在教学改革中存在的问题

第一,传统观念仍然根深蒂固,如知识本位主义的认知固化、权威主义的教学惯性等,抵触新理念的实行,成为了人本思想贯通的障碍。第二,走向两个极端。一种是全盘否定传统教育理论与实践,以自主、合作、探究的方法为例,在新课程改革的背景下,不管学科性质、内容特点和学生基础,一味地套用新的教学方法和理念,而全盘否定传统的接受性教学理念。还有一种是实际上的"放任自流",表现为过分关注个人,将个体的需要、自由及发展看作是教育的全部,反对教师对学生进行任何与其兴趣和愿望相左的教育与管理。第三,简单化。存在"假性"改革,这是许多教师在教学改革初期易犯的错误。第四,形式化。学生主体地位没有真正确立,这是人本主义教学观在课堂教学实践中存在的最多、最主要的问题。第五,过于追求“以学生为本”,忽视了教师的专业指导和结构化知识的重要性。

第二节 人本主义在医学教育研究中的应用

一、人本主义学习理论在医学教育中的应用

人本主义理论是自主学习的哲学基础,人本主义学习理论认为学习是个人潜能的充分发挥,是人格的发展、自我的发展,学习的实质在于意义学习,这种意义学习是指理解记忆的学习,更是指学习者的自觉自主的学习。罗杰斯的“以学生为中心”的教学观,体现了自主学习的教学思想,指出要打破传统教学观的弊端,教师在教学上不能一味的讲解,主张以学生为中心组织教学,用咨询、辅导等方式启发学生自己去发现、去创造,促进学生的自我学习、自我实现,培养学生的独立性、自主性和创造性,强调情谊教学,和谐师生感情,创造丰富多彩的教学情景,促进学生身心的全面发展。

(一) 自主学习的定义

自主学习是与传统的接受学习相对应的一种现代化学习方式。顾名思义,自主学习是以学生作为学习的主体,学生自己做主,不受别人支配,不受外界干扰,通过学生独立地阅读、分析、探索、实践、质疑、创造等方法来实现学习目标。

在人本主义学习理论者眼中,人类生来就有学习的潜能,教育应以学习者为中心,充分发挥他们的潜在能力。人生本来就对世界充满着好奇、具有发展的潜能,只要具备了合适的条件,每个人所具有的学习、发现、丰富知识与经验的潜能和愿望就能够释放出来的。教师应由衷地信任学生能够发展其潜在能力,使他们能够愉快、创造性地学习和工作。

医学教育中,压缩课时及实施本科生导师制等措施,目的就是让学生有足够的时间来发挥自己的潜能,在导师的指导下,使那些对医学科学研究感兴趣的学生,利用其自主学习能力,参与到科研中去,从而创造出有价值的成果。另外,国内一些医学院校,在培养方案中明确指出,可以让学生从大学第一学期的假期开始,便进入到所在家乡的社区医院、乡镇医院、县级医院或者市级医院进行社会实践,实现早临床、多临床和反复临床,医院的环境可以使学生对今后的工作产生浓厚的兴趣,明确今后的工作和学习目标。

这正是人本主义学习理论在医学教育中的应用,即强调学生的自我发展,强调发掘人的创造潜能,强调情感教育。

(二) 自主学习的目标

在现代学习社会,施教者包括学校、家庭和社会。对在校学习的学生来说,学校是学习的主要场所和渠道,教师是最主要的施教者。自主学习要求施教者应以学校教育为主阵地,同时辅之以必要而科学合理的家庭教育和社会教育,使学生通过自主学习,学会求知、学会做人、学会健体、学会审美、学会生活、学会交往、学会劳动、学会生存,具备与现代社会需要相适应的学习、生活、交往、生产,以及不断促进自身发展的基本素质。

改善办学条件,为学生进行选择性学习提供更多的图书、报刊、信息、学习技术及学习手段。鼓励学生追求与自己情况相适应的较高目标,培养他们的进取心和成功欲望,鼓励竞争。在文化学习、体育比赛、技能训练、生活适应能力等方面鼓励竞争。同时,培养学生的团队精神,鼓励学生通过合作解决问题。主动合作、乐于合作、善于合作是人类赖以存在与发

展的社会基础，是人的良好品质。

（三）自主学习的基本特点

自主学习强调培育学生的学习动机和学习兴趣，从而进行能动的学习，即主动地自觉自愿地学习，而不是被动地或不情愿地学习。

“自主学习”就是学习主体自立、自为、自律的学习。学习的自立性、自为性和自律性是学习自主性的三个方面的体现，是“自主学习”的三个基本特征。其中，自立性是自主学习的基础，自为性是自主学习的实质，自律性则是自主学习的保证。这三个特性都说明了同一个思想：学习主体是指学习的主人，学习归根结底是由学习主体（自己）主导和完成的。承认并肯定这一思想，对于改革、矫正曾经的诸多不合理的教育教学手段、模式，从而探索创立崭新的教育教学手段、模式，无疑具有重要的现实意义。

（四）医学本科教育中培养学生自主学习能力的必要性

培养自主学习能力是社会发展的需要，面对新世纪的挑战，为适应科学技术飞速发展的形势、适应职业转换和知识更新频率加快的要求，一个人仅仅靠在学校学习的知识已远远不够，必须终身学习。终身学习能力成为一个人必须具备的基本素质。在未来发展中，我们的学生是否具有竞争力、是否具有巨大潜力、是否具有在信息时代轻车熟路地驾驭知识的本领，从根本上讲，都取决于学生是否具有终身学习的能力。使学生在基础教育阶段学会学习已经成为当今世界诸多国家都十分重视的一个问题。正如《学会生存》一书中所讲的：“未来的文盲不是不识字的人，而是没有学会怎样学习的人。”而终身学习一般不在学校里进行，也没有教师陪伴在身边，全靠一个人的自主学习能力。可见，自主学习能力已成为21世纪人类的基本能力。

医学教育包括医学院校教育、毕业后医学教育和继续医学教育三个阶段，后两个阶段均是学生从院校毕业后，为跟上医学科学的发展而继续不断掌握新知识、新技术的自我学习过程。在这两个教育阶段中，更需要医学生具备自主学习的能力。

当然，培养自主学习能力也是课程改革的首要目标：①自主学习提高了学生在校学习的质量。经过检验，高成绩的学生也是自主学习能力较强的学生，因为自主学习能够促进学生对所学内容的深度理解，符合深度学习的特征。②自主学习能力是创新人才必备的基本功。据调查研究，在创新创业大赛、互联网+大赛、挑战杯及临床技能大赛获奖的学生，都具有很强的独立性、自主性、自律性，表明学生的创造性与他们的自主学习是密切相关的。③自主学习能力是个体终生发展的需要。自主学习是个体走出学校后采取的主要学习方式，而没有自主学习能力，个体的终生发展会受到极大的限制。

综上所述，培养医学生自主学习能力能够显著提高课堂学习效率，是实施素质教育的关键，有助于提高整体医疗人员的素质。

（五）医学教育过程培养学生自主学习能力的方法

1. 激发学习兴趣 托尔斯泰说：“成功的教学所需要的不是强制，而是激发学生的兴趣。”兴趣是学习最好的老师，学习兴趣的水平对学习效果会产生很大影响。学生学习兴趣浓厚、情绪高涨，就会深入地、兴致勃勃地学习相关方面的知识，并且广泛地涉猎与之有关的知识，遇到困难时表现出顽强的钻研精神；否则只是表面地、形式地去掌握所学的知识，遇到困难时往往会丧失信心，不能坚持学习。因此，在医学生新生入学教育、每一门课程的概述讲解以及课程涉及的案例讲解中，都要给学生灌输医学事业是救死扶伤、伟大而光荣的事业，所学的医学知识均是为今后从事医疗事业奠定的基础，以此激发和培养学生的学习兴趣，促进医学生主动学习。

2. 建立和谐融洽的师生关系 教学实践表明，学生热爱一位教师，连带着也热爱这位教师所教的课程，他会积极主动地探索这门学科的知识。这也促进学生自主学习意识的形成。教育名著《学记》中指出的“亲其师而信其道”就是这个道理。所以教师要努力把冷冰冰的医学课堂教学以及临床带教工作转化为生动的教学实践，真正做到爱学生、尊重学生、接纳学生、满足学生。

3. 合理分配每天的学习任务 把自己的学习任务分解成每天能够完成的单元，并坚持当天的任务当天完成，无论如何不能给自己任何借口推迟完成原定计划。

4. 合理规划每天时间 把必须完成的工作尽可能安排在工作时间内完成，把既定的学习时间保留出来，养成利用每天的零星时间来学习的习惯。按照既定的时间表行事，学习时间表可以帮助学生克服惰性，使其能够按部就班、循序渐进地完成学习任务，而不会有太大的压力。

5. 及时复习 为了使学习能够有成效，应该养成及时复习的习惯。及时复习可以巩固所学的知识，防止遗忘。

6. 向他人提问 在学习中碰到疑难问题，要及时向教师和同学请教，无论学生本人认为自己的问题是多么简单、多么微不足道。

7. 养成记笔记的习惯 医学任务繁重，需要掌握的知识多而繁杂，因此在课堂上学生要养成做笔记的习惯，既可以帮助其集中精力思考和总结、归纳问题，加深对学习内容的理解和记忆，又可以把学习内容中的重点记录下来，便于以后查阅和复习。

8. 保持适量的休息和运动 休息和运动不仅让学生保持良好的状态，还是消除压力的好办法。

综上所述，自主学习作为目前医学教育中应用最广泛的学习模式，强调学生的主体性和自我的学习发展，它的运用可以极大地提高学生的学习效果。首先，自主学习对于培养医学生的专业学习责任感有着独特的优势。学生通过自主学习可以主动安排自己的学习时间和学习内容，学习过程中通过形成性评价可以不断检视自己的学习情况，从而建立起专业学习责任感，实现自我教育的目的。其次，自主学习还可以有效调动学生学习的积极性，提升学习兴趣，从而达成学习效果。最后，在课堂教学中运用自主学习，不仅可以激发学生的创造性，还可以提高学生的学习能力，生成良好的学习节奏。自主学习在课堂中的运用不只提升学生学习能力，也有利于教师把控学生学习的进程，营造有序的课堂气氛。

二、人本主义教学观在医学教育中的应用

新型的教学观念和教学方法，并不是马上就能得到普遍的认同和接受的；落后的教学观念和教学方法，也不是一朝一夕就可以完全转变和消失的。即使是新的教学方法，如果是不顾教学实际情况的刻意模仿，也难免“穿新鞋走老路”。人本主义教学观作为一种新的教育理念，要得到完全的推行必定要经过一个艰辛而漫长的过程。作为教师，责无旁贷，必须全面理解新课程中蕴涵的全新理念和要求，将人本主义教学观落实到教学改革中，坚持以人为本，追求并努力促进学生个人的全面发展，不让改革流于肤浅，真正实现课程改革提出的目标。

人本主义教学观主张以学生为中心，教师应放手让学生自我选择、自我发现，这并不

意味着教师的作用降低了，相反，教师要成为一个促进者，对其所具备的知识文化要求反而提高了。在医学教育过程中，运用翻转课堂、基于问题的学习（PBL）、以案例为导向的教学（CBL）等教学方法，运用思维导图、教学视频等教学手段，采用形成性评价、过程性评价等教学评价方法，均能体现出人本主义教学观在医学教育中的应用。

1. 在基础医学教育中常用的翻转课堂教学法就是提高学生自主学习能力很好的范例。教师在课上根据学情，将学生分成若干学习小组，组长每周轮值。具体实施流程包括三部分：一是课前自学。教师提前一周发布学习目标与要求，学习小组利用网络平台提供的思维导图等学习资源自主完成线上学习任务，无法解决的问题反馈至教学平台。二是课中考核与答疑解惑。通过课堂测验对学生课前的学习效果检测，根据堂测结果及课前学习反馈，进行线下课堂面授讲解，为学生答疑解惑；课中遇到问题，可随时反馈至学习平台，教师实时答疑解惑，并根据学生学习的动态，及时组织小组讨论。三是课后反思与训练提高。课后，学生对照学习目标与要求进行学习反思，并对相关问题进行强化训练[6]。翻转课堂正是运用课前自学、课中考核与答疑解惑以及课后反思与训练的方法来增强学生的自主学习能力。

2. PBL 教学模式是一种以问题为核心的教学方法，这一教学模式中，教师提出一个真实世界中的问题或情境，这样可以激发学生的学习兴趣和好奇心[7]。在教学过程中，学生被分成小组，在小组内合作探索问题、收集相关信息，并讨论可能的解决方案，学生进行独立的研究，查找和分析与问题相关的信息，培养信息获取和批判思维能力。在 PBL 教学模式上，临床医学教学过程还可以联合标准化病人（SP）和情景体验，学生可以通过与 SP 进行互动，在真实的情景中应用他们的理论知识，并模拟实际工作场景，这种实践与体验的结合可以加深学生对知识的理解，并提高他们的实践操作能力。SP 可以提供实时的反馈和评估，指导学生的学习和实践过程，通过与 SP 的互动，学生可以获得及时的反馈，了解自己的优势和不足之处，从而改进和完善自己的实践能力。SP 可以模拟真实患者的情感和反应，让学生在模拟的情境中培养沟通、同理心和人际交往等技能，通过情境体验，学生可以接触到多种不同的临床情况和问题，使他们能够更全面地了解临床实践的多样性，提高解决问题和应对挑战的能力，从而进一步提高临床教学效果[8]。

3. 在临床医学教学过程中，越来越多的老师开始采用 PBL 和 CBL 教学方法，让学生真正融入临床场景中，主动去分析病例、查阅文献，再利用所学知识提出正确的诊断和治疗方案，从而汲取和掌握所涉及的医学知识。教师则在教学过程中知识扮演一个引导者和学习的促进者[9]。

4. 将形成性评价、过程性评价等教学评价方法应用于基础医学和临床医学教学中，可以使教师获悉一段时间内学生对所学知识的掌握情况，以提醒教师维持或进一步改善教学方法，从而达到更好的教学效果；期末再与终结性评价相结合，综合评价临床学生的整体学习成绩和学习效果。

（梅爱敏　岳黎敏）

参考文献

[1] 张春兴. 现代心理学[M]. 上海：上海人民出版社，1994：465.

[2] 施良方. 学习论[M]. 北京:人民教育出版社,1992:18.
[3] 钟启泉. 美国教学论流派[M]. 西安:陕西人民教育出版社,1993:246.
[4] 丹尼尔·戈尔曼. 情感智商[M]. 上海:上海科学技术出版社,1997:284.
[5] 张慧. 人本主义心理学视域下医学生心理健康教育探究[J]. 西部素质教育,2023,9(24):107-110.
[6] 宣成睿. 微媒体结合翻转课堂在医学机能学实验教学中的应用研究[J]. 中国继续医学教育,2024,16(7):21-24.
[7] 王宁宁,陈晨,德吉卓嘎,等.PBL 教学法在医院感染“师带徒”培训中的应用[J]. 中国继续医学教育,2024,16(11):68-72.
[8] 郑阳,陈瑶. 基于 PBL 联合 CBL 教学法的住院医师规范化培训教学实践[J]. 现代职业教育,2024(15):177-180.
[9] 刘智慧,余杨,韩越,等. 住院医师规范化培训质量评价指标体系构建[J]. 中国卫生事业管理,2024,41(4):438-444.

第六章

转化式学习与医学教育研究

转化式学习（transformative learning）概念属于教育学和心理学范畴，它指的是个体通过反思和批判性思维，对自身的信念、价值观、行为模式和世界观等进行根本性的改造与转变的过程。这种学习方式不仅仅是知识的积累，更重要的是个人内在认知结构和行为模式的重构。它是一种深入、持久的学习过程，不仅仅是知识的获取，更是对个体认知、情感、态度和价值观的根本性改变。它通过新的教育模式来引导三个重要的转化：从死记硬背式学习转化为能够整合信息的自主学习；从为专业文凭而学习转化为通过有效的团队合作来获得核心竞争力；从不加批判地接受现有教育转化为借鉴全球经验来实现学习创新[1]。

转化式学习是一种培养生态素养的整体路径。思珀斯等围绕头、手、心的教育原理，提出“头-心-手”模型，明确地将可持续教育与转化式学习联系起来（图 6-6-1）[2]。

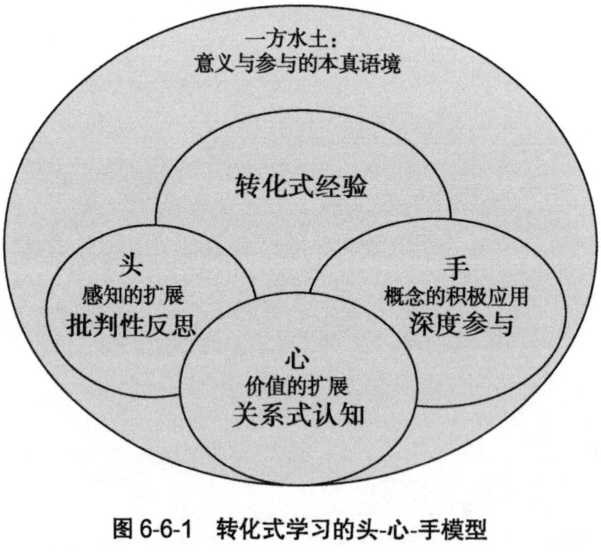

图 6-6-1 转化式学习的头-心-手模型

该模型体现了转化式经验的整体性，将认知领域（头）与批判性反思、情感领域（心）与关系式认知（relational knowing）、心理-动作领域（手）与深度参与等联系起来。其中，“头”代表通过学术专研和探究，掌握生态与可持续性概念的认知领域（cognitive domain）；“心”是指能够转化为行动的价值观和态度形成过程涉及情感领域（affective domain）；“手”是指学习实践技能、参与体力劳动（如建筑、种植、绘画等）的心理动作领域（psychomotor domain）。

模型反映出转化是一个多维的过程，可持续观念和环境范式的转变所需的不仅仅是逻辑论证或情感诉求；意识提升和关怀之情的经验与反思是启动真正的转化事件所必需的。反思可以改变感知，而与“一方水土”的关系可以改变人们对自然的价值观念。积极参与需要生态友好（eco-friendly）的行为，而一方水土为有意义的教育经验提供了一个真实而丰富的环境，从而有助于学习者获得学术之外的个人成长。

第一节 转化式学习概述

一、转化式学习的概念

哈贝马斯是转化式学习理论的先驱之一，他提出了“意义框架”的概念，强调个体通过批判性反思来重构自己的认知结构[3]。杰克·梅兹罗（Jack Mezirow）进一步发展了转化式学习理论[4]，他强调了自我反思的重要性和可持续的学习过程。“转化式学习”在全球医学教育界的提出，与对传统医学教育模式的反思和改革需求密切相关。转化式学习强调从传统知识传递模式转变为学习者主动参与、反思和批判性思维的过程，以推动学习者在认知、情感、态度和价值观等方面的全面改变。转化式学习要求医学生与医务工作者积极地获取信息来自主学习，学会利用互联网收集信息来学习，并且加强自身与同学、老师及同行之间的沟通。如果没有人际间的有效沟通，没有相互学习，在利用互联网学习时，就容易迷失在海量的信息中。

（一）学习的层次

学习包括“接受信息-理解信息-记忆信息-应用信息”等四个过程，是个体在特定情景下通过练习和反复经验而产生的行为或行为潜能的持久变化。转化式学习强调从实践中学习和反思，并将所学应用于更广泛的情境和问题中；它是记忆式学习、形成式学习和转化式学习三个连续学习层次的最高层次。

1. 记忆式学习 主要关注知识和技能的获取与记忆。通常是以考试为导向。在这一层次的学习者，可能只是机械地记忆事实和信息，而不是深入理解其背后的意义或应用。记忆式学习目标是培养专业人才。

2. 形成式学习 开始涉及对知识的理解和应用。学习者开始将所学知识整合到他们的决策和实践中，但仍然可能受到传统观念和方法的限制。形成式学习目标是培养职业素养。

3. 转化式学习 是三个层次中最深入、最全面的一种学习方式。它不仅要求学习者深入理解知识，还要求他们对自己的学习过程、价值观和信仰等进行批判性的反思和转变。它鼓励学习者超越现有的知识和经验，以全新的视角看待问题，并寻求创新和变革。转化式学习目标是培养有思想的变革推动者。

成功的教育包括以上全部三个层次,三者是一个不断提升的过程。记忆式和形成式学习是转化式学习的基础和前提;是为了让学习者获得更多的知识和技能。转化式学习是学习活动的最高向度,是为了让学习者改变思考问题的方式,基于自我反思作出新的选择,创造性、批判性地获取知识和技能,整合多学科专业知识应用于临床决策;从消极、被动地接受固化的学科知识转化为借鉴临床实践经验,致力于患者/人群需求的创造性满足。转化式学习实现了从过去对实证的记忆与传递、以问题为中心、技术至上转变为批评性地接收医学知识、思维训练和审视技术发展等。

(二) 转化式学习的出现

医学是一个不断发展和变化的领域,医学学习者要具备批判性思维、创新能力和持续学习的能力,在面对纷繁复杂的场景和信息时,能够围绕问题本质进行甄别,从而对多种治疗方案的最终意义进行深刻剖析和思考,实现应对不断更新的医学知识和实践挑战,并作出最终更好的选择,以达到岗位胜任的目的。为此,转化式学习应运而生。转化式学习的提出源自以下几个方面的推动:

1. 医学教育的挑战 随着医学领域的快速发展和变革,传统的医学教育模式已难以满足现代医学教育的需求。医学教育需要更加注重培养医学生的临床实践能力、创新精神和人文素养等方面的综合素质,以适应未来医学实践的需求。

2. 教育理念的创新 在全球教育领域中,转化式学习作为一种新的教育理念,已广泛应用于各个学科领域。在医学教育领域,转化式学习的提出为医学教育改革提供了新的思路和方法,推动了医学教育理念和模式的创新。

3. 学习者的需求 现代医学教育越来越注重学习者的主体性和参与性,强调学习者的自主学习和终身学习能力。转化式学习正是以满足学习者需求为出发点,鼓励学习者主动参与学习过程,发挥自身的创造性和批判性思维,实现自我发展和提升。

在医学教育中,转化式学习意味着医学生和医务工作者不仅能够掌握医学知识,还能够将这些知识应用于临床实践活动中,从而改善患者的健康状况。特别在当今互联网时代,强调跨界合作发展。现代医学的发展更是如此,越来越多地要求不同专业、学科的医学生与医务工作者的合作。

转化式学习是对传统医学教育模式的反思与变革的产物;它强调学习者的主体性和参与性,批判性思维和深层次的理解;它关注知识的获取,更重视个体在认知、情感、态度和价值观等方面的全面转变,注重培养学习者的综合素质和创新能力。有鉴于此,转化式学习成为教育改革的一个重要目标。

通过转化式学习,医学学习者可以深入理解医学知识,反思自身的临床决策和实践,并不断探索新的方法和策略,以便更好地服务患者与社会。因此,在医学教育研究中,应重视转化式学习的应用和发展,为医学学习者提供更加深入、更加全面和更有意义的学习体验。这将有助于培养具备批判性思维、创新能力和持续学习能力的医学人才,推动医学领域的进步、创新与发展。

(三) 转化式学习的阶段

对于转化学习阶段的划分,不同研究者持有不同的观点,较为典型的有黄富顺的“四阶段说”、麦基罗的“五阶段说”和斯蒂芬·布鲁克菲尔德的“十阶段说”[5]。结合教育改革与发展的实际情况,我们认为转化学习至少要历经五个阶段:

1. 意识觉醒阶段 个体意识到现有认知的局限性或不足。这是转化学习的起点，通常涉及一些突发事件或挑战，如个人危机、组织变革等。这些事件对个体或组织产生一定的冲击，会引发其内在的不适应或困惑。

2. 探索和挑战阶段 个体开始探索新的观点和信息，挑战旧有的信念。在某个触发事件之后，个体开始对自己旧有的经验、行为、信念等进行深入的反思和评估。这一阶段通常伴随着对过去行为和决策的重新审视以及对未来可能性的探索。

3. 整合和重构阶段 在反思和评估的基础上，个体开始重新建构意义体系，将新的观点和信息整合到自己的认知结构中，形成新的理解。这涉及对自己和世界的重新认识及新的价值观、信念和目标的形成。

4. 实践和应用阶段 意义建构完成后，个体将新的理解和认识付诸实践，通过行动来体现学习成果。这包括改变原有的行为模式、尝试新的策略或方法，以及在实践中不断检验和修正自己的理解和认识。

5. 持续的反思和成长阶段 在行动与实践之后，个体持续进行自我反思，不断寻求新的学习和成长机会。这一阶段通常涉及对学习效果的反思总结以及对未来学习的规划调整。

转化式学习发生阶段并不是线性的，而是一个循环往复的过程。在实践中，个体或组织层面可能会在不同的阶段之间反复循环，直至达到预期的转化目标[6]。此外，转化式学习的发生还受到多种因素的影响，如个人经历、文化背景、社会环境等。因此，在具体实践中，要根据具体情况灵活调整和应用转化学习的理论、方法。

二、转化式学习的心理学基础

转化式学习的心理学基础主要建立在成人学习理论、认知心理学和社会心理学等多个学科领域研究之上。一些关键的心理过程和要素为转化式学习提供了理论支撑和实践指导。

（一）自我概念与自我效能

转化式学习强调学习者对自己学习过程和成果的反思与评估。这涉及学习者的自我概念，即他们对自己的认知、情感、动机和能力的看法；同时，学习者的自我效能感，即他们对自己能够完成特定任务或达到某种成就的信念，也是转化式学习的重要心理基础。

（二）认知灵活性

转化式学习要求学习者能够超越传统的思维模式和框架，以全新的视角看待问题。这需要学习者具备认知灵活性，即能够适应不同的情境和问题，灵活调整自己的思维方式和策略。

（三）元认知能力

元认知是指学习者对自己的学习（认知）过程和策略的认知与控制。转化式学习要求学习者具备较高的元认知能力，能够监控自己的学习进程，发现问题并采取相应的调整措施。

（四）情感与动机

转化式学习涉及学习者的情感和动机，学习者需具备一定的情感投入和内在动机，才能持续地进行深度反思和学习。

（五）社会互动与支持

转化式学习往往发生在社会互动和支持的环境中；学习者需要与他人进行交流、合作和分享，以获得新的见解和启示。同时，他人的支持和鼓励也是学习者进行转化式学习的重要动力。

三、转化式学习的意义

(一) 转化式学习有助于培养医学学习者的综合素质

在医学教育中，除了专业知识的传授，还要培养医学学习者的临床技能、沟通能力、人文关怀等多方面素质。通过转化式学习，医学学习者可以深入理解医学的本质和价值，形成更为全面、更加系统的深入认识和体验，从而更好地应对未来的医学实践与挑战。

(二) 转化式学习有助于推动医学教育模式的创新

传统的医学教育模式往往注重知识的灌输和技能的训练，而忽视了医学学习者的主体性和创造性。转化式学习强调学习者的主动性和参与性，鼓励医学学习者在学习实践过程中进行反思、探究和创新，从而推动医学教育模式的变革和发展。

(三) 转化式学习有助于提升医学教育的质量和效果

转化式学习使得医学学习者更深入地理解医学知识和技能，形成更为稳固、灵活的知识体系，更好地应用于临床实践。同时，转化式学习可激发医学学习者学习兴趣和动机，提高其学习的积极性与主动性，从而取得更好的学习效果。

四、转化式学习的核心特征

(一) 批判性反思

学习者对自己的经验、信念和价值观进行深入的反思和审视，以发现和理解其中的偏见、假设和局限等。

(二) 意义建构

学习者通过与他人的对话、实践经验的积累以及对知识的深度理解，重新建构个人意义体系，形成更加全面和深刻的认识。

(三) 行动导向

转化式学习不仅仅是理论知识的学习，更重要的是将所学知识应用于实践工作，通过行动来实现个人和社会的变革。

(四) 情境敏感性

转化式学习强调学习情境的重要性，认为学习是与特定情境紧密相关的，需要在具体的情境中进行理解和应用。

(五) 社会参与

转化式学习鼓励学习者积极参与社会活动，通过与他人的合作和互动，促进个人和社会的共同发展。

五、转化式学习的应用

转化式学习主要是指在特定的学习环境中，学习者的感知模式和理论方式发生质的变化，从而对自己的预设或思维习惯产生质疑或重构。其学习应用主要体现在以下几个方面：

(一) 教学设计

教师要根据学习者的学习内容和目标，设计匹配的案例，呈现理论实践为一体的教案。

这种教学模式可以帮助学习者理解不同的课程内容，特别是那些较为抽象和复杂的概念。

（二）课堂互动

在课堂上，教师可以通过引入实际案例，激发学习者的学习兴趣和探知欲望。同时，教师需要引导学习者积极参与课堂讨论，让其发表自己的观点和看法，从而培养学习者的批判性思维和独立思考能力。

（三）实践操作

医学是一门实践性很强的科学，转化式学习需要注重实践操作。医学学习者可以通过参与实验、见习和临床实习等院校教育，以及毕业后医学教育、继续医学教育等实践活动或环节，将理论知识转化为实际操作技能，提高自身的临床实践能力。

（四）反思与总结

转化式学习强调反思和总结的重要性。在学习过程中，医学学习者需要对自己的学习成果进行反思和评估，找出自身的不足和错误，总结经验和教训，不断修正和完善自己的知识体系。

（五）跨学科融合

医学教育需要与其他相关学科进行融合，共同解决医学问题。转化式学习鼓励学生跨越学科界限，将不同学科的知识和方法整合到医学活动中，形成跨学科的知识体系。因此，转化式学习对个人而言是一个挑战。设计转化式学习体验和学习系统同样是挑战，无论是对于直接的学习情境而言，还是对于占主导地位的教育范式与体系而言。在医学教育研究中，转化式学习的应用需注意如下几个问题：

首先，要关注医学学习者的个体差异和需求，根据不同的学习对象基础和学习内容设计相应的转化式学习方案。其次，要注重理论与实践的结合，将转化式学习的理念和方法融入医学教育的各个环节中，确保学习效果的实际应用。最后，要加强评估与反馈，及时了解医学学习者的学习情况和效果，以便及时调整和优化转化式学习方案。

总之，转化式学习与医学教育的研究密切相关，它有助于培养医学学习者的综合素质、推动医学教育模式的创新以及提升医学教育的质量和效果。在未来的医学教育研究中，应进一步深入探讨转化式学习的理念和方法在医学教育中的应用和发展。

六、转化式学习的效用

转化式学习是一个复杂而深入的过程，它涉及个体在认知、情感和行为等维度的全面变化。

（一）认知维度的变化

1. 信念和价值观的转变 个体在经历了某些触发事件后，开始质疑和重新评估自己长期以来所持的信念和价值观。这种转变通常需要个体对自我和外部世界有更深层次的理解。

2. 知识结构的重构 随着新信息和经验的整合，个体的知识结构会发生改变，形成更加复杂和系统的认知框架。

（二）情感维度的变化

1. 情感体验 转化式学习过程中，个体可能会经历一系列情感体验，如困惑、不安、兴奋或满足感，这些情感体验是推动个体进行深层次反思和改变的动力。

2. 自我认同的重塑 随着认知和价值观的改变，个体的自我认同也会随之调整，这可能涉及对自我角色、身份和目标的重新定义。

（三）行为维度的变化

1. 行为模式的调整 新的认知和价值观会导致个体在行为上做出调整，以更好地与新的认知框架相一致。

2. 行动的实施 个体将新的认知和价值观转化为实际行动，这可能包括改变工作方式、生活习惯或社会参与方式。

（四）社会文化维度的影响

1. 文化适应性 转化式学习使个体能够更好地适应多元文化环境，理解和尊重不同的文化价值观和行为模式。

2. 社会参与 个体通过转化式学习，可能会更加积极地参与社会活动，推动社会变革和发展。

第二节 转化式学习在医学教育研究中的应用

一、转化式学习与医学教育的关系

转化式学习与医学教育研究之间存在密切的关系。转化式学习是一种强调个体经验、反思和行动相结合的学习方式，它鼓励学习者从自身的经验和实践中发现问题，通过反思和探究寻找解决问题的方法，并最终将所学应用于实际情境中。转化式学习理论特别适用于医学教育改革，它提供了一种机制来识别和克服理念阻力。通过批判性反思和持续的自我引导学习，医学教育者和医学生可以重新评估和构建他们的教育实践，以适应快速变化的医疗领域的需求。

在医学教育研究中，转化式学习具有重要意义。

首先，医学教育研究的目的是提高医学教育的质量和效果，培养具备批判性思维、创新能力和实践能力的医学人才；而转化式学习正是通过促进医学生的主动探究和实践来培养他们的这种能力。

其次，医学教育研究中需要关注医学生的学习过程和体验，了解他们的学习需求和困难。转化式学习强调医学生的主体性和参与性，鼓励他们在学习过程中进行反思和探究，这有助于研究人员更深入地了解医学生的学习情况和需求。此外，医学教育研究还需要关注医学实践的发展和变化，以及医学教育如何适应这些变化。转化式学习强调将所学应用于实际情境，这与医学教育的实践性特点相契合。通过转化式学习，医学生可以更好地将理论知识与临床实践相结合，提高临床实践能力。

在医学教育研究中，转化式学习可以促进医学生的主动探究和实践，提高他们的批判性思维、创新能力和实践能力；同时，也有助于研究人员更深入地了解医学生的学习情况和需求以及医学实践的发展和变化。因此，在医学教育研究中应充分关注和应用转化式学习的理念和方法。

转化式学习在医学教育研究中应用场景广泛，具体包括以下方面：

(一) 课程设计与开发

转化式学习可以应用于医学教育的课程设计与开发过程。通过对医学生的需求和兴趣进行深入了解,医学教育者可以设计出更具吸引力和实用性的课程;同时,转化式学习强调医学生的主动性和参与性,课程设计者应注重医学生的实践体验和反思机会,以促进他们进行深度学习。

(二) 教学方法改革

转化式学习鼓励医学教育者采用多种教学方法,如案例教学、问题导向学习等,以激发医学生的学习兴趣和积极性。在医学教育研究中,可以通过对比不同教学方法的效果,探索适合医学生的最佳教学方式。

(三) 临床技能培养

医学教育的重要目标之一是培养医学生的临床技能。转化式学习可以通过模拟临床场景、角色扮演等方式,让医学生在临床实践中学习和掌握临床技能。同时,医学教育者可以引导医学生对实践过程进行反思和总结,以提高他们的临床实践能力。

(四) 教师专业发展

医学教育者自身也需要不断更新知识和技能。转化式学习可以应用于教师的专业发展过程,通过反思教学实践、参与研究等方式,促进教师的专业成长和转变。

(五) 学习评估与反馈

在医学教育研究中,学习评估与反馈是重要环节。转化式学习强调对医学生学习过程和学习成果的全面评估,以便为医学生提供有针对性的反馈和指导。通过评估医学生的参与度、实践表现等方面,医学教育者可以全面了解医学生的学习情况,为他们提供个性化的学习支持与服务。

在医学教育研究中,转化式学习的应用可以促进医学生在认知、情感、态度和行为等方面的全面发展,使他们能够更好地应对复杂的医学实践挑战。如通过批判性反思,医学学习者可以审视自身的临床决策过程,发现潜在的偏见和错误,从而提高临床决策的准确性和效果。同时,转化式学习还可以帮助医学生构建更加全面和深入的医学知识体系,提高他们的临床实践能力和创新能力。

二、转化式学习对提升医学生综合素质的效用

转化式学习对医学生的综合素质的提升有多方面的具体效用。以下是几个主要的方面:

(一) 深化专业理解

转化式学习鼓励医学生从更深层次上理解和应用医学知识。它关注知识的记忆,更强调对知识的批判性思考和创新性应用。通过这种方式,医学生可以更深入地理解疾病的本质、病理生理过程以及治疗方法,从而为他们未来的临床实践工作打下坚实的基础。

(二) 培养临床技能

在转化式学习的过程中,医学生需要积极参与和实践,这有助于他们培养临床技能。例如,通过模拟病例分析、角色扮演等学习活动,医学生可以锻炼自己的诊断、治疗和沟通能力,为将来的医学实践做好准备。

(三) 提升人文关怀能力

转化式学习强调对个体和社会的关注,鼓励医学生从多角度、多层面思考问题。这有助于医学生培养对患者的同情心和关爱,更好地理解患者的需求和感受,从而提升他们的人文关怀能力。

(四) 增强团队协作能力

在转化式学习的过程中,医学生通常需要与他人合作,共同完成学习任务。这有助于他们培养团队协作能力和领导力,为将来的医学团队工作做好准备。

(五) 促进自我发展

转化式学习鼓励医学生进行自我反思和自我评估,从而发现自身的不足并制订改进计划。这有助于医学生实现自我发展和自我提升,为未来的职业生涯做好准备。

转化式学习强调个体对自身经验的深刻反思,对医学生的综合素质有多方面的显著作用,包括深化专业理解、培养临床技能、提升人文关怀能力、增强团队协作能力以及促进自我发展等[7],这将为医学生未来的医学实践奠定坚实的基础。

三、在医学教育研究方法论指导下开展转化式教学的策略

教育研究方法大致可以分为定量研究、质性研究、混合研究和其他研究。定量研究常用的研究范式有描述研究、分组比较研究、相关研究、实验研究等;质性研究中常用的研究范式有案例研究、叙事研究、批判性研究和历史研究等;混合研究是指定量研究和质性研究的混合途径;其他研究范式还包括行动研究和评价研究。

教育研究方法论为我们提供了一套系统的工具和框架,以识别和解决教学实践中的问题[8]。在转化式教学中,这些方法论指导我们,在了解了各种类型教育研究范式的方法和作用后,研究者须发现在转化式教学活动中真实存在的亟待解决的实际问题,然后合理运用研究方法加以解决。

(一) 明确学习目标

教学目标应与医学教育研究的总体目标相一致,但同时也要认识到教学目标更侧重于医学生的知识掌握、技能提升和素质培养。教育研究目标是为了解决教学活动种存在的问题[9],如改进教学方法、优化课程设计或评估教育政策等。两者侧重点虽有不同,但可以相互支持和促进。这种结合有助于确保教学活动不仅满足医学生当前的学习需求,还符合教育发展的长远目标。

(二) 设计学习体验

设计一种能够触发深度反思和批判性思维的学习体验,包括案例分析、角色扮演、模拟临床场景或参与实际的临床实践等,确保学习体验与医学教育研究的主题和重点密切相关。

(三) 促进反思与对话

在学习过程中,鼓励医学生进行反思,并为他们提供机会与同伴、导师或专家进行深入的对话和讨论,有助于医学生从多个角度审视问题,发现自己的局限,并构建新的理解和认识。

(四) 应用与实践

将所学知识和理解应用于实际情境,这涉及临床决策、患者沟通、团队协作等;通过实践,医学生可以检验自己的理解和认识,并发现新的问题和机会。

(五) 评估与反馈

对医学生的学习过程和成果进行评估,并提供及时的反馈。评估可以包括自我评估、同伴评估或导师评估等;反馈应关注医学生的进步和成就,同时指出需要改进的地方,并为他们提供具体的建议和支持。

(六) 持续支持与指导

在转化式学习的过程中,为医学生提供持续的支持和指导,可以包括定期的导师指导、学习资源推荐、学习社群建设等。通过持续的支持和指导,可以帮助医学生保持学习的动力和热情,同时确保他们能够在学习过程中得到必要的帮助和支持[10]。

(七) 总结与分享

在转化式学习结束时,组织医学生进行总结和分享。这可以帮助医学生回顾自己的学习历程和成果,同时促进他们之间的交流和合作。通过分享经验和见解,医学生可以相互启发和支持,共同推动医学教育的发展。

在医学教育研究指导下开展转化式学习需要明确学习目标、设计学习体验、促进反思与对话、应用与实践、评估与反馈、持续支持与指导以及总结与分享。通过这些步骤的实践,可以帮助医学生实现深度学习和发展,提高医学教育的质量和效果。

(王世泽 林 瑾 李章平)

参考文献

[1] FRENK J, CHEN L, BHUTTA Z A, et al. Health professionals for a new century: Transforming education to strengthen health systems in an interdependent world [J]. Lancet, 2010(12): 1923-1958.

[2] 朱莉·辛勒顿,池瑾. 转化式学习的"头-心-手"模型:一方水土作为可持续价值转型的依托[J]. 世界教育信息杂志,2019,32(2):18-26.

[3] MEZIROW J. Learning as transformation: Critical perspectives on a the-ory in progress [M]. San Francisco: Jossey-Bass, 2000: 371.

[4] FRENK J, GONZÁLEZ-BLOCK M A. Institutional development for public health: Learning the lessons, renewing the commitment [J]. Public Health Policy, 2008, 29(4): 449-458.

[5] 史蒂芬·斯特林,王子舟. 转化式学习与可持续性:基本概念的梳理[J]. 世界教育信息,2019,32(2):10-17.

[6] 朱灵平,祁桢楠,迟春花,等. 基于英国皇家全科医师学会岗位胜任力的全科医学研究生培训经验初探[J]. 中国全科医学,2016,19(7):748-751.

[7] 赵伟,林芬芬,彭洁,等. 创新型科技人才评价理论模型的构建[J]. 科技管理研究,2012,32(24):131-135.

[8] 龚政,钟慧,潘燕燕. 基于转化式学习的综合大学医学人才培养改革与实践[J]. 中国高等医学教育,2017(11):26-27.

[9] 詹启敏,王维民,王县成,等. 面向未来:医学教育的责任与使命(笔谈)[J]. 中国高教研究,2018(5):77-81.

[10] 刘学政. 以胜任能力为导向的转化式医学教育[J]. 中华医学教育杂志,2016,36(2):161-164.

第七篇

跨专业实践与团队合作研究

随着医疗保健复杂性的增加，人们越来越意识到跨专业团队合作是安全有效提供医疗服务的基础。跨专业教育是实现跨专业实践与团队合作的必要条件和基础，也是培养胜任临床医生胜任力的有效举措。

2010年，国际医学教育专门委员会（Institute for International Medical Education，IIME）呼吁21世纪的医学教育应更加重视跨专业教育（interprofessional education，IPE），以显著提升患者的健康效益，并减少医疗错误。同年，世界卫生组织（World Health Organization，WHO）在其《跨专业教育和协作实践行动框架》中强调，IPE和协作实践可以在应对世界各地卫生系统面临的许多挑战方面发挥重要作用[1]。具备协作实践能力的医疗团队通常是接受过IPE的医疗工作者，只有当学生理解如何进行跨专业协作时，他们才能有效地成为团队的一部分。该框架呼吁决策者、教育工作者、卫生工作者、社区领导人和全球卫生倡导者采取行动，努力将IPE和协作实践纳入他们提供的所有服务，其确定的行动项目可以帮助各管辖区朝着加强卫生系统的方向迈进，并最终改善卫生结果。

2020年12月，我国将交叉学科新增为第14个学科门类，交叉学科的设立为解决科学前沿问题及国家重大战略需求问题提供了路径和平台。在此背景下，加强跨专业实践与团队合作领域的超学科研究不仅可以为医学发展注入新的活力，还能够推动我国学科交叉研究与交叉学科发展，同时有助于科学推进我国交叉学科学术体系的形成。2020年，《国务院办公厅关于加快医学教育创新发展的指导意见》（国办发〔2020〕34号）中提出新的医学发展理念，强调从疾病诊疗转向以预防、诊疗和康养为中心的模式，服务于生命的全周期和健康的全过程。这也凸显了跨专业实践与团队合作的必要性。

本篇将聚焦跨专业实践与团队合作研究，围绕跨专业实践与团队合作研究的内涵、特征与价值意蕴，跨专业实践与团队合作的理论基础及促进策略，跨专业实践与团队合作的核心能力框架，跨专业实践与团队合作研究的研究方法等进行重点阐释。

第一章
跨专业实践与团队合作研究的内涵、特征与价值意蕴

第一节　跨专业实践的基本内涵

WHO 将跨专业协作实践（interprofessional collaborative practice，ICP）定义为：来自不同专业背景的多名医务人员，通过运用彼此的知识和技能与患者、家属等共同合作，以提供全面、高质量的治疗及照护服务的过程。跨专业实践与团队合作需要来自不同医疗保健专业的人员保持有效、持续和积极地沟通。而跨专业教育（IPE）是实现跨专业实践与团队合作的必要条件，未来的医疗从业者均需要接受 IPE。IPE 是指来自两个或两个以上专业的学生相互了解、相互学习，以实现有效地协作并改善健康结果的过程。WHO 最早于“2000 年人人享有卫生保健”的全球战略目标中推出 IPE 的概念，并于 2010 年在《跨专业教育和协作实践行动框架》中指出，世界各地许多卫生系统支离破碎，难以管理未得到满足的卫生需求。面对日益复杂的卫生问题，现有和未来的卫生人力承担着提供卫生服务的任务。有证据表明，随着这些卫生工作者在系统中流动，他们获得跨专业经验的机会有助于他们学习成为协作实践卫生人力所需的技能。卫生工作者在跨专业教育（IPE）中接受有效培训，能够更好地协作实践，从而为实际工作做好充分准备。

一旦学生了解了如何跨专业工作，他们就可以作为协作实践团队的成员进入工作场所。这是使卫生系统从碎片化走向优势化的关键一步。跨专业医疗团队了解如何优化其成员的技能，共享病例管理，并为患者和社区提供更好的医疗服务。由此加强的卫生系统可改善健康结果[2]。同时跨专业医疗团队专业包含范围极广，包含可促进生理、精神、社会健康的所有专业及技术人员。IPE 的目的就是打破专业壁垒，培养学生跨专业协作的必要品质，包括态度、行为和专业知识技能，提高合作的整体性和协同性。北美跨专业教育推广中心（centre for the advancement of interprofessional education，CAIPE）认为：当两个或多个专业为了加强合作并提高照护质量而共同学习、相互学习、彼此了解时，IPE 便产生。CAIPE 提出的这一定义覆盖面广，所开展的教育形式可基于院校，也可依托实践机构，所涉及的医学专业无特殊要求。该机构的宗旨是通过与其他组织合作，推动和发展 IPE，最终促进患者健康。CAIPE 将 IPE 定义为“两种或两种以上专业相互学习以改善合作和服务质量的教育过程”。因此，

IPE旨在培训跨多个医疗学科和专业的有效沟通，这被认为是确保提供安全高效护理的关键[3]。IPE也被称为跨专业协作实践教育[4]，超越了单一专业和孤立的卫生专业教育方法，它强调与其他专业成员的互动学习，以改善专业实践和照护服务[5]。具有里程碑意义的《柳叶刀》报告《新世纪医学卫生人才培养：在相互依存的世界，为加强卫生系统而改革医学教育》强调了IPE的时机、持续时间和相关性在个体卫生专业人员的行为改变和应对我们日益复杂和相互依存的卫生保健系统和人口的迫切需求方面的重要性[6]。

综上，我们提出跨专业实践与团队合作的操作性定义，即所谓跨专业实践与团队合作，是指医学教育者秉持“大健康”理念，以患者健康为共同愿景，在医学人才培养和医疗工作人员培养过程中，将医学等两个及以上不同专业的学生、教师、医疗工作人员、社会工作者等纳入一个团队，进而构建跨专业团队实践共同体。跨专业团队实践共同体进行共教、共学、共创，达成高阶学习成果和创造新知的过程。跨专业实践与团队合作研究则是指跨专业团队实践共同体以复杂问题为逻辑起点，在共同体的分工合作下，遵循超学科研究范式，进行合作研究并生产高深知识的过程。

第二节 跨专业实践与团队合作研究的特征

跨专业实践与团队合作研究具有独特的特征，这些特征不仅定义了其在科学、学术和业务实践中的重要性，也指导了其实施方式。以下是跨专业合作研究的主要特征：

1. 多样性 跨专业团队融合了不同领域的专家，他们带来了多样化的思维方式、技能和经验。在医疗领域，这种多样性体现在团队成员的专业背景上，如医生、护士、药剂师等，他们共同为患者提供全面的治疗和护理。

2. 整合性 有效的跨专业合作需要对参与者的知识和技能进行整合，以解决复杂问题或开发新产品。这种整合通常需要成员之间开展深入的对话和合作，确保各个专业视角得到充分考虑和利用。例如，在癌症治疗中，放疗师、化疗专家、外科医生及护理人员需要紧密合作，共同制订和实施治疗方案。

3. 沟通与协调性 跨专业团队成功的关键在于有效地沟通和协调。团队成员来自不同背景，因此必须建立共同的语言和理解，以避免术语障碍和认知偏差，这通常需要额外的时间和努力。

4. 创新驱动性 跨专业合作被认为是推动创新的强大动力。不同专业的结合可以激发新的想法，并产生原创性的解决方案和产品，这些往往在单一领域内难以实现。在医学研究中，跨专业合作促进了创新治疗方法和技术的开发。例如，生物信息学的应用需要计算生物学家和临床医生共同工作，以开发出新的基因治疗方法。

5. 灵活性和适应性 面对不断变化的项目需求和挑战，跨专业团队需要展现出高度的灵活性和适应性。团队结构和工作流程可能需要根据项目进展和发现的新信息进行调整。医疗环境经常处于快速变化之中，特别是在紧急情况下，如疾病暴发或重大事故。在这些时候，团队需要快速适应新情况，并调整策略才能有效地提供医疗服务。

6. 持续学习和反馈循环 跨专业团队的成员通常处于持续学习的状态，他们需要不断地从其他领域同事那里学习新知识和技巧。同时，项目的进展需要定期评估，以确保所有专业领域的目标都能得到满足。医学是一个不断发展的领域，医疗团队必须持续学习最新的医疗技术和治疗方法。此外，团队内部的反馈机制对持续改进治疗实践至关重要。

7. 文化敏感性与包容性 团队成员可能来自不同的文化背景，因此必须培养对不同社会和文化环境的敏感性和包容性。这种多元文化的环境可以提高团队的创造力和解决问题的能力。医疗服务提供者必须能够理解并尊重患者的文化背景和信仰，这对于提供个性化的、符合患者价值观的护理来说是必不可少的。

8. 面对挑战和冲突的管理 跨专业团队在整合不同意见和方法时可能会遇到冲突。有效的冲突管理和调解策略是确保团队合作顺利进行的关键。如急诊或重症监护室，不同的专业意见可能会导致冲突。有效地管理这些冲突，确保团队成员之间的良好合作，是确保患者得到最好治疗的关键。

这些特征不仅提升了医疗服务的质量，也提高了患者的满意度和治疗结果，使跨专业团队合作成为医学领域应对复杂健康挑战的重要策略。

第三节 跨专业实践与团队合作研究的价值意蕴

一、跨专业实践与团队合作研究是增进人类健康福祉的迫切需要

医学卫生健康事业关乎国家安全、经济发展、社会文明和人民福祉，其重要意义涵盖了“四个面向”中“面向世界科技前沿、面向经济主战场、面向国家重大需求、面向人民生命健康”的全部内容。医学是为恢复、维护、增强人的健康而发展出的知识、技术、艺术、学术体系。医学从促进、预防、诊断、控制、治疗和康复(简称为“促防诊控治康”)六个方面照护健康。卫生是依据医学及相关学科的原理，为恢复、维护、增强人的健康所采取的行动。健康是人的一种良好的生命状态，包括生理健康、心理健康、人际和谐和环境友好四个方面。医学教育是医学卫生健康事业之本，承担着为健康中国培养人才之历史使命，关乎医学卫生健康事业之未来。我国以新医科建设为契机，推进了一场深刻的医学教育变革，构建起秉承世界先进文化、因应中国现实情况、解决中国实际问题、有力支撑健康中国建设的现代医学教育体系与机制[7]。医学广涉几乎所有学科，集人类知识、技术、艺术、学术之大成，医学直接关乎健康和生命这一人之终极利益，跨专业实践与团队合作研究既是对医学的超学科属性的回应，又是对增进人类健康福祉的关切。

二、跨专业实践与团队合作研究是医学创新发展的题中之义

医学是大学科、大专业，包括对人体疾病与健康的科学认识，也包括对疾病干预和治疗的相关知识，如对医疗技术、手段和方式的认识，还包括相关药物、器械等的知识。随着科学技术的发展，国际医学和医学教育也在不断发展。20世纪初，以弗兰克斯纳报告为标志产生了第一代现代医学教育，将现代医学教育建立在大学教育的基础上，强调医学生要有系统规范的科学训练和对专业知识的掌握；20世纪60年代产生的第二代医学教育强调以学生为中心的学习、以问题为中心的教学，以及基于器官系统的课程整合；21世纪初出现的第三代医学教育则强调医学模式从以疾病为中心向以患者和人群为中心转变，医学教育模式以医疗卫生系统为基础开展医学生的岗位胜任力培养。当前，国际第四代医学教育正处在酝酿之中，交叉融合已成为其显著特征[8]。交叉融合的医学教育迫切需要跨专业实践与团队

合作研究。

三、跨专业实践团队合作研究是摆脱现实困境的有效举措

全球均面临卫生工作者短缺的问题，政府、高校、医疗机构等部门决策者们均在寻找创新战略，帮助制定科学的政策和规划，以缓解卫生人力资源短缺、提升卫生保健服务水平。早在 2010 年 WHO 提出了关于 IPE 和协作实践行动框架[9]，阐释了世界各地专业间合作的现状，明确了有效合作团队的建设机制，概述了决策者们在其当地卫生系统内应用的系列行动项目（图 7-1-1）[9]。该框架为医疗和医学教育领域提供了策略和思路，帮助卫生决策者们在其管辖范围内开展有益的 IPE 和协作实践的要素。

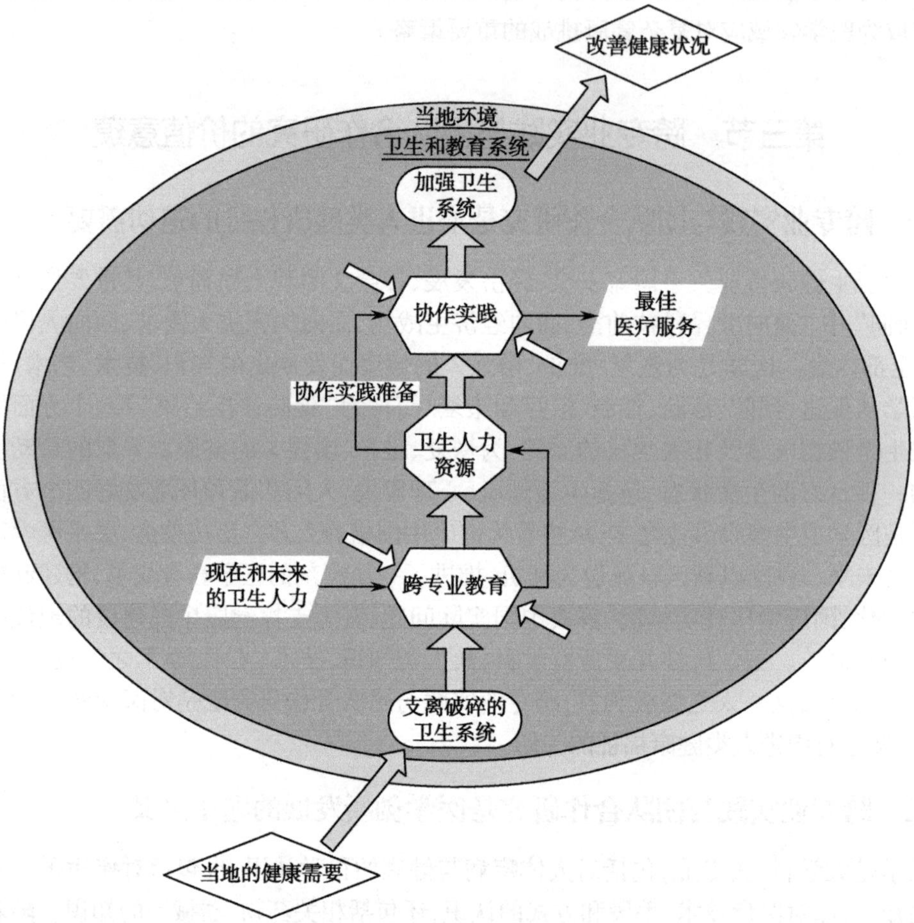

图 7-1-1 医疗合作行动项目指南

该框架提示我们，面对日益复杂的卫生问题和诸多支离破碎的卫生系统现状，相关工作者通过跨专业学习和实践有助于培养其面对复杂医疗问题的所需技能，全球或区域卫生领域亟待高效的 IPE 和协作实践。相关工作者跨专业能力的获得有助于卫生系统功能的强化，最终改善卫生健康服务结果。这就呼吁卫生和教育系统的决策者、政策制定者、教育工作者、卫生工作者、社区领导人和领域倡导者们采取行动，努力将 IPE 和协作实践贯穿于其

提供的所有服务内。

（陈　勤　曾凡才　万岩岩　陈　燕）

参考文献

[1] World Health Organization. Framework for action on interprofessional education and collaborative practice[EB/OL].(2010-09-01)[2024-06-30]. http://www.who. int/ hrh/resources/framework_action/ en/.

[2] OLSON R, BIALOCERKOWSKI A. Interprofessional education in allied health: A systematic review [J]. Med Educ, 2014, 48(3): 236-246.

[3] ABU-RISH E, KIM S, CHOE L, et al. Current trends in interprofessional education of health sciences students: A literature review [J]. J Interprof Care, 2012, 26(6): 444-451.

[4] HUDSON J N, CROKER A. Educating for collaborative practice: An interpretation of current achievements and thoughts for future directions [J]. Med Educ, 2018, 52(1): 114-124.

[5] ROSENBERG K. Interprofessional collaborative practice model improves staff communication, patient care[J]. Am J Nurs, 2018, 118(3): 70.

[6] FRENK J, CHEN L, BHUTTA Z A, et al. Health professionals for a new century: Transforming education to strengthen health systems in an interdependent world [J]. Lancet, 2010, 376(9756): 1923-1958.

[7] 王辰，马超. 以新医科建设为契机推动医学教育创新发展[J]. 中国高等教育，2022(12): 15-17.

[8] 郭建如. 新医科建设的制度分析[J]. 国家教育行政学院学报，2024, 315(3): 58-68.

[9] GILBERT J H, YAN J, HOFFMAN S J. A WHO report: Frame-work for action on interprofessiongal education and collaborative practice [J]. J Allied Health, 2010, 39(Suppl 1): 196-197.

第二章
跨专业实践与团队合作的理论基础及促进策略

第一节 跨专业实践与团队合作研究的理论基础

近些年来，教育者、研究者都积极探索跨专业合作学习的理论基础。目前国外高校在不断开发的 IPE 课程框架中发展了各自的理论基础，并依此指导具体实施。应用较为广泛的理论有社会资本理论、转化式学习理论、成人学习理论和建构主义理论等。

一、社会资本理论

社会资本理论深入探讨了通过社会联系来获取资源的过程。社会学家林南对此提供了一个清晰的定义，把社会资本视为“通过社会关系获得的资本”。在他的理论框架中，资本包括物质财富与社会财产，它通过个体所在的网络或群体中的联系和资源发挥作用。这种资源能增强行动的效果。在医学领域，跨专业实践与团队合作是提高医疗服务质量和患者治疗效果的关键因素。社会资本理论在这一背景下可以提供深刻洞见，说明社会关系如何促进医学团队内部以及团队与患者之间的有效合作[1]。将社会资本理论应用于跨专业的医疗团队中，可以从以下几个方面进一步阐释。

(一) 信息流通

在医疗团队中，社会资本通过促进信息的快速流通和共享，加强了跨专业的协作。例如，护士和医生之间的良好关系能够确保患者信息及时准确地传递，这对诊疗计划的制订至关重要。

(二) 决策影响

团队中的各个成员通过建立信任关系与互相尊重的文化，可以相互影响医疗决策过程。举例来说，一位药剂师在团队中可能会因其专业知识，在选择治疗方案中施加重要影响，如调整药物剂量或选择更合适的药物。

(三) 信用与个人信誉

在医疗团队中，成员之间的信誉建立在各自的专业知识和经验上。医生、护士、社会工作者等团队成员之间的正面互动和信任关系，可以增强团队凝聚力，促进更高效地合作。

（四）身份和认同感的强化

跨专业团队的合作文化可以强化成员的身份认同感，从而提高团队整体的工作满意度和效率。共同的目标和任务感会使团队成员更加投入工作，以患者福祉为中心。

（五）社会关系的战略性布局

在医疗环境中，社会资本的结构位置、关系和网络位置的战略性布局对于资源的配置和优化具有重要意义。良好的组织结构可以确保信息和资源在需要时能够迅速到达正确的人员手中。

二、转化式学习理论

转化式学习理论由杰克·梅兹罗（Jack Mezirow）于1978年首次提出，这一理论主要涉及成人学习过程中的深刻变革。他认为成人学习不仅涉及知识的积累，更重要的是参与者的观念与前提的根本性改变。转化式学习的核心要素主要包括四个层面[2]。

（一）批判性思维

梅兹罗认为，批判性思维是转化式学习的核心。学生需质疑先前的假设和信念，并通过证据和理性重新评估它们。

（二）反思对话

在IPE中，学生被鼓励与来自其他学科背景的同学进行对话，通过交流各自的观点与解决方法，促进对自己和他人观点的反思。

（三）经验学习

经验在转化学习中扮演关键角色。跨专业项目通过实践活动（如实习、案例学习、模拟练习等）让学生在真实或模拟的多学科环境中应用知识。

（四）情境认知

学生不只是学习理论，更将知识置于具体情境中考虑。例如，如何在不同的专业实践中应用所学知识。

转化式学习理论特别适用于IPE中，并为IPE提供了一个理想的理论框架，用于指导如何设计IPE的教学活动，以促进学生的深层次学习与个人转变。通过这种教育，学生能够获得跨专业的知识和技能，更重要的是，他们能够在学习过程中改变自己的思考方式和世界观。这种深层次的改变是应对现代多变世界的关键能力。

三、社会相互依赖理论

1949年，莫顿·多伊奇（Morton Deutsch）提出社会相互依赖理论（social interdependence theory）。该理论探讨了个体之间如何通过合作、竞争或独立的方式来互动，以及这些互动模式如何影响学习效果、关系质量和团队效能。在IPE中，这一理论尤其有价值，因为它提供了一种框架，用于理解和设计促进不同专业学生之间有效互动的教育活动。社会相互依赖理论在IPE中的应用，具有如下价值[3]。

（一）促进跨专业合作

通过策划需要不同专业知识与技能结合的项目或主题，教育者可以创建正向的相互依赖关系。

（二）激发创新和多角度思考

当学生们从各自的专业视角出发，为解决同一个问题提出不同的方法和视角时，合作模式能够促进更广泛的思考和深入的讨论。

（三）发展沟通与协调能力

参与跨专业合作的学生需要学习如何有效地与来自不同背景的人沟通，这对于他们未来在职场上获得成功具有长远的正面影响。

（四）评估和反馈

建立评估机制以激励和反映学生之间的合作关系和个人贡献。明确反馈可以帮助学生理解跨专业团队合作中各自的角色和贡献。

四、群体动力学理论

库尔特·卢因（Kurt Lewin）提出了“群体动力学”。群体动力学是研究个体在群体中的行为、互动模式、领导关系、决策过程和群体结构的学科。在跨专业团队中，理解和运用群体动力学的原理尤为重要，因为团队成员可能来自不同的专业背景和文化，具有不同的价值观和工作风格。群体动力学理论主要涉及如下5个方面的内容[4]。

（一）角色分配

在团队中，明确每个成员的角色和责任可以减少冲突和重叠工作，提高效率。

（二）沟通策略

有效地沟通是跨专业团队成功的关键。应采用开放和包容的沟通方式，确保信息在团队成员间自由流动。

（三）冲突解决

理解不同个体如何在压力或分歧情况下反应和交互，可以帮助团队管理和解决冲突。

（四）决策过程

采用合作和共识建立的决策模式，可以提高决策的质量和团队的承诺。

（五）领导风格

适应性的领导可以根据团队的需要和任务的特性调整领导策略。

五、成人学习理论

成人学习理论（andragogy）由美国心理学家马尔科姆·诺尔斯（Malcolm Knowles）提出。在IPE中，成人学习理论强调团队成员以临床实践中遇到的具体问题为导向，通过与团队伙伴合作加以解决。该理论可指导教育者如何选择恰当的教学方法，并从教学时间、教学地点和教学过程3个维度进行考虑，用以设计和实施IPE课程，可以增加学习的有效性[5]。

六、建构主义理论

建构主义理论已在本书其他章节中有所阐述，强调知识是通过个体在社会互动中的合作建构而形成的。在跨专业团队的背景下，这一理论视角促进了成员之间的对话和协作，共同解决问题并构建共识，进而有效地整合了来自不同背景的团队成员的知识[6]。

七、超学科理论

超学科（transdisciplinarity）强调跨越传统学科界限，整合多个领域的知识和方法来解决复杂问题[7]。在跨专业团队中，应用超学科理念可以驱动团队开拓创新的思维和方法，解决需要多重专业知识的问题。

上述理论可以在跨专业实践与团队合作中相互补充。例如，团队可以通过建立社会资本（信任和网络）来促进知识的共享和转化学习；同时，通过建构主义的方法促进知识的共创共构，实现超学科的协作。管理者和团队领导者可以设计跨专业活动和项目，通过这些理论的结合来优化团队的结构、流程和学习环境，提高团队的创新能力和解决问题的效率。

第二节　跨专业实践与团队合作的促进策略

为探寻跨专业实践与团队合作的促进策略，有必要首先了解指导跨专业学生群体与指导单一专业学生群体之间的差异。在规划单一专业、跨专业实践与团队合作的学习活动时，需从教学环境、团队动机、分组、教师专业，活动设计及评估几个方面加以考虑。单一专业、跨专业实践与团队合作的学习活动的差异如表 7-2-1 所示。结合临床情境，国外学者提出了促进跨专业实践与团队合作的 10 个技巧，如表 7-2-2 所示。

表 7-2-1　单一专业、跨专业实践与团队合作的学习活动比较

项目	单一专业学生群体	跨专业学生群体
教学环境	各种教学环境，如演讲厅、教室、临床环境、非正式学习与交流	各种教学环境，例如：演讲厅、教室、临床环境、非正式学习与交流
团队动机	学生们可能已经存在了友谊，并对彼此的知识和技能水平了解	由于涉及不同的学科和术语，沟通不畅的情况增加可能会出现等级问题
分组	根据经验分组，混合或随机分组。通常由教师预先确定分组	确保一个混合的学生小组，即学生应该在他们的小组中与来自不同专业的学生一起工作 由教师预先确定分组更好
教师专业	通常教授该学科的专业教师，例如护理教师给护理专业学生上课	应体现所教学生的各个学科，例如，有护理、医学和药学的学生在场，教师应来自这些学科
活动设计	应该包括个人和团体活动	大多数活动分组应该基于确保学生获得最多的跨专业经验
评估	经常进行良好的评估。评估类型包括考试、客观结构化考试、团队合作、团队学习、论文等	基于专业技能的评估，如沟通，同行评估

表 7-2-2　协助促进跨专业学习和建立积极团队的 10 个技巧

技巧	具体说明
结构化的、早期的跨专业学习导向	早期参与 IPE 活动促进了对医疗团队内部有效沟通需求的认识，并为学生的跨专业实践做了更好的准备
其他专业的作用	确保你对每个专业的作用都有很好地理解

续表

技巧	具体说明
质疑	留出讨论时间,并从学生中引出答案,而不是自己给出答案。例如,“有什么证据支持你的观点?” 采用反思性的方法,提出探索性的问题,培养学生解决问题和临床推理的能力
关注患者的需求	通过关注患者需求和患者安全,协助打破等级障碍
信任	鼓励在教师和学生之间、学生团队内部之间建立关系和信任。信任是通过持续的专业和个人互动建立的
翻转课堂教学法	翻转课堂在 IPE 中的应用具有许多优势。它鼓励“公平竞争”的学习环境,所有学生都能获得相同的课前信息,并且假设他们已具备这些知识参加课堂教学。这种方式为课堂教学释放时间,用于以学生为中心的学习,教师或引导者可以更自由地支持学生的知识和技能发展
成为学习引导者或促进者,而非仅仅是讲授者	你不是每一个学科的内容专家。虽然你可能更习惯于传递内容而不是引导讨论,但作为教师或引导者,重要的是要引导讨论,而不是单纯讲授或说教。尝试遵循 90∶10 原则:花 90% 的时间倾听,只用 10% 的时间讲授。这种方法可以更好地激发学生的参与和思考,有助于提高教学效果
同伴教学	鼓励同伴互帮互学。学生在知识和技能上彼此更为接近,相比辅导老师,他们可能对同伴正在努力理解的概念有更深的理解。有时候,在教授彼此之间的概念上,学生甚至会比教师做得更好。这种同伴教学不仅可以加深学生之间的交流,还能提高他们的学习效率和深度
回顾和反思	由于跨专业活动通常集中在健康主题或病例上,学生可能没有意识到他们对彼此的专业学了多少。因此,建议在课程结束时审查并明确跨专业概念,帮助学生认识到学习成果和他们的成就。这样做不仅能增强学生对跨专业知识的理解,还能提高他们的专业自信和合作能力
评估和反馈	在设计评估活动时,有许多可供参考的跨专业能力框架。使用同伴评估和同伴反馈非常适合于跨专业活动,这促进了自我评估和对自己工作的反思。然而,如果评估过程不够透明,缺少明确的评估标准,同伴评估可能会被视为负面的。因此,确保评估过程的公开透明,并为学生提供清晰的评估准则是非常重要的,这样可以提高评估的公正性和接受度

虽然 IPE 通常得到医疗机构支持和学生的高度评价[8],但它仍然未得到足够重视,可能的原因有:缺乏资金和管理支持、学生人数多、日程安排问题、缺乏时间和兴趣、缺乏知识和技能、缺乏信心和结构性障碍[9]。目前 IPE 课程常常作为选修课程,或者作为课程的实践部分开展,并非纳入正式课程,其重要作用未得到充分发挥[10]。伊莱恩·希尔(Elaine Hill)等[11]研究者面对当前 IPE 现状提出了 12 条克服阻碍 IPE 活动的实用建议,如表 7-2-3 所示。

表 7-2-3 IPE 活动开展的 12 条实用建议和内容

序号	题目	主要内容
1	从创建团队开始	建立 IPE 兴趣小组,获得同行支持,分享专业知识,鼓励创新和创造力[12];实践所宣扬内容,在跨专业团队中提供 IPE
2	选择不同专业人士在"现实世界"中共同参与的话题	通过解决真实情景中的问题,提供新颖、实用的解决方案,促进医疗决策、问题解决、团队合作和人际沟通等对患者安全至关重要的基本非技术技能发展,提升 IPE 活动的吸引性[13]
3	关注主题相关问题	选择基于国家或地区特色的适当 IPE 主题,跨学科主题在 IPE 中可能产生更大意义,有助于解决当地医疗问题[14]
4	课程中寻找"自然"的 IPE 主题	IPE 对重要但经常被忽视的主题是有效的,比如医疗保健中交接技能教育的匮乏和实施时的低标准与医疗差错和潜在的患者伤害有关[15]
5	不要试图把所有的职业都包括在内	跨专业工作很少涉及所有专业,最多 4~5 个专业是理想的,学生扮演自己的专业角色是至关重要的
6	确保这是 IPE,而不仅仅是共享学习	共享学习与 IPE 具有区别和联系,共享学习涉及不同专业的共同学习,但缺乏合作,共享学习可能成为 IPE 发展的催化剂[16]
7	考虑时机和所需时间	在安排跨专业教育(IPE)时,需要考虑三个关键问题:首先是学生在其专业发展阶段的位置,这将直接影响 IPE 教学内容的深度和广度;其次是课程体系的结构和学术进展的节奏,必须确保 IPE 能够与之相适应;最后是承担 IPE 任务所需的人力资源储备,其充足性和专业性对 IPE 的有效实施至关重要[17]
8	将 IPE 作为"额外的选修项目"开启	将 IPE 作为课外活动是有用的起点,可逐步鼓励课程负责人和管理人员将其纳入正式课程;IPE 活动有助于学生就业[18]
9	让学生在活动之外相互讨论和评估	非正式的社会互动可能与实际的 IPE 活动一样重要,使学生有足够的时间并以有意义的形式发展,这些结果与情境学习模型一致,该模型认为学习与通过学习者的社会互动产生的环境密不可分[19],即使活动结束也可以通过反思继续学习
10	适当的职业角色管理	医疗保健教育工作者必须通过在整个课程中提供单专业和 IPE 来培养学生的双重身份,即特定医疗专业和跨专业团队的成员[20],同时通过发展对其他专业人员工作的理解来克服合作的文化障碍
11	考虑资源(如人力、设施、设备)	使用更少的资源或者用更简单的选择来补充资源密集型活动,随着成本和复杂性的降低,可能会使 IPE 更具吸引力。对于学生而言,IPE 场景的真实性比模拟场景的保真度更重要
12	抓住任何支持的机会	关于某一主题的相关 IPE 材料可能已经存在,可以使用或改编;推动共享 IPE 经验,使更广泛的 IPE 团队受益,研究也证明更具影响力的 IPE 活动可能得到了特定资金支持[14]

IPE 活动致力于培养学生跨专业合作能力,促进他们提供更加安全有效的患者照护能力。教育工作者可以通过合作和"跳出局限思维",开放思想,多途径克服开展 IPE 活动的障碍,创造成功的 IPE 活动,实现学生跨专业合作能力的高质量培养。

(陈 勤 曾凡才 万岩岩 王 虹)

参考文献

[1] NAHAPIET J, GHOSHAL S. Social capital, intellectual capital, and the organizational advantage [J]. Acad Manage Rev, 1988, 32(2): 242-266.

[2] MEZIROW J. Learning as transformation: Critical perspectives on a theory in progress [M]. San Francisco: Jossey-Bass, 2000: 21.

[3] 雷云. 社会互赖理论视角下博士研究生协作—学习共同体的构建研究[J]. 黑龙江高教研究, 2018(8): 27-30.

[4] 王良辉, 周跃良. 基于群体动力的教师专业发展支持系统设计[J]. 电化教育研究, 2010(5): 64-67.

[5] 韩烨, 司洪昌. 成人学习理论视域下师德教育的实践之问及路径探解[J]. 国家教育行政学院学报, 2023, 308(8): 65-73.

[6] VYGOTSKY L S. Mind in society. The development of higher psychological processes [M]. Cambridge: Harvard University Press, 1978: 105.

[7] 王小栋, 苑大勇. 跨越学科认知边界: 超学科的理念表征与现实适用[J]. 比较教育学报, 2022(2): 131-146.

[8] LIE D, WALSH A, SEGAL-GIDAN F, et al. Physician assistant students' views regarding interprofessional education: A focus group study' [J]. J Physician Assist Educ, 2013, 24(1): 35-41.

[9] ANDERSON E S. Evaluating interprofessional education: An important step to improving practice and influencing policy [J]. J Taibah Univ Med Sci, 2016, 11(6): 571-578.

[10] RODGER S, HOFFMAN S J. Where in the world is interprofessional education? A global environmental scan [J]. J Interprof Care, 2010, 24(5): 479-491.

[11] HILL E, MOREHEAD E, GURBUTT D, et al. 12 tips for developing inter-professional education (IPE) in healthcare [J]. MedEdPublish (2016), 2019, 8: 69.

[12] DARLOW B, MCKINLAY E, GALLAGHER P, et al. Building and expanding interprofessional teaching teams [J]. J Prim Health Care, 2017, 9(1): 29-33.

[13] GORDON M, FARNON J, GRAFTON-CLARKE C, et al. Non-technical skills assessments in undergraduate medical education: A focused BEME systematic review: BEME guide 54 [J]. Med Teach, 2019, 41(7): 732-745.

[14] HAMMICK M, FREETH D, KOPPEL I, et al. Abest evidence systematic review of interprofessional education: BEME guide no. 9 [J]. Med Teach, 2007, 29(8): 735-751.

[15] GORDON M, HILL E, STOJAN J N, et al. Educational interventions to improve handover in health care: An updated systematic review [J]. Acad Med, 2018, 93(8): 1234-1244.

[16] MCCOMAS M J, DOCTOR J, INGLEHART M R. Dental and dental hygiene students' perceptions of status quo, benefits of, and curricular suggestions for shared learning: On the road to IPE? [J]. J Dent Educ, 2019, 83(3): 322-333.

[17] JOYNES V C T. Defining and understanding the relationship between professional identity and interpersonal responsibility: Implications for educating health and social care students [J]. Adv Health Sci Educ, 2018, 23(Suppl 1): 133-149.

[18] HILL E, GORDON M, GURBUTT D. Developing effective multidisciplinary education for patient handover: Final project report for CELT [J]. Preston: UCLan, 2017.

[19] ZAKRAJSEK A G, SCHUSTER E. Situated learning and interprofessional education: An educational strategy using an apprenticeship model to develop research skills for practice [J]. HIPE, 2018, 3(3): eP1147.

[20] BEST S, WILLIAMS S. Professional identity in interprofessional teams: Findings from a scoping review [J]. J Interprof Care, 2018, 33(2): 170-181.

第三章
跨专业实践与团队合作的核心能力框架

第一节　医疗工作者认识论责任呼唤跨专业教育能力框架

跨专业教育（IPE）的能力通常集中在患者、团队和其他利益相关者的所谓专业责任上。这种责任包括专业态度（包括尊重和道德）、管理情况、沟通和合作的专业能力，以及认识到其他学科与解决问题的相关性等方面。为了突出临床决策中的认识论要求，国外学者提出了临床医生对临床决策的认识论责任概念，认为认识论责任是指在特定情境下，临床医生收集、评估、解释和整合与特定患者的诊断和治疗相关的多样信息的责任，例如单个患者的临床记录与更一般的科学和临床知识。临床医生必须处理这些异质且常常不完整或不连贯的信息，构建一个连贯的"画像"或"故事"，以做出进一步推理以诊治患者的疾病状态。因此，作为认识论上负责任的专业人员，需以可靠和相关的方式使用和产生知识。从认识论的角度看，临床医生的专业任务本质上是跨专业的，需要整合患者信息和不同来源的一般科学知识进行推理。这个复杂的认知任务会因与其他领域专家合作而变得更加复杂。因此，教育跨学科卫生专业人员需要从认识论的角度审视其所需的专业知识。我们的认识论责任概念被视为定义跨学科专业知识的基础：它要求能够从各学科获取相关信息，并将这些异质信息整合成连贯、充分和相关的"故事"或"模型"，有助于理解、推理和决策临床问题。在更复杂的情况下，还需要跨专业合作的能力。因此，IPE 能力框架呼之欲出。

知识整合：构建患者的"画像"

国外学者分析了医生对循证医学（evidence-based medicine，EBM）在患者诊断和治疗决策中的作用的不适。他们认为，医生的认识论挑战不是简单地遵循循证医学指南，而是收集和整合相关但异质的信息，如疾病和治疗的科学医学知识（包括循证医学指导方针）、患者的诊断数据以及相关信息（如患者的情况、目标和价值观、特定医疗设备和专业知识的可用性，以及医疗系统的约束），以构建一个连贯的特定患者疾病的"画像"（"故事"或"模型"）和可能的治疗方法。构建这种"画像"并将其用于临床决策至关重要，需要医生的专业知识，而不是由一种或另一种算法指导的基于规则的活动。

第二节 跨专业实践与团队合作的能力框架

1999 年，美国医学研究所（Institute of Medicine，IOM）发表了一份报告，指出美国医疗保健体系存在跨专业协调、沟通和团队合作方面的不足。之后，美国在 IPE 和跨专业团队合作方面取得了重要进展，但缺乏评估其效果的通用能力框架，以致成效不佳。近十年来，美国已有三个关键组织在此领域内展开合作：一是跨专业教育合作组织（Interprofessional Education Collaborative，IPEC），由代表美国大多数健康相关学院和学校的 21 个专业协会组成；二是卫生专业认证合作组织，包括 25 个卫生专业认证机构；三是跨专业实践与教育中心(美国国家中心)，这是一个公私合作伙伴关系，致力于成为一个公正、中立的召集方，同时也是美国跨专业健康合作组织的所在地。IPEC 的使命是推动和鼓励跨专业学习体验，帮助未来的卫生专业人员为基于团队的患者照护和改善人群健康结果做好准备。IPEC 专家小组报告的《跨专业协作实践的核心能力》被广泛认可，用作指导规划、实施和评估 IPE 活动和方案的跨专业协作实践的核心能力框架[1]。该框架涵盖了四项核心能力：①跨专业团队合作与基于团队的实践；②协作实践的角色和责任；③跨专业实践的价值观/道德观；④跨专业沟通实践。每项核心能力下又分为 8~11 个子能力。虽然 IPEC 的子能力框架受到了广泛认可，并在美国的多个机构中得到应用，但这些应用之间的不一致性依然存在。学术管理人员、教育工作者和研究人员通常会根据各地实际需求和具体情况调整，将 IPEC 的指定子能力转化为具体的学习成果，这种做法已变得非常普遍。此外，一些机构在 IPEC 框架的基础上加入了自己的分类系统，形成了层次分明的教学和评估方法。这种在实践中的不一致性，同样体现在学生学习成果的衡量标准的设定上。尽管这种广泛的采纳和灵活的应用凸显了 IPEC 框架的重要性和实用价值，但同时也面临着一系列挑战：由于不同机构在应用过程中的差异，导致美国 IPE 统一向前推进遭遇了延误。这一点在中国读者理解 IPE 的国际动态时尤为重要，因为它反映了教育系统中普遍存在的挑战，即如何在保持灵活性的同时，确保教育质量和标准的统一。

2017 年，一个国际共识过程确定 IPE 能力发展框架，该框架包括六个关键领域：角色理解、跨专业沟通、跨专业职业价值观、协调协同决策、自反性及团队合作。这与加拿大国家跨专业能力框架（National Interprofessional Competency Framework）提供的六个相互关联的核心跨专业实践与团队合作能力领域一致：①角色澄清；②以患者/客户/家庭/社区为中心的照护；③跨专业沟通；④团队运作；⑤处理跨专业冲突；⑥协作领导。该框架的目标是培养具有跨专业实践与团队合作能力的从业者，将引导反映这些能力的 IPE 活动[2]。且该框架是一个不断发展的概念，随着教育工作者、实践者和研究人员对领域和描述符更熟悉，它将继续随时间变化。根据皮亚杰的发展理论，学习者开始在具体层面行使跨专业能力，随后通过实践，转向更抽象的应用。每当学习者和从业者进入新的环境并在协作中发展他们的技能时，这一过程就会重复。加拿大国家跨专业能力框架被划分为六个领域，这些领域共同促成跨专业合作的目标。其中，以患者/客户/家庭/社区为中心的照护和跨专业沟通是影响其他四个领域的要素。每个领域内都有一个能力陈述和几个相关的描述符。在解释和应用该能力框架时，需要考虑三个背景领域的广泛影响。不同的背景所需的跨专业合作技能水平会有所不同，从简单到复杂。简单的情况可能只需要一到两个卫生保健提供者就可以适当处理，而更复杂的情况可能需要一个大型团队，从而增加合作的复杂性。环境问题也影响能力框架的应用。在特定的实践领域，如康复、老年医学和儿科，成熟的大型团队使跨专业团队能够随时间巩固他们的协作实践方式。在急诊部门，遭遇可能是短暂的，参与者可能频繁变化，需要不同但同样重要的合作形式。从业者可能会在转移到新的环境或实践时使用核心协作实践技能，直到他们为新环境开发了一套新的技能。患者安全始终是 IPE 的最前沿，因此质量改进也是能力框架的第三个整体考虑要素。有关每个领域的完整描述符和解释/理由如图 7-3-1 所示。

（1）领域 1：角色澄清。是指学习者/从业者理解自己的角色及其他专业人员的角色，并适当使用这些知识来建立并实现患者/客户/家庭和社区的目标。

（2）领域 2：以患者/客户/家庭/社区为中心的照护。学习者/从业者寻求、整合并重视作为合作伙伴的患者/客户/家庭/社区的意见和参与，以设计和实施护理/服务。

（3）领域 3：跨专业沟通。来自不同专业的学习者/从业者以协作、响应和负责任的方式进行交流。

（4）领域 4：团队运作。学习者/从业者理解团队动力学和团体流程的原理，以促进有效地跨专业团队合作。

（5）领域 5：处理跨专业冲突。学习者/从业者积极地让自己和他人，包括客户/患者/家庭，在出现跨专业冲突时以积极和建设性的方式加以解决。

（6）领域 6：协作领导。学习者/从业者理解并能应用支持协作实践模式的领导原则。

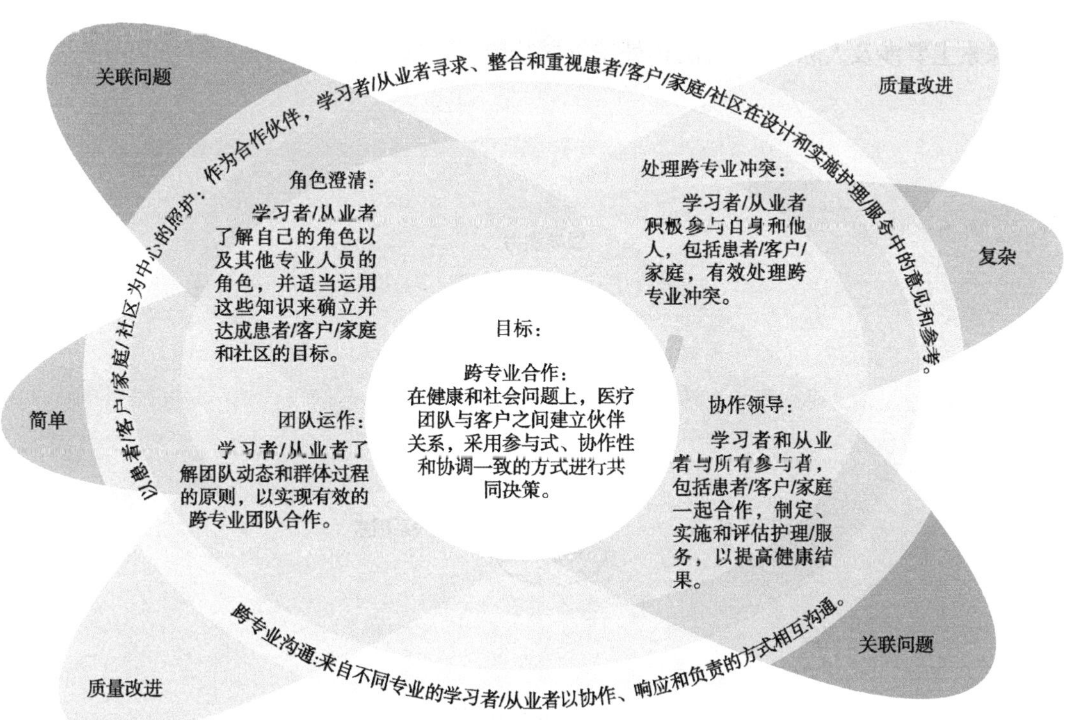

图 7-3-1　加拿大跨专业胜任力框架

第三节 基于跨专业实践与团队合作核心能力框架的实践

近年来随着人们对患者安全、健康和人力资源短缺以及高效照护的关注，卫生健康领域的跨专业合作成为解决这一忧虑的关键解决路径。有效的 IPE 需要在大多数卫生专业教师和临床医生缺乏的新知识和技能方面进行培训。为了指导这种培训，在前文阐释的跨专业协作实践核心能力基础上，为了使 IPE 培训有效，必须为这些能力提供可操作的新教育框架模式。

一、弗吉尼亚大学的实践

弗吉尼亚大学（University of Virginia，UVA）的跨专业研究和教育的学术战略伙伴关系（academic strategic partnerships for interprofessional research and education，ASPIRE）模型是发展 IPE 的新范例（图 7-3-2）[3]，该模式通过将 IPE 合作能力贯穿到三个重叠的课程领域进行创建，包括实用工具、领导能力及关系因素，还可显示四个 IPEC 核心能力和相应的子能力之间的关系。UVA 的 ASPIRE 模型经由实证测试[4]，以“现实世界”为依托，促使临床医生和教师参与到一项高强度的团队发展项目之中。他们通过项目得到了积极评价，且运用新知识和技能解决临床问题的能力得到了提升，也证明了 UVA 的 ASPIRE 模型是将 IPE 合作能力嵌入 IPE 教育活动设计的有效方法，为临床医生和教师提供了可操作的 IPE 培训方法。

现代卫生健康系统中医务人员必须具备跨专业能力，才能开展有效跨专业合作，以应对复杂卫生情境，达到高水平健康照护目标。尽管人们均意识到跨专业能力很重要，但目前其教育探索主要涉及人际关系层面，仍处于早期阶段。

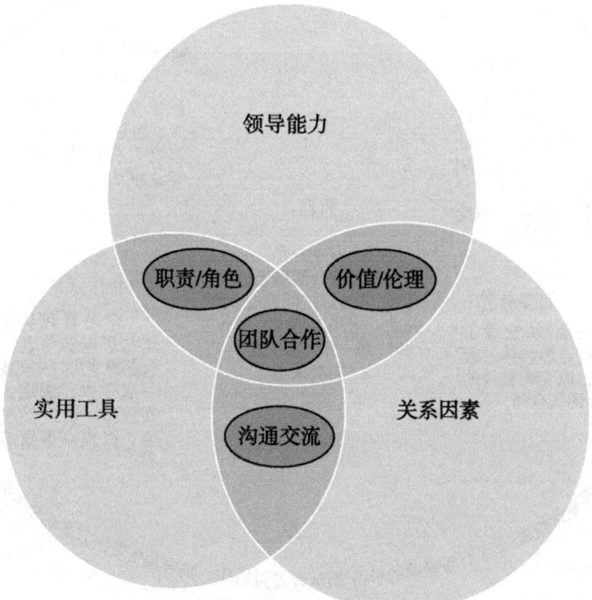

图 7-3-2 弗吉尼亚大学的跨专业研究和教育的学术战略伙伴关系模型[3]

二、罗莎琳德·富兰克林医学与科学大学:HMTD 500和501课程

(一) 第一阶段:HMTD 500跨专业医疗合作课程

罗莎琳德·富兰克林医学与科学大学(Rosalind Franklin University of Medicine and Science,RFUMS)为应对IPE的挑战,设计了一门名为健康与医疗技术设计(health and medical technology design,HMTD)500的课程,即跨专业医疗合作[5]。该课程是体验式学习,促进学生在跨专业的医疗团队中互动。该课程倡导以患者为中心的合作式照护,强调团队互动、沟通、服务式学习、循证实践和质量改进。该课程在2004年开始设置,每年3月至8月,分为三个独立部分,每个部分都有课程负责人:必要的教学部分,必要的服务学习部分和参与人数有限的临床部分。课程中所有一年级学生(约480人)被分为16人一组的跨专业团队。每个团队都有来自对抗疗法和足病医学、临床实验室、医学放射物理、护士麻醉师、病理学家助理、心理学和医生助理的学生代表。每个团队都有一名至少拥有硕士学位的教员或工作人员担任导师。导师在每节课前接受培训,每天午餐时间留给导师复习材料并在必要时提出问题。

1. 教学部分　学生参加9次90分钟的跨专业小组会议,每周三下午举行。其中的五次会议的内容主要包括跨专业医疗团队的学习概念、以患者为中心的合作照护、服务学习和健康评估、专业概况(了解自己的健康专业的时间),以及错误案例和宣传,该部分的课程目标如表7-3-1所示。剩下的会议专门用于讨论、准备、介绍和庆祝成就。学习目标、案例研究和角色扮演用于展开讨论。每节课由两名不同的学生自愿主持,以培养自己的领导能力和沟通能力。所有课程材料均记录到信息管理系统中。

表7-3-1　RFUMS HMTD 500跨专业医疗团队课程目标

序号	课程目标
1	展示跨专业团队的合作特征和行为
2	分析以患者为中心照护的医疗保健互动
3	反思将服务式学习作为承担社会责任的方式
4	识别可能对特定患者有益的其他医疗保健提供者
5	分析医疗差错,提出解决建议
6	确定个人、机构或政府倡导的可能合适情境
7	讨论影响所有医疗领域的现存问题

2. 服务学习部分　学生需要确定社区合作伙伴,成为一名跨专业团队成员并参与社区服务项目。每个团队都要完成一项服务式学习项目。最初五节课中有一节会让学生讨论他们对项目的思考。学生在教学阶段评估当地社区的需求,并获得以往的社区项目列表,来帮助他们选择项目和合作伙伴。在另外两次会议中他们可以规划项目,并设计一张海报,展示他们的服务学习经历和反思。“学习项目”的重点是以体能训练、营养教育、健康检查或指导居民做出健康计划等形式的预防保健内容。服务学习阶段中学生可以分配时间来了解社区:他们的知识如何发挥作用来满足社区需求,以及他们如何通过这项活动更好地理解这些需求[6]。参与HMTD 500的学生均需填写一份反思表,社区合作伙伴会被邀请参观大学,回

顾学生所完成的工作。社区合作伙伴可以看到每个团队制作的海报，并被邀请加入他们的学生小组，反思服务学习项目，并与学生分享该项目对他们带来的影响。正如从一些社区合作伙伴收到的赞扬、学生反馈和焦点小组访谈所指出的那样，跨专业预防教育服务学习合作项目收获很大，并得到了社区合作伙伴和学生的一致好评。学生对课程的态度是积极的。课程后调查显示，大多数受访者同意或强烈同意关于合作、团队合作、社会责任和多样性的观点[6]。

3. 临床部分 第三部分是面向对临床实践感兴趣的学生提供的。助理医师、物理治疗和足病医学等不同专业的三名学生组成一个跨专业团队，并在临床环境参加四次会议。这有助于将他们的知识应用到实际的患者照护中。大致创建了四个团队，不过随着越来越多的临床机构同意接受学生，今后将组建更多的跨专业小组（表 7-3-2）。

表 7-3-2 RFUMS 临床部分[4]

课时	内容
第 1 课时（2 小时）	指定的学生小组参加在临床观察患者的两小时课程，在每次课程结束后会开展一次有一名患者参加的跨专业讨论
第 2 课时（1 小时）	每组学生开会讨论患者病史，并对五个关于临床跨专业问题进行回应： ① 药物、物理治疗、助理医生实践和足病医学将如何在患者照护中发挥作用 ② 患者的治疗目标是什么 ③ 您的专业能力将如何实现这些目标？有什么证据支持用于解决该问题的方法 ④ 除了药物、物理治疗、助理医生实践和足病医学，您还会与哪些其他专业人员合作来帮助这位患者？您开展这些合作的理由是什么 ⑤ 您还需要患者提供哪些信息，以及这些信息将如何帮助治疗
第 3 课时（30~60 分钟）	每组学生返回临床，并与选定的患者进行后续预约
第 4 课时（1 小时）	所有四组学生与三名课程协调员共进午餐，介绍他们的患者及对跨专业问题的回答

（二）第二阶段：HMTD 501 医疗保健文化

RFUMS 为强化学生关注文化对医疗保健及其重要影响，开发了第二门名为 HMTD 501 医疗保健文化的课程，如表 7-3-3 所示。学生仍在各自的 HMTD 500 跨专业小组中，该课程的上课时间与 HMTD 500 课程日期交织在一起。该课程主要有两个项目：提出教育工具和进行患者访谈。

表 7-3-3 RFUMS HMTD 501 文化课程目标[4]

序号	课程目标
1	讨论文化的范围和定义
2	检查自己的民族文化遗产及其如何影响其与患者、居民和合作伙伴的互动
3	分析自己的个人和职业刻板印象和偏见
4	解读医疗保健领域本身就是一种文化认知
5	熟悉医疗保健的差异并意识到对此问题的政府作用
6	识别并讨论医疗保健的阻碍因素影响
7	考虑到文化、种族和宗教因素对患者和居民的健康信仰、习惯及行为产生的深刻影响，应有效运用与这些因素相关的核心概念

为完成教育文化训练，学生们在跨专业团队中工作中，为文化上合适的患者提出指导建议。学生选定受文化信仰和习惯影响的特定健康状况目标群体，并被要求认识到文化在健康信仰和习惯中的作用，以及文化对健康结果的具体影响。学生为所选目标群体普遍存在的健康问题提出宣教建议，并将建议提交给同行。为完成患者访谈，学生小组（包括临床三年级和四年级的学生）与辅导员（经过培训的口译员和麻醉护理专业学生）合作开展课堂学习。在大学社区中，志愿者模拟"糖尿病前期"患者，接受学生的访谈。学生们需要讨论实验室检测指标、收集病史和生活方式信息，并引出文化史。之后学生与导师进行面试后反思评估，讨论他们的沟通和文化敏感技能，并确定文化敏感且适宜的患者互动最佳方法。每门 HMTD 500 和 501 课程结束时，举行导师和学生的焦点小组会议，以获得反馈，并在此基础上对课程进行改进。以学生为中心的测评组给予了积极的评价，认为小组合作可以促进团队合作，并教会他们沟通[4]。

三、华盛顿大学：SPARX 课程

华盛顿大学关于跨专业实践课程的开发中，制定了常见 IPE 能力，用以指导课程的开发，如表 7-3-4 所示。

表 7-3-4 华盛顿大学设定的 IPE 能力

序号	IPE 能力
1	尊重自己和其他学科的临床和社会问题的角色和方法
2	在医学生个体或专业知识之外，与他人进行协商
3	与他人有效合作评估、规划、提供和总结优化患者健康结果的照护
4	在各种场所和实践环境中与其他卫生专业人员有效合作
5	与其他团队成员提出可能危及患者结果的问题或担忧
6	通过协商/冲突管理来解决问题和关切达成共识

1994 年，SPARX（Student Providers Aspiring to Rural and Underserved Experience）课程设了跨专业的联合（课堂外）机会课程。其目标是为医疗专业学生提供各种课外活动，包括接触为农村和医疗服务不足地区服务的从业者[7]。教职员工和学生合作开发 SPARX 项目。随着时间的推移，学生的兴趣会随着社会和政治事件的变化而变化，如医疗改革、新兴研究和流行文化；参与的学生被要求为 SPARX 提出新主题和方向，以确保课程内容与学生兴趣保持一致。项目通过社交媒体等各种方式促进沟通交流，其中学生会议和课堂指导是沟通的最有效途径。SPARX 由三个要素组成：①召开学生感兴趣且有价值的论坛或研讨会；②培训技能，提升学生间跨专业关系；③开发服务项目，提供体验式学习并促进学生间的团队合作。早期的 SPARX 项目侧重于农村儿童的身心健康筛查、服装运动，以及对田间农场移民工人的宣传。20 世纪 90 年代末，SPARX 支持了一个针对城市无家可归者和街头青年的初级保健项目。最近，SPARX 与 Seattle Head Start（西雅图早期发展项目，以推动儿童入学准备并保障其长期顺利发展为核心目标）合作，为医疗服务不足的拉丁裔大型城市健康博览会的参会儿童提供感官评估服务。1997 年，SPARX 设立了 SPARX 参与奖，允许学生通过参加研讨会和支持项目获得证书，并在给各自院长和教员的信中点名获得证书的学生。2007 年，SPARX

和家庭医学部的“社区健康促进计划”(Community Health Advancement Program,CHAP)通过研讨会形式将该奖项合并,即参加任何一个项目的学生都可以获得共享SPARX/CHAP奖的积分,避免学生因为证书而影响对服务项目的选择。随着时间的推移,学生对SPARX活动的需求和参与度都在增加。1995—1996年,参加的学生不到100人,其中70%以上是医科学生。2009—2010年,来自所有健康科学领域的500多名学生参加了至少一项SPARX活动,87名学生获得SPARX/CHAP奖。拉丁裔健康博览会活动吸引了140多名学生志愿者,创下了华盛顿大学赞助的服务项目的记录,但对马丁·路德·金服务日的机构支持除外。2009—2010年,SPARX举办了13场研讨会、小组讨论会、论坛和7个服务项目,包括Head Start的感官筛查、青年无家可归者收容所提供一月9天的早餐项目、马丁·路德·金服务日项目、无家可归者一夜计数、拉丁裔健康博览会,以及在一所无家可归儿童学校进行健康服务。仅拉丁裔健康博览会项目中,学生就为500多个家庭提供了健康检查、教育、咨询和转诊到社区健康诊所的随访服务,这些项目正逐步深入到社区。

以上IPE模型代表了一种教学计划和基于社区的体验。该教学计划强调跨专业团队建设技能、专业知识、以患者为中心的照护、服务式学习、文化对医疗保健提供的影响以及跨专业临床部分。基于社区的实践展示了跨专业合作如何为患者提供服务,以及环境和资源的可用性如何影响患者的健康状况。这两种跨专业模式的共同主题包括帮助学生理解自己的职业身份,同时了解其他专业人员在医疗团队中的角色。此外,美国佛罗里达大学的跨学科家庭健康课程集中于跨专业社区学习经历[8];美国北达科他大学医学与健康科学学院探索一种新的跨专业社区服务学习模式,即老年人健康大使团队(Health Ambassador Teams for Seniors,HATS)以培养学生利用远程健康平台对老年人进行健康宣教;加拿大安大略理工大学健康科学学院开发了四种模拟干预性课程以培养本科生跨专业合作能力[9]。目前IPE存在4种不同的模式,包括教学计划、案例研究、社区经验和跨专业模拟干预,实施的共同要素有各院系的教育承诺、时间安排、课程规划、导师和教师培训、社区意识、充足的物理空间、医疗技术和社区关系,均为项目成功的关键资源。近十多年,IPE逐步得到关注和发展,已有研究明确了其在医疗保健领域中促进跨专业合作的能力,旨在通过目标导向的方法提高跨专业协作的效率,最终实现安全、质量和以患者为中心的医疗保健目标[10]。到目前为止,加拿大、美国和英国已经为卫生专业人员引入了跨专业能力训练。由于每个国家都有不同的医疗体系和社会文化条件,因此每个国家都必须确定自己的能力模型。此外,整合基于知识、态度、与他人及社区合作能力的IPE课程,有助于医护人员对健康照护有全新的认识。IPE整合的薄弱会导致医疗实践能力的下降[11]。

IPE已发展多年,但并没有被许多国家纳入课程,甚至包括发达国家的医科院校[12]。当前已宣布的跨专业能力也主要涉及人际沟通,医疗保健活动仍主要发生在卫生领域内部。因此,将跨专业能力整合到不同专业课程,贯穿至院校教育、毕业后教育和继续医学教育全程,对于该教育模式制度化和形成有效的跨专业合作至关重要。

(陈 勤 曾凡才 万岩岩 王 虹)

参考文献

[1] SCHMITT M, BLUE A, ASCHENBRENER C A, et al. Core competencies for interprofessional collaborative practice: Reforming health care by transforming health professionals' education [J]. Acad Med, 2011, 86(11): 1351.

[2] Institute of Medicine. Health professions education: A bridge to quality [M]. Washington: National Academies Press, 2003.

[3] BRIDGES D R, DAVIDSON R A, ODEGARD P S, et al. Interprofessional collaboration: Three best practice models of interprofessional education [J]. Med Educ Online, 2011, 16: 10.3402/meo.v16i0.6035.

[4] BRASHERS V, HAIZLIP J, OWEN J A. The ASPIRE model: Grounding the IPEC core competencies for interprofessional collaborative practice within a foundational framework [J]. J Interprof Care, 2020, 34(1): 128-132.

[5] SIDELINGER D E, MEYER D, BLASCHKE G, et al. Communities as teachers: Learning to deliver culturally effective care in pediatrics [J]. Pediatrics, 2005, 115(4 Suppl): 1160-1164.

[6] BRIDGES D R, ABEL M S, CARLSON J, et al. Service learning in interprofessional education: a case study [J]. J Phys Ther Educ, 2009, 24(1): 44-50.

[7] NORRIS T, HOUSE P, SCHAAD D, et al. Student providers aspiring to rural and underserved experiences at the University of Washington: Promoting team practice among the health care professions [J]. Acad Med, 2003, 78(12): 1211-1216.

[8] JURIVICH D, SCHIMKE C, SNUSTAD D, et al. A new interprofessional community-service learning program, HATS (Health Ambassador Teams for Seniors) to improve older adults attitudes about telehealth and functionality [J]. Int J Environ Res Public Health, 2021, 18(19): 10082.

[9] GAMBLE B J, GRAHAM L, GOULDING H, et al. Simulation interventions for the classroom to support the acquisition of interprofessional competencies [J]. Cureus, 2021, 13(4): e14662.

[10] VASEGHI F, YARMOHAMMADIAN M H, RAEISI A. Interprofessional collaboration competencies in the health system: A systematic review [J]. Iran J Nurs Midwifery Res, 2022, 27(6): 496-504.

[11] VENVILLE A, ANDREWS P. Building great health care teams: enhancing interprofessional work readiness skills, knowledge and values for undergraduate health care students [J]. J Interprof Care, 2020, 34(2): 272-275.

[12] 蒋逸民. 作为一种新的研究形式的超学科研究[J]. 浙江社会科学, 2009(1): 8-16.

第四章 跨专业实践与团队合作研究的研究方法

跨专业实践与团队合作研究属于自然科学、人文科学和社会科学研究的融合体，按照不同层次将跨专业实践与团队合作方法分为方法论、研究方式和具体的方法技术，这三个层次密切结合在研究的全过程中，构成一个有机的整体。初步构建中国特色跨专业实践与团队合作的超学科研究范式，如图 7-4-1 所示。

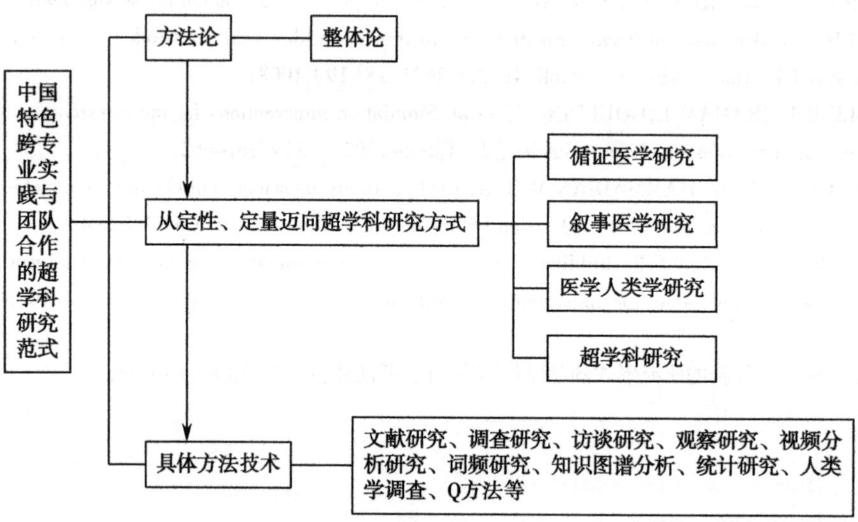

图 7-4-1 中国特色跨专业实践与团队合作的超学科研究范式

首先，在跨专业实践与团队合作研究的方法论层面。方法论是一种指导思想。任何领域的研究都要接受方法论的指导，以确保研究科学性与思想性的统一，方法论的突破对跨专业实践与团队合作的发展和创新具有决定性意义。整体论，作为跨专业实践与团队合作研究的核心方法论，整体论方法论是一种关注整体系统的研究方法，强调系统中各个组成部分之间的相互作用和影响。整体论方法论认为系统中的各部分是相互关联的，只有考虑整体系统才能全面理解和解决复杂问题。整体论自古有之，譬如亚里士多德（Aristotle）的“整体大于它的各部分的总和”，康德（Immanuel Kant）的“知识在本质上是一个整体”。跨专业实践与团队合作研究以整体论思想为基础，运用整体性思维进行研究，解答现实中运用孤立的分析方法无法解答的问题。跨专业实践与团队合作研究坚持整体论逻辑，以解答实践问题为指向，以构建统一的知识系统为基本使命。为此，必须力戒画地为牢的自我封闭主义，采用复杂性思维方式观察跨专业实践与团队合作研究现象，在不断反思中实现跨专业实践与团队合作研究的深入推进。

其次，在研究方式层面。跨专业实践与团队合作研究采取实地研究、实证研究、实验研究、超学科研究等研究方式。实地研究是指研究者直接在自然环境中进行观察和数据收集的研究方法。这种研究方法强调在个体或群体的自然社会环境中进行研究，以获得更真实和深入的理解。实地研究法包括但不限于：观察法、访谈法、文档分析及案例研究等。实证研究方法主要是通过收集和分析实际数据来验证理论或假设。在跨专业实践中，实证方法能够帮助团队成员了解实际情况，发现问题，并提出针对性地解决方案。通过实证研究，不同专业的团队成员可以从各自的角度提供数据和分析，从而更全面地理解问题。实验研究则是通过对变量进行控制和操纵，来验证假设和推理的方法，实验设计能够帮助研究者确定因果关系。超学科研究方式强调的是打破学科界限，融合多学科的知识和方法来解决问题。在跨专业团队中，超学科研究方式能够激发团队成员的创新思维，促进不同专业之间的交流和合作。通过超学科研究，团队可以发现新的解决方案和思路，提高解决问题的效率和效果。

最后，在以问题为导向的具体方法技术层面。跨专业实践与团队合作研究方式决定了它所采用的具体方法、技术和工具，比如实地研究方式包括观察、访谈、问卷等具体方法技术。而实证研究方式包括文献研究、调查研究、访谈研究、观察研究、视频分析研究、词频研究、知识图谱分析、统计研究等具体的方法，是一个不断丰富和创新的方法链条。超学科研究方式包括 Q 方法等。

实地研究、实证研究等在本书其他篇章均有介绍，本章则主要聚焦于跨专业实践与团队合作的超学科属性、超学科研究方式、具体的 Q 方法及国际上的一个案例。

第一节　医学跨专业实践与团队合作研究的超学科属性

本质上，当某类研究需要考虑如下四个方面问题时，就特别适合运用超学科的理念和范式。这四个方面包括：把握研究问题的复杂性、考虑生命世界的多样性和对问题的科学认识、将抽象的知识和具体的案例知识联系起来，以及构成促进被认为是共同利益的知识和实践。医疗活动是最复杂的人类活动之一，以攻克全球性重大流行性疾病为例，显然需要考虑上述四个方面。因此需要引入“超学科研究”的视野。

超学科研究是一种革命性的科学研究理念，是以解决问题为导向，旨在打破学科边界，创造融合性新知识以解决现实世界真实问题的研究。与传统学科、多学科、交叉学科相比，超学科解决社会实践问题与传统学科方式有所不同。超学科主要目标在于解释或解决学术系统及社会基础理论问题，且解决问题的途径是多元主体参与、知识全面整合和再创新。其本质特点是知识探究由具有相关恰当的认知实践与社会实践以及共识所引导，最终解决办法在于形成一个超越任何单一学科的知识生产范式。超学科研究的特征归纳为以下五点:①超学科处理生活世界的复杂性和异质性问题,挑战科学知识的支离破碎,具有杂交性、非线性和反思性。②超学科强调不确定性和应用的语境,重视语境限定的知识沟通。③超学科强调相互沟通的行动,要求科学知识与社会实践在各个研究阶段的密切结合和持续合作。④超学科是行动导向的研究。超学科研究不仅要整合不同学科,还要整合理论发展和专业实践,生产出解释社会问题和解决社会问题的知识。⑤超学科需要松散和开放的组织架构来保障,超学科知识生产有松散的管理模式、扁平的科层制和开放的指挥链。综上所述,超学科研究的本质特征包括问题导向性、层级性、复杂性、协同性和语境制约性。可见,超学科研究实质上是一种整合研究,是知识普遍性的内在吁求和实践情境复杂性的客观要求。合作研究是超学科的核心思想,但不同学科学者的合作并不属于参与性研究,合作研究是内嵌于问题解决导向和学科范式整合与超越之中的超学科研究的内在要求。虽有不同,但合作研究与参与性研究也有关联。医学是一个复杂而关键的领域,涉及人类健康和疾病的各个方面,如诊断、治疗和预防。解决复杂的医学问题不仅需要融合不同学科知识,有时还需要非学科知识的参与,其他与特定研究具有利益关联的非研究人员也有必要参与到研究中。参与性研究是合作研究的延伸,是这一超学科核心理念在更大范围内的应用,主要是指医学领域其他利益相关者参与到研究中来,如患者及其家属、社会工作者等。

综上,医学跨专业实践与团队合作研究是与超学科研究相伴而生的,跨专业实践与团队合作研究基于天然的超学科属性,将超学科研究理念引入医学跨专业实践与团队合作研究中,能够为医学研究带来新的视角以及更具创新性的解决方案。

第二节 跨专业实践与团队合作的超学科研究步骤

通过对超学科的研究发现,跨专业实践与团队合作的超学科研究仍遵循一定的范式,即沿着“确定研究主题—组建研究团队—收集资料观点—形成框架视角—合作共创新知—整合应用新知”的路径,如图 7-4-2 所示,建立与超学科相匹配的组织架构、超学科跨界融合互动机制和利益相关者参与协同合作是开展跨学科研究的基本保障。具体如下:

一、逻辑起点:界定研究的问题

在进行医学跨专业实践与团队合作的超学科研究时,首要步骤是界定研究问题域。这意味着要明确研究范畴、制定问题框架,确立总体目标和目标流程,以便跟踪进展并在研究过程中灵活调整。定义研究对象应当以一个指导性问题为依据,并在合作过程中考虑到吸引不同背景的科学家和实践者。科学研究的最终目标可能多样,包括扩展科学知识和解决现实问题,科学家在协同合作中扮演着重要角色。在追求这些目标的过程中,他们需要留意并妥善处理潜在的角色冲突。明确研究对象和目标,转化为可操作的研究问题是关键一步,这有助于设计方法框架以达到成功标准。为实现知识整合与方法框架设计,需要开展概念发展,整合整个项目的研究成果。应当借鉴超学科方法论,并以基于证据的模板协作为基础,为整个团队提供方向。

二、构建跨专业实践团队合作的超学科研究共同体

构建医学跨专业实践团队合作的超学科研究共同体是一个复杂而关键的过程,需要跨

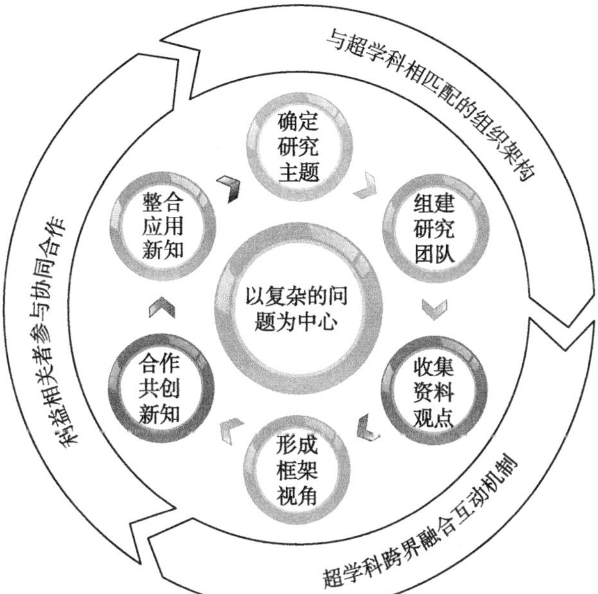

图 7-4-2 跨专业实践与团队合作的超学科研究路径

学科的沟通与协作。建立这样一个共同体需要以下几个步骤。①确定研究的共同目标:明确整个团队合作的共同目标和愿景,确保所有成员都理解并认同这一目标。②多样化团队成员:招募和邀请来自不同领域和专业背景的成员,促进跨学科交流与合作。③建立清晰的沟通渠道:创建高效的沟通机制,涵盖定期会议和在线平台等,确保团队成员能够自由交流思想并及时分享信息。④设定适当的团队结构:确定领导方式、角色分工和责任分配,确保每个成员在团队中发挥出最大的潜力。⑤提供资源支持:为团队提供必要的资金、设备和技术支持,以确保他们顺利开展研究工作。⑥建立互相信任的文化:培养团队成员之间的信任和合作精神,鼓励他们分享知识、经验和资源。

通过以上步骤,有助于构建一个积极、合作和高效的医学跨专业实践团队合作的超学科研究共同体。在此基础上选择符合一定标准和要求的相关学科领域的学者和利益相关者组成一个超学科研究团队。此步骤是进行高质量超学科研究的前提,若不能准确选择有研究价值的实际问题(主题)和未能清晰界定研究领域并选择恰当的研究者及其他参与者,会直接影响研究的质量。在选择研究者时,除了细致考察翻译学及相关学科领域学者的学术水平外,还要考量其某些特殊品质和技能[44]。超学科研究团队成员应具备兴趣广泛、开放性、灵活性、创造性、相互尊重等个人品质或态度。Klein[1]还提出超学科研究人员需具备一些超学科研究技能,主要包括收集、分析、建构和综合各种信息和知识的能力。此外,超学科研究人员还应具备各种沟通和组织的技能[2]。为了在超学科研究中形成有效的知识互动,社会环境要满足一定的条件。Broerse 和 Bunders 等[3]提出超学科互动必须具备的三个条件:①核心参与者在研究过程中要形成研究项目最终目标的共同愿景。为了保证最佳的合作状态和共同努力的成果,参与者要联合起来,形成一个开放、信任和刺激相互学习的氛围。②要保证参与者在获得信息、支持、资助上的平等。所有参与者要清楚知道核心研究议题、最终研究目标和相互期望。③当研究过程中要改变既有的框架时,要有机动和协商的机制。由于目前超研究都不具备这些条件,因此更要营造一种利于超学科研究的特殊社会环境。尽管精心挑选参与者可能意味着人为改变了环境,但是这是形成一个共同研究框架的唯一途径。超学科还要求研究者本人具备一些特殊的品质和技能。首先,他们能跨越学科的区隔,重视并尊重非学科知识。其次,他们必须具有足够的科学技能。因为在超学科研究中,需要收集、分析和整合各种不同的知识,需要具有比传统单学科研究更多的技能。Klein[1]提出,跨学科和超学科研究技能应该包括收集、转译、分析、权衡、估价、建构和综合各种信息和知识的能力。再次,他们应该具有各种沟通和组织的技能,这些技能对从事特殊的研究活动显得格外重要,比如访谈不同背景的行动者、促进行动者之间的合作、组织工作坊和筹办研讨会。为了使不同背景的参与者实现最大程度的沟通,超学科学者还必须消除参与者之间的沟通障碍和文化隔阂,发挥中介和桥梁作用。Bunders 等[3]还提出了指导和协调超学科过程的一些个人品质或态度,比如兴趣广泛、灵活、创造性、开放性、相互尊重等。

三、收集相关研究领域知识和行动者观点

超学科研究共同体以文献调查、深度访谈、问卷调查、Q 方法、群体研讨等多种方式,并运用各种手段和技术收集相关研究领域和行动者的观点。此步骤要求超学科研究共同体从聚焦医疗实际问题出发,其他学科领域专家和其他参与者进行知识互动最后回归到医疗实际问题的解决上,在进行此步骤时,超学科研究共同体中的研究人员不仅要有自己的视角、需求和观点,还需要对他人的视角、需求和观点进行反思,以便更深入地理解并解决实际问题[2]。

四、形成共同的行动框架与研究视角

跨专业实践与团队合作的超学科研究的第四步是共同体对相关学科领域专家及利益相关者就医学实际问题形成的知识、视角和观点进行分析、交叉检验、整合,最终形成解决特定医学问题行动过程的共同框架和一个高度整合的视角。此步骤须凸显研究的超学科方式,无论是研究过程还是研究结论都应体现出相关学科知识和非学科知识的融合和参与者间的合作,研究成果应超越任一学科范式,不仅能对医学问题的解释和解决提供创新性视角和解决方案,还能对其他相关学科的发展产生促进作用。需补充的一点是,医学超学科研究的质量主要取决于研究过程是否或在多大程度上符合超学科研究的程序,但一些外部因素也对医学超学科研究的质量产生不可忽略的影响,一个很重要的外部因素就是研究环境。目前大多数高校和科研机构是学科取向的,仍然具有严格的学科结构,需对这些科研机构进行不同程度的改革或重组,甚至重新设立超学科研究机构,实现机构环境的最优化。

五、协作研究共创可迁移的新知识

协作研究共创可迁移的新知识是指通过不同学科领域或不同研究团队间的合作共创新知识,并将这些知识迁移到其他领域或团队中,实现知识的跨领域传播和共享。这种形式的研究有助于推动学科间的交叉与融合,促进新领域的创新和发展。以下详细阐释其过程和价值。①合作共创:协作研究通过不同学科专家或多学科团队之间的合作,融合各自的知识、方法和资源,共同解决复杂问题或开展创新研究。在合作研究过程中,各方可以互相启

发、交流想法,促进新观念和方法的生成和发展。②新知识生成:通过协作研究,参与者可以共同创建新的知识体系、新的研究方法或新的理论框架,创造性地解决现有学科面临的挑战或问题。这些新知识不仅可以促进学科领域内的进步,还有可能为其他领域提供启示和借鉴。③可迁移性:协作研究所产生的新知识具有较强的可迁移性,即可以在其他学科领域或不同团队中应用和推广。这种知识跨领域传播的能力可以促进不同学科间的互相借鉴和学习,进一步推动新领域的发展和创新。④价值与影响:协作研究共创可迁移的新知识不仅具有重要的学术价值,还有实际意义和社会影响。这种跨学科合作模式有助于提升研究质量和科研水平,促进知识的跨界交流与融合,为解决复杂问题和推动社会进步提供有力支持。

综上所述,协作研究共创可迁移的新知识是推动学科发展和社会进步的重要路径之一,为跨领域合作和知识创新提供了有益的范例和参考。通过积极开展这种合作模式,可以促进学术界和产业界的融合与发展,为构建更加开放、包容和具有创造性的知识体系奠定基础。

六、整合应用新知

在协作研究共创可迁移的新知识基础上,整合应用新知识是至关重要的一环。通过各领域间的合作共创和跨团队迁移,新知识得以生成和传播,进而应用于不同领域和团队中。这种跨团队合作所促成的新知识不仅具有创新性和可迁移性,还能够在实践中得到充分应用并产生价值。将共创的新知识整合应用于实践中,可以促进知识的交叉与融合,为解决现实问题提供新的视角和方法。通过将新知识应用到不同领域和团队中,可以进一步推动跨专业合作的深入发展,促进创新与进步的实现。整合应用新知识也有助于提升研究的质量和实效性,促进学术成果的转化和社会影响力的提升,从而为构建更加开放、协作、具有创造性的知识体系奠定坚实基础。因此,整合应用新知识是协作研究共创可迁移的新知识的延伸,更是实现知识共享、可持续发展和社会进步的重要路径之一。通过积极推动新知识的整合应用,我们可以为跨领域合作和知识创新搭建更加坚实的桥梁,共同推动学术研究和社会实践的发展。

第三节　跨专业实践与团队合作的超学科研究具体方法

国内学者郑咏滟[4]强调,超学科范式以质性研究为经,以定量研究为纬,延伸研究方法。通过“质量融合”的方法,为理解跨专业实践与团队合作研究提供了更为独特而翔实的研究视角,助力达成“寻找真实”的目标理想。超学科范式强调以三角印证或多重印证为手段,以检验数据的信效度。所谓三角印证,是指从多角度实地考察社会现象,求证客观事实。而多维比较正是多重印证的初始形态,因研究者开始关注不同学科、交叉学科甚至超学科,紧扣医疗中的复杂问题域研究,多维比较从而多重印证。

在具体的如访谈、问卷调查、田野调查、参与式观察等研究方法中,本书在其他章节已有叙述,本章主要聚焦医学教育领域研究较少的 Q 方法。

一、Q 方法概述

Q 方法最早由英国核物理学家和心理学家威廉·斯蒂芬森(William Stephenson)提出,由其学生史蒂夫·布朗(Steven Brown)继承并发扬光大,四十年来形成了一套研究主观性的体系，称为操作主观性（operant subjectivity），在临床医学、护理学、生态学、政治学、管理学和教育学得到广泛应用，近年学界开始引入医学教育。

Q方法旨在联结主客观世界，运用统计手段探究人类主观性结构，兼具量化和质性方法的特点，与跨专业实践与团队合作研究形成呼应，但我国医学教育界对此鲜少研究。从本体论看，Q方法试图打破固有的主客分离，在客观和主观研究范式之间架起一座桥梁。在认识论层面，Q方法反对牛顿思维秉承的决定论、还原论和线性因果论，主张知识是复杂的、涌现的、不可分割的。强调整体观的Q方法在认识论上认同人本主义整体观和涌现性，强调知识是复杂的、建构的。从逻辑方法论看，Q方法作为完整的方法论体系，跳脱出实证主义范式依赖的演绎法和形式逻辑，反对非此即彼的排中律，倡导涵盖复杂、涌现现象的函中律逻辑，以适应潜在新知识的产生。我们不能武断地将Q方法归为量化或质性，量化-质性对立的二分法本身就不符合Q方法倡导的方法论思想。超学科发展必然需要配套的超学科方法论体系，传统上将量化和质性方法二分对立并不符合超学科发展强调的融合创新思维和"第三条路"的函中律逻辑。跨专业实践与团队合作在超学科范式中，带有鲜明混合法特征的Q方法有望成为其重要组成部分。然而，基于上文梳理，不难看出Q方法的应用范围仍较狭窄，以对观点分类为主，缺乏在更广阔的议题上的应用和综合探讨[5]。

二、Q方法的研究步骤

Q方法实证研究通常由研究设计、Q排序、数据分析、数据解读四阶段组成，如图7-4-3所示。

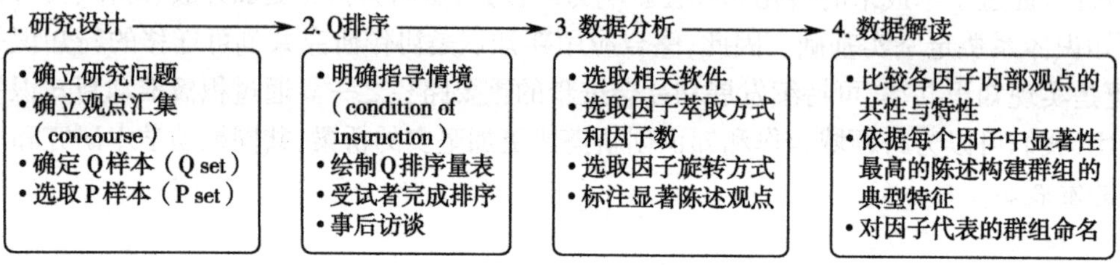

图7-4-3 Q方法的操作步骤

Q方法能系统挖掘内在主观感受，因此对于以疾病康复作为重点的跨专业实践与团队合作研究者来说尤具吸引力。Q方法发轫于心理学，在临床医学、护理学等领域蓬勃发展，将Q方法引入朝超学科范式演进的医学跨专业实践与团队合作领域正当其时。假设我们要研究患者在医疗决策过程中的角色和体验，可以采用Q方法进行研究。以下是一个案例。①背景：在医疗决策中，患者的参与和意见往往被忽视，而患者自身在决策中的角色和感受对于治疗效果和患者满意度至关重要。因此，需要研究患者如何看待自己在医疗决策中的地位和意义，以及他们对于医疗团队的期望和需求。②具体方法：设计一组关于患者在医疗决策中的陈述，例如"我希望医生能够充分倾听我的意见""我愿意积极参与治疗方案的制订"等。然后邀请一组患者参与Q方法研究，在排序这些陈述的过程中表达他们对于医疗决策的观点和态度。③适切性：Q方法适用于探讨参与者内在观点和态度的主观性问题，可以帮助研究者发现不同患者群体之间的共性和差异，为制订针对性的医疗决策方针和服务提供重要参考。④运用Q方法：首先招募一组患者代表参与Q方法研究，让他们根据自己的观点和经验对陈述进行排序。然后通过统计分析,发现患者群体内部和不同群体之间的共性和差异,研究结果可以为医疗团队改进决策流程和提升患者参与感兴趣增加参与感兴趣,例如通过医疗团队培训、患者教育课程等措施提升患者决策参与度。

第四节 跨专业实践与团队合作的超学科研究案例

Sbaity 等[6]在 2023 年发表的关于学术机构的健康研究合作系统回顾,体现了上述跨专业实践与团队的超学科研究的方法论和研究方式。根据此篇系统回顾,Sbaity 等[6]通过专题分析将跨专业研究合作过程划分为四个阶段,即启动、实施、监测和评估,各阶段概念与内容如表 7-4-1、表 7-4-2、表 7-4-3 所示,体现了超学科研究方式。

表 7-4-1 健康研究合作的启动阶段组成部分及其相关概念

组成部分	相关概念
使命与愿景	定义使命和愿景
合作目标	目标、想法产生、研究主题、研究重点、目标、目标设定、互补目标、共同兴趣
团队架构	分配角色、招聘员工、审查专家团队和招聘合作者、制定招聘和消费者参与战略、多元化
规划	制定政策、时间表、概述步骤、集思广益、预测来年
团队建设	熟悉、能力建设、培训、兼容团队
合作开发	制定研究术语(终点)定义、编写方案、完善方案并进行同行评审、研究设计
研究伦理	伦理审批、遵循伦理准则、提高伦理标准、数据匿名化和保密性
信用和预期奖励	奖励、信用协议和作者标准
预算规划	资金、资金分配、预算管理
利益冲突管理	利益冲突讨论

表 7-4-2 健康研究合作的实施阶段组成部分及其相关概念

组成部分	相关概念
团队激励	庆祝小成功、积极反馈、激励
能力建设	研究培训、教学/教育、项目新成员培训、学员级领导
团队动态	承诺、共同价值观、兼容性、非正式氛围、公平感、解决问题、欣赏、时间管理、承诺工作关系、透明度、分担责任、互惠互利、灵活、适应性强、真诚、文化尊重、网络、尊重、信任、尊重协议、讨论过渡计划、人际关系、参与
交流联系	经常开会、公开对话、发展共同语言、沟通方式、书面互动、会议记录、会议地点、分享最新情况、建立沟通渠道、建立网络、解决工作人员问题
团队治理	领导力、共识、共同决策、深思熟虑、权力平衡
数据管理	选择数据收集策略,审查、共享、分析和解释数据,计算机化数据库,数据收集和报告的标准化
共享资源	共享技术、资源管理
共享成果	学分、公平分享利润、确定作者和主持人
影响力	传播模式、研究传播、会议介绍、传播结果、介绍研究结果

表 7-4-3 健康研究合作的监测和评估阶段组成部分及其相关概念

组成部分	相关概念
监督阶段	
审计过程	监测进度、实地考察、定期会议
审计结果	衡量成功，制订衡量目标的项目指标，监督项目指标
反馈	提供反馈
评估阶段	
项目成果	衡量成功、评估科学发现、获取所有团队成员的反馈、撰写并发表论文、选择合适的期刊、获得同行的推荐、分享研究发现、庆祝成功、完善手稿、应用研究结果、完成合作项目、达成里程碑、总结一年的工作、推动研究结果的应用
反馈	从困难中学习，规划反思和衡量的时间；从困难中吸取教训，讨论潜在方法的利弊
合作持续性	长期目标、项目可持续性、在成就的基础上发展、寻求持续的和新的资金来源

此项关于健康领域跨专业研究合作的系统回顾，为医学教育者设计和开展有效的 IPE 课程提供了十分有价值的视角，为创建健康领域合作团队提供了重要信息，也为不同合作阶段的实施过程提供了借鉴。

跨专业实践与团队合作研究是医学与生俱来的属性，这是由其研究材料的多样性和研究问题的复杂性决定的。在新医科建设背景下，中国医学需要关注更多现实问题，进一步促进 IPE，推动 IPE 课程建设，培养胜任临床工作的新一代医者。中国医学还应该着力构建具有中国特色的跨专业实践与团队合作理论体系。通过探索构建超学科组织架构和加强国际学术交流，自觉融入国际学术共同体，中国医学将能够不断扩大在国际医学界的影响力和话语权，为人类文明的进步和人类健康贡献中国智慧。超学科研究鲜有为国内医学界学者所用，本篇抛砖引玉，以期能引起国内同仁关注，不断丰富跨专业实践与团队合作研究方法，推动跨专业实践与团队合作研究的超学科研究范式的建立。

（陈 勤　曾凡才　万岩岩　王 虹）

参考文献

[1] KLEIN J T. Beyond interdisciplinarity: Boundary work, communication, and collaboration [M]. New York: Oxford University Press, 2021.

[2] 蒋逸民. 作为一种新的研究形式的超学科研究[J]. 浙江社会科学, 2009(1): 8-16.

[3] Bunders J F, Broerse J E W, Keil F, et al. How can transdisciplinary research contribute to knowledge democracy? Knowledge Democracy [M]. Berlin: Springer, 2010.

[4] 郑咏滟. 超学科范式下应用语言学 Q 方法的创新与前瞻[J]. 外国语, 2023, 46(1): 2-10.

[5] MCLAUGHLIN J E, BUSH A A, RODGERS P T, et al. Characteristics of high-performing interprofessional health care teams involving student pharmacists [J]. Am J Pharm Educ, 2020, 84(1): 7095.

[6] SBAITY E, ZAHWE M, HELOU V, et al. Health research collaborations by academic entities: A systematic review [J]. Acad Med, 2023, 98(10): 1220-1227.

第八篇

医学教育研究方法前沿

当前，在飞速发展的科技、医疗和教育深度融合的新时代背景下，医学教育研究方法正经历着前所未有的变革与创新。随着人工智能、模拟技术、医学精准教育以及教育神经科学等领域的突破性发展，医学教育不再局限于传统的研究方法，而是向着更加智能化、精准化、个性化的方向迈进。本篇旨在深入探讨医学教育研究方法前沿变革趋势，全面剖析并展望医学教育研究的方法前沿与未来发展方向。

第一章
人工智能与医学教育

随着数字技术的飞速发展，人工智能作为一种新质生产力已逐渐成为各行业领域关注的前沿热点。在医学领域，人工智能正处于引发大规模变革的边缘，这些变革将改变医疗保健提供方式、临床诊疗模式以及患者和医疗从业者的传统角色，势必将会对患者诊疗、医学研究和卫生系统产生重大影响。《未来医生白皮书》显示，未来十年，数字技术将与医疗深度融合，数字医疗技术将为医护人员的诊疗决策提供重要支撑。全球56%的受访临床医师认为，他们将在十年内使用基于人工智能辅助的临床决策工具实现更精准和科学的诊断和治疗。2023年调查结果显示，有11%的临床决策由生成式人工智能工具辅助完成，2024年新的调查结果显示有26%的临床医师已经将人工智能用于与工作相关的特定目的[1]。这些发现预示着人工智能技术在医疗领域的应用正在逐步扩大，并将为未来的医疗实践带来革命性的影响。

尽管人工智能在医学中的应用屡见不鲜，但医学教育尚未跟上人工智能领域取得的显著突破的步伐。近年来，自然语言处理、机器学习以及生成式预训练转换器等特定人工智能技术和工具的集成，止悄然改变着医学教育的过程和内容，特别是基于机器学习和大语言模型的人工智能工具的应用，如ChatGPT、DeepSeek等人工智能大模型，已使得人工智能技术变得更为普及和易于使用。《未来医生白皮书（2023）教育版》显示，62%和51%的医学生欣然接受并正在使用人工智能作为辅助学习工具[2]。鉴于人工智能技术对医学教育产生的潜在影响，医学教育者必须重视并审查人工智能在学生选拔、课程教学、考试评价、科学研究等医学教育各个环节的应用概况[3]，引导人工智能在医学教育中的有效整合，确保医疗从业者能够熟练应对不断发展和日益复杂的医疗环境。

第一节　人工智能概述

一、人工智能的定义与发展

人工智能被定义为“一门关于知识的科学，即研究知识的表示、获取和运用”[4]，是研究开发能够模拟、延伸和扩展人类智能的理论、方法、技术和应用系统，致力于发现不受领域限制、适用于任何领域的知识,包括一般规律、算法和实现方式等。它是智能学科的重要组成部分,旨在探索智能的本质并创造出能够以类似于人类智能的方式作出反应的智能机器。

人工智能的流派包括符号主义、连接主义和行为主义。考虑到单独遵循一个流派不足以实现人工智能,当前的人工智能研究已经不再强调遵循人工智能的单一流派,而是综合各个流派的技术。例如,从专家系统发展而来的知识图谱已经不完全遵循符号主义的路线,在围棋上战胜人类顶尖棋手的 AlphaGo 综合使用了三种学习算法且分属于三个流派(强化学习属于行为主义、蒙特卡罗树搜索属于符号主义、深度学习属于连接主义)[4]。从发展阶段来看,人工智能经历了规则系统阶段、机器学习阶段和深度学习阶段。规则系统阶段主要依赖人工制定的规则和逻辑来实现智能行为;机器学习阶段则使机器能够自主学习,通过算法和模型解决识别、分类等问题;深度学习阶段则依赖于计算机硬件能力的提升和数据规模的爆炸式增长,使机器能够处理更复杂的问题。

二、人工智能的类型与释义

人工智能涉及知识表示、知识获取和知识应用等领域,其中知识表示(领域)包括概念表示、知识表示(主题)和知识图谱,知识获取主要包括搜索技术、群智能算法、机器学习和人工神经网络与深度学习,知识应用主要包括专家系统、计算机视觉、自然语言处理、语音处理、规划、多智能体系统和智能机器人[4]。美国国立医学图书馆编制的医学主题词表(MeSH)对于人工智能类型的界定及其释义如表 8-1-1 所示[5]。

表 8-1-1 人工智能类型的界定及其释义

人工智能类型	释义
计算机启发式算法	当算法不可行时使用的试错方法
专家系统	计算机程序是基于对某一问题向专家咨询而得到的知识,以及使用这些程序以解决问题的方式对这些知识进行处理和形式化
模糊逻辑	一种近似的、定量的推理方法,处理存在于自然语言或合成语言中的语言模糊性
知识库	事实、假设、信念和启发式的集合,与数据库结合使用,以达到预期的结果,如诊断、解释或问题解决方案
生物本体	描述生物学领域概念和概念之间关系的结构化术语
机器学习	一种人工智能,使计算机在接触新数据时能够独立地启动和执行学习
深度学习	监督或无监督机器学习方法,使用非线性变换生成的多层数据表示,而不是单个任务特定的算法,从而构建和训练神经网络模型
监督机器学习	一种机器学习范式,用于基于一组给定的标记成对输入输出训练数据对未来实例进行预测
无监督机器学习	一种机器学习范式,不需要事先给定标签或分类信息,而是通过自动发现数据中的结构和模式进行学习
自然语言处理	使用反映和描述当前实际用法而非规定用法的规则对一种语言进行的计算机处理
计算机神经网络	与生物系统中的处理能力来自非线性处理节点阵列之间的互连强度类似,计算机化的神经网络由类似神经元的单元组成,一组同质的单元构成一个层。这些网络擅长模式识别,具有适应性,能够通过示例执行任务,因此比线性学习机器或聚类分析更适合决策,且不需要显式编程

续表

人工智能类型	释义
机器人	将电子计算机控制系统应用于机械装置以执行人的功能。以前仅限于工业，但现在应用于由仿生学设备控制的人造器官，如自动胰岛素泵和其他假肢
情感分析	一种数据挖掘技术，从数据中提取和分析主观信息，如情绪、观点和态度

三、人工智能介入医学教育的价值与意义

人工智能介入医学教育是培养未来医师人工智能素养和提高在人工智能支持的环境中执业能力的最有效形式，是培养医学生应用人工智能知识分析和解决问题能力的重要途径，也是培养医疗专业人员利用人工智能相关技术辅助临床决策、改善患者健康结局和充实现代医学实践的重要保障。基于人工智能技术构建的学习或评价工具在医学教育中发挥着重要作用，包括但不限于以下 9 个方面[6]：

1. **智能教学系统** 提供个性化学习体验的人工智能平台，提高决策技能的教学水平。

2. **人工智能辅助学习者评价** 潜在语义分析对医学生临床病例总结进行评分并提供反馈，以及自然语言处理辅助临床技能考试。

3. **聊天机器人** 利用人工智能处理和理解医学文献以教授临床管理，协助医师资格考试或其他考试准备，促进批判性与创新思维和医患沟通能力培养。

4. **个性化学习平台** 基于人工智能驱动的学习平台，为医学生创造个性化的学习路径并提供个性化反馈。

5. **机器人辅助手术模拟** 用于外科培训和评价的人工智能模拟器。

6. **强化解剖学教育** 强化解剖学教育的教学和评价，以加深学习和长期记忆，如使用虚拟现实技术。

7. **准备申请材料的人工智能工具** 用于辅助医学院和住院医师规范化培训申请流程中的个人陈述等书面材料的准备。

8. **人工智能生成艺术** 叙事医学和视觉叙事工具，用于医患互动和交互式病例演示。

9. **机器学习和术中视频分析** 基于胜任力的患者评估和教学，提高效率和安全性，以确保获得最佳的患者预后结局。

第二节 人工智能在医学教育中的应用

关于人工智能与医学教育的研究，最早的一份报告可追溯至 1992 年[7]，探讨的是人工神经网络能否提供专家视角来评估医学生在计算机模拟上的表现。自此以后，相关主题文献持续增加，展现出人工智能在医学教育领域的持续吸引力和稳步发展的态势。近年来，相关主题文献数量激增，研究人员一开始可能将这一现象归因于该领域的自然成熟与增长，但经过深入分析发现，人工智能生成内容（artificial intelligence generated content，AIGC）工具，特别是 ChatGPT 的公开发布与此现象具有显著的同期关联。换言之，ChatGPT 的发布可能激发了研究者对医学教育中人工智能的兴趣，进而推动了文献数量的迅速增长。

一、医学教育中的人工智能框架

医学教育中的人工智能框架为教育者提供了将人工智能技术融入医学教育的指导原则和方法，有助于培养具备人工智能素养和技能的医学人才，推动医疗领域的创新和发展。

作为未来人工智能融入医学教育研究的结构化方法，Gordon 等[6]提出的 FACETS 框架覆盖 6 项关键要素：①人工智能形式（form of AI），即人工智能类型，如机器学习、深度学习、数据挖掘、自然语言处理；②人工智能用例（AI use case），即人工智能实现的最终产品、创新、产出或结果，如虚拟患者、个性化学习平台、临床指导；③境脉（context），即医学教育阶段、领域或专业、学习者群体，如院校教育/毕业后教育/继续教育、外科、基层医疗、多学科综合治疗协作组；④教育重点（education focus），即医学教育领域，如学生选拔、课程、教学、评价；⑤技术（technology），即赋能人工智能的语言模型、软件和编程语言，如 ChatGPT、CIRCSIM-Tutor；⑥SAMR 模型，即描述技术集成层次的框架，包括替代（Substitution）、增强（Augmentation）、修改（Modification）、重塑（Redefinition）。

Russell 等[8]提出了医疗专业人员与人工智能相关的临床能力框架，涉及 6 个领域。①人工智能基础知识：解释人工智能是什么，并描述其在医疗卫生领域的应用。②人工智能的社会和伦理影响：解释社会、经济和政治制度如何影响基于人工智能的工具，以及这些关系如何影响正义、公平和伦理。③人工智能增强临床接触：开展人工智能增强的临床接触活动，整合多种信息来源，制订以患者为中心的诊疗计划。④基于人工智能工具的循证评估：评估基于人工智能的工具及其基础数据集在向患者和人群提供诊疗的质量、准确性、安全性、情境适宜性和偏见。⑤基于人工智能工具的工作流程分析：分析和适应由于人工智能工具的实施所导致的团队、角色、职责和工作流程的变化。⑥基于人工智能工具开展以实践为基础的学习和改进：参与在医疗卫生中使用人工智能工具相关的持续专业发展和基于实践的改进活动。

Boscardin 等[9]从医学教育的视角提出了人工智能素养框架，由 3 个方面构成：①理解人工智能所具备的能力，包括那些用于提升医疗服务水平的工具；②将人工智能工具融入教学；③确保以包容、公平和符合伦理规范的方式使用人工智能造福社会。

其他医学教育中的人工智能框架还包括：院校教育阶段整合人工智能的框架、医学生早期和逐步接触人工智能的框架、人工智能课程框架、强调数字技能的框架、医学知识库利用框架、放射学教育框架以及嵌入式人工智能伦理教育框架[6]。

二、人工智能与学生选拔

目前，人工智能在医学院和住院医师规范化培训学生选拔过程中的应用研究较少，多局限于在美国等发达国家的应用。个人陈述作为一种书面申请材料被广泛使用，尽管其在预测学生未来表现方面的有效性一直存在争议。机器学习常被用于筛选学生的个人陈述申请材料。为达成这一目标，机器学习模型首先需要在回顾性数据集中进行训练，然后在回顾性或前瞻性数据集中进行验证。实践证明，机器学习模型往往准确性较高，曲线下面积介于 0.925 至 0.95 之间，有望在未来实现对大量申请材料的自动化整体审查[10]。同时，与人工审查相比，机器学习模型有助于减少或消除审查过程中可能存在的偏见和主观性，并且能够识别出那些在传统筛选方法下可能会被遗漏而未能获得面试机会的申请人。随着进一步的验证和改进,机器学习模型有可能使学生选拔程序更具有效性和公平性,并提高排名过程的准确性。

其他相关研究还包括在学生选拔过程中使用人工智能聊天机器人主持虚拟问答环节;使用情感分析检测30余年来外科住院医师个人陈述中的性别偏见;比较教师和机器学习模型对于医学生表现评估的评分差异;使用机器学习开发预测模型,以确定哪些申请人最有可能与培训项目适配,并确定申请人的哪些特征最能预测这些结果[6]。

三、人工智能与课程教学

人工智能在医学教育课程与教学中的应用涉及课程开发、教学资源生成、临床推理教学、学习工具构建、个性化学习和医学模拟[6]。

(一) 课程开发

人工智能课程分布于医学教育的三个阶段,各个阶段所涉及的课程主题和内容的侧重点略有不同,如院校教育阶段强调培养医学生对于人工智能基本概念的理解,毕业后教育和继续教育主要聚焦于医师人工智能素养和技能的培养,包括人工智能研讨会、深度学习课程、数据科学选修课和医学深度学习课程。其他人工智能课程主题包括人工智能系统的使用和管理、人工智能与医学实践、人工智能应用的收益、风险和伦理规范等[11],如表8-1-2所示。

表8-1-2 医学教育中的人工智能课程目标及对应的课程主题与内容

人工智能课程目标	课程主题与内容
使用和管理人工智能系统	理解人工智能工具需要掌握的基本统计概念 ● 理解基础统计学和医学信息学概念——数据聚合、分析和个性化 了解和使用人工智能工具的基础知识 ● 理解人工智能基础知识,包括机器学习、自然语言处理、以及数据采集、清洗、分析和可视化 ● 熟悉不同的人工智能数据处理方法,例如,理解预测和因果推断方法之间的区别 ● 理解和使用人工智能预测和诊断算法、建模技术和关系-时间模式分析的能力 ● 熟悉未来的人工智能工具和方法,如医用人工智能机器人、精准医疗以及基于证据的人工智能生成的治疗算法 适当使用人工智能所需的人工智能应用、收益和风险 ● 熟悉人工智能在临床实践中的应用 ● 熟悉影响人工智能准确性的因素,例如,误差和偏差的来源,数据选择的影响,“垃圾进-垃圾出现象” ● 理解不同人工智能系统的优缺点,理解人工智能工具在临床实践中的使用时间、内容、方式、原因以及程度 操作人工智能系统 ● 学习如何编写人工智能提示语并与之交流,以获得有意义的结果,并学习如何使用人工智能工具,例如,如何使用数据挖掘工具、如何与人工智能进行口头和书面交流

续表

人工智能课程目标	课程主题与内容
使用和管理人工智能系统	人工智能对临床推理的影响 • 熟悉人工智能对疾病预测、风险分层和管理的影响 • 培养在临床实践中理解、解释和应用人工智能工具结果的能力 • 帮助学生将人工智能决策支持工具整合到临床推理中 • 通过培养学生对大数据 4v（volume——大量性，velocity——高速性，variety——多样性，value——价值性）特征的理解，培养其参与数据驱动决策的能力 向患者传达人工智能结果 • 培养学生有意义地传达人工智能结果的能力 • 培养学生对患者决策过程的理解，包括选择心理学和启发式
人工智能系统的伦理和法律含义	人工智能工具在临床实践中的伦理和法律含义 • 考虑将医学信息伦理应用于医学人工智能伦理作为指导原则 • 为临床和系统层面的人工智能伦理提供框架 • 熟悉临床相关的人工智能伦理和法律问题，如责任、数据隐私和控制
对人工智能系统的批判性评估	批判性评估人工智能系统，以确保其在临床实践中被安全有效地整合和利用 • 培养对批判性评价和循证医学原则的理解 • 培养运用批判性评估知识和循证医学原则来评估人工智能工具及其主张的实际性能和夸大宣传之间的差异
处理电子健康记录	理解电子健康记录及其在人工智能系统中的作用 • 促进对电子健康记录设计原则的理解 • 培养与电子健康记录沟通的能力，例如，如何将无偏见的数据输入电子健康记录

（二）教学资源生成

人工智能技术凭借其强大的自动生成能力，可根据医学课程需求，迅速生成教材、讲义、案例分析等教学材料，极大丰富了教学资源库。教师可利用 AIGC 工具快速生成与最新医学进展相匹配的文本内容，确保教学资料的时效性和准确性[12]。例如，波士顿大学、斯坦福大学等机构的研究者共同开发的 MedSyn 模型能够实现基于文本信息的高质量肺部 CT 图像生成，使学生即使在未接触真实患者的情况下，也能利用高度仿真的医学影像来进行学习[13]。伦敦国王学院与伦敦大学学院合作开发的 AIGC 模型，已能够生成逼真且足够精确的三维合成人脑图像，并将其投入医学研究，或将对研究大脑和寻找治疗严重疾病的方法产生变革性影响[14]。

（三）临床推理教学

人工智能在临床推理教学中的应用重点关注人工智能支持的虚拟患者模拟器与智能辅导系统的融合。AIGC 技术能够通过模拟复杂临床场景，为学生提供沉浸式、交互式的学习环境。

虚拟患者模拟器能够模拟真实的患者互动，为学习者提供动态环境使其在不同的临床场景中磨炼推理能力。具体而言，学习者能够通过与人工智能驱动的虚拟患者互动，包括提问并通过虚拟形象或文本接收回答，安全无风险地演练临床推理、诊断和治疗技能，这为学习者提供了实践临床推理过程各个环节的机会，从信息收集和假设生成，到问题表述和诊断论证，对增强医学生临床实践能力和自信心具有重要意义。

智能辅导系统则通过提供个性化学习和实时反馈来补充这一过程，通过正确和错误的推理反应来指导学习，并提供进一步的学习资源建议。当与分析结果结合使用时，可以为教育者和学习者提供关于表现的评价和反馈，并确定需要改进之处。

(四) 学习工具构建

作为独立自主学习工具或临床实践辅助工具，人工智能常用于培训医学学习者识别医学影像上的发现，包括肾小球病变、神经解剖结构、一般组织类型和黑色素瘤的组织病理学识别，亦有研究强调临床病理的识别（如糖尿病视网膜病变）和 X 线片识别髋部骨折。相关研究还描述了人工智能驱动的实时指导，通过即时超声获取最佳超声心动图视图；培训学生开发用于肺部结构超声识别的人工智能算法；使用聊天机器人模型工具的交互功能进行解剖学教学、传递负面消息，以及基于人语言模型的手术程序总结。

(五) 个性化学习

人工智能技术通过分析学生学习数据，推荐适应个体差异的学习资源和路径，可以实现个性化学习。相关研究包括：基于自然语言处理的电子顾问系统向学习者反馈对于老年医学能力的评估结果；用于临床前医学生的基于机器学习的自适应学习系统；用于眼科患者分诊的深度学习模型。例如，纽约大学格罗斯曼医学院开发的医学精准教育工具“DX Mentor”利用 AIGC 技术实现医学生学习资源个性化定制，能够根据医学生所负责患者的信息，从医学文献中自动提取并定制学习资源。通过精确匹配电子病历系统中的数据与医学教育资源，基于学生近期接诊的病例，每天向其发送个性化电子邮件，内容涵盖来自 Amboss、Osmosis、UpToDate 和 PubMed 的文本、图表、综述、指南和练习题等一系列学习材料[15]。

(六) 医学模拟

医学模拟中的人工智能研究包括：通过访谈了解标准化病人使用机器人标准化病人的感受；通过心电图和皮肤电反应模拟人工智能评估的认知负荷；对记录模拟会话的模拟结果评估的深度学习模型；建立基于机器学习的具有人工智能交互性的肾元模拟模型；利用 AIGC 技术创建皮肤病变图像的模拟研究。

四、人工智能与考试评价

人工智能在医学教育考试评价中的应用研究多关注心理运动能力，包括手术技能和基本操作技能（如气管插管术）评估。手术技能评估主要集中于普通外科的微创和机器人手术，少数涉及神经外科和儿外科。其他评价研究还包括大语言模型在医学考试中的表现评估、叙述性文本评估、临床技能评估、评估材料生成和预测分析[6]。

(一) 手术技能和基本操作技能评估

利用机器学习作为人为观察和反馈的替代方案是人工智能评价的趋势。很多研究人员利用虚拟培训师或模拟器在模拟环境中进行评估，例如，采用基于云的人工智能驱动的视频分析监测和评估外科医师在微创手术中的表现。一些研究描述了基于视觉或动觉输入开发的算法，这些算法具备区分不同专业水平、预测手术技能或描绘学习曲线的能力。一项研究开发了一种机器学习模型，通过整合参与者的脑电图数据进行分析，以区分专家和新手外科医师。以上研究强调了人工智能在弱化传统评估的资源耗用强度和固有偏见方面的潜力。

(二) 大语言模型在医学考试中的表现评估

大语言模型在医学考试或测试中的能力引发了研究人员的广泛关注。接受测试的大语言模型包括微软的 Copilot、ChatGPT 系列、谷歌的 Bard 及其他预训练语言模型,接受的测试类型包括多项选择题、简答题和论述题,但由于大语言模型目前对视觉处理存在限制,带有图像的问题通常被排除在外。对大语言模型的表现与不同水平的人类表现(从新手到专家),以及"金标准"答案进行比较发现,在某些基础和临床科学考试及国家医学执照考试和专业执照考试中,大语言模型的得分达到或超过及格门槛。新一代大语言模型通常比旧一代的表现更好。值得一提的是,谷歌推出的 Med PaLM 2 成为首个在美国医学执照考试样例问题的 MedQA 数据集中达到"专家"水平的医学大语言模型,准确率达到 85% 以上,也是首个在包括印度医学科学研究所和全国统一入学考试医学考试问题的 MedMCQA 数据集中达到及格分数的人工智能系统,得分 72.3%[16]。随着大语言模型能力的提高,医学教育工作者必须正视其对正式评估完整性、可靠性和有效性的影响。评估可能需要重新设计,向开卷考试模式转变,强调学习者整合信息的能力,而非简单的事实记忆。

(三) 叙事文本评估

叙事文本评估是人工智能正在取得突破进展的另一重要领域,情感分析和自然语言处理是从文本数据中提取观点的常用工具。这种人工智能应用有望实现对大量叙事信息的有效和自动化分析,从而丰富和充实诸如评级之类的结合特定语境的定量评估。在带教教师对住院医师和实习医学生的叙事评估中,人工智能被用于为临床能力评估委员会提供信息、深入了解学习者的能力发展、对教师反馈进行质量评级、促进对教师评估的客观解释、识别有风险的学习者以及识别书面评估中的偏见。自然语言处理还进一步用于分析学生的反思性写作、在简短回答中评估职业精神、识别教师评估反馈中暗示职业精神缺失的模式,并评估与医师职业精神和患者安全相关的表现。此外,相关研究利用机器学习和自然语言处理分析书面笔记中的临床推理,评估了不同形式的临床文件,包括医学生于患者就诊后的笔记记录和诊断论证论文,以及使用标准化评分系统自动评估住院医师记录的临床推理笔记的质量。

(四) 临床技能评估

在临床技能评估的研究中,多数研究集中于院校教育阶段的应用上。虚拟患者模拟器作为评估的主要方式,减少了传统评估在时间和资源等方面的需求,并使远程考试成为可能。人工智能的作用还扩展到虚拟客观结构化临床考试和客观结构化临床考试的自动评级或两者兼具。在毕业后教育阶段,有研究描述了使用人工智能驱动的沟通模拟器对住院医师进行沟通技巧培训,并提供自动评估和反馈,以及使用自然语言处理评估重症监护受训者的口头病例报告情况。

(五) 评估材料生成

在评估材料生成方面,如自动生成多项选择题、案例分析题等,AIGC 技术能够大量节省教师的时间与精力,满足医学教育中频繁、大规模的评估需求。对于多项选择题自动生成,相关研究利用深度学习和自然语言处理创建评估工具和学习辅助工具,强调了人工智能在简化问题开发方面的能力,但仍需要人工验证以确保质量。

(六) 预测分析

人工智能技术的预测分析在评估手术技能、预测学业表现等方面作用显著,例如某研究通过机器学习预测医学生在高利害性考试中的表现，这充分显示了人工智能在高风险环境中预测学业成功方面的新兴应用前景。

五、人工智能与医学教育研究

人工智能在医学教育研究中的作用突出表现为ChatGPT等AIGC工具辅助科学研究和论文写作，包括但不限于构思初步的研究问题、探索当前知识体系中有待填补的空白、开启正式的写作流程等[17]。目前，研究人员已经开始在科学研究过程的各个阶段使用AIGC工具，如查找和整理可能与研究主题相关的文献，从而加快文献综述的流程，或者进行智能纠错和语法检查等文本润色，从而提高科研论文的格式和语言质量。

使用AIGC工具辅助科研论文写作目前仍然存在一些争议[9]。例如，某些将AIGC工具纳入作者列表的科研论文引发了期刊编辑和研究人员关于是否能够将其列为论文作者的讨论。*Nature*和*Science*等期刊编辑团队明令禁止将AIGC工具列为共同作者，因为AIGC工具不符合当前研究作者的标准，无法对科学论文的内容和完整性负责，也不具有同意使用条款和发布内容的权利。必须注意的是，在研究中依赖AIGC工具的潜在隐患是缺乏明确的信息来源和参考文献。虽然在提示语的要求下它们可以提供一些参考信息的来源，但目前这类工具的迭代版本仍使得验证信息的可靠性和追踪生成内容的具体信息来源难以实现，这无疑限制了将其作为文献检索工具的可用性。

由于医学教育研究的主要目的是在医学教育学术领域内推动科学进步和证据积累，撰写研究性书稿需遵循公认的科学研究惯例和方法，包括对文献的批判性评阅、准确呈现数据以及恰当引用和参考源信息，因此要求研究人员在使用AIGC工具时必须坚守这些既定的科学规范。科研人员必须对自己所撰写的研究报告负责，确保信息公开透明和准确可靠，并提供恰当的引用和参考文献。鉴于AIGC工具的性能将会越来越强大，在学术研究领域中的应用不可避免，提倡研究人员明确说明AIGC工具在研究过程中的使用情况就变得非常重要。2024年3月7日，*JAMA*发表了《报告人工智能在研究和学术出版中的使用——JAMA网络指南》[18]，明确规定了如何在论文中说明人工智能的使用，包括撰写论文时使用人工智能的声明和研究中使用人工智能的准则，特别是"如在论文写作中使用人工智能相关工具，作者应在方法、致谢或适当的部分明确说明"，目前这些信息已同步更新至*JAMA*和*JAMA Network*的作者投稿指南。

六、医学教育中的人工智能调查

医学教育中的人工智能调查涉及不同主体（包括医学生、住院医师、临床医师等）对于人工智能的知识和态度[6]。

人工智能知识调查涉及对人工智能知识的客观评估和自我报告评估。客观评估通常使用判断题或多项选择题评估医学生的一般性或特定领域的人工智能知识（如机器学习、深度学习）。自我报告评估包括调查医学生和专科医师对人工智能的概念、基础知识、获取信息的来源、培训意愿和相关课程开设等情况的了解。例如某研究调查结果显示，医学生获取人工智能相关信息的来源包括新闻出版物和电视、社交媒体、讲座、朋友或家人、学术出版物和书籍等。

人工智能态度调查涉及对人工智能在临床实践和医学教育中应用的态度。对于应用于临床实践的态度,多数医学生和临床医师均承认人工智能的潜在益处,包括提高临床判断、研究和审查技能以及简化行政管理流程,但人们也不免对人工智能的伦理影响、医患关系削弱以及在意外情况下的局限性表示担忧。相关研究还调查了医学生使用人工智能的意愿,例如采用整合技术接受与使用模型来检验使用人工智能进行诊断支持的意图,发现社会影响是唯一的关键因素;另一项研究发现只有当学生坚信人工智能在未来医学职业中具有重要作用时,他们才更有可能表现出使用人工智能的意愿和行动。对于应用于医学教育的态度,相关研究表明多数医学生认为人工智能比人类考官评价更为客观,但只有少数人更喜欢人工智能评估,多数人更喜欢人工智能和人为评价的结合。当使用人工智能自动生成多项选择题时,主要的担忧是可能引入错误信息或构成剽窃。

关于对人工智能的担忧包括:它可能减少行业对医师的需求并影响职业选择,特别是放射学领域;另一项担忧是人工智能在医学课程中的培训不足,相关研究认为人工智能应纳入医学课程的各个方面,包括临床应用、算法开发、算法评估、编码,以及人工智能基础知识、统计学、伦理和隐私。

第三节 人工智能介入医学教育的挑战与机遇

一、人工智能介入医学教育的挑战

关于人工智能介入医学教育的挑战主要涉及人工智能自身存在的问题(如黑匣子问题、深度伪造和随机鹦鹉问题、信息来源的不确定性)和使用过程中存在的挑战(如数字贫困加剧、伦理和隐私、监管难度高、技术依赖),特别需要关注的是伦理规范问题,包括但不限于算法偏见与公平、资源分配、安全与质量保证、人际互动与同理心培养、数据隐私与安全、自动化偏见和技能保留、透明度和知情同意[6]。以人工智能融入医学教育课程的挑战为例,相关研究论述了教师阻力、缺乏人工智能认证和许可要求、课程时间受限、缺乏人工智能核心能力、缺乏人工智能专业知识以及缺乏人工智能如何影响医疗服务的证据。

已有研究开始尝试解决人工智能的伦理问题挑战,例如一种人工智能伦理教学方法是在医学课程中纳入真实案例,以阐明人工智能带来的多方面伦理问题,如知情同意、偏见和透明度。这种基于案例的方法不仅丰富了理论认识,还磨炼了实践决策技能。嵌入式人工智能伦理教育框架是一种将人工智能伦理整合到现有医学伦理课程中的渐进式方法,解决了技术滥用的潜在危害,并使学生能够进行对患者诊疗至关重要的风险收益分析。第三种方法是通过教师主导的伦理教学强调人工智能的局限性。这种方法强调人与人之间的互动和伦理推理的培养,而不是对技术的依赖,同时对"混合"智能系统的潜力持开放态度。在这种系统中,人类和机器相互学习,从而优化伦理决策表现[6]。

为应对人工智能介入医学教育的挑战,有研究提出了 12 条建议[19],包括:①确保在医学教育中开发和部署人工智能系统的透明度;②解决人工智能算法中的偏见,从而确保教育内容的公平呈现;③验证人工智能教育工具的输出结果,从而确保信息的准确性和可信度;④优先考虑隐私,采取强有力的措施保护在人工智能驱动的教育工具中使用的学生和患者数据;⑤在教育过程中使用人工智能技术获得学生和利益相关者的知情同意;⑥促进人工智能专家、教育工作者和学生之间的合作,以求观点和专业知识多样化;⑦开展有关人工智能伦理的教师发展培训,使他们具备指导学生所需的知识和技能;⑧向学生普及人工智能教育及其对医学教育的影响;⑨确保持续维护人工智能算法的性能、准确性和可靠性;⑩为医学教育中人工智能系统的开发、部署和成果建立明确的问责制;⑪提高对在医疗实践和医学教育中使用人工智能的标准的监管意识;⑫成立伦理委员会或让现有的机构审查委员会参与对医学教育中的人工智能应用进行伦理审查和监督。

总体而言,以 AIGC 工具为代表的人工智能技术作为一种新质生产力,在医学教育中的应用前景广阔,但其发展和应用需要综合考虑技术可行性、伦理标准、社会接受度、法律法规、教育效果等多维度挑战的因素[12]。《教育中的人工智能:可持续发展的挑战与机遇》《新一代人工智能伦理规范》《医学教育研究中的人工智能基础:AMEE 指南第 156 号》[20]等文件的相继发布为规范人工智能在医学教育中的应用提供了重要保障。

二、人工智能介入医学教育的机遇、策略与未来发展趋势

随着以 AIGC 工具为代表的人工智能技术的迅速崛起,人工智能领域正逐步形成充满活力的生态圈,各种前沿技术百花齐放,其中,以检索增强生成、多智能体、Sora 为代表的视频生成,以及 AI 驱动的数字人等新兴科技,正成为引领人工智能发展方向的重要力量[6]。这为医学教育领域带来了新的变革机遇,为开展医学教育工作提供了更多可能性,"人工智能+医学教育"或将成为医学教育未来发展的新方向。

诚然,以 AIGC 工具为代表的人工智能技术能够明显提升人类的工作效率,以强大的算力、海量的数据和智能的模式,为医学教育工作者提供了多样化的帮助与服务,包括但不限于为教师提供多样化形态的帮助和服务(如跟进医学知识、辅助科研教学)、为学生提供个性化引导与交互式帮助(如推动医学生学习方式向多元化转变、助力医学生完成学习规划和任务),以及针对性完成教育考核评价的各项任务(如推动医学教师教学考核模式改革创新、丰富医学生学习质量评价的内容方式)[21]。然而,为充分发挥其潜力,使用者必须采取措施来提高应用质量,包括建立评估框架、提供适当的教程和最佳实践指南、改进错误识别和纠正机制[12]。通过这些举措,医学教育工作者能够更有效、更负责任地使用人工智能,为学生提供高质量的教育体验。

医疗改革和医学专业发展呼唤医学教育改革,从而使医学生能够更胜任未来的医疗健康服务实践。基于前三代医学教育改革的实践,以"以健康为中心、交叉跨界融合"为特征和以人工智能为手段的第四代医学教育改革时代已经启动[22],医学教育正在从信息时代走向人工智能时代,医学教育研究范式也正在从经验范式、理论范式、计算范式、数据驱动走向科学智能(AI for Science),人工智能技术和现代医学教育的深度融合是必然趋势,人工智能应用于医学教育将推动现代医学教育理论与实践的快速发展。

跟进乃至驾驭第四代医学教育改革进程,构建医学教育新范式,在宏观层面上,需要医学院校基于人工智能的底层逻辑,更新医学教育理念,改变医学教育策略,将人工智能相关知识纳入各学科体系,融合专业学科结构,重构学科交叉知识体系,改革人才评价制度和方法[22]。在微观层面上,或许在未来的医学教育场景中,教师将能够借助智能终端对医学教育的全过程效果进行精准评估,从而更好地指导学生的学习和成长;教学管理者可以在大数据和智能化基础上创新管理模式,提高教学管理的科学性和有效性;医学生将能够使用移动设备在虚实融合的环境中学习互动,不仅具备医学知识和人工智能相关知识、熟悉人工智能

教学或管理工具的使用和管理，还能掌握人工智能工具创建的知识库、参与创建和评估新的智能医学教育工具，甚至参与编写人工智能辅助诊治指南，熟练应对患者、医务人员和人工智能应用程序中出现的复杂性[23]。

综上所述，可以预见，随着人工智能技术的不断发展，未来的医学教育将更为智能化、个性化，医学生的综合素质和应对复杂情况的能力将得到显著提升。人工智能介入医学教育的发展将深刻影响医学教育的未来走向，为培养新时代卓越医学人才奠定坚实基础。

（宋鑫智）

参考文献

[1] Elsevier. Clinician of the Future: AI edition [EB/OL]. (2024-12-11) [2025-4-15]. https://www.elsevier.com/insights/clinician-of-the-future.

[2] Elsevier. Clinician of the future 2023 education edition [EB/OL]. (2023-12-13) [2024-12-15]. https://www.elsevier.com/ja-jp/promotions/clinician-of-the-future-education-edition.

[3] 闻德亮，李鸿鹤，宋鑫智. 基于科学引文数据库的医学教育研究前沿分析(2024)[J]. 中华医学教育杂志，2024，44(10)：726-732.

[4] 李德毅，于剑，中国人工智能学会. 人工智能导论[M]. 北京：中国科学技术出版社，2018：1-11.

[5] National Library of Medicine. Artificial Intelligence [EB/OL]. (1986) [2024-04-18]. https://www.ncbi.nlm.nih.gov/mesh/? term=artificial+intelligence.

[6] GORDON M, DANIEL M, AJIBOYE A, et al. A scoping review of artificial intelligence in medical education: BEME guide No. 84 [J]. Med Teach, 2024, 46(4): 446-470.

[7] STEVENS R H, NAJAFI K. Can artificial neural networks provide an "expert's" view of medical students performances on computer based simulations? [J]. Proc Annu Symp Comput Appl Med Care, 1992: 179-183.

[8] RUSSELL R G, LOVETT NOVAK L, Patel M, et al. Competencies for the use of artificial intelligence-based tools by health care professionals [J]. Acad Med, 2023, 98(3): 348-356.

[9] BOSCARDIN C K, GIN B, GOLDE P B, et al. ChatGPT and generative artificial intelligence for medical education: Potential impact and opportunity [J]. Acad Med, 2024, 99(1): 22-27.

[10] BURK-RAFEL J, REINSTEIN I, FENG J, et al. Development and validation of a machine learning-based decision support tool for residency applicant screening and review [J]. Acad Med, 2021, 96(11S): S54-S61.

[11] LEE J, WU A S, LI D, etal. Artificial intelligence in undergraduate medical education: A scoping review [J]. Acad Med, 2021, 96(11S): S62-S70.

[12] 江哲涵，奉世聪，王维民. 人工智能生成内容在医学教育中的应用、挑战与展望[J]. 中国教育信息化，2024，30(8)：29-40.

[13] XU Y, SUN L, PENG W, et al. MedSyn: Text-Guided Anatomy-Aware Synthesis of High-Fidelity 3-D CT Images [J]. IEEE Trans Med Imaging, 2024, 43(10): 3648-3660.

[14] TUDOSIU P D, PINAYA W H L, FERREIRA DA COSTA P, et al. Realistic morphology-preserving generative modelling of the brain [J]. Nat Mach Intell, 2024, 6(7): 811-819.

[15] AMERICAN MEDICAL ASSOCIATION. How ChatGPT could help medical students learn on the fast track [EB/OL]. (2023-11-17) [2024-12-15]. https://www.ama-assn.org/education/changemeded-initiative/how-chatgpt-could-help-medical-students-learn-fast-track.

[16] SINGHAL K, AZIZI S, TU T, et al. Large language models encode clinical knowledge [J]. Nature, 2023, 620(7972): 172-180.

[17] ABD-ALRAZAQ A, ALSAAD R, ALHUWAIL D, et al. Large language models in medical education: Opportunities, challenges, and future directions [J]. JMIR Med Educ, 2023, 9: e48291.
[18] FLANAGIN A, PIRRACCHIO R, KHERA R, et al. Reporting use of AI in research and scholarly publication-JAMA Network guidance [J]. JAMA, 2024, 331 (13): 1096-1098.
[19] FRANCO D' SOUZA R, MATHEW M, MISHRA V, et al. Twelve tips for addressing ethical concerns in the implementation of artificial intelligence in medical education [J]. Med Educ Online, 2024, 29 (1): 2330250.
[20] TOLSGAARD M G, PUSIC M V, SEBOK-SYER S S, et al. The fundamentals of artificial intelligence in medical education research: AMEE guide No. 156 [J]. Med Teach, 2023, 45 (6): 565-573.
[21] 王茹俊，王丹.ChatGPT 介入医学教育的伦理风险及应对策略[J]. 医学与哲学，2024，45(2):76-80.
[22] 王维民. 新科技革命背景下的医学教育范式转型[J]. 中华医学教育杂志，2024，44(6):401-406.
[23] 李鸿浩，陈波，李建平，等. 医学教育中人工智能应用的现状、问题与对策[J]. 中国循证医学杂志，2020，20(9):1092-1097.

第二章
医学模拟教育研究

医学模拟教育(simulation-based medical education,SBME)起源于模拟医学。国际模拟医学学会将模拟医学定义为“对某种行为或系统的另一种模仿或再现,可被认为有四个主要目的——教育、评价、研究和医疗系统整合,通过这四种目的实现促进患者安全的目的”[1]。随着模拟医学拓展至医学教育领域,医学模拟教育应运而生,并在医学生和医师培养中占据重要地位。

在医学模拟教育出现以前,师徒制长期占据临床教学的核心地位。在此模式下,学习者的经验在很大程度上依赖于他们在临床实践中经历的特定病例和带教教师的个人特性。这种教育结果不是标准化的,具有很大的随机性。随着20世纪90年代以来医疗卫生体系的深刻变革,特别是患者安全及权益意识的提升,使得临床环境中的传统师徒制教学受到极大限制。此外,患者住院时间缩短、学习者培训需求增加,以及医学院大规模扩招等趋势,导致临床实践教学资源开始短缺,学生临床学习机会相对不足[2]。模拟医学的崛起为医学教育带来了革命性的改变,打破了直接将患者作为练习对象的传统培训模式,通过建立可以反复使用的、能够还原临床实践的培训环境,培养学生和医师的临床技能、临床思维,并体现沟通能力和人文关怀,在提高患者安全性、培养学生能力感与自信心、教育标准化与规范化等方面显示出了巨大的优势与潜力,为推动医学教育的持续发展注入了新动力。

第一节　医学模拟教育概述

一、医学模拟教育的定义与发展

医学模拟教育被定义为利用模拟技术创设出模拟患者和模拟临床场景,代替真实患者进行临床教学和实践的教育方法[3]。医学模拟教育和临床实践的目的一样,是通过学习和实践提高学习者的胜任力,最终目标是保障患者安全、提升医疗质量,因此,医学模拟教育符合以胜任力为导向的医学教育,是一种目的明确、目标清晰、规范化的教学模式。Walsh 等[4]通过对模拟医学领域高频被引的100篇研究文献进行分析,发现模拟医学研究文献主题主要涵盖干预措施、工具评估/开发、表现评价、用户评估、课程开发等5个方面，提示医学模拟教育是模拟医学的重要研究领域。

伴随着医学模拟技术的更新迭代，医学模拟教育经历了几个阶段，从早期的人体解剖或功能模型，发展为标准化病人和综合模拟人，再随着计算机技术的发展，演变为基于屏幕的模拟，以及融合虚拟现实和增强现实等高新技术的计算机模拟，直至发展到当前基于人工智能的虚拟患者。当然，这些阶段不是替代式的，而是交互式发展的，且在各自的模拟教学或评价领域发挥着重要作用，可以通过单独或组合使用上述任何一种技术来加强对高级认知、心理运动和情感技能的学习。

二、医学模拟教育的类型与技术

医学模拟教育的核心是开展医学模拟教学。模拟教学作为一种特殊类型的实践教学，既不同于传统课堂教学，又有别于传统临床环境中的师徒制教学，其实质是使学习者能够在真实的或者高度仿真临床的工作环境中进行学习。美国国立医学图书馆编制的医学主题词表（MeSH）对于医学模拟教育中模拟训练类型和技术的界定及其释义如表8-2-1所示[5-6]。

表 8-2-1　模拟训练类型和技术的界定及其释义

医学模拟教育	释义
模拟训练	一种高度定制的互动媒介或程序，允许个体在准确、现实、安全的环境中学习和实践现实世界的活动
高保真模拟训练	与现实紧密相关的受控学习环境
患者模拟	利用受过训练的人员以仿真的方式表现出真实疾病的症状特征、心理社会特征和情感反应，以便对医务人员进行教学或评价
计算机模拟	物理系统和现象的计算机表示
增强现实	将虚拟对象的图像或其他数字信息叠加在物理对象的实时视图上的技术，为使用物理对象或在物理对象上执行任务提供具有指南的复合视图
患者特定建模	根据特定患者的数据来开发和应用人体病理生理学的计算模型的方法
虚拟现实	使用计算机技术创建和维护一种环境，并在该环境中投射用户的物理存在，允许用户与之交互
虚拟化身	在计算机生成的世界中对用户角色和形象的数字化表示。虚拟化身技术被应用于教育、运动、游戏和训练等领域
触觉技术	使用触觉和动觉的研究，以产生触觉计算机界面，允许用户通过动觉反馈、力反馈和触觉反馈与数字对象进行交互

（一）按照教学场所划分

按照教学场所划分，医学模拟教育包括：

1. 基于模拟场所的模拟　包括在模拟手术室、急诊室、分娩室、救护车和病房等场所的模拟。2017年，国内医学模拟专家共同制定《医学模拟中心建设标准专家共识》[7]，为科学建设和运营模拟教学场所提供了统一有效的标准，即一个功能齐全的临床技能培训中心或医学模拟中心至少包括训练区、讨论区和办公辅助区等3个功能区域。其中，训练区是开展模拟教学实践的主要区域,一般由多个不同类型和功能的培训单元组成。

2. 原位模拟 即在真实工作环境中开展模拟教学和评价,参与者一般是真实工作状态下的各类人员。

(二) 按照技术划分

按照技术划分,医学模拟教育包括:

1. 基于人体模型的模拟 包括局部任务训练器和综合模拟人。其中,局部任务训练器是根据培训与考核需求,主要模拟人体局部解剖特征的模型,常用作单项或多项临床操作的实践对象。综合模拟人是一种可通过计算机控制的、仿真部分人体结构特征、表现部分生理和病理表征的全身人形模拟设备,常以模拟患者的角色应用于培训和考核之中。

2. 基于屏幕的模拟 即一种用于在计算机屏幕或其他屏幕上代替患者、人群或其他医疗情境的数字技术,使用虚拟患者或虚拟世界,以使学员获取知识、应用知识并解决问题。

3. 基于标准化病人或角色扮演的模拟 缓解了当前人造技术特别是硬件、人工智能技术的仿真度有限或难以再现临床情境中诸如人际沟通、患者体征、情感表达等要素的问题。标准化病人是指经过精心挑选和标准化、系统化培训后,在医学模拟各类工作中,能够准确表现患者临床状况的患者或正常人(即角色扮演)。

4. 基于高新技术的多种模拟类型

(1) 虚拟现实和触觉感知系统:虚拟现实技术是以沉浸性、交互性和构想性为基本特征的计算机系统,综合利用仿真技术、计算机网络技术、多传感器技术等模拟人的视觉、听觉、触觉等感觉器官功能,使学习者能够通过语言、手势等与之进行实时交互。触觉模拟则利用实体触觉模型或者触觉反馈虚拟技术对学习者操作中的触觉进行模拟。

(2) 虚拟患者模拟与训练系统:是一种集成了计算机科学、医学和仿真技术的系统,旨在模拟真实患者的生理和病理过程,通过基于人工智能的复杂模型和算法来模拟人体的各个系统(包括心血管、呼吸、消化、神经等系统),其目标是提供一个互动式的、安全的虚拟环境,使医疗从业者能够进行实际操作、决策制定和培训。

(3) 生理驱动型模拟系统:又称全方位模拟系统,目前在技术上属于最高端的模拟系统,集人体生理功能性、软件操作便携性及知识体系贯通性于一体,借助计算机软件功能的整合性,以及数字模型技术对整个医疗环境包括患者、病情和治疗环境进行全面的模拟,能够给予学习者最接近现实的类真实感受。

三、医学模拟教育的学习理论基础

现代模拟医学发展早期,由于过度关注技术与硬件设施而缺乏为医学模拟教学提供充分的准备和反思,这极大地限制了医学模拟教育的发展。随着对模拟医学中的成功案例进行反思、剖析与归纳,人们逐渐意识到有效的模拟教学应当建立在一套完整的教育学理论、策略和方法体系之上。

模拟教学应当从“教”与“学”两个层面探索其有效性的保障途径。一系列教育与学习理论,如行为主义学习理论、认知主义学习理论、建构主义学习理论、成人学习理论、情境学习理论及体验式学习理论等,均适用于解释或指导医学模拟教育的发展和应用[1]。自 2005 年起,McGaghie 等[8]开始对刻意学习和掌握性学习开展深入研究,这些研究成果被迅速整合至现有医学模拟教育领域的最佳实践中。2018 年,他们进一步将支撑医学模拟教育有效性的建构主义学习理论、行为主义学习理论和认知主义学习理论进行了整合，并于2020年出版发布了《综合模拟医学：医学教育中的掌握性学习》，认为以上三种理论在整个医学模拟教育体系中各有体现。例如，学习新知识时应在原有知识体系中建构新的知识架构（建构主义学习理论）；新技能的习得与维持需要反复强化与重复刻意练习（行为主义学习理论）；医学的蓬勃发展植根于临床实践的持续改进，则需要不断培养和提升基于情境的判断与执行能力（认知主义学习理论）。三者的协调统一将促进个体对于知识的掌握与技术的精熟，这正是掌握性学习所强调的内容，旨在帮助医疗从业者最终达到胜任临床工作的状态。

四、医学模拟教育的意义及其有效性

医学模拟教育在现代医学教育中的作用和意义显而易见。第一，显著增加了医学生实践机会，提高其临床技能。利用医学模拟技术，融教学、示教、实践为一体，通过“错误发生—组织讨论—纠正错误—正确示范”等环节的反复循环，达到提升医学生临床技能的目的。第二，确保患者和医疗安全，符合医学伦理的要求。遵循医学伦理学的不伤害原则，最大限度地降低对患者的伤害，仿真工具替代真实患者的做法避免了因医学生的误判或操作不当而引发的医疗纠纷。第三，充分利用设备，反复练习，减少医疗成本。现有模拟器因其不同类型和分类，其成本根据与现实的相似程度而有所不同。基于模拟技术的学习成本可能是昂贵的，但如果使用得当，在考虑风险的情况下可能反而是最划算的。综上，医学模拟教育以其安全性、可重复性、训练相对真实、内容规范及手段丰富等优势已广泛应用于临床教学[9]。

事实上，多项研究已经从不同角度证明了医学模拟教育的有效性。例如，2011年和2014年发表的《医学教育中的技术强化模拟：系统综述和Meta分析》[10]和《需要多少证据？模拟教育结果的累积Meta分析》[11]从最佳实践角度再次回顾了医学模拟教育的有效性，反复强调了在保证恰当运用模拟方法的前提下，医学模拟教育对于学习者知识、技能和行为的结果，以及患者相关结果的有效性是毋庸置疑的。同样，不同临床专科下的医学模拟教育的有效性亦是如此，例如，一项系统综述和Meta分析揭示了在口腔修复教育中使用虚拟现实互动模拟实践的有效性，即虚拟现实互动模拟的使用在总体上显著提高了学生在植牙术实践中的表现评分，并显著缩短了腔体修复准备任务的完成时间[12]；一项关于儿科学模拟教育发展的系统综述显示，模拟教育是一种有效的教育方法，在提高医务人员处理儿童问题的熟练程度和能力方面效果显著[13]。

第二节　医学模拟教育的应用实践

在医学教育中，除了注重医学知识的讲授，亦要强调其他重要技能的培养，例如，临床决策、推理和非技术性技能，以及同理心、正直、责任感等职业精神特质。这些技能或职业精神特质往往需要在工作场所或类似的模拟环境中进行教学和评估，为医学模拟教育的应用实践提供了强有力的驱动契机。关于模拟医学的学术报道，最早可追溯至1969年Abrahamson等针对SimOne模拟人的研究[14]。自此医学模拟教育逐渐兴起并发展为不可或缺的重要教育方法，在医学教育领域涌现出诸多理论与实践成果。

一、医学模拟教育有效运行的保障指南

2005 年,Issenberg 等[15]发表的《促进有效学习的高保真医学模拟的特征和用途:BEME 系统综述》[BEME:最佳证据医学教育(best evidence medical education)]通过回顾 1969—2003 年有关模拟医学和医学模拟培训的学术文献,提出了保障医学模拟教育有效性的 10 项特征,包括提供反馈、重复练习、课程整合、难度范围、采用多重学习策略、捕获临床变化、营造受控环境、个性化学习、明确学习结果和使用经过效度验证的模拟器。2013 年,Motola 等[16]发表的《医学模拟教育:最佳证据实践指南,AMEE 指南第 82 号》再次重申了医学模拟教育中促进有效学习的教育原则,包括课程整合、反馈、掌握性学习与刻意练习、难度范围、捕获临床变化、个性化学习、团队训练方法等主题。

(一)课程整合

课程整合是保障医学模拟教育有效性的重要举措。当模拟训练成为标准课程的一部分,而不是一个额外组成部分时是最成功的。因此,确定课程的哪些部分可以通过医学模拟教育实现强化,并将其合并至现有课程体系或增设新课程,从而使该方法的使用更具目标导向和可持续性。进行课程整合时,咨询课程设计人员并寻求合作对于将模拟纳入课程至关重要。培训、保护时间和技术支持等对于教师接受和利用模拟同样重要。与所有教育干预一样,评估学习结果和参与者满意度,并根据调查结果对课程进行持续评估和修订是确保医学模拟教育取得最佳效果的关键。课程整合框架如表 8-2-2 所示[15]。

表 8-2-2 医学模拟教育的课程整合框架

阶段	要素	示例
计划	制订具有预期成果的课程	心血管系统课程、护理课程或特定专业继续教育要求的课程
	确定使用模拟最能解决的结果	临床技能、操作、解决问题、团队合作等
	根据资源的可用性和教学干预的目标确定需要使用的模拟	综合模拟人、局部任务训练器、虚拟现实、标准化病人、混合模式等
	确定每种干预措施的实施方式	促进者领导的小组、同伴领导、自我指导
	开发模拟训练的内容	案例、场景、技能实验课
	确定如何保障教师获得支持和培训	教师培训项目
	确定如何整合反馈,并开发有助于有效反馈的工具	口头/书面、正式报告、结合视频等
实施	实施模拟训练和新课程	样本组预测试
	在此阶段对任何可能出现的问题进行故障排除并予以解决	实际进行的场景模拟比预先计划的时间长,需要更多的提示来维持学习者的参与度
评估	评估效果/评估学习结果	评估技能表现、知识、态度、临床影响等
	评估学习者满意度	评估模拟训练、教师/促进者和反馈
	评估教师满意度	评估过程和教学模式
修订	根据评估结果和新的证据,对模拟训练或课程进行修订	根据需要,是一个连续的过程

（二）反馈

反馈是确保医学模拟教育有效性的关键，并且无论何时作出反馈（在模拟过程中或结束后）、以何种方式作出反馈（采用何种技术），以及由谁作出反馈（教师还是同伴），都应当是有计划的。模拟教师接受如何向学习者提供反馈和报告技术的培训，对于有效利用模拟教学和促进专业发展至关重要。这一类的培训可以通过研读文献、参加报告技术培训模块，以及正式的教师培训课程等方式进行，在这些培训中，教师可以参与提供反馈的刻意练习。

（三）掌握性学习与刻意练习

掌握性学习与刻意练习是保证医学模拟教育有效性的重要路径。正如课程应该有明确定义的结果一样，基于医学模拟教育的干预也如此。为了达到预期的结果，必须设定明确的目标和基准。掌握性学习作为一种基于结果的学习方式，设定了胜任水平的固定成就标准，而非仅满足基本能力。这种方式允许学习者以自身节奏成长进步，但须达到统一且严格的表现标准。研究表明，基于模拟的掌握性学习相较于单纯的临床培训更为有效，且有助于改善患者预后。为了达成掌握性学习的目标，必不可少的环节是在指定目标区域内反复练习预期的认知或心理运动技能，并辅以严格的技能评估和反馈，即刻意练习。

（四）难度范围

难度范围与掌握性学习的进程密切相关。通过提供一系列难度各异的模拟训练，医学模拟教育能够帮助初学者在特定任务和领域中获得熟练甚至精通的技能。在每个难度级别的模拟训练中，都可以运用反馈、刻意练习和个性化学习等手段。当与定义和测量的结果相结合时，增加难度的模拟可以作为掌握性学习的一部分。

（五）捕获临床变化

捕获患者群体的临床变化是实现医学模拟教育有效性的重要目标，且能够捕捉各种患者疾病问题的模拟更为受用。利用涵盖广泛患者病理生理学特征和治疗反应的模拟，能够让学习者体验到比单独在临床环境中接触到的更为多样和全面的患者案例。此外，标准化课程和确保学习者掌握关键能力使得模拟所提供的临床变化尤为重要。教师应以预期的学习成果为指导原则，确定课程或教育干预的内容范围。

（六）个性化学习

自我导向的个性化学习不应被视为纯粹的个体活动，因为外部资源的支持对于学习者获得最大的教育效益至关重要，这同样适用于医学模拟教育领域。教育者通过对无监督学习活动进行恰当的教学设计，为有效的学习创造条件。尽管基于学习者先前的经验和技能、知识获取速度来整合个性化学习可能在操作上具有挑战性，但这无疑是更有效的。如果使用得当，自我导向的学习能够实现最大化学习成效和最小化教育资源的目标，并有助于学习者在实践中提升终身学习能力。

（七）团队训练方法

使用模拟的团队培训能够有效化解“孤岛”式培训和实践对患者安全构成的威胁，为跨学科的医疗从业者搭建了一个共同提升临床技能的平台。在医疗服务中，沟通不畅常常是引发错误的根源，而团队培训正是破解这一难题的关键，有助于提升医疗团队的协作效率和患者安全保障水平。

二、医学模拟教育在技术性技能培养中的应用

技术性技能是指在临床实践过程中,为完成某项技术任务或医学操作而要求医疗从业者具备的实践操作技能,包括各种临床技能和操作。技术性技能以诊断技能和治疗技能为核心,往往直接关系到患者安全和诊疗效果。

医学模拟教育通过不同程度的仿真模拟临床真实场景,让学习者在仿真的体验中沉浸式学习,是医学生和医师技术性技能得到训练和提升的重要基石,包括一般性基本技能模拟训练和针对不同医学学科设置的专科技能模拟训练,如表 8-2-3 所示,具体应用可参见《模拟医学》[1]。

表 8-2-3 各医学学科基本技能与专科技能模拟训练清单

学科	基本技能	专科技能
内科学	心电图操作、胸腔穿刺术、腹腔穿刺术、腰椎穿刺术、骨髓穿刺术、心包穿刺术	支气管镜技术、消化内镜技术、机械通气技术
外科学	膀胱穿刺抽吸术、胸腔闭式引流术、关节腔穿刺术	腹腔镜技术、泌尿内镜技术、关节镜技术、显微外科技术
妇产科学	妇科检查、产科四步触诊、女性骨盆外测量、人工流产术、分娩接生	阴道后穹隆穿刺术、臀位助产术、宫腔镜检查、低位产钳助产术
儿科学	胸部体格检查、心脏体格检查、腹部体格检查、儿童腰椎穿刺术、儿童骨髓穿刺术、婴儿心肺复苏	儿童休克情境模拟培训、儿童创伤情景模拟培训、重度子痫前期伴随抽搐剖宫产管理和新生儿窒息复苏

以外科学模拟训练课程为例,美国外科住院医师审查委员会要求所有的外科住院医师培训中必须包含模拟教学和实验室内的技能训练。齐心等[17]描述了美国外科医师学会、外科教育协会及外科项目指导委员会分别针对医学生(表 8-2-4)和住院医师(表 8-2-5)的外科模拟教学课程做出的相应规定。

表 8-2-4 1~3 年级医学生的外科模拟训练课程

一年级	二年级	三年级
1. 急性出血处理	1. 基础气道管理	1. 动脉穿刺与血气分析
2. 腹部检查	2. 沟通(病史采集、体格检查及病例汇报)	2. 基础胃管置入与护理
3. 基础血管检查	3. 尿管置入	3. 基础打结
4. 乳腺检查	4. 中级血管检查	4. 基础夹板固定
5. 直肠指诊	5. 鼻胃管置入	5. 基础造口护理
6. 女性盆腔检查	6. 无菌术(戴无菌手套、穿无菌衣)	6. 基础缝合
7. 男性腹股沟和生殖器检查	7. 外科引流管管理(护理和拔除)	7. 中心静脉导管置入
8. 通用防护措施	8. 伤口处理	8. 沟通(紧急救治,安全有效的交接)
9. 静脉穿刺、注射		9. 中级气道管理
		10. 骨髓穿刺
		11. 局部麻醉
		12. 肿块与隆起检查
		13. 腹腔穿刺术
		14. 胸腔穿刺术
		15. 超声基础

表 8-2-5 外科住院医师的模拟训练课程

阶段一	阶段二	阶段三
1. 无菌操作和器械识别	1. 腔镜腹部疝修补	1. 官能模块
2. 打结	2. 腔镜右半结肠切除术	2. 创伤团队训练
3. 缝合技术	3. 腔镜乙状结肠切除术	3. 术后低血压
4. 组织处理、分离和创面闭合	4. 开腹右半结肠切除术	4. 腔镜危象
5. 高级组织处理:植皮和皮瓣	5. 腔镜、开腹胆道探查	5. 术前汇报
6. 尿道和耻骨上置管	6. 腔镜腹部疝/切口疝修补	6. 腔镜故障的处理
7. 气道管理	7. 腔镜阑尾切除术	7. 术后肺栓塞
8. 胸管和胸腔穿刺术	8. 腹腔镜下胃底折叠术	8. 术后心肌梗死(心源性休克)
9. 动静脉置管	9. 前哨淋巴结、腋窝淋巴结切除术	9. 乳胶过敏反应
10. 外科活检技术	10. 腹股沟疝、股疝的开放修补	10. 交接班
11. 动脉吻合术	11. 腹腔镜腹股沟疝修补	11. 术后胸片等信息的留存
12. 开关腹技术	12. 腔镜/开腹脾切除	
13. 骨固定和石膏技术原则	13. 腔镜/开腹胆囊切除	
14. 腹股沟解剖	14. 消化性溃疡、胃切除	
15. 上消化道内镜	15. 甲状腺、甲状旁腺切除	
16. 结肠镜技术		
17. 腔镜基础技能		
18. 腔镜高级技能		
19. 胃肠道吻合术		
20. 吻合器吻合术		

注:阶段一为基础/核心技能和任务,目标人群为第 1~2 年的外科住院医师;阶段二为高级技能,目标人群为第 2~5 年外科住院医师;阶段三为基础团队技能,目标人群为第 1~5 年外科住院医师。

以儿科学模拟训练课程为例,Bay 等[18]考虑到覆盖所有技术性技能的模拟训练是不现实的,于是根据《欧洲新生儿学培训要求》,通过 3 轮改良德尔菲法从 1 964 项技术性技能中确定了 39 项需要优先考虑的基于模拟训练的新生儿学技术性技能课程,如表 8-2-6 所示。

表 8-2-6 基于模拟训练的新生儿学技术性技能课程

序号	课程	序号	课程
1	分娩室新生儿复苏与稳定:基于指南的综合技能组	9	CPAP/BiPAP
2	单人无创通气	10	执行 MIST 或 LISA 的综合技能组
3	新生儿重症监护室新生儿复苏与稳定:基于指南的综合技能组	11	CMV
4	徒手开放气道(如推举下颌、仰头抬颏)	12	脐动脉导管插入
5	胸部按压	13	执行 INSURE 的综合技能组
6	双人无创通气	14	常规经鼻腔插管法
7	常规经口腔插管法	15	脑部超声
8	脐静脉导管插入	16	外周静脉导管置入

续表

序号	课程	序号	课程
17	视频喉镜经口腔插管法	29	外周动脉导管置入
18	引导式经口腔插管法	30	骨髓腔穿刺置管输液
19	鼻咽通气道置入	31	气胸透视检查
20	一氧化氮吸入	32	肺部超声检查
21	口咽通气道置入	33	导尿术
22	喉罩置入	34	新生儿换血疗法
23	胸腔穿刺	35	透照定位血管(如使用静脉显像仪)
24	腰椎穿刺	36	脐带导管位置的超声监测
25	胸腔引流	37	膀胱超声检查
26	基本超声心动图检查	38	Ommaya/Rickham 储液囊穿刺术
27	经皮深静脉导管、PICC 和中线导管置入	39	耻骨上膀胱穿刺术
28	心脏电复律及除颤器使用		

注:根据哥本哈根医学教育和模拟学院需求评估公式进行优先等级排序;德尔菲法达成共识(一致性≥75%)的 39 项技术性技能被包括在内;CPAP=持续气道正压通气(continuous positive airway pressure);BiPAP=双水平气道正压通气(bilevel positive airway pressure ventilation);MIST=最小损伤肺表面活性物质治疗术(minimal invasive surfactant therapy);LISA=低创伤肺表面活性物质给予术(less invasive surfactant application);CMV=持续指令通气(continuous mandatory ventilation);INSURE=气管插管-表面活性剂-拔管(intubate-surfactant-extubate);PICC=经外周静脉穿刺的中心静脉导管(peripherally inserted central venous catheter)。

理想状况下,技术性技能的模拟训练应该达到三个层次的效果:通过模拟训练,学习者在模拟情境下的技术性技能显著提高,进而在临床实践中的操作能力明显提升,最终促进医疗质量与安全的提升[1]。①模拟环境下技能:目前,已有大量的循证证据证实,在相同培训时间内,与传统教学方法相比,模拟训练能够显著提高学习者技术性技能的知识、技能及临床思维水平。②临床实践操作能力:目前,在心血管介入、腹腔镜、中心静脉穿刺、内镜、助产技术及眼科、儿科等专科技术性技能中均有实证研究证实模拟训练的效果,例如能够加快初学者从入门到熟练的速度,缩短在真实环境中的学习曲线,但仍有一些专科性强的技术性技能模拟培训需要进一步的研究探讨其从模拟向真实工作场所的转化效果。③医疗质量与安全:目前,模拟培训对于医疗质量的积极作用缺乏充分循证证据,考虑到此类研究难度大,在研究设计与实施中存在一系列不可控因素可能影响了研究结果(如患者预后研究的入选者人数偏少、相关研究的失访率较高)。因此,能够体现在模拟训练反映在该层次效果的研究并不多见,这需要医学教育研究者和实践者的继续探索。

三、医学模拟教育在非技术性技能培养中的应用

非技术性技能是指一系列社交和认知能力,包括情境意识、风险评估、临床决策、沟通技能、团队协作、领导力、压力管理、应对疲惫等[19]。与技术性技能一样,非技术性技能同样影响着医疗质量和安全。

相较于技术性技能模拟训练,医学模拟教育在非技术性技能中的应用实践尚未得到充

分的研究。对于非技术性技能的培养，一项基于2001—2020年急诊医学非技术性技能训练医学模拟的文献研究[20]发现，医学模拟对于非技术性技能的培养是有效的、实用的，并且具有很强的激励作用，其中涉及的医学模拟类型包括高保真模拟、患者模拟、基于人体模型的模拟、原位模拟、基于屏幕的模拟和混合模拟，涉及的非技术性技能包括沟通技能、团队合作、领导力、临床决策、协调与合作、情境意识、资源管理、资源利用、优先排序和时间管理等。医学模拟类型的选择依据非技术性技能的教学目标和结果确定，例如，患者模拟是沟通技能、冲突管理、同情和伦理困境的理想选择，而基于人体模型的模拟可以用来建立治疗或康复韧性。此外，多项研究证实了医学模拟教育与非技术性技能提升的关系，如一篇综述[21]论述了基于模拟的非技术性技能教学及其在提高患者安全方面的效果，即医学模拟教育能够提升外科医师和跨专业外科团队的非技术性技能，从而提高患者安全的结果；一项随机对照试验[22]表明基于模拟训练的非技术性技能课程能够提高新手内镜医师结肠镜检查的表现；一项荷兰开展的全国性的基于模拟的泌尿学课程对于技术和非技术性技能的提升影响显著[23]。

对于非技术性技能的评价，《院校医学教育阶段非技术性技能评价：BEME系统综述，BEME指南第54号》显示，对于如何评价非技术性技能仍然缺乏共识，现有的评价研究缺乏理论基础或概念框架，提供的证据质量较差[19]。该指南报告的非技术性技能评价方法主要包括三类：模拟临床场景、客观结构化临床考试和问卷调查或书面评估。在基于模拟临床场景和客观结构化临床考试的6项研究中，涉及的评价工具包括情境意识全局评价技术、标准化错误和干扰管理清单、团队应急评价测量清单、识别患者安全隐患清单、患者安全能力全局评级量表和患者安全清单，评价的非技术性技能包括情境意识、专注力和干扰管理、团队合作、患者安全危害识别、患者安全能力和医疗差错、跨专业关系与人文行为。一项在高保真模拟中评估非技术性技能的工具的系统综述显示，纳入研究的总体方法学以及非技术性技能评估工具的测量特性和证据质量良好，涉及的非技术性技能评估工具包括麻醉医师非技术性技能量表、产科团队表现评估量表、行为锚定量表、领导管理简明评估量表等20项工具，涉及的高保真模拟场景包括非特定场景、手术、妇产科、儿科、创伤和手术室突发事件，涉及的非技术性技能包括领导力、团队合作、情境意识、沟通技能、任务管理和临床决策[24]。

四、医学模拟教育在医师职业精神培养中的应用

医师职业精神是医学的内核与灵魂，因其规定了医师群体必须具备的价值观、行为方式和人际关系而成为社会公众信任医疗行业的基础[25]，包括伦理和非伦理两方面的内容，伦理方面主要是指医师对患者应该承担的一系列责任；非伦理方面主要是指医师应该保持专业技能的卓越、致力于医学科学知识的发现和创新、保持医学职业的自律等[26]。

由于职业精神涉及深层次的价值观与职业角色的融合，这种过程往往需要真实的工作环境和复杂的职业情境，而这些情境元素难以通过简单的模拟得以体现，因此模拟作为一种教育方法尚未广泛应用至职业精神的培养实践中。例如，《医学教育中的职业精神教学：最佳证据医学教育系统综述，BEME指南第25号》指出，尽管职业精神教育的最佳方法尚未达成共识，但不可否认依赖于真实工作场所情境的角色榜样、教师指导和反思实践是目前培养职业精神最为有效的方法。但该指南并未提及模拟在职业精神培养中发挥的作用及效果[27]。

相较于院校教育阶段,利用模拟开展职业精神培养的教学实践研究更偏好于在毕业后教育阶段进行,可能原因在于院校教育阶段的学习者在临床见习或实习中主要以观察和参与低风险医疗任务为主,而毕业后教育阶段的学习者要在上级医师的监督指导下接诊大量患者,工作复杂性日益增加,并且要承担起为患者生命健康负责的重任。一项系统综述分析并评价了1980—2017年关于在毕业后教育阶段开展医师职业精神培养实践的研究[28],在纳入的50篇文献中发现有8篇文献使用了模拟教学方法,涉及的职业精神主题包括伦理实践、职业价值观和行为、文化胜任力、恪守职业或伦理准则、应对非专业行为、自我意识和个人幸福感、管理个人和职业需求。虽然不能确定模拟教学方法在其中发挥的作用,但这些干预研究确实在职业精神知识、态度或行为改变方面具有一定效果,如增加了伦理和法律知识(知识)、处理伦理复杂案例的能力提高了10.9%(知识)、更能够同情患者(态度)、压力水平降低(态度)、定义和应用职业精神原则更为自如(态度)、100%的学习者同意模拟训练帮助他们成为更好的医生(态度)、教师观察到学习者在处理伦理案例的能力有所提高(行为)。同样地,另一项研究描述了模拟在毕业后教育阶段职业精神教学中发挥的作用,在纳入的28篇文献中涉及7个职业精神主题和30个子主题[29],包括但不限于遵守伦理实践原则、与患者方和医务人员建立有效的互动、可信赖性、致力于自主维护和持续提高自我/他人/系统的能力。尽管发现了一定的教学创新,但基于模拟的职业精神培训和评估在方法和术语上的报告并未标准化,且缺乏复制这些研究所需的细节。该综述为未来以职业精神为重点的模拟培训和评估报告提供了最低标准,并构建了一个基本框架,以更好地将适当的模拟教学方法映射到职业精神的目标领域,如表8-2-7所示。

表8-2-7 针对职业精神行为的模拟方法示例

职业精神行为	模拟方法示例
流畅、高效、机敏的应对行为,在"超脱纷扰"的同时取得成功	沉浸式、基于复杂场景、足够长的时间体验挑战、做出决策、解决问题
恪守伦理准则(保密)	需要触发行为,例如模拟同伴、演员或"神秘顾客",以营造一个学习者可能违反保密的场景
恪守伦理准则(倡导患者自主、正直)	在编码场景下,模拟同伴可能会为了训练目的而建议或尝试一些可能并不必要的操作
恪守伦理准则(道德推理)	认识到存在的困境,在情境中阐述困境,并采取行动解决困境
对患者的态度(同情、关怀、倾听、运用情境所需的方法解释)	单个或多个基于患者的标准化场景; 将局部任务训练器与标准化病人相结合的混合模拟; 在允许侵入性和其他操作的场景中,将人体模型作为标准化病人(交互式实时语音功能)
在医疗卫生系统中与他人的人际互动	基于场景的、自然的、沉浸式的模拟: • 计划管理、冲突管理 • 应对他人可能犯下的错误(如果错误不是自发产生的,可能需要分阶段应对);必要时以尊重的态度代表患者向上级提出质疑 • 对待情境中他人间冲突的态度和行为(很大程度上取决于培训水平和预期角色) • 识别并帮助低效的领导者(可能是学习者或担任该角色的模拟同伴)

续表

职业精神行为	模拟方法示例
可靠性、精确性、准确性	管理重要任务中断： • 克服挑战以完成或达到金标准任务执行（例如，不因可克服的障碍而鲁莽行事或省略重要步骤/行动） • 纠正分阶段沟通中的错误 • 承担责任——这可能需要在汇报总结期间进行观察、强化和培训
自我反思、同理心、自我和他人改进提升	在汇报中观察到的行为和场景

基于模拟的职业精神评价证据等级虽然仅次于基于工作场所或职业身份形成的职业精神评价，但在模拟环境中评价职业精神依然具有一定的局限性，即在模拟环境中学习者可能会有意识地展现出一种表演性质的、评价者期望看到的行为，而这种行为在真实的工作环境中可能无法再现或持续。霍桑效应（Hawthorne effect）对这种现象做出了一定的解释，即当个体知道自己正在被观察和评价时，他们可能会刻意改变自己的行为[30]。在模拟环境中，被评价者知道自己正在接受评价，因此可能会有意识地展示出高于现实标准的行为。同样地，在技术性技能和非技术性技能评价中也需要注意这一问题。

第三节 医学模拟教育的挑战与机遇

一、医学模拟教育的挑战

医学模拟教育的有效性和价值意义显而易见，但是模拟永远不可能代替真正的临床实践，也不是完美无缺的，Aldrich[31]就曾指出教育中模拟的九大悖论，特别是在综合胜任力培养、效果与成本平衡、疾病谱变化应对等方面仍然面临着亟待解决的困境与挑战。

1. 医学模拟教育虽然在技术性技能培养方面取得显著成效，但在非技术性技能和职业精神培养方面仍然存在不足，这意味着医学模拟教育在培养学习者综合胜任力方面具有一定的局限性。

2. 随着计算机与互联网技术的发展使得医学模拟教育的环境越发接近现实，但往往仿真效果越好，模拟成本越高，因此需要平衡模拟所取得的实际效果与所消耗成本之间的关系。

3. 模拟始终是模拟，无法完全复制真实临床环境中的复杂性和不确定性，故无法完全替代真实工作场所情境下的临床实践，特别是在应对复杂多变的疾病谱和与疾病无关的患者需求时，医学模拟教育的局限性更为明显。因此，在推进医学模拟教育的过程中，必须明确其辅助地位，并结合临床实践进行综合培养。同时，还需要加强综合模拟以应对患者的非疾病需求，提升学习者的综合素质和应对能力。

4. 医学模拟教育还面临着系统化培训体系尚未形成、专业化教师队伍建设有待进一步加强，以及医学模拟教育中心建设与发达国家存在差距的挑战。例如，按照国际上倍受推崇的医学教育最佳证据标准实施医学模拟教育，医学模拟中心的指导教师必须精通教育教学法、心理学、评估与测量学、研究方法、计算机技术、医学技术和危机管理等知识，而这一点往往成为制约医学模拟教育发展的瓶颈。

二、医学模拟教育的机遇、发展策略与未来发展趋势

进入 21 世纪,混合模拟(hybrid simulation)、分布式模拟(distributed simulation)、顺序模拟(sequential simulation)等概念相继被提出,赋予了未来的医学模拟教育更多的可能性[32]。例如,分布式和顺序模拟的结合能够增强模拟的复杂性和真实性,提高模拟效率并拓展模拟的应用范围。同时,为应对上述提出的挑战,医学模拟教育应当从以下方面付诸努力。

1. 以培养综合胜任力为核心,并通过置信专业活动(EPA)促进学习者实现从模拟训练到临床实践的过渡,使其逐步获得更多的临床实践机会并承担相应的医疗责任。医学模拟教育应当融入分层递进式临床综合胜任力培养方案,促进 EPA 的养成,从而搭建起向临床实践过渡的桥梁。因此,要设置以培养临床 EPA 为目标的医学模拟教育课程,制订基于 EPA 评价体系设计的层级递进式临床轮转计划。具体而言,根据不同层级学习者 EPA 培训目标,设计相应模拟训练课程。将 EPA 培训融入各年资、各轮次及各亚科的轮转培训计划中,相互承认且延续。根据学习者的实际 EPA 水平分级逐年或轮次递增,逐步增加实践操作机会并赋予相应的医疗责任[33]。

2. 强化模拟效果的同时兼顾成本效益。医学模拟教育随着其仿真程度的增加,培训效果的积极影响也会随之增加。目前,医学模拟技术在功能性和仿真性方面日趋完善,从局部功能性模型到现阶段高仿真模拟人、触觉仿真模拟器、虚拟仿真系统的出现,极大丰富了模具的种类,提高了教具的仿真程度,增强了模拟医学的培训效果,但高仿真度的模拟也面临着成本投入的挑战。因此,需要确定效果与成本之间的折中方案,包括精准评估不同模拟技术的成本效益比、优化资源配置以及探索可持续的模拟模式,从而在确保培训质量的同时,实现成本的有效控制。

3. 医学模拟与临床实践相结合实现最佳培养效果,以应对模拟无法代替临床实践的挑战。通过将医学模拟与“早临床、多临床、反复临床”等临床实践举措有效结合,学习者既能够与时俱进地跟进疾病谱的变化,又能够及早了解、适应和应对患者的非疾病需求。未来,随着尖端模拟技术的发展,虚拟患者模拟与训练系统和生理驱动型模拟系统将赋予学习者更为真实的临床沉浸感,有助于训练临床思维、操作技能和医患沟通等综合胜任力。多功能模拟人搭载不同的疾病模块后,再结合仿生技术、计算机技术、网络技术以及虚拟现实技术,能够实现各种场景下的模拟训练,为医学知识的形象化提供更多可能,为学习者从事临床工作打下坚实的基础。

4. 医学模拟教育的发展还必须牢牢把握医学教育改革契机,强化医学模拟教育综合改革,包括加强系统化培训体系构建、医学模拟教育中心建设以及专业化教师队伍建设等。为做到这一点,必须积极争取国家政策、财政、人力、技术等各方面的支持,将医学模拟教育有规划地融入院校、毕业后和继续医学教育全周期;主动学习国内外成功医学模拟中心的构建经验,利用“互联网+”“人工智能+”以及 5G 等数字化和通信技术进一步扩大医学模拟教育规模,推进医学模拟教育精细化、信息化及逼真化建设,努力建设智能化、高水平的医学模拟中心;加强模拟医学教师队伍建设,通过定期开展培训、研讨、示范课等多形式的模拟教学培训,强化教师在课程教学过程及教学资源建设中综合应用现代教育技术的能力,切实提升教师开展模拟教学的设计和应用能力。

(宋鑫智)

参考文献

[1] 姜冠潮，黄钢. 模拟医学[M]. 北京：人民卫生出版社，2022：1-12.

[2] 蔡春风. 基于模拟的医学教育发展历程与趋势[J]. 西北医学教育，2007，15(2)：224-226.

[3] ZIV A，BEN-DAVID S，ZIV M. Simulation based medical education：An opportunity to learn from errors [J]. Med Teach，2005，27(3)：193-199.

[4] WALSH C，LYDON S，BYRNE D，et al. The 100 most cited articles on healthcare simulation：A bibliometric review [J]. Simul Healthc，2018，13(3)：211-220.

[5] National Library of Medicine. Simulation training [EB/OL].(2016)[2024-04-18]. https://www.ncbi.nlm.nih.gov/mesh/2009667.

[6] National Library of Medicine. Computer simulation [EB/OL].(1987)[2024-04-18].https://www.ncbi.nlm.nih.gov/mesh/68003198.

[7] 中国医师协会毕业后医学模拟教育专家委员会，中国医药教育协会医学模拟教育专业委员会. 医学模拟中心建设标准专家共识(2017)[J]. 中国毕业后医学教育，2018，2(1)：1-5.

[8] MCGAGHIE W C，BARSUK J H，WAYNE D B. 综合模拟医学：医学教育中的掌握性学习[M]. 黎孟枫，译. 北京：人民卫生出版社，2020.

[9] 蒋军，夏欧东，姚新颖. 我国模拟医学教育现状研究及思考[J]. 中华医学教育探索杂志，2021，20(4)：402-405.

[10] COOK D A，HATALA R，BRYDGES R，et al. Technology-enhanced simulation for health professions education：A systematic review and meta-analysis [J]. JAMA，2011，306(9)：978-988.

[11] COOK D A. How much evidence does it take? A cumulative meta-analysis of outcomes of simulation-based education [J]. Med Educ，2014，48(8)：750-760.

[12] MAI H N，NGO H C，CHO S H，et al. Effectiveness of virtual reality interactive simulation practice in prosthodontic education：A systematic review and meta-analysis [J]. Eur J Dent Educ，2024.

[13] KIM E，SONG S，KIM S. Development of pediatric simulation-based education：A systematic review [J]. BMC Nurs，2023，22(1)：291.

[14] ABRAHAMSON S，DENSON J S，WOLF R M. Effectiveness of a simulator in training anesthesiology residents [J]. J Med Educ，1969，44(6)：515-9.

[15] ISSENBERG S B，MCGAGHIE W C，PETRUSA E R，et al. Features and uses of high-fidelity medical simulations that lead to effective learning：A BEME systematic review [J]. Med Teach，2005，27(1)：10-28.

[16] MOTOLA I，DEVINE L A，CHUNG H S，et al. Simulation in healthcare education：A best evidence practical guide [J]. AMEE Guide No. 82. Med Teach，2013，35(10)：e1511-e1530.

[17] 齐心，李岩，李海潮，等. 外科模拟教学的要素及其构成[J]. 中国高等医学育，2017(4)：11-12.

[18] BAY E T，BREINDAHL N，NIELSEN M M，et al. Technical skills curriculum in neonatology：A modified European Delphi study [J]. Neonatology，2024，121(3)：1-13.

[19] GORDON M，FARNAN J，GRAFTON-CLARKE C，et al. Non-technical skills assessments in undergraduate medical education：A focused BEME systematic review：BEME guide No. 54 [J]. Med Teach，2019，41(7)：732-745.

[20] ZHANG C. A literature study of medical simulations for non-technical skills training in emergency medicine：Twenty years of progress，an integrated research framework，and future research avenues [J]. Int J Environ Res Public Health，2023，20(5)：4487.

[21] LYNCH A. Simulation-based acquisition of non-technical skills to improve patient safety [J]. Semin Pediatr

Surg,2020,29(2):150906.

[22] WALSH C M,SCAFFIDI M A,KHAN R,et al. Non-technical skills curriculum incorporating simulation-based training improves performance in colonoscopy among novice endoscopists:Randomized controlled trial [J]. Dig Endosc,2020,32(6):940-948.

[23] de VRIES A H,SCHOUT B M,van MERRIËNBOER J J,et al. High educational impact of a national simulation-based urological curriculum including technical and non-technical skills [J]. Surg Endosc,2017,31(2):928-936.

[24] GAWRONSKI O,THEKKAN K R,GENNA C,et al. Instruments to evaluate non-technical skills during high fidelity simulation:A systematic review [J]. Front Med(Lausanne),2022,9:986296.

[25] 闻德亮,李鸿鹤,宋鑫智,等. 基于科学引文数据库的医师职业精神研究前沿分析[J]. 中华医学教育杂志,2024,44(4):266-271.

[26] 丛亚丽,李红文,张云飞. 从传统医德到现代医师职业精神,我们还有多远?[J]. 中国医学人文评论,2014:14-20.

[27] BIRDEN H,GLASS N,WILSON I,et al. Teaching professionalism in medical education:A best evidence medical education(BEME) systematic review. BEME guide No. 25 [J]. Med Teach,2013,35(7):E1252-E1266.

[28] BERGER A S,NIEDRA E,BROOKS S G,et al. Teaching professionalism in postgraduate medical education:A systematic review [J]. Acad Med,2020,95(6):938-946.

[29] WALI E,PINTO J M,CAPPAERT M,et al. Teaching professionalism in graduate medical education:What is the role of simulation? [J]. Surgery,2016,160(3):552-564.

[30] 赵妍,李鸿鹤,宋鑫智,等. 基于工作场所的医师职业精神评价的研究进展[J]. 医学与哲学,2023,44(24):14-19.

[31] ALDRICH C. 9 paradoxes of educational simulation [J]. Disigning Learning,2006(5):49-52.

[32] DENT J A,HARDEN R M,HUNT D. 医学教师必读:实用教学指导[M].6 版. 王维民,译. 北京:北京大学出版社,2022.

[33] 徐书贤. 模拟医学教育:医学教学发展的时代必然[J]. 中国医院院长,2023,19(Z1):22-23.

第三章
医学教育实验室

医学教育实验室是专门为医学教育研究而设计的部门机构，在医学教育领域相对少见。医学教育研究者和临床医生可以在医学教育实验室中，通过学术研究改进教育技术，直接参与医学生教学活动来引领医疗健康未来的发展[1]。医学教育研究人员经常面临缺乏资金、合作者、研究对象和部门支持等挑战，设立医学教育实验室的目的是为研究人员提供一个克服这些挑战的平台，以支持医学教育研究人员的工作。

从历史上来看，虽然医学教育研究人员发现了新知识，创造了有意义的学术成果，但许多人并没有认识到他们的工作是科学研究。这种偏见对追求医学教育研究事业的人员来讲，会产生一定的负面影响。

实际上，医学教育研究人员采用独特、成熟的研究方法，研究对象与自然科学的研究人员不同，例如：医学教育研究人员可能会研究受训者的能力[2]，自然科学项目资金资助更倾向于具体的生物科学研究，而医学教育研究的拨款很少涵盖间接成本，导致教育研究成本被严重低估[3-4]。医学教育实验室是通过科学研究、实践操作、模拟训练等方式，提高医学生的实践能力和创新意识，以培养合格的专业人才。医学教育实验室可以为医学生提供丰富的实践机会，使其能够在模拟环境中进行操作。通过反复练习，医学生可以熟练掌握各种技术，提高临床技能水平，减少失误和降低风险。训练后的医学生既可以保障患者安全，又可以提高医疗服务的质量，为未来医疗工作打下坚实基础。医学教育实验室也是医学创新研究的重要平台，通过各种基础研究和应用研究，探索新的医学理论和技术，推动医学科学的进步。同时，实验室还可以为医学生提供科研实践的机会，培养他们的创新和科研能力。医学教育实验室的建设和发展还具有重要的社会价值，通过培养大量合格的医学人才，可保障人民健康福祉，带来经济效益。医学教育实验室的建设和发展还可以推动医学教育领域的国际交流与合作，提升国家在国际医学教育领域的影响力和竞争力。

医学教育实验室可以为研究人员提供一个职业发展场所。同时，在实验室中，医学生可以将理论知识应用到实践中，以加深对理论知识的理解和掌握。这种教学方式不仅可以提高他们的学习兴趣和积极性，还有助于培养其临床思维和能力。实验室还可以为教师提供更好的教学条件和环境，促进教学质量的提升。

医学教育实验室对于医学进步有重要的推动作用，不仅可以为医学研究和创新提供平台，还可以为医学教育和培训提供支持。通过实验室的科研和教学活动，推动医学理论的更新和技术的发展，促进医学教育领域的不断进步。

第一节 医学教育实验室的结构类型

一、单学术带头人实验室

学术带头人（principle investigator，PI）制是一种科研组织管理模式，即学术团队制度；也被译为课题组长负责制、项目负责人制或首席科学家制。单 PI 实验室与传统基础科学研究实验室在结构上具有相似性，主要依赖于一位学术带头人（PI）来管理和维护实验室的基础设施，以推动科学研究的进展。单 PI 实验室结构的优点是具有明确的研究议程和持续的拨款资助，缺点则是个体 PI 存在继续自筹资金的压力，以及如果学术带头人离开机构，该实验室可能会关闭。美国密歇根大学的 PRIME（Burkhardt Policy Analysis，Research，and Innovation in Medical Education）小组就是单 PI 实验室的例子，他们将学术带头人（PI）的科研活动与医学教育领域政策分析及创新的宏观目标相融合，并在此过程中，提升其对于潜在医学生和合作伙伴的吸引力和认知度。其目的是利用医学和专业教育的力量，构建一个多维度、互联互通的学术环境，从而促进知识的交流与创新成果的产出。

二、多学术带头人实验室

多学术带头人实验室由多名 PI 领导，通常在同一机构、同一部门有共同的研究议题。由于实验室内的每个 PI 都可以发起并持有基金资助，因此他们可以分担责任，增强财务弹性。缺点在于围绕研究计划和项目选择时，会有意见不统一等冲突。美国斯坦福大学的 PEARL（Precision Education and Assessment Research Lab）和得克萨斯大学健康科学中心的得克萨斯急诊医学研究中心是多 PI 实验室的典型例子，PEARL 由三名具有独特技能和学术背景的 PI 指导，他们相互补充，并可以指导具有不同兴趣的医学生，实验室通过个性化培训来确定医学教育的精准性，优化评估方法，改革医学教育。得克萨斯急诊医学研究中心是由两位 PI 创建的，他们的研究目标是开发、实施和衡量创新医学教育工具的影响。

三、研究中心

研究中心也称为研究机构，以这种研究机构的组织形式可以协调支持多个部门的多名研究人员共同研究一个议题。他们由捐助者或相关部门资助建立并维持长期运行，有些研究中心可授予学位，且有内部等级制度或晋升流程。例如，迈阿密大学卓越中心成立的戈登医学教育研究中心，是全球开展医学模拟教育研究和实践的先锋和领导者，也是医学模拟教育方法论和评估测试体系的权威机构[5]。戈登医学教育研究中心资金来源于政府、基金会资助及企业赞助和个人捐赠，有四名全职 PI，他们把至少 50% 的精力投入到医学教育研究中。再如，MERIT（McMaster Education Research，Innovation and Theory）项目[5]最初是一个多 PI 实验室，支持麦克马斯特大学设计基于问题的学习课程[6]，近年来，MERIT 已经发展成为一个研究中心，也支持医学教育研究中的学徒制[1]。堪萨斯大学医学中心 Zamierowski 体验式学习研究所内的 CoLab 研究中心，致力于深入探究个体与团队在合作中的表现差异[5]，CoLab 的成立，得益于一群具有前瞻性的机构领导者和捐助者，他们深刻认识到在医学教育领域融入社会与行为科学专业知识的重要性。通过这一跨学科的合作，其目的在于提升医学教育的精准性，优化评估方法，并推动医学教育的改革与发展。

四、研究合作组织

与正式的研究中心相比，合作组织是非正式的，没有正式的制度结构，可以由大学内跨部门或学院，甚至来自不同院校的志同道合的研究人员组成。协作者有多个 PI，并形成特定项目的团队，可随时改变其成员组成，研究组织面临的挑战是需要可靠的资金流和对通信沟通技术的依赖。例如，METRIQ（Medical Education Translational Resources：Impact and Quality）由多个机构的研究人员组成，他们研究如何开发、测量与评估教育、转化在线资源的质量[7]。METRIQ 没有实体，由跨越多个大洲的合作者组成，他们一起完成了几十个项目。再如，邦德大学的 TSC（Translational Simulation Collaborative）是研究人员利用模拟技术改进医疗保健质量的关键纽带[5]，其研究合作的重点是翻译模拟实习，通过这一平台，工作者能够将模拟实验的成果转化为提升临床护理能力的具体措施，从而在医疗领域实现知识的转化与应用。因此，他们旨在探索卫生服务的挑战，测试潜在的改进方案，并通过各种模拟技术将更好的卫生保健实践嵌入临床操作中[8]。TSC 作为一个综合性的伞形组织，为来自不同机构的众多研究合作伙伴提供了一系列复杂的财务安排、知识产权问题解决方案以及潜在利益冲突的管理策略。通过这种合作模式，TSC 能够有效地协调和整合各方资源，促进医学教育和临床实践的创新与发展，同时确保所有合作都在透明和规范的框架内进行。还有，ERLI（Academic Life in Emergency Medicine Education Research Lab and Incubator）是一个非营利性的卫生专业教育研究合作组织，专注于社交媒体技术和教育研究人员的指导[5]。ERLI 不隶属于大学，它的资助来源主要是慈善性质的。最后，TECHH（Technology，Education，and Collaboration in Healthcare Hub）是一个由六位对技术、教育和数字网络充满热情的学术带头人（PI）所协调构成的国际合作组织，该组织遵循一套共享的学术和专业行为准则，其中的一个核心原则便是倡导透明度以及研究者间的资源共享，而非相互竞争。通过这种开放的合作精神，TECHH 致力于推动知识的累积与创新，促进学术界和专业领域的共同进步。

五、研究网络

研究网络是高度结构化的，其旨在增加研究对象和机构的数量，其资金来源是复杂的，网站负责人在整个网络中一般没有代理权。例如，EMERA（Emergency Medicine Education Research Alliance）是由一群对医学教育研究感兴趣的美国西北大学急诊医学住院医师毕业生建立的，其成员提供广泛的研究培训方式并担任多样化的角色。EMERA 的使命是开展多机构研究，旨在探索急诊医学的最佳教育实践。再如，CanDREAM（Canadian Data Research for Evaluation and Analytics in Medicine）小组是加拿大皇家内科和外科医师学会在 2015 年建立的，它是一个全国性的框架，专注于基于医学教育评估的能力提升，致力于构建一个以数据驱动的评估和分析体系，旨在通过整合和分析医疗数据来优化医学教育和临床实践[9]。该小组的三位医学教育研究人员共同发起 CanDREAM 项目，其目的在于深入研究该框架的实施效果，并成功地在加拿大迅速集结了一大批教育工作者的参与和支持。

第二节 医学教育实验室的设备与技术

一、高科技医疗设备

医学教育实验室里可能会使用到的高科技医疗设备包括以下几种：

1. 模拟手术机器人 该设备可以让医学生进行模拟手术，以提高他们的技能和经验。

2. 3D 医学影像设备 通过 3D 技术，医学生可以更清晰地了解人体的内部结构，这对于理解和消化知识非常有帮助。

3. 虚拟现实（VR）和增强现实（AR）设备 让医学生在逼真的模拟医疗环境中进行实践操作，提高他们的实践能力。

4. 自动化检测设备 如自动化生化分析仪，可以进行大规模的、快速准确的生物化学分析，提高实验效率。

5. 高端显微镜和成像设备 这些设备能够提供高质量的医学影像，有助于医学生深入研究和理解人体结构和生理机能。

这些高科技医疗设备可以提高医学教育的效率和质量，为医学生提供更多的实践机会，帮助他们更好地理解和掌握医学知识。

二、信息技术在医学教育中的应用

在线课程、电子图书、学术数据库等，有利于医学生自主学习，及时获取最新的医学知识和技术进展。通过虚拟实践平台，利用虚拟现实和模拟技术，在虚拟环境中进行手术模拟、护理操作等，增强实践能力和应急处理能力。电子病历管理系统实现病历信息的数字化存储、查询和共享，这不仅提高了病历管理的效率，还有助于医生全面、系统地了解患者的病情和治疗过程。远程医疗教学通过互联网技术，实现医学知识和技能的远程传授，推动医学教育的普及和发展。医学图像分析软件可以对医学影像进行高效、精确的处理和分析，帮助医生快速准确地诊断病情，帮助医学生更好地理解和学习医学影像学知识。互动教学工具，如在线讨论平台、教学管理系统等，为医学生和教师提供丰富的互动方式。数据挖掘与分析技术可以对医学数据进行深度挖掘和分析，发现数据中的规律和关联。这不仅有助于医学研究和诊断水平的提高，还可以为医学教育提供数据支持和参考。人工智能技术在医学教育中的应用日益广泛，如智能问答系统、自适应学习平台等。这些技术可以根据医学生的学习情况和需求，提供个性化的学习资源和建议，提高医学生的学习效率和兴趣。

信息技术在医学教育中的应用已经渗透到各个方面，为医学教育的发展注入了新的动力。未来随着信息技术的不断进步和创新，其在医学教育中的应用将更加广泛和深入。

第三节 医学教育实验室的教学与培训

一、实践教学方法与策略

医学教育实验室应将理论与实践紧密结合，通过实验操作和模拟情景，医学生可以更加直观地理解医学知识,并提高其实际应用能力。互动式实验操作强调医学生的参与和互动,教师引导医学生进行实验操作,并鼓励医学生之间进行交流与讨论。激发医学生的学习兴趣,提高其动手能力和创新能力。实验室技能培训构成了医学教育实验室的核心使命之一,通过系统的技能培训,医学生可以掌握基本的实验操作技能,为后续的临床实践打下坚实的基础。小组协作学习是一种培养医学生团队合作和沟通能力的有效方法。创新实验教学鼓励医学生发挥创造力和想象力,通过设计创新性的实验项目,激发医学生的创新思维和实践能力。评估与反馈机制是确保实践教学效果的重要手段,通过定期的评估和反馈,教师可以了解医学生的学习情况,及时发现问题并进行针对性的指导。

医学教育实验室的实践教学方法与策略应注重理论与实践的结合,注重培养医学生的临床思维能力和实践能力。通过模拟病例分析、互动式实验操作、实验室技能培训等多种方法的应用,以及临床实习体验和评估与反馈机制的建立,可以全面提高医学生的临床能力和综合素质。

二、技能培训与评估

(一) 技能培训

基本操作技能是医学生必须掌握的基础技能,包括手术操作、实验室检查技术等。临床模拟训练通过模拟真实的临床环境,让医学生在实践中学习和掌握临床技能。实验室安全知识的培训同样重要,这包括实验室安全规范、危险品处理、急救措施及仪器的正确使用等,以确保实验室工作的安全。医学生应学会如何设计实验方案、实施实验、分析实验结果并得出结论。这是培养医学生科研能力和创新思维的重要途径。

(二) 评估与反馈

通过观察和评估医学生的技能操作,了解其掌握程度,对不足之处提供反馈和指导。通过考试、测验等方式评估医学生对理论知识的掌握情况,针对薄弱环节进行针对性教学。通过项目式学习、案例分析等方式,培养医学生的创新思维和解决问题的能力。

(三) 综合素质培养

除了专业技能的培训和评估外,还应注重医学生的综合素质培养。这包括职业道德、责任感、沟通能力、团队协作能力、创新思维能力等方面的培养。通过多样化的教学活动和实践机会,全面提升医学生的综合素质。

三、案例分析与讨论

(一) 案例选择与背景

选择一个具有代表性的病例,如某医院近期收治的罕见病例或典型病例。该病例应具有一定的教学价值,能够反映出某种疾病的典型症状、体征及实验室检查异常,有助于医学生理解和掌握该疾病的诊断与治疗要点。

(二) 患者病史与症状

详细记录患者的病史,包括既往史、家族史、个人史等。同时,详细描述患者的症状,如发热、咳嗽、疼痛等,以及症状的演变过程。这些信息对于疾病的初步诊断非常重要。

(三) 实验室检查与分析

列出患者所接受的实验室检查项目,如血常规、尿常规、生化检查、影像学检查等。对实验室检查的结果进行详细的分析和解读，包括各项指标的数值、临床意义及其与疾病的关联性。

（四）诊断思路与依据

根据患者的病史、症状及实验室检查结果，阐述诊断的思路和依据，分析各种可能的诊断，并逐一排除，最终确定最可能的诊断。

（五）治疗方案与效果

根据确定的诊断，提出相应的治疗方案，包括药物治疗、手术治疗、康复治疗等，跟踪患者的治疗效果，评估治疗方案的有效性。

（六）病例讨论与启示

组织医学生进行病例讨论，鼓励医学生发表自己的观点和见解。通过讨论，可以加深对疾病的理解，提高临床决策能力。同时，总结该病例的启示，如某种疾病的特殊表现、诊断过程中的经验教训等。

（七）实验室操作技术

在案例分析中，介绍与病例相关的实验室操作技术，如某种特殊检查的原理、操作方法、注意事项等。让医学生了解并掌握这些实验室操作技术，以便其在未来的临床实践中能够熟练应用。

（八）临床与实验室结合

强调临床与实验室的紧密结合在疾病诊断与治疗中的重要性。分析实验室检查结果如何为临床决策提供重要依据，以及如何将临床信息与实验室检查结果相互印证，提高诊断的准确性和治疗的有效性。

通过以上案例分析与讨论，医学生不仅能够加深对疾病的理解，还能够提高临床决策能力、实验室操作技术以及临床与实验室结合的能力，为未来的医学实践打下坚实的基础。

第四节　医学教育实验室的科研与创新

一、医学生科研项目与实践

（一）选题

在项目选题阶段，实验室的教师团队会根据医学生的兴趣和特长，结合实验室的资源和研究方向，为医学生提供个性化的选题指导。选题注重实际性和创新性，旨在培养医学生的科研兴趣和独立思考能力。在选题过程中，教师还会帮助医学生明确研究目标和研究方法，确保项目的可行性和科学性。

（二）实践技能

在实践技能培养方面，定期的实验技能培训和实践操作使医学生掌握基本的实验技能和安全规范。鼓励医学生参与实验室的科研项目和实践活动，通过实际操作提高实验技能。实验室还需开展科研讲座和学术交流活动，为医学生提供更广阔的学习和交流平台。

（三）数据收集与分析

数据收集与分析是科研项目的重要组成部分。教师团队会指导医学生如何设计实验方案、采集样本、记录数据等。同时，还会教授医学生使用统计软件对数据进行分析，解读实验结果。在这一过程中,医学生不仅学会了数据处理和分析的方法,还培养了严谨的科研态度。

(四) 实验结果

实验结果的展示与交流是科研项目的重要环节。实验室需为医学生提供多种展示平台,如学术报告会、学术沙龙等。医学生可以通过这些平台展示自己的研究成果,与同行进行交流和讨论。这不仅锻炼了医学生的表达能力,还拓宽了他们的学术视野。

二、教师科研活动与成果

(一) 实验设计与实施

实验设计与实施是至关重要的一环。教师们根据研究目标,制订详细的实验方案,包括样本选择、实验方法、数据分析等各个方面。他们要严格遵守科研伦理和规范,确保实验结果的准确性和可靠性。

(二) 丰富教学资源

教师们注重将科研成果转化为教学资源,丰富教学内容和方法。通过开设实验课程、组织学术讲座、指导医学生科研等方式,将最新的科研成果和前沿技术引入教学中,激发医学生的学习兴趣和科研热情。

(三) 论文发表

学术论文发表是衡量教师科研成果的重要指标之一。这些论文不仅展示他们的科研能力和学术水平,也可以为国内外的同行提供宝贵的参考和借鉴。同时,通过学术论文的发表,他们也扩大了自己的学术影响力,提升了实验室的知名度。

(四) 建立团队

一个优秀的科研团队是取得科研成果的重要保障,通过引进优秀人才、培养青年骨干、加强团队协作等方式,可打造一支高水平的科研团队。在这个团队中,成员们要相互支持、相互学习、共同进步,能够形成良好的科研氛围和团队合作精神。

(五) 成果转化

科研成果的转化和应用是科研活动的最终目的。研究人员积极与企业、医院等合作,推动科研成果的转化和应用。这些应用不仅可以为医学领域的发展提供有力支持,也为社会带来实在的效益和贡献。

三、创新技术在医学教育中的应用

(一) 手术模拟

虚拟实境手术模拟技术可以为医学生提供一个高度逼真的手术操作环境。通过佩戴虚拟现实头盔和手部追踪设备,医学生可以模拟进行各种手术操作,包括切割、缝合等。这种技术使医学生能够在无风险的环境中反复练习手术技能,提高手术操作的熟练度和准确性。

(二) 远程教学

远程医疗教学平台利用互联网和多媒体技术,将优质的医疗资源连接到偏远地区和学校。通过这个平台,医学生可以观看专家手术示范、参与在线病例讨论、接受远程指导等。这种技术打破了地域限制,使更多人能够享受到高质量的医学教育。

(三) 人工智能

人工智能(AI)辅助诊断系统可以通过分析大量的医疗数据和影像资料,为医生提供精准的诊断建议。在医学教育中,AI可以作为辅助教学工具,帮助医学生理解和掌握诊断方法,实时反馈和纠错机制,帮助医学生提高诊断准确性和效率。

(四) 3D打印

3D打印技术可以快速制作出高度逼真的医学模型,包括人体器官、病变组织等。这些模型可以用于解剖教学、手术模拟等多个方面。通过观察和操作这些模型,医学生可以更加深入地了解人体结构和病变特征,提高空间想象力和实践能力。

(五) 辅助医学影像技术

医学影像技术,如超声、CT、MRI等在现代医学教育中发挥着重要作用,通过这些技术获取的图像资料可以帮助医学生更加直观地了解人体结构和病变情况。

(六) 电子病历与数据管理系统

电子病历与数据管理系统可以实现医疗数据的电子化、网络化和智能化管理。通过这些系统,医学生可以方便地查阅和分析患者的病历资料、实验室检查结果等信息,培养医学生的数据分析和处理能力。

创新技术在医学教育中的应用正在改变传统的教学方式和方法,使医学教育更加高效、有趣和个性化。随着未来技术的不断进步和应用领域的拓展,创新技术将在医学教育中发挥更加重要的作用。

第五节　医学教育实验室的挑战与未来趋势

一、设备更新与技术进步的挑战

医学教育实验室的设备是保证教学质量的重要基础。然而,许多医学实验室仍在使用陈旧的设备,无法满足现代医学教育和科研的需求。随着医学技术的迅速发展,新型医疗设备和技术层出不穷,实验室设备的更新换代显得尤为重要。

例如,传统的解剖模型和模拟人偶在教学中逐渐被高科技的虚拟现实(VR)和增强现实(AR)技术所替代。这些新技术能够提供更为真实的临床体验,帮助医学生更好地理解复杂的医学概念和操作技能。然而,由于资金不足和管理不善,许多医学教育实验室未能及时更新设备,导致医学生在实践中缺乏必要的技术支持。

除了设备更新外,教师和医学生对新技术的掌握程度也至关重要。许多医学教育实验室在引进新设备时,往往忽视对教师和医学生的培训,导致教师无法充分利用新设备进行教学,医学生也无法在实践中获得应有的技能。因此,医学教育实验室需要建立系统的培训机制,确保教师和医学生能够熟练掌握新技术和设备的使用。

医学教育实验室的技术与设备更新为医学教育带来革命性的变革,这些先进的技术和设备不仅可以提高实验教学的质量和效率,还能够为医学生提供更加先进、真实的学习环境。随着科技的不断发展,相信未来医学教育实验室的技术与设备将会更加先进、完善。

二、教学方法与策略的创新

（一）互动式教学模式

互动式教学模式强调医学生的参与和互动，通过小组讨论、角色扮演、问题解答等方式，激发医学生的学习兴趣和主动性。

（二）案例分析与讨论

医学教育实验室可以利用真实病例进行案例分析与讨论。这种教学方式有助于医学生深入理解疾病的发生机制、病理生理过程以及诊断治疗策略。同时，通过分析讨论，医学生的临床思维和解决问题的能力也能得到锻炼。

（三）实时反馈与评估机制

实时反馈与评估机制是确保教学质量的有效手段，通过在线测试、作业提交、实验报告等方式，及时获取医学生的学习进度和效果反馈，并根据反馈调整教学策略。

（四）创新创业训练

医学教育实验室可以通过开展创新创业训练、举办创新竞赛、邀请行业专家进行讲座等方式，培养医学生的创新思维和创业精神。同时，实验室还可以提供创新实践平台，如开放实验室、创新实验室等，为医学生提供充足的创新实践机会。

（五）临床实践

科研与临床的结合是培养实用型医学人才的重要途径，医学教育实验室可以与临床医院或研究机构合作，为医学生提供实践机会，让他们参与真实的科研项目和临床工作。

通过多种技术设备及创新方法，可以培养出更多具有创新精神和实践能力的医学人才。

三、跨学科合作与交流

（一）技术平台互通

技术平台的互通是跨学科合作与交流的关键环节。医学教育实验室可以利用其他学科领域的技术平台，如生物技术、信息技术、工程技术等，为医学研究和教育提供更加先进、高效的技术支持。同时，也可以将自己的技术平台与其他学科共享，促进技术的交流与推广。

（二）数据资源融合

数据资源的融合是跨学科合作与交流的重要内容。医学教育实验室可以与其他学科领域进行数据资源的共享与整合，利用大数据分析、挖掘等技术手段，挖掘数据中的潜在价值，为医学研究和决策提供有力支持。

（三）学术交流活动

学术交流活动是跨学科合作与交流的重要形式之一。医学教育实验室可以定期举办学术讲座、研讨会、论坛等活动，邀请其他学科领域的专家学者进行交流和分享，拓宽研究人员的学术视野和思路，为医学领域的发展注入新的活力。

（四）政策与资金支持

政策与资金支持是跨学科合作与交流的重要保障。政府和相关部门可以出台相关政策，鼓励和支持医学教育实验室的跨学科合作与交流。同时，也可以提供资金支持，用于推动跨学科项目的开展和实施，从而为医学教育实验室的跨学科合作与交流创造更加有利的条件和环境。

医学教育实验室的跨学科合作与交流在推动医学教育进步和发展方面具有重要意义。通过多重手段及多部门的联合促进知识的整合与创新,加强学科之间的互补与协同,为培养具有创新能力和综合素质的医学人才提供有力支持。

医学教育实验室的未来展望充满可能和挑战,通过智能化与自动化、跨学科融合与创新、绿色环保与可持续发展、国际化与全球合作以及科研与临床结合等方向的发展,医学教育实验室将为医学领域的进步和发展提供强大的动力和支持。同时,也需要不断加强政策支持、资金投入和人才培养等方面的工作,为实验室的可持续发展提供有力保障。

(张天彪)

参考文献

[1] KAHLKE R, VARPIO L. Positioning the work of health professions education scholarship units: How Canadian directors harness institutional logics within institutional orders to convey unit legitimacy [J]. Acad Med, 2019, 94(12): 1988-1994.

[2] DEIORIO N M, YARRIS L M, HAUSWALD M. Education research: Priority designs and common misperceptions [J]. Acad Emerg Med, 2013, 20(11): 1190-1193.

[3] HU W C, THISTLETHWAITE J E, WELLER J, et al. 'It was serendipity': A qualitative study of academic careers in medical education [J]. Med Educ, 2015, 49(11): 1124-1136.

[4] IRBY D M, O'SULLIVAN P S. Developing and rewarding teachers as educators and scholars: Remarkable progress and daunting challenges [J]. Med Educ, 2018, 52(1): 58-67.

[5] GISONDI M A, MICHAEL S, LI-SAUERWINE S, et al. The purpose, design, and promise of medical education research labs [J]. Acad Med, 2022, 97(9): 1281-1288.

[6] EVA K W, ROSENFELD J, REITER H I, et al. An admissions OSCE: The multiple mini interview [J]. Med Educ, 2004, 38(3): 314-326.

[7] COLMERS-GRAY I N, KRISHNAN K, CHAN T M, et al. The revised METRIQ score: A quality evaluation tool for online educational resources [J]. AEM Educ Train, 2019, 3(4): 387-392.

[8] BRAZIL V. Translational simulation: Not 'where?' but 'why?' A functional view of in situ simulation [J]. Adv Simul (Lond), 2017, 2: 20.

[9] THOMA B, HALL A K, CLARK K, et al. Evaluation of a national competency-based assessment system in emergency medicine: A CanDREAM study [J]. J Grad Med Educ, 2020, 12(4): 425-434.

第四章
医学精准教育

医学精准教育（precision medical education，PME）是一种系统化方法，它整合纵向数据与分析技术，以实现对教育干预的精确指导，PME 通过连续、及时且周期性的干预措施，针对每位学习者的个性化需求和目标，提供定制化的教育支持[1]。其强调在医学知识的传授、技能的培养及临床实践中实现个体化、精细化的教育，以满足现代医学对高素质医学人才的需求。

随着医学技术的快速发展，传统的医学教育模式已无法满足现代医学的需求。教育内容需要越来越多的个性化内容、途径和评估相配合的培养模式。在医学教育领域，基于胜任力的医学教育（competency-based medical education，CBME）的核心理念是认识到每位医学培训生都是独一无二的个体，拥有不同的学习目标、优势和成长需求。然而，这种个性化的教育模式需要处理和分析大量数据，以确保医学教育干预能够及时响应培训生、教师和项目的需求，适应不断变化的医学教育环境。医学精准教育（PME）作为一种新兴的教育模式，有望解决这些问题，其强调理论与实践相结合，注重临床实践能力的培养，并关注将最新的医学研究成果融入教育中。现代科技通过虚拟现实、人工智能等技术，模拟真实的临床场景，为培训生提供更为身临其境和直观的学习体验。同时，大数据分析技术也助力教育者更深入地了解培训生的学习情况，实现医学精准教育的目标。

在这种教育模式下，教育者利用先进的技术手段和个性化教学方法，为学生提供符合其学习需求和职业发展目标的教育服务，包括提供定制化的学习资源、设置多样化的学习任务、开展个性化的辅导和评价等，以激发学生的学习兴趣和动力，促进其全面发展。精准的医学教育对于培养高素质医学人才、推动医学科学发展、提高医疗服务质量等方面具有至关重要的意义。

医学精准教育与传统医学教育在教育理念、教学方法、教学内容等方面存在明显的区别。首先，传统医学教育主要注重学生对基础医学知识和临床技能的掌握，强调知识的系统性和全面性。医学精准教育则更加注重个体化、精准化的教育理念，强调根据每个学生的特点和需求进行有针对性的教学，注重培养学生的创新思维和解决问题的能力。其次，传统医学教育通常采用讲授式教学，以教师为中心，注重知识的灌输和记忆。医学精准教育则更加注重学生的参与和互动，采用多种教学方法，如小组讨论、案例分析、模拟训练等，旨在激发学生的学习兴趣和积极性，培养他们的主动学习能力和批判性思维。最后，传统医学教育的教学内容主要集中在基础医学知识、临床技能和疾病治疗等方面，注重知识的广度和深度。医学精准教育则更加注重个体化、精准化的教学内容，包括精准诊断、精准治疗等精准医学技术。

第一节 医学精准教育的基本概念

在医学教育中，传统的教育模式往往忽视了学生的个体差异，难以实现教育的最大效果。因此，医学精准教育逐渐受到重视，以学生的个体差异为基础，结合现代教学理论和技术手段，旨在提供更符合学生特点的教育方案，提高学生的学习效率和质量。

一、个性差异分析

个性差异分析是医学精准教育的基础。通过对学生的性格、兴趣、能力等多方面的分析，可以了解每个学生的独特之处，为后续的教学提供依据。在医学精准教育中，个性差异分析可以帮助教师更好地了解学生的学习习惯、学习动机等，从而制订更合适的教学方案。

二、学习需求识别

学习需求识别是医学精准教育的关键步骤。通过与学生沟通、观察学生的学习行为等方式，识别出学生的学习需求，包括知识、技能、情感等多个方面。在医学精准教育中，学习需求识别可以帮助教师了解学生对医学知识的需求、对临床技能的掌握程度等，从而针对性地开展教学活动。

三、精准教学策略

精准教学策略是根据个性差异和学习需求制订的教学方案。通过采用不同的教学方法和手段，满足不同学生的学习需求。在医学精准教育中，教学策略可以包括个性化教学计划、差异化教学内容、灵活多样的教学方式等，以提高学生的学习兴趣和效果。

四、多元智能理论

多元智能理论是医学精准教育的重要理论基础之一。该理论认为，每个人都具有多种智能，包括语言智能、数学逻辑智能、空间智能、身体运动智能等。多元智能理论可以帮助教师发现学生的优势，从而制订更符合学生特点的教学方案。

五、成功教育理论

成功教育理论强调每个学生都有成功的潜能和机会。成功教育理论可以为教师提供指导和支持，帮助他们关注学生的个体差异，提供合适的教学支持和挑战，使学生能够体验到成功和自信，进而激发他们的学习潜能和创造力。

六、学习风格研究

学习风格是学生在学习过程中表现出的偏好和特征。通过对学生的学习风格进行研究,教师可以更好地了解学生的学习特点和需求,从而制订更符合学生学习风格的教学方案。在医学精准教育中,学习风格研究可以帮助教师发现学生的学习偏好和优势,如视觉学习者、听觉学习者等,从而调整教学方式,提高教学效果。

七、自主学习培养

自主学习培养是医学精准教育的重要目标之一。通过培养学生的自主学习能力,可以帮助学生更好地适应未来的学习和工作需求。在医学教育中,自主学习培养可以包括提供学习资源、指导学习方法、鼓励独立思考和实践等方式,以培养学生的自主学习能力和创新精神。

八、持续评估与反馈

持续评估与反馈是医学精准教育的重要环节。通过对学生的学习过程和学习成果进行持续评估,教师可以及时发现问题和不足,并为学生提供有针对性的反馈和指导,以提高教学效果和学生的学习质量。

医学精准教育的基础理论涉及多个方面,这些理论和方法可以为医学教育提供有力的支持和指导,有助于实现更加有效和个性化的教学,提高医学生的学习效率和质量。在未来的医学教育中,应进一步深入研究和实践这些基础理论和方法,以适应不断变化的医学教育需求和社会发展趋势。

第二节　医学精准教育的实践方法

一、深入分析学生需求

医学精准教育的第一步是对学生的需求进行深入分析,包括了解学生的学术基础、兴趣爱好、职业规划、个性特点等方面。通过问卷调查、面试、测试等多种方式,收集学生的信息,为后续的教育设计提供依据。

二、设计个性化的课程体系

基于学生需求分析的结果,设计个性化的课程体系。课程应涵盖基础医学知识、临床技能、前沿医学进展等多个方面,同时注重理论与实践相结合,培养学生的实际操作能力。此外,课程还应具有一定的灵活性,允许学生根据自己的兴趣和职业规划选择相应的模块。

三、实施导师制

为每位学生配备一名导师,负责指导学生的学习和研究。导师应根据学生的个性特点和需求,制订个性化的学习计划和研究方案,帮助学生解决学习和研究过程中遇到的问题。同时,导师还应关注学生的职业发展,提供职业规划建议和指导。

四、强化实践技能

医学生的实践技能是其未来职业发展的重要基础。因此,在医学精准教育中,应重视实践技能的培养。通过临床实习、模拟训练、案例分析等多种方式，强化学生的实践技能，提高其临床操作能力。

五、培养创新能力

创新是医学发展的关键驱动力。在医学精准教育中，应注重培养学生的创新意识和能力。通过开设创新课程、组织科研活动、鼓励学生参与学术交流等方式，激发学生的创新思维，培养其独立思考和解决问题的能力。

六、提供跨学科学习机会

现代医学的发展越来越依赖于多学科的交叉融合。在医学精准教育中，应为学生提供跨学科学习的机会。通过开设跨学科课程、组织跨学科研究项目等方式，拓宽学生的知识视野，培养其综合运用多学科知识解决问题的能力。

七、建立反馈与评估机制

建立有效的反馈与评估机制对学生的学习过程和成果进行定期评估和反馈。通过学生自评、导师评价、同行评价等多种方式，全面了解学生的学习状况和需求，为后续的教育调整提供依据。同时，及时给予学生正面的反馈和鼓励，激发其学习动力和自信心。

八、持续跟进与调整

医学精准教育是一个持续的过程，需要不断地跟进和调整。根据学生的反馈和评估结果，及时调整教育方案，优化课程设计，改进教学方法，以满足学生的不断变化的需求。关注医学领域的最新动态和发展趋势，及时更新教育内容，确保教育的时效性和前瞻性。

医学精准教育是一种全新的教育理念和实践方法，旨在培养具有创新精神和实践能力的医学人才。通过深入分析学生需求、设计个性化的课程体系、实施导师制、强化实践技能、培养创新能力、提供跨学科学习机会、建立反馈与评估机制以及持续跟进与调整等措施，我们可以为医学生提供更加个性化、全面化的教育支持，助力其成为未来医学领域的栋梁。

第三节 医学精准教育的课程设计指导原则

一、指导原则：4P 医学教育框架

2012 年莱诺·伊·胡德（Leroy E. Hood）首次提出精准医学 4P 医学教育框架，4P 的定义为：预防性（preventive）、预测性（predictive）、个体化（personalized）和参与性（participatory）。4P 医学教育更加强调人的主动性，强调日常生活行为对疾病发生发展的重要性，强化对个体生活行为的干预以达到预防疾病、控制发展的目标。精准医学的经验可以为制定医学精准教育（PME）指导原则提供信息。4P 医学教育框架概述了转型性和高效的卫生保健核心要素，其重点在于疾病预防和早期筛查，该框架强调根据个体患者的基因型和表型进行个性化治疗，并重视患者的积极参与作用。此外，它还涵盖了预测患者风险和疾病轨迹的能力[2-3]。

在4P医学教育框架中，PME须采取积极主动的姿态，致力于为培训生及其所属项目提供及时且持续的进展反馈，以及对知识增长领域的建议。这种主动性是偏离传统教育途径中被动视角的关键。通过早期且迅速地识别培训生需求，是确保每个培训生成功的关键[4]。主动性是PME系统连续、及时和循环的关键特征，积极主动的PME依赖于持续收集关于培训生的经验、评估能力、结果、需求和目标的纵向数据。通过监控教育绩效并实时提醒培训生及其教师的变化来培养主动性[5]。自动监测培训生的参与度和掌握程度，使教师在课程进行中进行修改，而不是等到课程结束。

对数据应用精确分析（包括人工智能和决策支持工具），在每个培训生层面产生及时的个性化见解；教育经验和评估也必须根据每个培训生的需求和目标进行个性化的评估，以帮助他们达到最大的潜力，这是PME的一个核心特性[6]。为此，每位培训生都应该接受个性化的学习评估和指导，以满足其独特的需求和目标。通过运用预测建模[7]、AI[8]和决策支持工具[9]等多种方式分析数据和结果，教育者可以结构性地调整教学方法，从制作学习资料、修改内容到调整教学节奏，设计精确的干预措施[10]。这些干预措施的实施需要培训生的积极参与，确保其不仅可以提供价值，而且具有实际可信度[11]。该方法全面成功的关键是培训生和教师之间的伙伴关系，通过这种关系，可以定期和周期性地为教育决策提供信息，确保教育干预措施的真实性和可信度。

精确干预措施的设计应基于证据，证明它们可预测未来有意义的教育结果[12]。预测性分析一直是医学教育研究的焦点，旨在确定与各级教育和实践的成功相关的因素[13]，在PME模型中，培训生和教师可以随时获得预测结果（如考试成绩，临床技能评估等），设计个性化干预措施，为短期学习评估以及长期教育规划提供信息。

二、医学精准教育的课程体系构建

医学精准教育的课程体系构建是一个涉及多个方面的复杂过程。首先要明确教育的目标，包括培养学生的创造力、批判性思维、自主学习能力、人际交往能力等。目标设定将直接影响到后续课程设计、教学方法以及评价体系的构建。了解学生的需求是构建医学精准教育课程体系的基础。可以通过问卷调查、面谈等方式，收集学生对课程内容、教学方法、学习资源等方面的需求和建议，确保课程设计与学生的实际需求紧密相连。为了满足学生的个性化需求，课程设计需要多元化和灵活性，包括设置不同类型的课程（如必修课、选修课、拓展课等），提供多样化的课程内容，以及设计跨学科的课程项目。医学精准教育强调学生的主体性和参与性，因此需要采用多种教学方法来激发学生的学习兴趣和积极性。例如，可以运用项目式学习、协作学习、探究学习等教学方法，让学生在实践中学习和成长。医学精准教育的评价体系需要关注学生的学习过程和学习成果。除了传统的考试成绩外，还应注重学生的参与度、创新能力、批判性思维等方面的评价。同时，评价应该是动态和持续的，以便及时调整课程设计和教学方法。在构建医学精准教育课程体系后，需要实施和调整。也要关注教育技术的发展趋势，不断更新和完善课程体系。

医学精准教育的课程体系构建是一个复杂而系统的过程，需要教育者从多个角度进行思考和规划。通过明确教育目标、分析学生需求、设计多元化课程、采用多种教学方法、构建评价体系以及实施与调整等步骤，构建一个满足学生个性化需求的课程体系，为学生的全面发展提供支持。

三、精准医学跨学科课程的整合与创新

随着科技进步和社会变革，许多现实问题变得日益复杂，需要综合运用多学科知识来解决。明确精准医学跨学科课程整合与创新的目标，如培养学生的综合能力、提高解决实际问题的能力等。运用项目式学习、问题式学习等方法，引导学生主动探究、合作学习，培养他们的创新精神和解决问题的能力。鼓励教师之间的合作与交流，共同开发跨学科课程，形成一支具备跨学科素养的教师团队。结合学生的兴趣和需求，设计跨学科的综合课程，如环境科学、生命科学等，让学生在解决实际问题的过程中综合运用多学科知识。充分利用各种教学资源，如实验室、图书馆、校外实践基地等，为精准医学跨学科课程整合与创新提供有力支持。建立科学的评价体系，对精准医学跨学科课程整合与创新的效果进行定期评估，及时调整教学策略，确保教学目标的实现。

精准医学跨学科课程整合与创新是教育发展的重要趋势，对于培养具有全面素质和创新精神的人才具有重要意义。然而，在这一过程中也面临着诸多挑战，如教师素质提升、课程设计优化和评价体系完善等。因此，需要不断努力探索和完善相关策略，以适应时代发展的需要，培养出更多具有创新精神和全面素质的人才。

第四节 医学精准教育的实施策略

一、医学精准教育的教学策略与模式

实施 PME 包括应用 4P 医学教育框架主动收集关于医学培训生教育背景的综合数据进行分析，以制订精确的干预措施，例如个性化资源推荐、量身定制的评估和及时的指导，让培训生在整个过程中发挥核心参与作用。

（一）基础能力和资源

4P 医学教育框架应充分利用其固有优势，并积极发掘新的能力和资源。该框架在培训项目中的广泛实施是实现从试点阶段向常规应用转变的关键条件。

（二）灵活的教育途径和课程

为充分实现 PME 和 CBME，需要构建一个反应迅速的教育环境，该环境能够支持基于灵活性和动态能力为核心的教育进步[3]。医学教育的许多方面都是固定的，这是具有挑战性的。典型的例子是医学生见习和住院医生轮岗时间表，这两者通常都是提前确定的，但可能会受到需求和专业兴趣影响，进行动态的个性化更改。PME 方法的一个例子是，随着培训生在一年中的进步，根据预期专业的变化或在特定临床技能方面表现出的能力，修改培训生轮岗时间表。全国儿科教育 Continuum 联盟使用了纵向儿科见习模型，该模型应用于住院医师[3]。

（三）纵向培训数据和结果

PME 干预依赖于对培训生全面数据的获取与评估。医学院普遍采用数据库技术整合来自不同来源的结果数据，以融合临床电子健康档案（electronic health record，EHR）数据。EHR 数据蕴含的潜在价值在于其能够量化培训生随时间推移所接触的病例诊断情况，从而将教育干预与患者及卫生保健系统结果的影响紧密联系起来[3]。因此，必须致力于简化这

些数据的获取与应用流程，并收集充分的有效性证据以证实其合理性。参考数据可以包括医疗团队的背景和患者的反馈，这两者都是衡量实习生对临床贡献的重要指标。PME 受益于先前在转化医学教育和教育成果研究方面的工作，这些研究评估了教育因素（例如暴露、干预、评估）与随后的教育、专业、患者或卫生保健系统相关结果之间的关系。与传统转化研究的范式一样，转化医学教育的学术成果必须反馈给受训者和培训机构，才可得以改进。4P 医学教育框架通过以迭代、周期性的方式将精确干预与结果预测联系起来，整合了转化医学教育的这一概念。

（四）分析工具和技术

将培训生的数据和成果转化为对每个培训生的教育和评估有意义的改变，需要新的分析和教育工具。这些工具包括仪表板和计算机系统，以便于向培训生和教师展示个性化数据。在这些面向培训生和教师的应用程序下面是算法，这些算法建议根据每个培训生之前的教育经历、需求和目标自动触发并适应教育干预。医学院与学术医疗中心的临床信息学和数据分析团队之间的合作可以帮助开发这些新的 PME 技术。这些基于技术的解决方案一旦建立起来，可以扩展高质量的 PME 工作，从而节省教育资源。

（五）文化和参与

PME 的影响将受到限制，除非在自主学习、教师及机构的持续改进和发展中得到体现。关键环节包括：积极参与这些 PME 项目的设计和监督、精确的分析以及定期评估和干预。

二、医学精准教育的师资培养与团队建设

随着教育理念的不断更新，传统教育模式已经无法满足现代学生的需求。医学精准教育强调因材施教，要求教师能够根据学生的个体差异进行有针对性的教学。因此，师资培养是实现教育变革的关键。医学精准教育注重学生的全面发展，包括知识、技能、情感态度等方面。师资培养可以帮助教师更好地理解和关注学生的个性化需求，促进他们的全面发展。

组织教师参加各类教育理念培训班，让他们了解医学精准教育的内涵、目标和要求，树立正确的教育观和学生观。通过组织教学观摩、教学研讨等活动，帮助教师掌握先进的教学方法和手段，提高他们的教学技能。鼓励教师学习跨学科知识，提升综合素养，通过跨学科教学，培养学生的创新思维和解决问题的能力。加强教师之间的团队合作，促进资源共享和经验交流，通过团队协作，共同应对医学精准教育中的挑战。

团队建设有助于形成教育合力，使教师在共同的目标和信念下协同工作，提高教育教学的整体效果。团队建设可以促进教师之间的资源共享，包括教学经验、教学资料、教学方法等，从而提高教学效率和质量。团队建设可以为教师提供一个互相学习、互相启发的平台，有助于激发教师的创新精神，推动医学精准教育的深入发展。通过设立奖励机制、晋升机制等，激发教师的积极性和创造力，促进团队的持续发展。

医学精准教育的师资培养与团队建设是一项长期而艰巨的任务，不仅需要教育部门和学校的高度重视和支持，更需要广大教师的积极参与和共同努力。只有通过不断的学习、实践和创新，才能不断提高教师的专业素养和团队合作能力，为培养具有创新精神和实践能力的优秀人才作出更大的贡献。

三、医学精准教育的评价与反馈机制

(一) 评价方法的多元化

医学精准教育要求采用多元的评价方法,以全面、准确地反映学生的学习成果和进步。具体包括以下方面。①过程性评价:关注学生在学习过程中的表现,如参与度、合作精神、解决问题的能力等。②总结性评价:关注学生的学习成果,如作业质量、考试成绩、作品展示等。③自我评价:鼓励学生自我评价,培养他们的自我认知和反思能力。④他人评价:包括教师评价、同伴评价等,以便从多个角度全面评价学生的学习情况。

(二) 反馈机制的构建

反馈机制是医学精准教育中不可或缺的一环。反馈机制应包括以下方面。①定期反馈:教师定期向学生提供学习反馈,包括学习成果、学习进度、存在的问题等。②个性化反馈:根据学生的学习特点和需求,提供个性化的反馈和建议。③互动反馈:鼓励学生之间互相提供反馈,促进合作学习和共同成长。

(三) 教学调整策略的制定

根据学生的反馈和评价结果,教师需要制定个性化的调整策略,以满足学生的学习需求。①调整教学内容和难度:根据学生的实际水平和兴趣,调整教学内容和难度,使其更符合学生的个性化需求。②改变教学方法和手段:根据学生的学习特点和偏好,选择适合的教学方法和手段,提高学生的学习效率和兴趣。③提供个性化的学习资源:为学生提供丰富的学习资源,包括图书、网络课程、实验设备等,以满足他们的个性化学习需求。

(四) 效果跟踪与调整

医学精准教育的评价与反馈机制需要持续跟踪效果,以便及时发现问题和进行调整。①定期评估教育效果:通过定期的评价和测试,了解学生在医学精准教育下的学习效果和进步情况。②收集学生反馈:定期收集学生的反馈意见,了解他们对医学精准教育的满意度和建议。③监测调整策略的有效性:对个性化调整策略进行监测和评估,确保其有效性和适应性。

(五) 机制的优化与创新

医学精准教育的评价与反馈机制需要不断优化和创新,以适应不断变化的教育环境和学生需求。①定期检查机制的有效性:定期对评价与反馈机制进行检查和评估,发现问题及时改进。②探索新的评价方法和技术:关注教育领域的最新发展,尝试将新的评价方法和技术应用于医学精准教育中。③鼓励教师创新实践:鼓励教师根据实际情况创新评价与反馈机制,提高精准医学的效果和质量。

医学精准教育的评价与反馈机制是一个复杂而重要的系统工程,通过多重手段逐步建立起一套科学、有效的医学精准教育评价与反馈机制,为学生的全面发展提供有力保障。

第五节 医学精准教育的未来发展

一、医学精准教育的挑战与机遇

技术创新为医学精准教育提供了强大的支持。人工智能、大数据、云计算等技术的融合应用,使得教育者能够更深入地挖掘数据价值,实现教育内容、方法和手段的创新。

医学精准教育不仅涉及医学领域的知识和技能,还需要与生物学、化学、物理学、计算机科学等多个学科进行深度融合。这种跨学科融合为医学教育带来了前所未有的机遇,有助于培养具有全面视野和创新能力的高素质医学人才。政府的政策支持对于医学精准教育的发展至关重要。政府需要出台相关政策,为医学教育提供资金、技术和人才等方面的支持。同时,政府还需要加强对医学教育质量的监管和评估,确保教育质量和教育公平。

医学精准教育面临着多方面的挑战和机遇,只有不断创新、深化改革、加强合作与交流、争取政策支持与引导,才能推动精准的医学教育不断向前发展。

二、医学精准教育在全球化背景下的发展趋势

随着全球化的深入发展,医学精准教育正迎来前所未有的变革,在国际化、信息化和跨学科融合的大背景下,医学教育的目标、内容和手段都在发生深刻变化。

在全球化背景下,国际教育资源共享成为可能,医学精准教育将充分利用这一机遇,通过国际合作与交流,共享优质的教学资源,包括教材、案例、实验室设备等,以提高教育质量和效率。远程教育的快速发展为医学教育提供了新的可能,医学精准教育将借助信息技术手段,实现远程教学、在线学习、实时互动等功能,使更多人能够享受到优质的医学教育资源,推动医学教育的普及和均等化。随着医学精准教育理念的普及,个性化的学习路径将成为医学精准教育的重要方向。教育机构需根据每个学生的学习需求和能力特点,为他们量身定制学习计划和资源推荐,以实现更高效、更有针对性的学习。随着全球化的发展,全球健康治理成为各国共同关注的议题。医学精准教育将积极参与全球健康治理,通过国际合作与交流,共同应对全球性的健康挑战,推动全球健康事业的发展。

医学精准教育在全球化背景下将呈现出国际化教学资源共享、远程医学教育普及、个性化学习路径、全球健康治理参与等发展趋势。这些趋势将共同推动医学教育的进步和创新,培养出更多高素质、高水平的医学人才,为全球健康事业的发展作出重要贡献。

三、医学精准教育与未来医学模式的融合

随着科技的进步和医学领域的发展,医学精准教育已成为医学教育领域的新趋势,未来的医学模式也在发生深刻变化,医学精准教育与未来医学模式的融合将培养出适应新时代需求的医学人才。

1. 未来医学模式的特点 未来医学模式将更加注重 4P 医学(预防性、预测性、个体化和参与性),强调疾病的预防和早期预测,同时鼓励患者积极参与自己的健康管理。

2. 未来医学技能的要求 未来医学技能要求医学人才具备全面的临床技能、数据分析能力、团队合作能力和终身学习能力。他们应能够利用最新的科技手段进行疾病的预防、诊断和治疗,同时具备跨学科的知识背景和沟通能力。

3. 医学精准教育与未来医学模式融合策略和方法 要实现医学精准教育与未来医学模式的融合,需要采取以下策略和方法:一是加强教学内容与未来医学需求的对接,确保教育内容具有前瞻性和实用性;二是运用现代科技手段改进教学方法,如利用人工智能、虚拟现实等技术提高教学效果;三是加强实践教学环节,使学生能够将理论知识应用于实际临床

工作中。

4. 实现医学精准教育与未来医学模式融合的重要途径 跨界合作与交流是实现医学精准教育与未来医学模式融合的重要途径。医学教育机构应积极与生物技术、信息技术、工程学等其他领域的机构合作，共同开发课程资源、开展科研项目，推动跨界人才培养。同时，还应加强国际交流与合作，吸收借鉴国际先进的教育理念和技术手段，提高我国医学教育的国际化水平。

5. 教育模式创新 为实现医学精准教育与未来医学模式的融合，需要不断创新教育模式，包括采用线上线下相结合的教学方式、推广慕课和微课等新型教学资源、建立跨学科的教学团队等。此外，还应注重培养学生的自主学习和终身学习能力，使他们能够适应未来医学领域的变化和发展。

6. 实施挑战与前景 在实施医学精准教育与未来医学模式融合的过程中，可能会面临一些挑战，如技术更新迅速、教育资源不均等、教学方法创新等。然而，随着技术的不断进步和政策的支持，这些挑战将被逐一克服。展望未来，精准的医学教育与未来医学模式的融合将为我国培养出更多高素质、高水平的医学人才，为推动全球健康事业的发展作出重要贡献。

PME 是一种新兴的范式，越来越多的人认识到，每个培训生都是独一无二的，教育和培训的个性化程度越来越高，医学教育正在进入一个成果数量和来源都在增长的时代，医学教育工作者拥有新的分析和 AI 工具，可以获得更多的教育理论支持。

PME 可以指导项目制定和实施精确的教育策略，这些策略在教育上是主动的，对每个培训生都是个性化的，以支持渐进式的自主学习，旨在使培训生成为积极的参与者，并专注于预测有意义的未来结果。全面实现 PME 将需要开发新的基础能力和资源，以支持对培训生的纵向成果和临床数据的管理，建立有效干预措施的学术基础，共享关键技术和分析工具以形成有力的建议，提供灵活的教育途径使培训生能够获得定制化的学习体验，并培养支持这种新型教育和培训理念的文化。同时，必须解决 PME 潜在的缺陷，如在装备培训生和教师时增加的教育复杂性，或在预测中可能传播的偏见等问题。

PME 干预是系统和持续的，由分析提供信息，但由培训生及其教师采取行动。一旦 PME 完全实现，学校和住院医师项目将能够利用它来克服挑战，并解决与 CBME 和加速课程相关的新需求。PME 为培训项目提供工具和见解，将每位培训生的独特需求置于当地课程的核心位置，并根据历史与预测结果做出高风险的加速或减速决策。在实施加速或时间可变计划方面，PME 能够提升效率、增强及时性，并使每个培训生能够获得更多有助于其成功的资源，同时减少不必要的内容。面对来自临床电子病历和人工智能预测结果等结果数据的数量和类型日益增加的挑战，PME 工具显得至关重要。因此，在变革步伐加快、课程时间和教师资源受限的情况下，PME 为医学教育和指导提供了一种互动的持续改进能力。

医学精准教育在多个方面都具有重要的意义和价值。它不仅能够提高教育质量、满足学生需求、优化资源配置、增强学习兴趣、精准培养人才、增进学习动力、促进医学创新，还能够提升医疗水平。因此，我们应该积极推动医学精准教育的发展和实践，为医学事业的进步和人类的健康福祉作出更大的贡献。

医学精准教育是一个充满挑战和机遇的领域。我们需要不断探索和创新，不断完善和优化教育模式和教学方法，为学生提供更加优质和个性化的教育服务，为医学领域的发展作出更大的贡献。

（张天彪）

参考文献

[1] TRIOLA M M, BURK-RAFEL J. Precision medical education [J]. Acad Med, 2023, 98(7): 775-781.

[2] AUFFRAY C, CHARRON D, Hood L. Predictive, preventive, personalized and participatory medicine: Back to the future [J]. Genome Med, 2010, 2(8): 57.

[3] HOOD L, FRIEND S H. Predictive, personalized, preventive, participatory (P4) cancer medicine [J]. Nat Rev Clin Oncol, 2011, 8(3): 184-187.

[4] MORGAN H K, MEJICANO G C, SKOCHELAK S, et al. A responsible educational hand over: Improving communication to improve learning [J]. Acad Med, 2020, 95(2): 194-199.

[5] GONZALO J D, WOLPAW D R, KROK K L, et al. A developmental approach to internal medicine residency education: Lessons learned from the design and implementation of a novel longitudinal coaching program [J]. Med Educ Online, 2019, 24(1): 1591256.

[6] 孙宝志. 医学精准教育概念的提出及启示[J]. 医学与哲学, 2024, 45(19): 63-67. DOI: 10.12014/j.issn.1002-0772.2024.19.13.

[7] ELLAWAY R H, TOPPS D, PUSIC M. Data, big and small: Emerging challenges to medical education scholarship [J]. Acad Med, 2019, 94(1): 31-36.

[8] DUONG M T, RAUSCHECKER A M, RUDIE J D, et al. Artificial intelligence for precision education in radiology [J]. Br J Radiol, 2019, 92(1103): 20190389.

[9] BURK-RAFEL J, REINSTEIN I, FENG J, et al. Development and validation of a machine learning-based decision support tool for residency applicant screening and review [J]. Acad Med, 2021, 96(11S): S54-S61.

[10] MEJICANO G C, BUMSTED T N. Describing the journey and lessons learned implementing a competency-based, time-variable undergraduate medical education curriculum [J]. Acad Med, 2018, 93(3S): S42-S48.

[11] BURK-RAFEL J, HARRIS K B, HEATH J, et al. Students as catalysts for curricular innovation: A change management framework [J]. Med Teach, 2020, 42(5): 572-577.

[12] TRIOLA M M, PUSIC M V. The education data warehouse: A transformative tool for health education research [J]. J Grad Med Educ, 2012, 4(1): 113-115.

[13] DE BRUIN A B H, DUNLOSKY J, CAVALCANTI R B. Monitoring and regulation of learning in medical education: The need for predictive cues [J]. Med Educ, 2017, 51(6): 575-584.

第五章
教育神经科学研究方法

第一节　教育神经科学概述

教育神经科学,作为一门新兴且充满潜力的交叉学科领域,源于神经科学对人脑及神经系统的深入探索。它致力于揭示学习过程中大脑及其神经网络的工作原理、功能结构和协同作用方式,为我们提供了全新的视角来理解认知与学习的本质[1]。

通过深入剖析神经生物学基础,教育神经科学不仅增进了我们对大脑工作机制的理解,还为优化和发展教育实践提供了科学依据。这一学科巧妙地融合了神经科学与教育学的知识与方法,将神经科学的研究成果应用于教育领域,推动了教育实践的创新与进步。教育神经科学采用多种研究方法来揭示学习的神经机制,包括神经成像技术、神经心理学评估和行为实验等。这些先进的技术手段使得研究者能够直接观察大脑在学习过程中的活动状态,从而更深入地理解学习的本质。教育神经科学的研究成果对教育实践具有重要的启示作用。通过了解大脑的学习机制,教育者可以更有针对性地设计教学方法和策略,以满足不同学生的学习需求。同时,教育神经科学还有助于揭示学习障碍的成因,为特殊教育和辅导提供科学依据,帮助教育者更好地支持学生的学习和发展。

教育神经科学是一门高度跨学科的领域,其核心在于以教育为基点,融合神经科学技术,构建一个独特的知识体系。该领域注重经验、社会与生物证据的交融,为教育领域提供了更深刻、更全面的洞见。教育神经科学不仅加深了我们对于大脑与学习机制的认知,还为教育领域的革新与进步提供了坚实的科学基石。展望未来,教育神经科学将继续引领教育实践变革的方向,推动教育走向更加科学、高效和个性化的新时代。

一、教育神经科学的形成与发展

(一) 古希腊的思想和近代的思想演变

人类对“心”与“脑”之间关系的理解,经历了漫长且充满深度的演变过程。早在古希腊时期,人们秉持着万物有灵的观念,坚信心与脑是和谐统一的,共同主导着个体的精神与行为。然而,到了近代,哲学家笛卡尔提出了颠覆性的观点,他认为心与脑是两种截然不同的实体，心灵是思维、意识的源泉，而脑则仅仅是一个物质器官，负责处理感官信息和身体运动。

(二) 现代脑科学思想

1. 20世纪末“脑的十年”　神经科学的核心研究对象是大脑，这个由千亿神经细胞构成，通过百万亿连接突触编织成神经网络的最复杂有机体，一直激发着人类无尽的探索欲望。在20世纪末的科技浪潮和跨学科研究热潮中，各国及国际组织纷纷启动各自的“脑科学计划”，极大地推动了大脑的基础与应用研究。1989年，美国率先将20世纪的最后十年命名为“脑的十年”，主要聚焦在脑的保护与脑疾病的防治上。欧洲的“脑的十年”则致力于在了解脑的同时，加强对脑的保护。而日本在1996年提出的“脑科学时代计划”更是将创造脑与了解脑、保护脑并列为脑研究的三大核心目标。这些计划的实施，为神经科学的发展注入了新的活力，使我们对大脑的理解和应用达到了前所未有的高度[2]。

2. 教育神经科学的里程碑事件与“脑科学世纪”的崭新篇章　21世纪被广大科学界普遍认同为生物科学和脑科学的时代，标志着“脑科学世纪”的开启。在这个时代，科学家们定下了“认识脑、保护脑、开发脑、创造脑”的四大宏伟目标。20世纪末至21世纪初的一系列重要事件如图8-5-1所示，不仅为脑科学的发展注入了强大的动力，更确立了脑科学在科学领域中的核心地位。这些事件推动了人们运用多学科、多层次的综合研究方法，深入探索人脑的高级认知功能，包括语言、记忆、思维和学习等关键领域。这一科学探索的浪潮催生了认知科学的诞生，并与神经科学相互融合，共同形成了认知神经科学这一前沿的新领域。例如，我们在本章第三节中提及的生物证据记录技术，正是基于认知神经科学的研究成果。随着神经科学的迅速发展和深入，我们面临的机遇与挑战也日益突出。在这样的背景下，教育神经科学的兴起显得尤为重要。教育神经科学致力于研究神经科学与教育学的交汇点，旨在为教育实践提供更为科学、有效的指导，推动教育领域的持续创新与变革[3]。

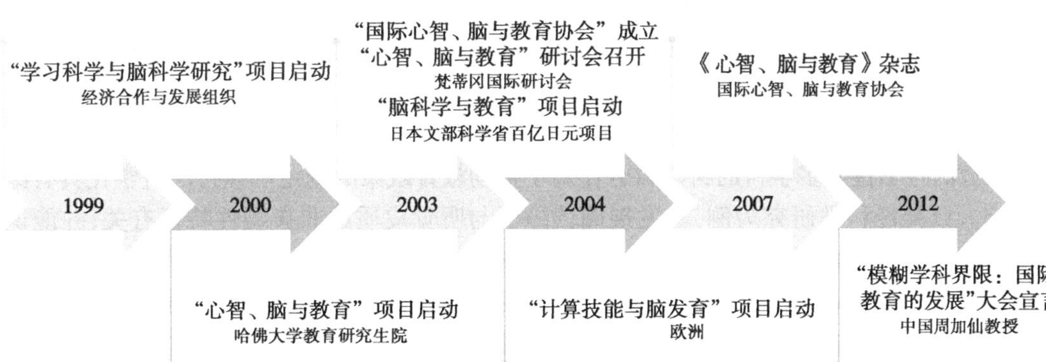

图8-5-1　现代教育神经科学的里程碑事件

教育神经科学的研究不仅有助于我们深化对“心”与“脑”关系的理解，还为教育、心理、医学等多个领域的发展提供了有力支撑。通过教育神经科学的引领，我们将开启新的篇章，更深入地了解人类自身的奥秘，推动科学的发展，为人类的未来创造更多可能性。

二、教育神经科学研究的目标、内容及意义

(一) 教育神经科学的研究目标

教育神经科学的核心目标在于精进教与学的过程，提升人才培养的综合质量，并不断完

善教育政策，进而强化教育决策的科学性。其广泛的研究领域包括探究脑与教育环境之间的相互影响，揭示可教育性的神经生物学基础，深入理解经验和学习的神经机制，以及从教育神经科学的角度探讨德育、智育、体育、美育和文化教育等多个方面。

（二）教育神经科学的研究内容

脑的发育是基因与环境相互作用的双向动态过程，其中教育为脑的发展提供了丰富而适宜的外部环境刺激，从而最大限度地促进了脑结构与功能的成熟。神经可塑性，作为可教育性的神经基础，使神经系统能够不断适应外界环境的变化并调整自身结构。在教育心理学中，基因与经验的交互作用对脑与行为的发展产生深远影响。教育神经科学则关注不同教育领域的神经机制，如道德认知与情绪、动机的关系，语言学习的神经机制，体育锻炼对脑健康的益处，艺术教育的美学价值，以及文化神经科学在审视脑、心理与教育关系时的重要性。这些领域的研究共同揭示了脑与教育环境之间的紧密联系，为优化教育方法和促进个体发展提供了科学依据。

（三）教育神经科学的意义

教育神经科学在教育学和神经科学领域均具有重要意义，其不仅有助于提升教育的科学性，推动教育研究的跨学科发展和国际合作，更能推进教育政策制定和执行的科学化进程。人类致力于探索大脑、理解大脑，最终目标是开发、利用和创造大脑。这一宏伟目标决定了神经科学研究与人类学习、智力活动、教育活动紧密相连。例如，在生理学、心理学等科学的基础上，深入研究神经系统，特别是大脑活动在教育教学中的作用，再加上神经科学，特别是脑成像科技等技术的迅猛进步，使得教与学的脑机制日益清晰，从而推动了教育的科学化进程。此外，心理学、遗传学、神经科学和工程学等多学科的融合正逐渐渗透到课程和政策的制定中，为我们揭示了注意、压力、记忆、练习、睡眠和音乐等要素在教学中的重要作用，并有效地将这些理论知识转化为实际的教学实践。与此同时，教育者和研究者之间正形成一种互补关系。教育者负责将实验室的研究成果引入课堂，将其应用于实际教学中；而研究者则需要从教育实践中提取反馈，以便进一步改进和完善研究。这种双向的互动和反馈机制，不仅有助于将实验室研究与课堂教学实践紧密结合，还能促进教育实践的不断发展和优化。教育的科学性和多学科的跨学科合作对于推动教育政策的制定和执行的科学化具有深远影响。以神经科学研究为例，其发现阅读障碍与听觉皮质的非典型性特征有关，并能识别出儿童在幼年时期即可辨识的相关特征。这一发现不仅为早期干预提供了可能，还强调了早期儿童教育和基础教育的重要性。此外，神经科学还揭示了学习的“关键期”和“敏感期”，为终身学习奠定了坚实基础。这些跨学科的研究成果为教育政策的制定提供了科学依据，促进了教育实践的优化和发展。因此，加强教育领域的科学性和跨学科合作，是推动教育政策科学化的关键所在。

第二节 神经生物学基础

学习与记忆是大脑的基本功能之一，是大脑神经回路对环境变化的终生适应，其不仅使动物与人类适应复杂而多变的外部环境，还可改造和创造环境，推动社会发展和科技进步。脑认知涉及学习记忆等重要的人类智能过程，医学教育的知识体系庞大而复杂，医学生需要记忆大量的解剖结构、病理生理学知识、药理学、临床诊断标准以及治疗方法等信息。若能将认知科学的研究成果应用于教育将能大大提高学习效率及创造力。

一、记忆的分类

根据记忆信息维持的时间长短，通常将记忆分为感觉记忆、短时记忆和长时记忆[4]。

（一）感觉记忆

又称瞬时记忆，是记忆的初始阶段，包括图像记忆和声音记忆。维持时间以毫秒或秒计算，是人视觉、听觉、触觉等感官系统所接收到的信息。例如多媒体教学等以文字、音频和视频为媒介的教学方式就是在试图激活学生最初的感觉记忆。因为感觉记忆的短暂性，学生常常需要通过记笔记等动作来加强记忆，将其转化为短时记忆。

（二）短时记忆

称为第一级记忆，能够维持几秒至几分钟。特定的神经信息在有关神经通路中往返传递一段时间，其化学机制可能是关键大分子的可逆性构象变化。例如在解剖学中，老师介绍新的解剖结构，比如心脏的特定部位或血管的命名。当老师向学生展示这些结构并解释其功能时，学生会在短时间内将这些新信息存储在他们的短时记忆中。在这段时间内，学生可以暂时保持对这些概念的认识，并将其与其他相关信息进行比较和分析。

然而，如果这些信息没有在短时间内得到巩固或重复，它们很可能会从短时记忆中消失。因此，老师在授课中应该使用重复、强化和互动的教学方法，以帮助学生将短时记忆转化为长时记忆。

（三）长时记忆

按天或年来计量，按照信息储存时间可分为第二（数分钟至若干年）和第三级记忆（终生）。第二级记忆可能与蛋白质合成增加、突触功能增强及突触结构修饰等有关。第三级记忆可能与脑内新突触形成或突触结构不可逆变化有关。长时记忆又分为陈述性记忆和非陈述性记忆，如图 8-5-2 所示。

1. 陈述性记忆　陈述性记忆也称外显记忆，通过有意识的过程而获得的知识，并可进一步细分为情景记忆和语义记忆。情景记忆是以时间和空间为坐标对个人亲身经历的、发生在一定时间和地点的事件的记忆，如早上在教学楼上病理课。而语义记忆是指对各种有

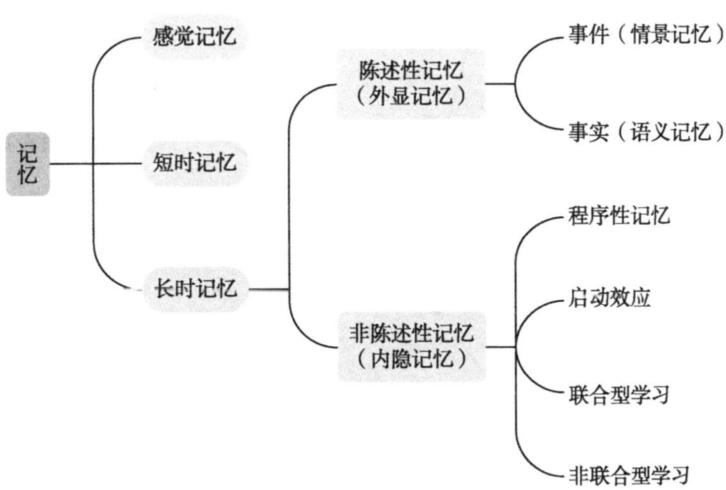

图 8-5-2　记忆的类型

组织的事实的记忆,它所包含的信息不受接收信息的具体时间和空间的限制,是以意义为参照的,如《诊断学》课程是临床医学专业的核心主干课程。

2. 非陈述性记忆 非陈述性记忆也称内隐记忆,是指没有明确意识参与的记忆过程,只涉及刺激顺序的相互关系,以及储存各个事件之间相互关联的信息。非陈述性记忆又可分为四种类型。①程序性记忆:日常生活中,我们不断学习技巧,形成固定的行为习惯,如我们学习弹钢琴、骑自行车等。这些关于技巧或习惯的记忆就是程序性记忆。②启动效应或初始化效应:如果你在某场合无意识地看见或听见过某一刺激,当这一刺激再次出现的时候,你辨认出它的速度会显著地更快。③联合型学习:经典条件反射和操作式条件反射所形成的记忆。④非联合型学习:习惯化和敏感化所形成的记忆。

二、调控学习记忆的相关脑区

中枢神经系统可分为7部分,即脊髓、延髓(心跳、呼吸和消化等植物神经中枢)、脑桥(主要传输从大脑半球向小脑的信息)、小脑(协调运动功能)、中脑(协调感觉与运动功能)、间脑(丘脑:编码和传输向大脑皮质的信息。下丘脑:调节植物性神经系统、内分泌活动和内脏器官功能等)和大脑半球(包括大脑皮质、基底神经节、边缘系统等)[5]。根据空间位置,大脑皮质的分叶包括额叶(高级认知功能)、顶叶(躯体感觉,空间和视觉信息的整合等)、颞叶(听觉、嗅觉、高级视觉功能和语言理解等)、枕叶(视觉信息处理等)和边缘系统(情绪、学习和记忆等)[6-7]。

参与学习记忆过程的脑区包括海马、前额叶皮质、杏仁核、前扣带回皮质、丘脑等。海马位于大脑丘脑和内侧颞叶之间,属于边缘系统的一部分;负责将短时记忆转化为长时记忆;与空间、情景记忆密切相关。杏仁核也是边缘系统的一部分,是产生情绪、识别情绪和调节情绪、控制学习和记忆的脑部组织;在情感记忆中发挥重要作用,赋予记忆情感色彩。前额叶皮质通常被称为脑部的命令和控制中心,主要进行决策和自控等较高层次思考;参与长时记忆的编码和检索,同时支持工作记忆。前扣带回皮质被认为在认知控制和行为监控中起到重要的作用。丘脑作为感觉信息传递到大脑皮质的中继站,是记忆巩固过程的关键[8-9]。这些脑区通过复杂的神经环路相互连接,共同构成学习记忆的神经网络,如图8-5-3所示。

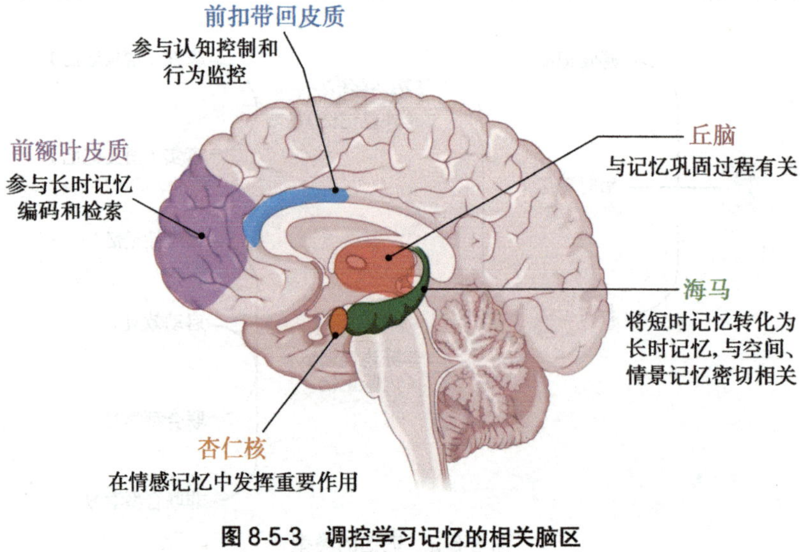

图8-5-3 调控学习记忆的相关脑区

三、参与学习记忆的相关神经环路

参与学习记忆的神经环路，涵盖了多个脑区和神经途径。海马-内嗅皮质环路在空间记忆和情景记忆中发挥关键作用[10]；背外侧额叶-海马环路与空间记忆和新信息编码有关[11]；扣带回皮质-前额叶环路维持长时记忆[12]；基底节-前额叶环路涉及习惯形成和运动学习；皮质-内嗅皮质环路参与习惯形成和情绪记忆[13]；腹侧丘脑-海马环路与空间学习和记忆编码相关[14]；杏仁核-前额叶环路则影响情绪记忆的形成和情感色彩[15]。这些神经环路通过神经元之间的复杂连接相互交织，共同参与了学习记忆的各个方面，形成了一个动态而复杂的神经网络，如图 8-5-4 所示。

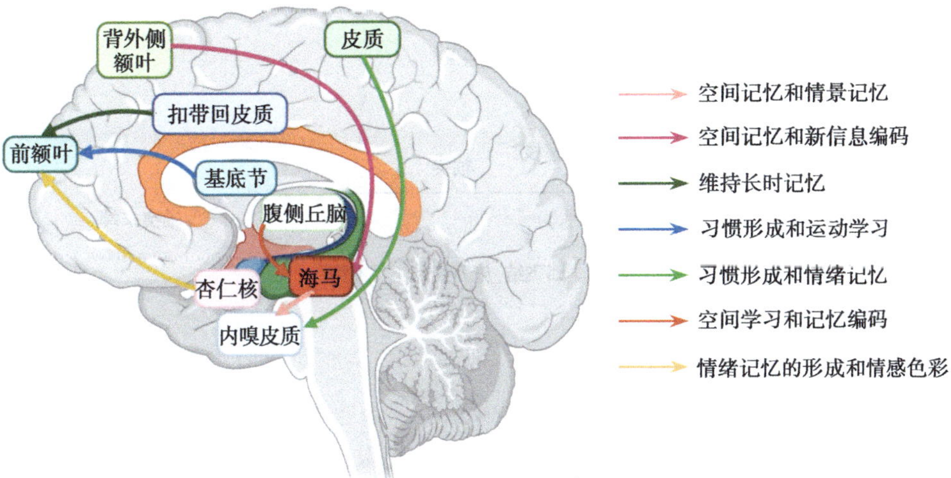

图 8-5-4　参与学习记忆过程的神经环路

四、学习记忆相关神经细胞

神经细胞具有多种功能，包括感知、传导、调控和学习记忆等。神经细胞主要包括神经元和神经胶质细胞等。

（一）神经元

神经元是大脑中最基本的单元，负责接收、处理和传递信息。神经元与学习记忆是密不可分的。神经元之间的连接和通信是学习记忆形成的基础。学习时，神经元的连接强度会改变，形成新的突触连接或加强已有连接，这就是突触可塑性。通过重复激活某些神经元路径，记忆会得到强化和巩固。神经元的活动模式和连接方式决定了我们对信息的理解和记忆。神经元的活动是学习记忆的基础，对于理解认知功能和脑功能障碍的研究具有重要意义。

（二）神经胶质细胞

神经系统中有数量众多（几十倍于神经元）的神经胶质细胞。它们通过调节神经元活动、维持突触结构和清除神经元间废物等方式，对学习记忆过程发挥重要作用。星形胶质细胞参与突触前后的物质传递，促进神经元之间的信息传导，加强记忆形成和存储。小胶质细胞则负责清除突触间的废物，保持神经环境的清洁，有助于提高学习和记忆的效率。因此，神经胶质细胞的功能异常可能导致学习和记忆能力下降，理解其在学习记忆中的重要性对于神经科学和认知研究具有深远意义。

五、神经元结构与学习记忆的关系

神经元是构成神经系统结构和功能的基本单位，由细胞体（由细胞核、细胞膜、细胞质组成）和突起（分为树突和轴突）两部分组成。树突接收来自其他神经元的信息，而轴突传递信息给其他神经元。学习和记忆与神经元的结构和功能密切相关。学习过程中，突触连接强化或削弱，形成新的神经元通路。长期增强的连接导致记忆的形成。神经元之间的持续活动加强突触连接，促进长时记忆的存储和检索。神经元的可塑性使其能够适应新的信息和环境，如图 8-5-5 所示。

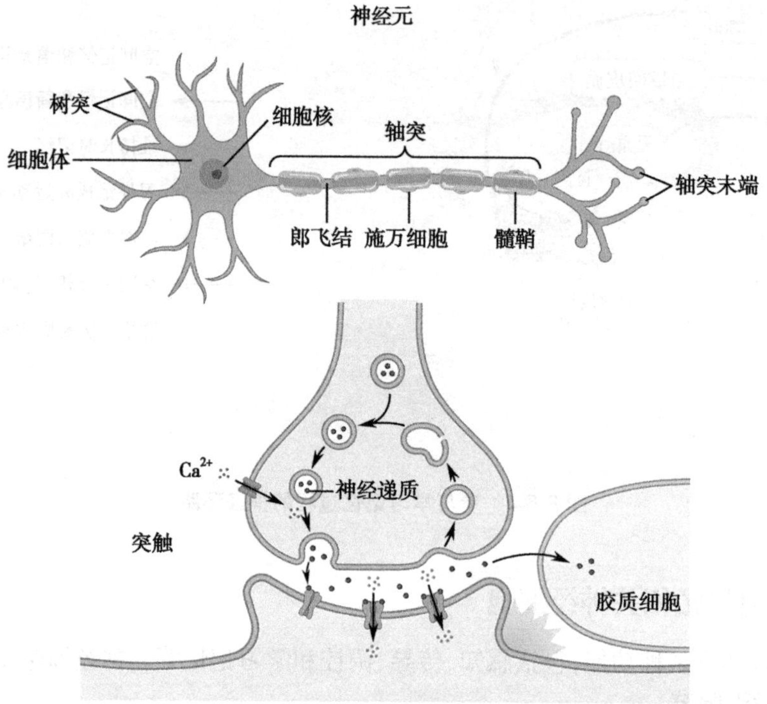

图 8-5-5 神经元结构及突触连接

六、突触可塑性

突触可塑性是指神经细胞间的连接，即突触的连接强度可调节的特性。这种特性表现为突触的形态和功能的持久改变。突触可塑性可分为结构可塑性和功能可塑性两种形式。结构可塑性涉及突触连接的形态和数量的改变，包括突触的增长、重塑和消失，通常伴随着长期的学习和记忆过程。而功能可塑性则是指突触传递的效率和强度的调整，主要通过突触前后神经元之间的化学信号传递实现，例如突触前神经元释放神经递质的量和频率的改变。这两种可塑性形式相互作用，共同促进了神经网络的发展和学习能力的提高。突触可塑性主要表现形式为长时程增强和长时程抑制，这两者已被公认为是学习记忆活动的细胞水平的生物学基础。

（一）长时程增强

由于记忆被认为是由突触强度的改变来编码的，长时程增强被视为构成学习记忆基础的主要分子机制。长时程增强是发生在两个神经元信号传输中的一种持久的增强现象，能够同步刺激两个神经元，与突触可塑性相关。细小的电极轻轻插入海马，尝试对海马进行反复刺激，电极可记录到长时程增强，而在刺激结束后，连接也仍然保持着增强的状态，表明神经元被长期地激活了。反复刺激海马的神经元，产生长时程增强，就获得了某种记忆，这表明“复习”过程是十分必要的。

（二）长时程抑制

长时程抑制是记忆灵活性所必需的。长时程抑制是突触可塑性的重要形式之一，与学习记忆存在着密切的关系。长时程抑制诱导和维持过程所必需的许多分子在进化上具有高度的保守性，多种细胞膜受体、细胞信号转导通路级联成分、基因表达的转录调节因子与学习记忆的调控有关。小脑神经元的突触长时程抑制过程被认为是运动性学习记忆的神经电生理基础。

七、参与学习记忆过程的神经递质及激素

学习和记忆是神经系统调控的复杂而精密的过程，涉及多种神经递质和激素的调节。乙酰胆碱是一个主要的神经递质，参与学习记忆的形成。谷氨酸是另一个重要的神经递质，与长时程增强型记忆相关，影响突触的可塑性。多巴胺也扮演着重要角色，调节奖励机制和动机，对学习过程中的积极性和注意力至关重要。而去甲肾上腺素则参与了注意力和情绪调节，对学习和记忆的编码和检索有着重要作用。此外，皮质醇和甲状腺激素等激素也在学习记忆中发挥作用，影响神经元的可塑性和记忆存储。综上所述，神经递质和激素在学习和记忆中相互作用，共同调节着大脑的功能状态，从而影响我们的学习表现和记忆能力。

第三节　教育神经科学的现有研究方法

一、概述

本节深入探讨教育神经科学的当前研究范式，不仅囊括以人为研究对象的实证方法，还扩展到以动物为实验对象的多种研究技术。通过系统搜集和整理人的生物、社会及经验数据，结合多种动物模型所构建的实验研究框架，我们能够更全面地理解教育神经科学的内在机制。

在动物研究方面，我们采用了诸如莫里斯水迷宫实验等先进的行为学技术，这些技术能够有效评估动物的学习与记忆能力。此外，我们还借助了苏木精-伊红（hematoxylin and eosin，HE）染色等神经病理学研究方法，通过观察和分析大脑组织的细胞结构、神经元损伤及神经病理学变化来揭示学习记忆机制。

为了更深入地探索教育神经科学的复杂性，可以结合运用光遗传技术、电生理技术及多组学分析等尖端科技。这些技术的结合使用，使得科学家们能够在一个全面而系统的框架内开展教育神经科学的研究，为未来的教育神经科学提供更为精准和有效的指导。

二、基于人的现有研究方法

在教育神经科学的研究领域中，对人的探索主要依赖于三种类型的证据：生物证据、社会

证据和经验证据。生物证据,指的是直接从研究参与者身上收集到的生理信号数据,这些数据能够揭示诸如脑激活、心率等基础的生理状态。社会证据则涵盖了在社会环境中收集到的各种形式的数据,不仅包括可以进行统计分析的行为定量测量,还涉及需要质性解读的对话录音、文本等,以揭示其深层含义。经验证据则着重于反映个人的真实体验,是深入了解个体内心世界的关键所在。通过综合运用这三种类型的证据,教育神经科学研究能够更全面、深入地理解人的学习过程、认知机制及行为表现,从而为教育实践提供更为科学、有效的指导。

(一) 生物证据的记录:基于认知神经科学的方法

在 20 世纪 70 年代,心理学家米勒(Miler)首次将脑科学与认知科学相融合,创建了认知神经科学这一新兴领域。他系统地研究了行为、意识、情绪、言语、思维等方面,并从基因、细胞、分子、回路、系统、身体及环境等多个层面进行了深入探讨。随着全球范围内“脑科学计划”的推进,认知神经科学与教育之间的联系日益紧密,为教育和学习的发展注入了新的活力。

在现代科技日新月异的进步中,生物科学和神经科学在探索工具上取得的革命性突破,为教育神经科学领域注入了巨大的活力与可能性。不断涌现的高效脑成像工具,以及多样化评估认知、情绪和学习的方法,为多学科的协同研究奠定了坚实基础,共同揭示人类学习与发展的奥秘。这些工具和方法的应用,使得我们可以在无创条件下,深入观察大脑正在进行的认知活动,使原本隐藏在脑海深处的加工过程逐渐变得清晰可辨。这不仅使研究者和教育工作者能够更加专注于教育干预对生物影响的探索,还能将这一研究与学习和发展的过程紧密相连。这一全新的研究路径提供了丰富的信息反馈,助力实践活动的深入,更为构建学习与发展方法的基本知识体系提供了有力支持。目前,教育神经科学领域常用的研究方法包括脑电图(electroencephalogram,EEG)、正电子发射体层成像(positron emission tomography,PET)、功能性磁共振成像(functional magnetic resonance imaging,fMRI)、脑磁图(magnetoencephalography,MEG)、功能性近红外光谱技术(functional near-infrared spectroscopy,fNIRS)等,同时,还涵盖了心率、皮肤电反应、皮肤温度、呼吸频率等多项生理指标的监测。

1. EEG EEG 是记录头皮电生理活动的无创技术,已成熟应用于神经科学研究。大脑工作时,神经细胞离子运动产生电流,形成电活动模式,这些电信号在头皮表面形成微弱的电位,脑电装置通过高灵敏度的电极和放大器探测这些电位。EEG 将记录到的神经电信号放大后显示在显示器上,形成人们熟悉的“脑电波”。

脑电波频率的测量基于每秒振动次数,振动越频繁,频率越高。频率分析可揭示与特定认知功能和不同的脑区相联系的每个 α 波、β 波、γ 波、θ 波和 δ 波的波形。事件相关电位(event-related potential,ERP)是 EEG 的一部分,通过叠加电活动抵消背景噪声,反映刺激对脑的影响。ERP 分为外源性和内源性成分。外源性成分是人脑对刺激产生的早成分,受刺激物理特性(强度、类型、频率等)的影响;内源性成分与人们的知觉或认知心理加工过程有关,与人们的注意、记忆、智能等加工过程密切相关,不受刺激的物理特性的影响。内源性成分为研究人类认知过程大脑神经系统活动机制提供了有效的理论依据。在探测个体对特定事件的反应,比如听觉刺激时,ERP 可以记录为慢波,这些慢波可以是负的(N)或正的(P)。以 P200 为例,它是一种标准的 200 毫秒正向 ERP,常见于多种刺激呈现之后。因此,这种电位的存在使得人们能够在不同的实验条件下更容易地辨认和比较。EEG 或 ERP 技术适合广泛研究人群,特点是时间分辨率高且便携,但空间分辨率差,对头动敏感。

2. PET PET 是一种功能性的神经影像学技术,从 20 世纪 70 年代末开始获得成功。这种技术利用放射性同位素标记的生物活性分子(例如葡萄糖或受体配体)来跟踪人体器官的代谢活动,通过监测脑的能量消耗,能让研究者捕捉到当个体进行各种心理活动时所激活的脑区。

首先需要注射少量放射性同位素标记的葡萄糖进入被试者体内,通过血液进入脑组织。被试者躺在 PET 扫描机内,按要求进行一系列的心理活动,例如,听词、说词和阅读等。负责这些活动的脑区就要消耗比其他区域更多的放射性葡萄糖。同时,放射性物质会发射出一种正电子的反物质微粒,这种微粒与脑中的电子相遇会发生湮灭作用,产生一对方向相反的 γ 射线。γ 射线可以被置于头外的探测器检测到,电脑基于这些信息能构建一张彩色的断层扫描图,显示脑区在特定任务或活动中的代谢活性,从而揭示不同认知功能所涉及的神经系统。这使得研究者可以观察到特定行为或认知过程激活的脑区域,并对大脑的功能性活动进行定量分析。

PET 能呈现出全脑的功能图像。其最大的不足之处在于它需要注射放射性示踪物质,不适合儿童,成人被试者在一年内通常也只能接收一个时段的扫描,因此在应用上有较大的局限性。其次,PET 成像时间慢,大约需要 40 秒才能收集到足够数据建构脑活动图,9 分钟后才能使放射性物质消退。

3. fMRI　fMRI 是 20 世纪 90 年代初,随着 MRI 快速成像技术的发展而出现的新技术,是一种具有高空间分辨率的脑功能成像技术,成像速度也非常快,约 2~6 秒就能整合出整个脑的功能图像。与 PET 类似,它同样能检测人脑在执行相关任务或活动时人脑皮质功能区的活动强度和区域,但同时又很好地克服了 PET 技术的不足。

fMRI 是基于血氧水平依赖(blood oxygenation level dependent,BOLD)技术的大脑活动成像,使用磁场来检测脑部血流变化。当被试者进行某个活动的时候,脑部活动所需的氧气和营养物质会导致血流量的改变,比如做算术,或是轻叩手指,负责这些活动的脑区就会需要更多的能量消耗,更多的血液会流入这个脑区。血液中的氧改变了磁场的强度使得释放的电波信号变得更强,fMRI 扫描仪能够检测到这种强度的变化,并快速产生一系列图像。在刺激出现后大约半秒钟内脑就会进行反应,因此,fMRI 的快速扫描可以清晰地展示脑对不同刺激进行反应或完成不同任务时各脑区的激活情况。

但 fMRI 时间分辨率较差,而且由于其测试环境有较强的噪声,而且通常要求被试者处于静止状态,因此该方法用于儿童被试者受到限制。

4. 高分辨率 MEG　MEG 是一种具有较高时间分辨率和空间分辨率的脑成像技术,它记录被试者在认知加工过程中脑的电磁信号的变化。根据电磁感应原理,大脑工作时形成的电流能够在头颅外表产生感应磁场,MEG 装置通过捕捉这种极微弱的磁信号(相当于地磁场的百万分之一)来反映大脑内部的神经活动。

MEG 结合了 EEC 和 MRI 的优点,具有出色的时间分辨率和空间分辨率,而且其测试环境无噪声,因此研究范围更广泛,适合研究成人,也适合研究儿童。

5. fNIRS　fNIRS 是一种新兴的脑成像技术,主要通过近红外光谱对脑功能进行无损性测量。fNIRS 具有安全性高、性能佳、噪声小、价格低廉、空间和时间精度相对较高等优势,因此越来越多地受到心理学与教育学研究者的青睐。该技术已被广泛运用于儿童发展与教育心理学、运动心理学、工程心理学等领域的研究。

fNIRS 利用近红外光的衰减量来推知与认知活动相关联的脑区及神经活动强度。由于大脑在认知活动过程中需要消耗大量的氧,而氧的消耗会刺激大脑局部血管的舒张,促使毛细血管血流量的增加，导致局部脑血流的增加，进而表现为大脑血氧水平的迅速提高，血液中氧合血红蛋白和脱氧血红蛋白的浓度发生变化。氧合血红蛋白和脱氧血红蛋白对近红外光的吸收很小，具有良好的散射性，而皮质组织的散射所导致的衰减被认为是恒定的，因此人在认知活动过程中被测量到的近红外光的衰减量可被看成是由于神经活动过程中氧合血红蛋白和脱氧血红蛋白浓度的变化所致的。即通过分析认知活动过程中氧合血红蛋白和脱氧血红蛋白的浓度变化，我们可以推测与该认知活动相关联的脑区及其神经活动的强度。

近红外光能够更好地穿透头骨从而得到更为清晰的大脑皮质图像，其采样频率较高，约在 10Hz 左右，便于研究者对其进行时间序列分析，从而了解神经活动的时间特性。因为皮质组织散射所导致的衰减被认为是恒定的，所以 fNIRS 不易受实验过程中被试者头动的影响，因此该技术适用于有一定动作表现的语言认知、运动等的研究。近红外成像仪无噪声、被试者不需要躺在仪器舱内，因此较适合儿童，也适合在自然情景中开展对认知神经活动的研究。近红外成像仪器逐渐向便携、遥感式发展，这些技术发展使得在自然情景中对人的神经机制进行研究更为便捷。

6. 其他生理信号的记录 除了脑激活外，其他基于身体的简单生理信号在认知理解中也扮演着重要角色，特别是那些与情绪反应紧密相关的信号。这些信号，包括心率、皮肤电反应、皮肤温度和呼吸频率等，虽然具有测量简便、检查费用较低、无创和便携等优点，但它们只能提供情绪认知反应正在发生的线索，而无法提供更为详细和具体的信息。然而，有关人们对情绪图片反应的研究显示，这些简单生理信号的组合测量方法能够在基本情绪，如快乐、惊奇、愤怒、害怕、悲伤和厌恶之间，实现有效的区分。

（二）社会证据的记录：基于认知心理学和社会科学的方法

社会证据包含社会情境内收集到的所有形式的数据，从能收集到并可以进行统计分析的行为定量测量，到要求进行质性解释以获得意义的对话录音和文本都包含在社会证据的范畴内。社会证据具体包括：在实验室的一个实验中收集到的行为反应（即行为测量法），在更加自然的情境（如教室）中对学习者行为、口语对话、声音（如笑声、叹息声）、手势、面部表情和书面文字的现场记录，而并不包括声称要捕捉个人体验或思考的生物学测量或数据。

社会证据可以通过行为测量、观察法、半结构式访谈和反思日记等技术获取。行为测量是研究人类认知过程的重要方法之一，通过观察和记录个体在认知任务中的表现，揭示其认知活动的特征和机制，具有广泛的应用价值和发展前景。包括以下几个部分：注意力、记忆、学习、问题解决、认知发展、决策与推理等[16]。记录者可通过行为测量工具（例如，行为观察记录表和行为评估量表等），结合多种行为测量方法（如问卷调查、实验、案例研究等）进行行为测量。观察法是指研究者在自然条件下，通过感官或借助于一定的科学仪器，对社会生活中人们行为进行有目的和计划的系统观察和记录，然后对所做记录进行分析，发现心理活动和发展的规律。观察法的具体方法包括实验的实验认知心理学、解释的话语分析、扎根理论和行动研究，其中扎根理论和行动研究也是半结构式访谈的具体方法。半结构式访谈是按照一个粗线条式的访谈提纲而进行的非正式访谈形式。在这种访谈中，大方向围绕研究需求进行，访谈者需要预留控制访谈方向的相关话术，但不需要设计非常具体的访谈问题，可以根据访谈的实际情况灵活地做出必要的调整，为被访谈者表达真实体验和个人观点提供空间。反思日记是一种个人日记形式，记录个人的思考、经历、情感、行为和决策。通过反思日记，可以深入思考自己的思维模式、情绪反应和行为习惯，从而增进自我认知，促进个人成长和发展;在医学教育中,也可以帮助教育工作者了解学生的学习过程和思维发展,从而设计出更有效的教学策略。反思日记的基本构成要素包括日期、事件描述、个人感受、反思与分析以及行动计划。其中,反思与分析部分是反思日记的核心,它要求记录者深入挖掘事件背后的深层原因,运用如SWOT分析(优势、劣势、机会、威胁)等模型来识别个人成长的机遇和挑战。(具体方法,例如问卷调查法与问卷设计、数据管理和统计等,可详见第三篇;扎根理论、行动研究等,可详见第四篇。)

(三) 经验证据的记录:基于社会科学的不完美研究方法

经验证据是指为反映一个人的经验而收集的数据。经验证据的收集方法包括访谈、观察法、问卷调查、反思日记等。记录经验证据没有完美的方法,当研究者想要揭示一名被试者的真实体验时,如何选择技术以及怎样应用这些技术会显著地影响所收集数据的有效性。例如,用一份高度结构化的多项选择问卷仓促收集学习者在一堂课结束后的体验,其数据可靠性会大受影响;相反,类似于谈话的访谈技术可以给被试者一个机会,针对那些他们认为切合研究问题的议题进行思考并阐述他们自己的看法和感受。合适的方法很有可能为我们提供更加可信的被试者的真实体验和个人观点。与其他类型的质性证据一样,如果要把这些数据当作经验证据,对数据的解释就至关重要,应该由参与者带着自己的思考来确证。

与质性的社会证据一样,经验证据不适合进行统计分析,因为执行这种分析所依据的那些假设不能应用于“真实世界”的环境。但就像对社会行为的解释性观察可以用计算来探究一样,量化技术同样可以有效地运用于经验数据的收集。例如,在乔治·凯利提出的个人构念积储格技术(repertory grid technique)中,研究者支持参与者围绕一个话题探讨他们的个人建构,两者一起想出元素不同的建构,然后将这些建构与一个数字量表进行对比,这样人们就可以从定量的角度来描述这些元素的特征。这项技术向我们展示了如何应用数字对个人构念进行更加详细的区分,为个人反思和成长提供富有启发的基础。

三、基于动物的研究方法

(一) 新型学习记忆模型

动物实验在医学教育研究中发挥着重要作用,由于在基于人的研究中往往涉及样本招募、观察性研究、伦理与道德、外部因素干扰等难以克服的挑战,应用动物实验进行替代深入挖掘探讨机制将会是未来医学教育研究的新趋势。学习记忆会受到许多因素干扰,如体育、美育、睡眠、光照等影响,目前已有的动物模型如下:

1. 体育 现有研究已经开发了多种动物运动模型模拟人类的身体活动,例如跑台、游泳、自愿转轮、举重、爬梯、电刺激等运动模型。研究发现,不同运动形式及不同的联合运动形式对实验产生的结果可能也不一致(如自愿转轮运动对神经系统疾病的恢复要优于其他运动形式)。出生后发育期间的体育锻炼对海马形成的结构和功能都有积极的影响,能够改善空间学习和记忆,并增强了后期唤起空间记忆的能力[17]。

2. 美育 在人和大鼠实验中,研究人员发现音乐的节奏在音乐效应中起着关键作用。早在1993年,Rauscher等研究人员在*Nature*上发表的论文中[18],给大学生们播放莫扎特的曲子,发现听了曲子的大学生空间任务得分显著上升,也就是著名的“莫扎特效应”,主要是指聆听莫扎特音乐或类似音乐,可以提高被试者的空间记忆能力。该学者在1998年[19],进一步进行了动物实验。通过给大鼠分别播放了莫扎特双钢琴奏鸣曲K448、Philip Glass极简音乐以及白噪声，并让大鼠们走迷宫，发现听莫扎特的大鼠们走迷宫用时最少、犯错也最少。有研究者认为是由于被试者对音乐的偏爱，从而提高空间记忆能力；也有研究者认为该效应是由于音乐直接激活大脑神经元，从而提高被试者的空间记忆能力。

3. 睡眠 研究显示，睡眠是健康和绩效的重要预测因素。在心理学中，绩效通常与个体的认知能力和行为表现相关联。例如，美国心理学会在其出版物中经常讨论与工作绩效和学习绩效相关的话题。睡眠对记忆巩固的影响已经在大量的物种身上发现，包括人类和非人类灵长类动物、猫、大鼠、斑马鱼等。动物研究表明，白天形成的记忆在睡眠中得到巩固，当正常的睡眠模式被中断时，白天学习的内容就会忘记。美国卡内基梅隆大学等机构的研究人员对3所大学的600多名大一学生开展了研究。研究人员收集了这些学生大一期末的平均成绩，以评估睡眠时间对学生成绩的影响。研究人员发现，参与研究的这些学生平均每晚睡6个半小时。每晚睡眠不足6小时的学生学习成绩下降明显。睡眠每增加1小时，期末平均成绩会略有提高。睡眠不足可能会影响学生在大学课堂上的学习能力。长期睡眠不足6小时，人体会积累大量的睡眠债务，从而损害健康[20]。

4. 光照 光照能通过直接激活效应影响认知。直接光照对大脑认知功能的影响可涉及脑干、视交叉上核周围的丘脑下部、海马、背外侧额叶前部皮质、腹外侧前额叶皮质等与长时记忆力、注意力相关的区域。实验研究显示，延长大鼠生活环境光照时间几周后，大鼠学习记忆能力显著下降，神经元线粒体受损，神经突触减少，甚至出现海马 β-淀粉样蛋白含量增加、τ 蛋白磷酸化增强等阿尔茨海默病发病机制[21]。

动物实验在医学教育和研究中发挥着重要作用，但也存在一些显著的局限性。首先，动物与人类在解剖、生理和病理方面存在差异，这导致动物模型无法完全模拟人类生物学特征和疾病进程。这种差异性限制了我们对人类疾病的理解，以及对药物治疗效果的预测能力。仅以此部分内容作为医学教育研究领域中动物实验的初探。

（二）基于动物实验的现有研究方法

1. 神经行为学研究方法 学习是神经系统接受外界环境变化获得新行为和经验的过程，记忆是指对学习获得的经验或行为的保持，包括获得、巩固、再现及再巩固四个环节。学习和记忆二者是互相联系的神经活动过程，学习过程中必然包含记忆，而记忆总是需要以学习为先决条件。目前动物模型中的学习记忆相关行为学实验如下：

（1）莫里斯水迷宫实验：是应用最广泛的研究、评价动物空间学习记忆能力的行为学实验，是研究学习记忆最常用的实验方法之一。以动物逃离水淹的本能反应作为动机，以空间存在的物体作为参照物来判断行动的方向。莫里斯水迷宫实验一般分为定位航行实验和空间探索实验两个阶段。

（2）Y/T 迷宫：是一种评价空间记忆能力的行为实验方法，主要应用于动物的辨别性学习、工作记忆和参考记忆的测试。其中，工作记忆主要指短时记忆，而参考记忆主要指长时记忆。工作记忆能力下降，可出现空间定位困难等症状，参考记忆能力下降可出现新知识学习能力下降等症状。实验过程中，动物对目标臂的选择基于动物记住上次探索过的目标臂，以及对整体实验流程的熟悉程度；可以通过不同的实验方法来测试动物工作记忆和参考记忆的完整情况。其中，Y 迷宫有多种经典的测试方法：使用食物奖励交替评估空间记忆，或以自发交替的方式评估空间学习。

（3）八臂迷宫：又称放射迷宫，也是最为常用的评价动物学习记忆能力的模型之一。其基本依据是，控制进食的动物受食物的驱使对迷宫各臂进行探究；经过一定时间的训练，动物可记住食物在迷宫中的空间位置，该方法可同时测定动物的工作记忆和参考记忆。

（4）新物体识别：该实验通过动物对已熟悉物体与新陌生物体的探索时间长短的行为学方法来评价动物的认知记忆能力。在新物体识别实验中，利用啮齿动物对新奇物体的偏好这一特点，来评估它们的学习和记忆能力。

（5）跳台实验测试：跳台是一种检测动物被动性条件反射能力的方法，主要用来测试动物对空间位置辨知的学习记忆能力。采用给以一定程度的电刺激，动物为避免伤害而寻找安全区（绝缘跳台），经过几次反复电刺激后，最终记住安全区域。可反映动物学习记忆的获得、巩固、再现等过程，操作简单。

（6）避暗穿梭实验：利用实验大小鼠的趋暗避明习性设计制作的测试箱。测试箱一半是暗室，一半是明室，中间有一小洞门相连。暗室底部铺有通电的铜栅。动物进入暗室会受到电击。以潜伏期和错误次数为指标，动物的差异性比较小。对记忆过程特别是记忆再现有较高的敏感度。

2. 神经病理学研究方法

（1）HE 染色：可以观察到大脑中各个区域的细胞分布、形态和组织结构的变化。通过观察脑组织切片中的异常细胞结构、神经元损伤，HE 染色也可以帮助研究人员检测到与学习和记忆功能相关的神经病理学变化。

（2）尼氏染色：尼氏染色法利用碱性染料对神经组织进行染色，以强调细胞质中的尼氏体。尼氏体是一种嗜碱性物质，分布广泛于各类神经元中，其形状、大小和数量在不同神经元中呈现差异。通过运用尼氏染色法，能够有效染显尼氏体，从而观察神经元内的细胞结构，并通过对尼氏体的观察来评估神经元是否受损。

（3）嗜银染色：可显示神经细胞胞体和突起（树突和轴突），显示部分神经细胞及其突起，所显示的部分细胞散在于各处不同部位。易于观察神经细胞各结构之间的关系。

（4）高尔基染色：能够发现动物大脑的神经细胞因药物处理或神经系统疾病引起的树突和树突棘微小形态改变，进而观察神经发育、死亡，传递等方面区别。

3. 现有技术手段

（1）光遗传技术与化学遗传技术：在研究神经环路的过程中，有各种各样的追踪技术，包括光遗传技术和化学遗传技术。光遗传学是一门研究利用光敏蛋白质来控制细胞活动的学科。通过将光敏蛋白质引入神经元或其他细胞中，利用光的特性来操纵细胞的活动状态，从而研究神经环路的功能和行为。

光遗传技术是医学教育研究领域前所未有的实验手段。通过利用光敏蛋白质来操纵神经元的活动，研究人员可以精确地控制特定类型的神经元，从而研究它们在不同行为和认知功能中的作用。例如，研究人员可以使用光遗传学技术在实验动物的大脑中激活或抑制特定类型的神经元，观察其对行为和认知功能的影响。这种精细的实验手段为医学教育领域提供了更多的实验数据和理论基础，有助于学生更深入地理解神经系统的功能和神经相关疾病的发病机制。

化学遗传学是一门研究利用化学合成分子来调控生物系统的学科。通过设计和合成特定的化合物，可以干预细胞内的信号通路，从而研究神经环路的功能和调控机制。化学遗传学的应用为医学教育研究领域带来了新的治疗策略和药物设计思路。通过设计和合成具有特定功能的化学分子，研究人员可以调控生物体内的基因表达和细胞功能，从而研究疾病的发病机制和治疗方法。例如,研究人员可以设计特定的化学分子来调控肿瘤细胞的生长和分化,探索肿瘤的发展过程和治疗方法。这种研究为医学教育领域提供了更多的治疗策略和药物设计思路,有助于培养学生的创新思维和解决实际医学问题的能力。

综上所述,光遗传学和化学遗传学在医学教育研究领域的应用为神经科学和疾病治疗领域带来了新的实验技术和理论基础,为医学教育的发展和医学研究的进步提供了重要的支持。这些应用不仅丰富了医学教育的内容和方法,也为未来的医学研究和临床实践提供了更多的可能性和希望。

(2)电生理:电生理学是研究生物体内电信号的产生、传导和作用的学科。在神经科学领域,电生理学是非常重要的技术手段之一,用于研究神经元的电活动以及神经系统的功能。电生理学包括以下几个主要方面:

1)细胞内记录:通过在神经元内部或细胞内注射电极,记录细胞膜的电位变化,如静息电位、动作电位等,以了解神经元的兴奋性和抑制性。

2)多通道电极记录:利用多通道电极阵列同时记录多个神经元的电活动,可以研究神经网络的活动模式和信息传递。

3)外单位记录:通过在神经元周围或神经元与目标细胞之间植入电极,记录神经元放电的外部电位变化,如在大脑皮质的局部场电位记录和脑电图。

4)膜片钳技术:通过在神经元膜上放置微电极,对单个离体神经元进行电压钳控制,研究离子通道的开关和电压依赖性。

5)EEG 和 MEG:记录头皮上的电位变化或磁场,反映大脑的整体电活动,用于诊断癫痫、睡眠障碍等。

6)fMRI:通过监测血氧水平变化,反映大脑区域的活动,结合神经电生理数据,可以更全面地了解神经网络的功能组织[22]。

(3)基于多组学的新型研究方法:鉴于人群样本的不可及性,多组学技术也可能会对医学教育领域带来新契机,应用人群样本,例如血液尿液和粪便,进行转录组学、蛋白质组学、代谢组学及肠道微生物菌群的测序。转录组学关注基因表达的全局模式,通过 RNA 测序技术可以识别出在不同条件下表达的基因,揭示神经系统中基因表达的时空特征及其调控机制;蛋白质组学研究蛋白质的种类和功能,通过质谱等技术可以全面分析神经系统中蛋白质的组成和修饰状态,揭示蛋白质在信号转导、细胞功能和疾病发生中的作用;代谢组学关注代谢产物的种类和变化,通过质谱等技术可以分析神经系统中代谢物的组成和水平,揭示代谢通路在神经活动和疾病发生中的调控作用。例如代谢组学研究可以帮助发现神经退行性疾病患者体液中代谢产物的新规律,有助于研究新的诊断标志物。肠道微生物菌群测序则是通过分析肠道微生物组成及丰度,可以揭示微生物与宿主的相互作用,对疾病发生及发展具有重要影响。例如,研究人员利用肠道微生物菌群测序技术发现,孤独症患者肠道中某些细菌的丰度异常高,这可能与孤独症发病机制有关。

在动物实验中,有空间多组学技术,是指将多组学技术(如基因组学、蛋白质组学、代谢组学等)与空间分辨率高的成像技术相结合,以实现对生物系统在空间层面的多维度分析和综合解读。例如通过结合光学显微镜、颅脑 MRI 等空间成像技术,展示神经系统的结构、神经元的连接和突触传递等细节,帮助学生更直观地理解神经系统的组织结构和功能。

多组学联合技术的发展使得神经科学研究可以从多个层面深入探索神经系统的结构和

功能，为理解神经系统疾病的发生机制和开发治疗手段提供了新的思路和方法。

第四节　教育神经科学的研究设计

目前，教育神经科学的研究领域主要涵盖三种研究类型：科学研究、转化研究及实践研究。科学研究旨在揭示心智与脑的新科学知识，转化研究则着重于探索与学习相关的概念在教育中的潜在相关性和有效性，而实践研究则关注教学概念、语言和认知的发展，以及将这些方面的最佳实践转化为实际教学。这三种研究类型并非孤立进行，而是相互关联，通过共同收集不同类型的证据来实现其目标。

在本章第三节中，我们详细讨论了生物证据、社会证据和经验证据的收集方法。为了实现教育神经科学的目标，这三种证据类型需要相互补充和结合。如前所述，教育神经科学的研究方法包括实验的 fMRI 在内的实验技术、实验认知心理学、话语分析、扎根理论以及行动研究等。通过这些方法，我们能够运用多种技术手段来搜集数据。例如，fMRI 技术作为现代行为测量技术的代表，能够让我们观察大脑在执行特定行为时的活动模式，并以此作为行为测量的记录。同时，实验认知心理学进行行为测量，运用话语分析、扎根理论和行动研究进行观察，以及利用扎根理论和行动研究进行半结构式访谈和反思日记等研究活动。

展望未来，教育神经科学将继续深化研究，揭示学习过程的神经机制，推动教育实践的创新和发展。通过整合不同类型的证据和研究方法，我们可以评估教学方法的有效性，提供优质的教育体验。同时，这也将为教育政策的制定和改革提供科学依据，推动教育领域的持续进步和发展，如图 8-5-6 所示。

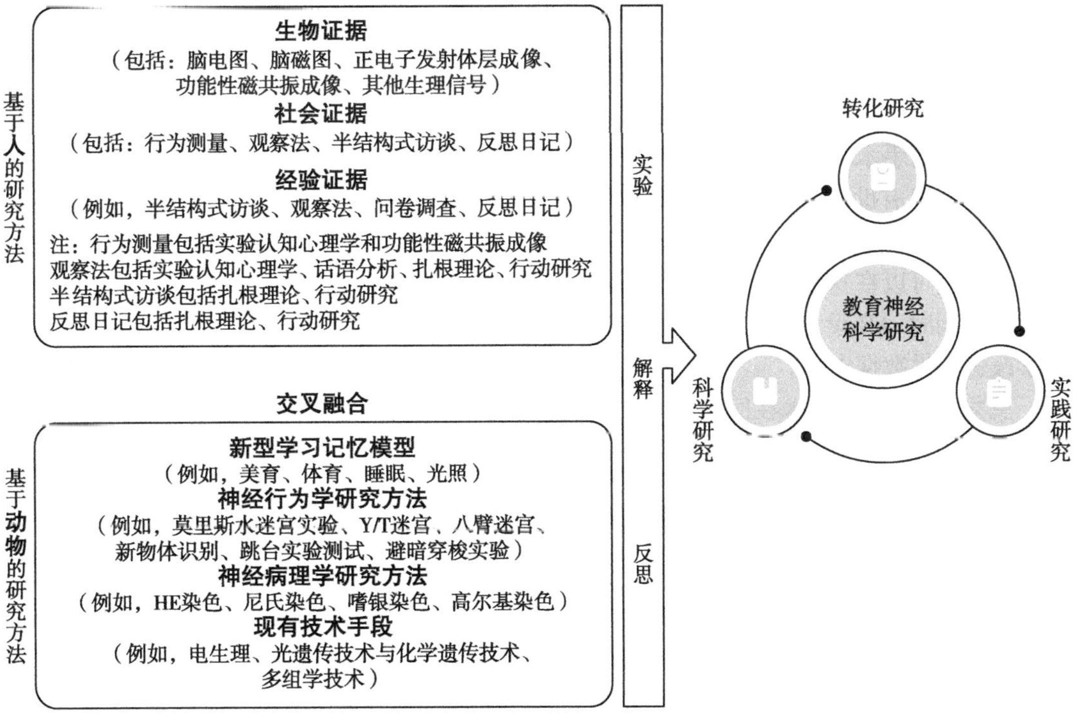

图 8-5-6　教育神经科学的研究设计总览

第五节 教育神经科学在医学教育研究中的展望和局限性

一、教育神经科学在医学教育研究中的展望

新时代神经科学技术可能推动其在医学教育中的广泛应用与普及。神经科学技术在医学教育中的一个重要应用是脑功能成像。通过 fMRI 等技术,我们可以观察到学生在学习过程中的大脑活动情况,从而更深入地了解他们的学习机制和认知过程。这有助于教师根据学生的学习特点制定更具针对性的教学策略,提高教学效果。此外,神经科学技术在医学教育中的应用还体现在神经反馈和神经调节技术上。例如,通过 EEG 等设备收集学生的大脑活动数据,教师可以利用这些数据来引导学生调整自己的学习状态,提高学习效率。同时,神经调节技术如经颅磁刺激(transcranial magnetic stimulation,TMS)等还可以帮助学生克服学习障碍,如注意力缺陷等。

如上所述,尽管存在多种脑功能研究方法,但每种方法都有其固有的局限性。因此,研究者们逐渐倾向于将两种或更多技术相结合,以形成多模态成像技术。其中,fMRI 与 EEG 或事件相关电位(ERP)的结合尤为常见,这种综合应用能够提供更加全面和深入的脑功能分析。然而,截至目前,这些脑功能研究方法主要局限于实验室环境,这在一定程度上限制了它们在教育领域的应用。但随着社会的不断进步和教育神经科学的兴起,这些研究方法有望在日常学校教育中得到广泛应用。英国伦敦大学学院的 Paul Fletcher 教授预测,学校教育将随着教育神经科学的发展而演变。基于教育神经科学的学校教育将展现出全新的教育场景:学校将定期收集并保存学生的认知脑成像数据,使教师能够获取学生的事件相关脑成像报告,从而识别问题的根源并进行有针对性的教育干预。

此外,神经科学技术,尤其是虚拟现实(VR)和增强现实(AR)技术,为医学生提供了一个近乎真实的临床环境,让他们在没有实际患者风险的情况下进行实践操作。VR 技术可以模拟复杂的手术场景,从皮肤切开到内部器官的操作,每一步都细致入微,且可重复练习。这种技术不仅有助于医学生掌握手术技巧,还能培养他们的心理素质,因为在虚拟环境中,他们必须面对与真实手术相同的压力和紧迫感。而 AR 技术则更侧重于实时反馈和数据分析。医学生可以在身上佩戴 AR 设备,教师可实时观察学生的操作过程,并给出即时的指导和反馈。同时,AR 设备还能收集学生的操作数据,如手术时长、精确度等,为后续的评估和教学改进提供数据支持。

总之,神经科学技术在医学教育中的应用为医学生的学习和成长提供了强大的支持。未来,随着技术的不断发展和完善,相信这些技术将在医学教育中发挥更加重要的作用。

二、教育神经科学在医学教育研究中的局限性

在医学教育的总结中,特别是在神经教育科学的研究领域,我们确实可以看到目前存在的一些明显限制。这些限制不仅影响了我们对医学教育全貌的理解,也限制了我们在神经科学与教育实践之间建立有效联系的能力。以下是几个主要的局限性:

(一) 教育的不公平性

在医学教育研究实验中,对照组和实验组设计可能引发对教育公平性的质疑,主要源于

资源分配不均和可能存在的偏见和歧视。对照组学生往往无法享受实验组新方法带来的优势,涉及教学方法、师资力量等方面的差异,可能影响学生学习成果和职业发展。实验设计过程可能基于偏见将学生划分为对照组或实验组,可能带有歧视色彩。应确保资源分配公平、避免偏见和歧视,确保每个学生有平等接受教育机会。加强实验结果分析,全面客观评估新方法应用效果,促进医学教育改进。

(二)伦理和隐私的考虑

在神经科学研究中,涉及人类大脑的研究往往受到严格的伦理限制。在医学教育中,使用真实的医疗数据进行神经科学研究时,需要确保被试者的隐私得到保护,这增加了数据处理的复杂性和难度,也在一定程度上限制了神经科学在医学教育中的应用。

(三)个体差异的忽视

每个人的大脑都是独特的,他们的学习方式、记忆能力和情感反应都有所不同。然而,当前的神经教育科学研究往往采用一种"一刀切"的方法,忽视了个体差异。这可能导致教学方法无法适应每个学生的需求。

(四)研究范围的局限性

当前的神经教育科学主要集中在认知和学习过程的神经机制上,这无疑是重要的,但教育是一个复杂的过程,涉及情感、动机、社会互动等多个方面。忽视这些方面,我们就无法全面理解医学教育的本质。

(五)学科复杂性

教育神经科学,作为一个深度跨学科的领域,融汇了生物学、医学、心理学等多学科精髓。因此,在医学教育中实施教育神经科学,不仅要求教育者具备渊博的知识,还需展现卓越的跨学科整合能力,以确保可以很好地将神经科学应用在医学教育中。

(六)实践应用的脱节

虽然神经科学为我们提供了关于学习和记忆的神经机制的深入见解,但这些发现往往难以直接转化为教育实践。如何将这些知识应用到医学教育中,以提高教学质量和学习效果,仍是一个待解决的问题。

(七)技术发展的挑战

神经科学的研究需要借助先进的技术手段,如 fMRI 和 EEG 等。然而,这些技术不仅成本高昂,且操作复杂,限制了其在医学教育中的广泛应用。

为了克服这些局限性,我们需要采取一种更全面的研究视角,将神经科学与教育学、心理学和社会学等其他学科相结合,以更深入地理解医学教育的本质。同时,我们也需要关注个体差异,探索适合每个学生的教学方法。此外,我们还需要积极推动技术创新,降低研究成本,提高数据的可获取性。最后,我们还需要在研究中严格遵守伦理和隐私的原则,保护参与者的权益。尽管我们可以克服诸多挑战,将神经科学融入医学教育之中,但我们必须承认,教育不公平性这一根本问题,在当前的医学教育体系中,仍是一个长期存在且难以彻底解决的难题。

(曲 波 邓 宇 边义莹)

参考文献

[1] 乔兴媚,杨娟. 教育神经科学研究的内涵、现状与对策[J]. 教育评论,2020(6):36-41.

[2] 唐孝威,秦金亮. 教育神经科学:心智、脑与教育的集成[M]. 杭州:浙江大学出版社,2016.

[3] 夏琼,陶冶,秦金亮. 教育神经科学:基于脑的教与学[M]. 北京:中国社会科学出版社,2017.

[4] 陈景元. 神经毒理学[M]. 北京:人民卫生出版社,2016.

[5] 管林初. 生理心理学辞典[M]. 上海:上海教育出版社,2005.

[6] BEAR M F,CONNORS B W,PARADISO M A. 神经科学——探索脑[M]. 王建军,译. 北京:高等教育出版社,2004.

[7] 詹姆斯·卡拉特. 生物心理学[M]. 苏彦捷,译. 北京:人民邮电出版社,2011.

[8] BLUMENFELD R S,RANGANATH C. Prefrontal cortex and long-term memory encoding:an integrative review of findings from neuropsychology and neuroimaging [J]. Neuroscientist,2007,13(3):280-291.

[9] PARDI M B,VOGENSTAHL J,DALMAY T,et al. A thalamocortical top-down circuit for associative memory[J]. Science,2020,370(6518):844-848.

[10] WANG W,COX B M,JIA Y,et al. Treating a novel plasticity defect rescues episodic memory in Fragile X model mice [J]. Mol Psychiatry,2018,23(8):1798-1806.

[11] SU M,HU K,LIU W,et al. Theta oscillations support prefrontal-hippocampal interactions in sequential working memory [J]. Neurosci Bull,2024,40(2):147-156.

[12] TOADER A C,REGALADO J M,LI Y R,et al. Anteromedial thalamus gates the selection and stabilization of long-term memories [J]. Cell,2023,186(7):1369-1381.

[13] LU J,ZHANG Z,YIN X,et al. An entorhinal-visual cortical circuit regulates depression-like behaviors [J]. Mol Psychiatry,2022,27(9):3807-3820.

[14] AGGLETON J P,O'MARA S M. The anterior thalamic nuclei:core components of a tripartite episodic memory system [J]. Nat Rev Neurosci,2022,23(8):505-516.

[15] 杨炯炯,赵艳兵. 杏仁核参与情绪记忆的脑功能成像研究述评[J]. 北京大学学报(自然科学版),2009,45(02):355-361.

[16] 张明园,何燕玲. 精神科评定量表手册[M]. 长沙:湖南科学技术出版社,2015.

[17] DE MIGUEL Z,KHOURY N,BETLEY M J,et al. Exercise plasma boosts memory and dampens brain inflammation via clusterin [J]. Nature,2021,600(7889):494-499.

[18] MCLACHLAN J C. Music and spatial task performance [J]. Nature,1993,366(6455):520.

[19] RAUSCHER F H,ROBINSON K D,JENS J J. Improved maze learning through early music exposure in rats[J]. Neurol Res,1998,20(5):427-432.

[20] CRESWELL J D,TUMMINIA M J,PRICE S,et al. Nightly sleep duration predicts grade point average in the first year of college [J]. P Natl Acad Sci U S A,2023,120(8):e2209123120.

[21] FERNANDEZ D C,FOGERSON P M,OSPRI L L,et al. Light affects mood and learning through distinct retina-brain pathways [J]. Cell,2018,175(1):71-84.

[22] 李燕,吕海侠. 脑科学常用研究技术[M]. 北京:科学出版社,2023.

第九篇

医学教育研究结果与学术写作

第一章
医学教育研究结果

医学教育研究结果是衡量医学教育质量和成效的核心指标。通过对数据的深入剖析和系统分析，我们能够全面把握医学教育的现状，准确识别存在的问题，进而提出针对性的改进措施，推动医学教育的持续进步。本节简要介绍多种常见的学术研究成果形式及其价值。

一、学术论文

学术论文是医学教育研究者分享新发现、理论或实践经验的重要途径和主要表现形式。研究者通过严谨的研究设计、数据收集和分析，对某一医学教育问题或现象进行深入探讨，将他们的研究成果发表在学术期刊上，以论著、案例报道、综述文章等形式呈现，具有高度的学术性和专业性。这些论文不仅反映了医学教育领域的最新研究成果，还为其他研究者提供了宝贵的参考和启示。

（一）学术论文的类型

学术论文的类型多种多样，包括原创性研究论文、综述性论文、评论性论文等。原创性研究论文主要报告新的研究发现或实验结果，是学术界最为重视的论文类型之一。综述性论文是对某一领域的研究进行系统的梳理和评价，为研究者提供全面的研究背景和进展。评论性论文一般是受期刊主编邀请，对某一研究领域的某一重要问题进行特别关注或分析，不需要严格按研究论文格式，但亦须具有正式性和学术性。

（二）学术论文的撰写与发表

撰写学术论文需要遵循一定的规范和标准，包括选择合适的研究方法、设计合理的研究方案、进行准确的数据分析等。在论文撰写过程中，研究者还需注意论文的逻辑性、条理性，以及语言表达的准确性。论文发表是学术成果得到认可和推广的重要途径，研究者需选择合适的期刊投稿，并经过严格的审稿流程，最终由期刊编辑部决定是否发表。

二、会议报告

会议报告是医学教育研究者通过参加各类学术会议，以口头报告或海报展示等形式分享其研究成果，并与同行进行深入的交流和讨论。这些会议报告通常涵盖医学教育的最新进展、热点问题和前沿技术，为与会者提供了一个交流思想、探讨合作的平台。通过会议报告，研究者可以了解同行的最新动态，拓展研究视野，促进学术合作与创新。

（一）会议报告的形式

会议报告的形式多样，可以是口头报告、海报展示或视频展示等。口头报告通常由研究者亲自上台演讲，介绍研究背景、目的、方法、结果和结论等内容；海报展示则通过海报形式展示，让与会者了解研究的主要内容和成果；视频展示则通过录制视频形式展示，让与会者更加直观地了解研究情况。

（二）会议报告的价值

会议报告是学术交流和合作的重要平台，通过参加学术会议并进行报告，研究者可以交流研究领域的最新动态和发展趋势，与同行建立联系和合作，促进学术研究的进步和发展。同时，会议报告也是研究者展示自己研究能力和水平的重要机会，有助于提升个人在学术界的影响力和知名度。

三、研究报告

研究报告是对某一医学教育问题进行深入调查和分析后形成的系统性成果。这些报告可能由政府、教育机构或研究团队委托完成，旨在为解决实际问题提供科学依据。研究报告通常包括数据收集、分析方法和结果解读等内容，具有较高的实用性和针对性，对政策制定和实践指导具有重要意义。

（一）研究报告的特点

研究报告具有针对性强、数据翔实、分析深入等特点。它通常围绕某一具体问题或现象展开研究，通过收集大量数据和信息，进行深入的分析和探讨，最终提出针对性的解决方案或建议。

（二）研究报告的应用

研究报告在医学教育领域具有广泛的应用价值。它可以为政策制定者提供科学依据和决策支持，为教育改革和实践提供指导和借鉴，为医学教育工作者提供实践经验和启示。

四、教材与教辅资料

教材和教辅资料是医学教育研究成果的另一种重要表现形式。研究者将研究成果转化为教学实践的参考资料和指导手册，不仅涵盖了医学教育的基本理论和实践技能，还融入了最新的研究成果和教学方法。通过编写和修订教材，研究者可以将最新的医学教育理念和技术传递给医学生和教师，促进医学教育的现代化和科学化。

（一）教材与教辅资料的编写

教材与教辅资料的编写需要遵循教育教学规律和医学教育的特点，结合研究者的实践经验和创新成果，形成系统、完整、实用的教学内容和教学方法。同时，教材与教辅资料的编写还需注重与时俱进，不断更新和完善内容，以适应医学教育的不断发展和变化。

（二）教材与教辅资料的作用

教材与教辅资料在医学教育中发挥着重要的作用。它们不仅为医学生提供了系统、全面的学习资料，帮助他们掌握医学知识和技能；还为医学教育工作者提供了教学指导和参考，帮助他们提高教学效果和质量。

五、专著与译著

专著是医学教育研究者对某一领域进行深入研究和系统总结后形成的著作，为读者提供全面、深入的知识和见解，具有较高的学术价值和实践指导意义。译著也是推动国际医学教育交流与合作的重要形式，通过引进国外优秀的医学教育著作，可以促进国内医学教育的国际化发展。专著与译著在医学教育中具有举足轻重的地位，是学术研究的成果展示，更是实践应用的宝贵资源。

（一）专著与译著的特点

专著与译著通常具有内容深入、观点独到、论据充分等特点。它要求作者对研究领域有深刻的理解和独特的见解，能够提出新的理论或观点，并通过充分的论据进行支撑和验证。

（二）专著与译著的撰写与出版

专著与译著的撰写是一项艰巨而富有挑战性的任务，它需要作者投入大量的时间和精力进行深入的文献调研和实地考察，以构建出完整、系统的研究框架和内容体系。在这个过程中，作者还需注重语言表达的准确性和逻辑性，确保读者能够轻松理解并吸收书中知识。

专著与译著的出版同样是一个严谨而复杂的过程。它需要经过严格的审稿和编辑环节，以确保著作的质量和学术水平标准。出版后的专著与译著，不仅能为医学教育工作者提供丰富的参考和启示，更能推动医学教育领域的进步和发展。

六、在线资源与工具

随着信息技术的快速发展，在线资源与工具在医学教育研究中正发挥着关键作用，为医学教育带来了革命性的变革。越来越多的医学教育研究成果以在线课程和数字化工具等形式呈现，为医学生和教师提供了便捷的学习和教学途径，使他们能够随时随地进行学习和交流。通过利用在线资源和数字化工具，医学教育可以更加高效、灵活和个性化，满足不同学习者的需求。

（一）在线资源与工具的多样化形态

在线资源与工具的形态多样，包括但不限于在线课程、教学视频、虚拟实验室、教学平台等，为医学教育提供了丰富的学习与教学支持。每种形式都各具特色，以满足不同学习者的需求。这些资源与工具不仅为医学生和教师提供了便捷的学习途径，还极大地丰富了教学内容，使学习变得更加生动、有趣。

（二）在线资源与工具的显著优势

在线资源与工具以其独特的优势，为医学教育带来了前所未有的便利与高效。它们具有强大的交互性，使得学习者能够与他人进行实时的交流和互动，从而加深对知识的理解与掌握；具有可重复利用性，使得学习者能够根据自己的学习进度和需求，随时回顾和巩固所学内容；更新速度极快，能够迅速反映医学领域的最新动态和研究成果，为学习者提供最新、最全面的学习资源。在线资源与工具以其多样化的形态和显著的优势，为医学教育带来了无限的可能性和广阔的发展空间。未来，随着信息技术的不断发展和完善，相信在线资源与工具将在医学教育中发挥更加重要的作用。

（卢章洪　何晓琴　王　娜　黄　蕾）

第二章
学术文章写作与发表

第一节　医学教育研究论文写作

医学教育研究论文包括多种文体，本节以论著类研究文章为例阐述如何进行医学教育研究论文的写作。论著类研究文章的主体内容通常包括题目、摘要与关键词、引言、正文（研究对象和方法、研究结果、讨论、结论）和参考文献几个部分。医学教育研究人员围绕具体的研究问题和研究目的，通过学术语言、符号和图表等呈现研究内容，深入分析研究结果，论文各部分逻辑需清晰，内容需环环相扣且注意前后一致和呼应。

一、题目

论文题目通过高度凝练的文字向读者呈现医学教育研究问题，要求语言精练和用词准确，以短小精悍的文字表达研究目的、研究对象、研究范围和所使用的研究方法等。论文题目需注意紧扣研究主题，与后续撰写的研究内容保持一致，避免出现“文不对题”的现象。确定论文题目主要把握四个基本原则：

1. 准确性　论文题目需反映研究内容，避免宽泛或模糊不清。同时要注意结构完整，用词不要重复。

2. 创新性　论文题目需体现出研究的创新性，可以从研究视角、研究对象、研究方法、研究发现等方面体现其特殊价值。

3. 精练性　论文题目应尽量简短，避免冗长复杂。中文题目一般以 25 个汉字以内为宜，一般不设副标题，不添加标点符号，尽量不使用缩略语。

4. 符合语法规则　论文题目常因简短而容易出现语病或者歧义，需注意其语法结构和内在逻辑，还要避免出现错别字。

二、摘要与关键词

摘要是对论文内容的高度浓缩，旨在帮助读者快速地判断和筛选论文。通常包括研究目的、方法、结果和结论四个部分，可采用结构式摘要，也可采用这几方面融合的非结构式摘要。“目的”需明确表述研究的问题和为什么开展研究。“方法”需言简意赅地说明如何研究及如何评价，如果有统计学处理，则要说明采用的统计学方法或特殊工具。“结果”应准确提炼关键数据，需注意与方法和结论相对应。“结论”是通过结果推出的，需与研究问题相呼应。摘要通常用第三人称撰写，不需要列图、表，也无需引用参考文献，不加评论和解释。中文摘要一般要求在400个字左右，英文摘要内容需与中文相对应。

关键词是该论文研究方向和内容的标识，旨在方便他人对文章进行检索。论文一般标注3~8个关键词，尽可能从美国国立医学图书馆的医学主题词表（MeSH）中选取，其中文译名可参照中国医学科学院信息研究所编译的《医学主题词注释字顺表》，未被词表收录的专业术语（自由词）亦可直接作为关键词使用，但建议排在关键词的最后。英文关键词应与中文对应，缩写词应还原为全称，每个英文关键词第一个单词首字母大写，各词汇之间用分号分隔。

三、引言

引言是正文前的一段引语，类似于研究报告中的文献综述，但更加简洁明了，旨在通过阐述研究背景和现状来引出研究问题，体现本研究的必要性和价值。其核心要素包括五个方面：①研究背景；②国内外已有研究发现；③目前仍存在的未知和差距；④研究问题的重要性和创新性；⑤研究目标。有的学者还会进一步提出研究具体假设[1]。

在阐述研究背景时，国内学者有时会引用政策文件或医学教育标准作为重要支撑，要注意准确引用相关材料，关注发布时间是否与研究背景和内容相契合，避免研究滞后，牵强附会。国内外文献研究时，需注意文献检索的全面性和来源的权威性，将与本研究密切相关的文献进行深度分析，述评既要恰如其分地体现学术贡献，又要客观指出其局限性，梳理现有研究的优点和不足之处，为拟开展的研究提供理论基础和实践依据。在进行文献综述时建议引用客观数据为论点提供有力支撑，避免夸大其词和主观臆断，但同时不要简单罗列研究结果，避免走向数据堆砌的极端。

医学教育研究的理论基础及框架是研究和论文的重要理论支撑，需在引言中对理论框架的概念和既往研究进行简要清晰的概述，用于证明对研究设计的指导和对结果的分析。在介绍该理论基础或概念的既往研究时，需选择与本医学教育研究方向相似的研究进行介绍，以说明该理论基础已有类似研究，具有一定的适用性。目前部分作者对文献研究缺乏足够的重视，对国内外相关领域的研究进展知之甚少，很少考虑研究理论基础，导致未能有效借鉴已有研究成果，武断地提出研究问题和创新之处，从而影响论文质量。

四、研究对象与方法

医学教育研究的研究对象一般是某个教育教学现象或者某些特定人员。其中，医学生、住院医生或护士生是医学教育研究中较为常见的研究特定人员，在描述时通常需要说明开展研究的时间、研究对象的专业、年级等基本信息，以及是否获得研究对象的知情同意。研究对象的表述需用词准确规范，避免歧义。

研究方法部分旨在论述研究是如何进行的，使读者能够理解研究过程和研究结果的产生，同时提供足够的研究细节，便于他人可以复制该研究。研究方法的核心要素通常包括但不限于以下五个方面：①研究设计；②抽样方法；③调查或评价工具；④教学实施方案；⑤数据收集和分析方法。教育研究方法经历了哲学思辨、定量研究、质性研究、混合研究四种方法发展，这四种教育研究范式在当前医学教育研究中也有应用[2]。

因此，在撰写研究方法时，注意不同研究范式所包含的要素不同，例如定量研究通常采用问卷调查法、实验法收集研究数据，运用统计分析软件进行结果分析；而质性研究则通常采用访谈法、观察法收集研究数据，运用文本分析软件进行结果分析。此外，不同期刊要求对研究方法部分的撰写要求也可能有所不同，有的期刊将研究对象和研究方法作为并列部分来写，有的则将研究对象作为研究方法中的一部分。

五、研究结果

研究结果是通过文字、数据、表格和图像等形式清楚地归纳与展示研究所获取的资料，以及通过分析得出的研究数据。研究结果需要围绕研究问题呈现研究变量之间的关联，确保对每个研究结果进行了解释，重点在于为研究目标提供答案，而并非只有统计学检验。

定量研究结果通常包括：研究对象的特征描述，研究变量的描述性分析、差异性分析、相关性分析、回归分析或者结构方程分析等结果。质性研究结果多以文字描述为主，通过主题词和对应的语句呈现。研究数据需要精准、清晰，根据研究问题明确需要展示的数据类型，如描述性数据、统计性数据等。在表述时一般使用“结果显示”“结果表明”等描述性语言，尽量避免“结果证明”“结果证实”等结论性语言。图表作为研究结果的重要呈现形式，要注意图表的标题、格式、缩写词备注规范写法。按其在正文中出现的先后次序连续编码，并置于相应的文字后，每幅图表应冠有全面准确的图题/表题，图表前应有简单的文字提炼图表主要内容，不要简单地重复图表数据。在撰写研究结果时，需遵循以下规则：

1. 客观地呈现数据 先用文字整体描述，后展示详细数据。可使用图表或其他形式清晰地呈现数据，确保图表易于理解，并且符合学术规范。

2. 准确地解释分析 确保所采用的统计分析能够准确得出研究结果，并能解释结果的意义，避免过度解读或夸大结果。

3. 强调重要的结果 对于多个结果之间没有逻辑关系的前提下，可以按照重要程度和主次关系展示研究结果，突出最重要的研究结果。注意没有显著性差异的重要研究结果也需要报告。

六、讨论

讨论是通过对研究结果和研究的发现进行分析和解释，阐明研究发现对医学教育理论的价值，讨论分析得是否透彻决定了研究论文的深度，该部分通常包括以下五个部分：

1. 回顾研究问题和目的 确保读者了解研究背景和研究目的，回应研究背景中提出的研究问题，并加以升华。

2. 总结研究结果和意义 简明扼要地陈述主要研究发现和对研究领域的重要性，确保与研究目的相一致。

3. 讨论与现有研究的关系 将研究结果进行详细解读，并与先前已发表的研究结果进行对比，探讨相似之处和差异，结合理论框架解释可能的原因，体现出研究的创新性和独特性。

4. 分析研究存在的局限性 坦诚地讨论本研究的局限性，包括但不限于样本选择、实验设计、测量工具、数据分析等方面的不足，并讨论这些局限性对研究结果和结论可能存在的影响，以及如何弥补上述缺陷的思考。

5. 提出未来的研究方向 探讨研究结果对所在学科领域的影响，包括理论价值和应用价值两个方面，提出对未来进一步研究的必要性和建议，明确未解答的问题以及可能的进一步研究策略。

讨论部分撰写需结合具体数据和事实展开论述，避免空泛和主观臆断；保持批判性和客观性，既要肯定自身研究的优点，也要诚实地承认不足；引用相关文献支持讨论的观点，但不只是简单罗列文献，而是要通过分析文献来强化自身的论点；使用逻辑严密的论述结构，使各个部分之间形成连贯、有序的联系。

七、结论

结论是对研究结果的总结与概括，应准确完整但又能简明扼要地体现研究的核心价值和重要意义。结论应紧密结合研究结果进行阐述，必须由研究结果推导出，不能脱离研究结果而凭空下定论，也不再引入新的数据或未经讨论的内容。表述上需与研究问题相呼应，回答研究所提出的假设，避免观点前后矛盾。应避免绝对化的表述，保持严谨和客观，结构紧凑，语言精练，具有较强的总结性和说服力。

八、参考文献

参考文献是支撑论文中重要观点的文献资料，是论文中非常重要的组成部分。规范引用参考文献关乎研究可信度、学术规范和伦理问题。引用和撰写参考文献时需注意以下五个原则：

1. 准确性 每篇引用文献都应该保证准确无误且在文末列出，包括作者名、出版年份、文章标题、期刊名称、卷期、页码、数字对象唯一标识符（digital object identifier，DOI）等。

2. 相关性 所引用文献应当与论文主题紧密相关，支持或反驳文中提出的观点或论据，不可随意引用无关文献以填充篇幅。

3. 权威性 优先引用同行评审期刊、知名出版社出版的书籍、官方报告、知名数据库收录的文献等权威来源的材料。筛选引用高质量文献，避免引用尚未证实、存在争议或非权威来源的材料。

4. 时效性 尽可能引用近年来的相关研究成果，尤其是对于快速发展领域的研究，过时的文献可能无法反映最新的研究动态和技术进步。

5. 规范性 文献引用列表应当按照投稿期刊要求的引用格式规范统一编写，如《信息与文献 参考文献著录规则》（GB/T 7714—2015）格式、美国心理学会（American Psychological Association，APA）、现代语言协会（Modern Language Association，MLA）、Chicago 引文格式等。确保每一项文献的排列、标点符号、缩略词使用等均符合该格式的要求。

第二节 医学教育研究论文发表

一、投稿前准备

（一）投稿资料完整性核查

投稿前不仅需核查论文主体内容是否完整（本章第一节已经详细论述），还需包括但不局限于以下四个方面的核查：

1. 论文格式 论文的撰写需严格遵循目标期刊的格式规范，确保未遗漏标题、作者信息、摘要、关键词、正文（包括引言、研究对象与方法、研究结果、讨论和结论）、致谢、参考文献等重要组成部分，同时关注字体、字号、行间距、英文字母大小写、论文字数是否符合投稿要求；引用的所有参考文献准确无误，并遵循期刊指定的引用格式；图表和正文是否需要分开单独附录等细节问题。同时，要核查期刊所要求申明资料是否准备齐全，包括基金项目文件、作者贡献说明、利益相关性冲突申明等[1]。有的期刊还要求上传研究相关原始数据，如涉及保密等不适合公开数据，作者需要和期刊进行协商并给予合理解释。

2. 投稿介绍信 国外期刊在投稿时候会要求作者递交一封投稿信（cover letter），简洁地介绍研究目的、内容和价值，便于编辑能快速对论文形成初步印象和评价，建议作者认真准备[2]。多数中文期刊也会要求作者提交《投稿介绍信》，通常是结构化的表格，包括论文题目、主要内容、所有作者、单位审查意见（是否同意投稿，是否存在资料不真实、剽窃他人学术成果、一稿多投等学术不端行为，以及其他与国家有关法律法规相违背的问题）、通信作者联系方式等。

3. 论文授权书 大多数期刊会要求所有作者签署《论文授权书》，同意自该论文正式发表之日起，将其著作权及相关财产权全部转让给期刊或所属学术组织，赋予其对该论文具有但不限于以下专有使用权：汇编权、发行权、复制权、翻译权、网络出版及信息传播权；许可国内外文献检索系统和数据库收录并使用等。通常国内期刊需要收取论文审稿费，论文发表后向作者支付一次性稿酬（含该论文著作权转让费用）。国外期刊一般不收取审稿费，同时也不发放稿酬。

4. 作者利益冲突公开声明 作者在发表论文时应充分披露任何可能影响研究结果客观性和公正性的潜在利益冲突，包括资金来源、行业关系、咨询职位等。有的期刊要求在论文正文后增加"所有作者均声明不存在利益冲突"的内容。中华医学会系列杂志要求作者单独提交《作者利益冲突公开声明》，内容包括在研究期间作者或所在机构和提供支持的实体之间的关系；论文是否接受基金资助和非经济资助；是否存在潜在的影响论文数据或观点形成的其他因素；与论文相关知识产权之间的关系等。

（二）论文发表道德诚信确认

论文发表道德诚信问题是关乎研究公正性、可靠性和有效传播的核心要素。维护医学教育论文发表的道德诚信，要求每一位研究人员严格遵守科研道德规范，坚持实事求是、严谨治学的精神，倡导公平竞争、尊重知识产权和崇尚真理的价值观。同时，学术机构、出版社和学术团体也应完善相关制度，加大监管力度，营造风清气正的学术氛围。近年来，医学教育领域对研究过程和论文发表的道德诚信问题也日益重视，所涉及内涵主要包括以下四个方面[3-4]：

1. 具备研究伦理意识 因医学教育研究对象主要涉及人类，所有涉及人体研究的工作都必须遵守《赫尔辛基宣言》，所以越来越多的期刊要求论文作者在投稿时提供通过伦理审批的文件，并在论文中进行相关申明，以证实研究设计方案和实施过程受到伦理机构的监管，充分考虑了研究对象的保护，包括告知研究风险和获益、对数据进行保密等措施。部分期刊编辑或者审稿人可能还会要求实验性医学教育研究在临床研究网站上注册并提供注册号，建议作者在投稿时关注投稿指南。虽然目前国内部分医学教育期刊尚未将伦理审批或研究注册作为强制性要求，但具备研究伦理意识是医学教育研究人员需具备的基本素质之一。

2. 数据真实且规范引用他人成果 数据真实是科研诚信的基础，医学教育研究人员必须如实记录和报告数据，不得伪造、篡改或选择性报道数据，以确保研究结果的准确性。不规范引用他人成果包括引用不准确、故意遗漏关键引用、过度自我引用等，不仅损害了原作者的权益，同时还破坏了学术积累的连续性和科学文献的完整链条。注意各期刊在收到稿件时都会进行重复率的审查，所以投稿论文的查重率需在允许范围内，一般要求不得超过30%。

3. 依据贡献署名并排序 国际医学期刊编辑委员会（International Committee of Medical Journal Editors，ICMJE）制定了论文作者的署名标准：①对研究构思或设计或对数据收集、分析或解释具有重大贡献；②起草论文或对重要内容进行批判性修改；③同意发表论文最终版本；④同意为研究和论文承担责任。由此可见，期刊对于署名作者有具体要求。通常在投稿时，期刊会要求所有作者证明理解上述标准并按照排序签署《论文授权书》。

虽然论文署名和排序是研究团队内部协商结果，但国际上也有一些约定俗成的惯例。第一作者通常被认为对研究做出了重大贡献，参与研究设计、实施和论文撰写等关键环节；通信作者常为研究负责人，有权使用研究所有数据，熟悉研究内容并能回复所有问题，常作为联系人向期刊投稿；除了第一作者和通讯作者外，其他作者通常按照贡献程度进行降序排列，也有按照字母排序的方法。中文期刊的通信作者和第一作者一般只各列1位(亦可为同一人)，英文期刊中出现多位共同第一作者和共同通信作者的情况更加常见，一般共同第一作者排名第一和共同通信作者排名最后一位被认为贡献度最大，在国内学术成果评价中也有所体现。

建议研究负责人在研究早期或论文写作前对作者署名和排序有所规划和说明，投稿时需确定署名人员和顺序并得到所有作者的认可。如果在论文发表前需做调整，通常由通信作者提出，期刊编辑可能会要求提供合理的理由并得到所有作者的书面同意。此外，“馈赠作者”和“幽灵作者”也是较常见的论文道德诚信问题，前者是指不符合ICMJE标准但署名的作者，后者指符合ICMJE标准但未能署名的作者。至于对文章贡献没有达到署名标准，如仅参与获得资金、协助收集资料、担任科研管理或进行一般指导等不宜列为作者，可在论文结尾处致谢。

4. 禁止同时一稿多投或多处发表 几乎所有发表医学教育论文的期刊都禁止同时进行一稿多投或多处发表，因为可能存在自我剽窃、版权纠纷和期刊资源浪费的问题，也被认为是比较严重的学术不端行为。在投稿时所签署的《论文授权书》上，作者也需做出相应的承诺。关于在医学教育会议上发表论文(通常是摘要部分)并在数据库中被检索到，随后作者将完整稿件投稿至期刊的情况，某些期刊允许但需要作者提供情况说明，而另一些期刊则禁止以任何形式发布之前已发表的资料，即使有注明和充分的申明也不能通过审查。“切香肠”（salami slicing）式发表，即将一项研究成果分成几篇论文投稿发表，不仅可能引发自我剽窃嫌疑，而且可能导致后续投稿论文被拒收，有些期刊会在作者投稿指南上明确说明这属于违反伦理行为。对于来自多个机构合作开展的跨学科大型研究或调查，不同研究者收集数据范围和写作内容不同，这种情况可能不属于“切香肠”式发表。

二、向期刊投稿

(一) 医学教育期刊介绍

根据中华医学会医学教育分会每年开展的《中国医药学校医学教育论文发表数量排名》中统计数据,将我国正式出版的医药教育类期刊分为两类,一类是医药教育专刊,另一类是设置医学教育研究专栏或发表医学教育研究论文的其他期刊,现对国内外较有影响力的部分期刊进行介绍,如表 9-2-1 至表 9-2-4 所示。

表 9-2-1 国内医药教育类学术期刊

期刊名称	主管单位	主办单位	出版周期
中华医学教育杂志	中国科学技术协会	中华医学会	月刊
中国高等医学教育	教育部	浙江大学、全国高等医学教育学会	月刊
医学教育研究与实践	教育部	西安交通大学、陕西省医学会	双月刊
中华医学教育探索杂志	中国科学技术协会	中华医学会	月刊
基础医学教育	山西医科大学	山西医科大学	月刊
中医教育	教育部	北京中医药大学	双月刊
中国毕业后医学教育	国家卫生健康委员会	中国医师协会	月刊
卫生职业教育	甘肃省卫生健康委员会	甘肃省医学科学研究院	半月刊
继续医学教育	天津市卫生健康委员会	天津医学高等专科学校	月刊
中华护理教育	中国科学技术协会	中华护理学会	月刊
浙江医学教育	浙江省卫生健康委员会	杭州医学院	双月刊
中国继续医学教育	国家卫生健康委员会	中国水利电力医学科学技术学会	半月刊
中国中医药现代远程教育	国家中医药管理局	中华中医药学会	半月刊
中国医学教育技术	教育部	西安交通大学	双月刊
医学教育管理	北京市教育委员会	首都医科大学	双月刊

表 9-2-2 国内设置医学教育专栏或发表论文的期刊

期刊名称	主管单位	主办单位	出版周期
复旦教育论坛	教育部	复旦大学	双月刊
中国全科医学	国家卫生健康委员会	中国医院协会、中国全科医学杂志社	旬刊
医学研究与教育	河北省教育厅	河北大学	双月刊
全科医学临床与教育	教育部	浙江大学	月刊
中国循证医学杂志	教育部	四川大学	月刊
医学与社会	教育部	华中科技大学同济医学院	月刊
医学与哲学	中国科学技术协会	中国自然辩证法研究会	半月刊

表 9-2-3　国外医药教育类学术期刊

期刊名称	出版国家	2023 年影响因子	2019—2023 年影响因子	2023 年 JCR 分区	年发表文章数	出版周期
Academic Medicine	美国	5.3	6.7	Q1	164	月刊
Anatomical Sciences Education	美国	5.2	5.7	Q1	95	双月刊
Medical Education	英国	4.9	6.9	Q1	80	双月刊
Perspectives on Medical Education	荷兰	4.8	4.7	Q1	52	双月刊
Medical Teacher	英国	3.3	4.7	Q1	182	双月刊
Medical Education Online	英国	3.1	4.0	Q1	98	年刊
Advances in Health Sciences Education	美国	3.0	4.0	Q1	83	3 期/年
BMC Medical Education	英国	2.7	3.4	Q1	899	不定时
Journal of Surgical Education	美国	2.6	2.7	Q1	209	双月刊
Teaching and Learning in Medicine	美国	2.1	2.5	Q2	64	季刊
Journal of Continuing Education in the Health Professions	美国	1.6	1.8	Q2	38	季刊

注：JCR=期刊引证报告（Journal Citation Reports）；按照 2023 年影响因子和 JCR 分区对期刊进行排序。

表 9-2-4　国外设置医学教育专栏或发表论文的期刊

期刊名称	出版国家	2023 年影响因子	2019—2023 年影响因子	2023 年 JCR 分区	年发表文章数	出版周期
Lancet	英国	98.4	106.9	Q1	166	周刊
BMJ	英国	93.7	69.9	Q1	125	月刊
JAMA	美国	63.5	67.0	Q1	157	周刊
Annals of Internal Medicine	美国	19.6	28.8	Q1	128	半月刊
Academic Radiology	美国	3.8	3.7	Q1	317	月刊
International Journal of Medical Sciences	澳大利亚	3.2	3.4	Q1	145	双月刊
Patient Education and Counseling	爱尔兰	2.9	3.3	Q1	247	月刊
American Journal of Surgery	美国	2.7	2.5	Q1	268	月刊
BMC Health Services Research	英国	2.7	3.1	Q2	1 317	不定时
BMJ Open	英国	2.4	2.7	Q1	3 276	月刊
Academic Psychiatry	美国	2.2	2.5	Q1	39	双月刊
Evaluation & the Health Professions	美国	2.2	2.3	Q2	34	季刊

注：JCR=期刊引证报告（Journal Citation Reports）；按照 2023 年影响因子和 JCR 分区对期刊进行排序。

（二）选刊时需考虑的因素

选择合适的期刊不仅可以让研究成果在目标读者中产生预期影响，还可以提高论文发表的速度，保护研究创新性和学术价值。部分作者选刊主要基于同行或者自己的投稿经验，对期刊形成笼统的评价。事实上，选刊时应当综合考量诸多因素，在写作早期就需挑选“目标期刊”，了解读者人群和相关要求，后续也要保持关注学术界的发展动态和期刊政策的变化，以制定更精准高效的投稿策略[5]。

1. 论文与期刊的匹配度　各期刊通常会对稿件的主题和研究方向进行限定，作者投稿前需确认研究内容是否与期刊定位和研究覆盖领域紧密相关。同时，还需了解期刊读者群体的特征，如是否针对医学教育领域的研究人员，或是广泛涵盖临床医学专科、公共卫生、教育学、心理学等交叉领域的研究人员，以确保研究成果能够面向理想的目标读者。如果投稿国外期刊，还要关注该期刊是否对来自中国的研究感兴趣，可以从投稿指南进行初步判断，或查看该期刊是否曾发表研究中国医学教育的论文。

2. 期刊的学术影响力与质量 期刊的学术声誉对论文本身的价值评价具有一定影响。投稿前作者需了解期刊在国内外数据库的收录情况，例如科学引文索引（Science Citation Index，SCI）、工程索引（Engineering Index，EI）、中文社会科学引文索引（Chinese Social Sciences Citation Index，CSSCI）或 Web of Science 等。对于发表在国外期刊的医学教育研究论文，在认定其学术成果价值时可能会关注最新影响因子、JCR 分区、总被引频次以及其他各类期刊评价指标；对于发表在国内期刊的论文则关注是否属于 CSSCI、《中文核心期刊要目总览》（即北大核心期刊）或所在医学院校认定的核心目录之中；医疗机构可能会关注是否属于中华医学会系列杂志。此外，还需关注所在机构或国内外学术组织对期刊质量的评价标准，关注是否在论文投稿和发表期间存在被上述数据库剔除或者影响因子下降的潜在风险。

3. 选刊其他影响因素 主要包括但不限于以下五个方面。①审稿速度与出版周期：对论文用于学位申请等有时效性要求时需特别考虑。②费用问题：注意期刊是否收取版面费、审稿费或其他出版费用，以及是否有优惠或豁免政策。开放获取（open access）期刊一般会收取费用，但可能见刊更快，论文更容易被其他学者检索和引用。③期刊政策与规定：期刊是否要求预印本政策或对数据共享有何种要求。④是否支持开放数据、开源代码等现代科研透明化趋势。⑤同行评审过程：了解期刊同行评审政策和流程，包括是单盲审稿、双盲审稿还是开放审稿，是否需要推荐审稿人等。

（三）期刊评审流程

不同期刊的评审流程和时间有所区别，主要包括七个核心环节[5-6]：

1. 完成投稿 目前大多数期刊要求作者在线提交稿件至指定的期刊系统，并按照步骤完成投稿过程，少数期刊可能仍按照传统将论文电子版发送到指定邮箱的形式。需注意的是，有些期刊会向论文署名作者发送确认同意投稿的邮件，得到所有作者的认可回复后才启动后续评审过程，因此需确认是否完成投稿流程。

2. 初步筛选 期刊编辑首先对稿件进行初步评估，看是否符合期刊宗旨和主题范围，如果不符合会尽快发送邮件拒稿，不会进入到下一环节。

3. 同行评审 期刊编辑会选择同行专家进行评审，审稿人按照期刊要求对论文质量进行评估，给出自己的审稿意见和具体的修改建议。

4. 审稿决定 编辑根据同行评审意见作出初步决定，可能是接受、小范围修改、大范围修改或拒稿。

5. 修改和回复审稿人 作者针对审稿意见进行相应的修改，逐一回应审稿人的问题，并在规定时间内重新提交稿件。

6. 稿件复审 期刊编辑将修改后的稿件再次送审，确认作者已经妥善解决了审稿人提出的疑问和建议。

7. 最终决定 编辑根据作者的答复和修改情况做出最终决定，稿件被接受后进入排版、校对、付印和发布阶段。

三、同行评议与论文修改

"同行评议"(peer review)是一种学术评价机制,是指在学术出版、科研资助、项目评估、学位论文答辩等学术活动中,由同一或相关领域内的专家对研究成果进行客观、独立、专业的评价和审查的过程。期刊实施同行评议可以提高效率,更重要的是能保证论文质量、可信度和科学价值,同时也是维护学术规范、防止学术不端行为的重要手段。审稿人通常按照期刊给予的评审标准对论文质量进行评分或给予文字性描述,虽然不同期刊的评审标准有所不同,但通常会关注研究选题意义和新颖性、研究方法是否规范、统计学分析是否合理、论文观点是否有充分证据支持、结论是否恰当、文字是否通顺、修改是否能解决潜在局限性等方面,这也是提高论文质量的宝贵机会。有的期刊会在网站上提供同行评议指南,建议作者在投稿前仔细阅读,有利于及时修改论文以符合期刊要求。

如何回复审稿人的评审意见对论文是否被录取起到至关重要的作用。对于处理审稿人意见,有以下五个建议[2]:

1. 仔细阅读并分类整理评审意见 作者首先要确保完全理解评审专家提出的问题和建议。如果有不明确或不清楚之处,可以向编辑或评审专家寻求澄清。通常有两位及以上的审稿人对论文提出评审意见,建议将所有意见按照研究内容、方法、数据分析等方面进行分类整理后再考虑如何回复。

2. 评估意见合理性并逐条回应 对于审稿人的每条评审意见都需要评估其合理性,并决定是否接受该意见,必要时需要在回复前与研究小组、同事或研究领域的专家进行讨论。如果某条意见与多条其他意见相关联,可以合并回应,但要确保回应的完整性和准确性。

3. 格式化反馈注释 开头部分应简明概述主要修订内容,并对审稿人表示感谢。建议列出审稿人原话和针对性的回复,可使用不同字体颜色区分审稿人的提问和作者的回复。必要时可引用论文中修改的内容,同时标出在论文中改动的具体位置,补充新增引用文献,提供额外数据分析结果。

4. 充分体现诚意和尊重 若作者与审稿人存在不同意见,首先要感谢审稿人提出的问题,接着阐明自己的立场,附上科学数据和推理,反驳审稿人的评估或建议。若审稿人提出了超出论文范畴的建议,作者可以礼貌地重申论文的核心议题和研究范围,确保不会偏离主题。即使面对审稿人的质疑或异议,作者应始终保持谦逊和尊重的态度。

5. 按时提交材料 作者须在规定时间内在投稿系统提交修改后的稿件和已做修改的标记版稿件,方便审稿人和编辑追踪比较。如有特殊情况需要延期回复审稿人,作者需要提前和期刊编辑进行协商并阐明合理理由。

同行评议过程完成后,作者会收到编辑部的来信,阐述对论文评审的最终决定,大多数包括以下四个类别:接受、小范围修订后再评审、大范围修订后再评审、拒稿。一般来说首次投稿就直接接受的情况是比较少见的,大多数稿件需要进行修订后才可能被接受。如果稿件直接被期刊拒绝,审稿人的评审意见也将有助于作者进一步完善论文,提高向其他期刊投稿后接受的可能性。

四、论文校对与发表

论文如果顺利被期刊接受,稿件将会进入排版校对环节。在论文正式发表之前,作者还有机会对论文进行校对，但所有修改均需要签字确认。

（一）校样审核

虽然前期经过编辑和审稿人的评审，但仍可能出现一些纰漏。因此作者在收到期刊校样稿后，仍需仔细校对，确保排版无误，重点关注以下六个方面：

1. 内容准确 检查论文的所有信息，包括数据、引用、图表、公式等是否准确无误，尤其要注意数据的完整性和一致性，确保所有实验结果都能得到重复验证。

2. 逻辑连贯 确保论文论述的逻辑性强，观点之间过渡自然，结论基于充足的数据支持，避免出现逻辑漏洞或矛盾之处。

3. 语言文字无误 逐字逐句检查是否存在书写错误、语法错误、标点符号误用等问题。保证专业术语和缩写的前后一致。

4. 论文格式规范 按照目标期刊的格式要求调整论文格式，包括标题、段落、图表和参考文献格式等。

5. 技术性审查 确保统计分析方法选择正确，结果解释合理；检查图表清晰度、分辨率和标签是否合适，数据是否有误。

6. 合规性检查 确认相关研究是否符合伦理审查规定并提供了相应证明文件。所有引用参考文献均正确标注，不存在抄袭或不当引用，图片、表格等知识产权归属清晰。

最后，作者须在校对期限内完成校对任务，逾期可能导致发表延迟。

（二）其他相关事项

国内期刊和国外部分开放获取期刊在稿件被接受发表后，可能会要求作者支付论文版面费，注意发票单位名称与论文上标注基金项目所在机构保持一致，英文电子发票要注意填写正确的机构名称和地址。后续作者需跟踪稿件状态，确保论文顺利上线，密切关注 DOI、发表日期、检索证明等信息。在论文发表后，作者可以及时在学术圈内分享成果，更新个人学术档案，并考虑向相关部门或机构报告研究成果。

（黄蕾 胡予 钱文溢 卢章洪）

参考文献

[1] BUSSE C, AUGUST E. How to write and publish a research paper for a peer-reviewed journal [J]. J Cancer Educ, 2021, 36(5): 909-913.

[2] VARPIO L, DRIESSEN E, MAGGIO L, et al. Advice for authors from the editors of Perspectives on Medical Education: Getting your research published [J]. Perspect Med Educ, 2018, 7(6): 343-347.

[3] SCHUTTE T, FASEL M E, FOKKENS J T, et al. The reporting of ethical review and ethical considerations in articles published in medical education journals: A literature review [J]. Med Educ, 2023, 57(9): 870-878.

[4] HAYS R, MASTERS K. Publishing ethics in medical education: Guidance for authors and reviewers in a changing world [J]. MedEdPublish (2016), 2020, 9: 48.

[5] COOK D A. Twelve tips for getting your manuscript published [J]. Med Teach, 2016, 38(1): 41-50.

[6] IBRAHIM H, YARRIS L M, PETERS H. A welcome to international authors [J]. J Grad Med Educ, 2022, 14(5): 511-514.

第三章
医学教育研究论文质量评价

第一节　定量研究论文质量评价

一、定量研究论文质量评价标准

(一) 质量评价框架

学术领域对定量研究论文的质量评价通常涉及研究设计、数据采集和分析、结果呈现、讨论和结论等多个方面，为定量研究及其最后撰写论文的质量评价提供了评价基本框架。

1. 研究设计　研究设计的合理性和可行性；样本选择的代表性和合适性；实验组和对照组的选择及其可比性；可操作性和重复性。

2. 数据采集　数据采集工具的有效性和可靠性；数据采集过程的标准化程度；数据采集者的培训和质量控制措施。

3. 数据分析　数据分析方法的选择是否合适；数据分析的准确性和可信度；统计方法的正确应用；数据的可解释性和一致性。

4. 结果呈现　结果的清晰度和逻辑性；图表的质量和可读性；结果与研究问题的关联程度。

5. 讨论与结论　结果的解释是否合理；结果的实际意义和学术意义；结果的局限性和未来研究方向。

6. 引用和文献　引用的质量和数量；引用的时效性和相关性；文献的来源和可信度。

7. 伦理审查和法律合规　研究是否经过伦理审查；数据采集和处理是否符合法律规定和伦理标准。

(二) 质量评价内容

从审稿的视角来看，在评价论文质量时常关注以下几个方面：①研究主题的相关性，是否围绕“重要、即使、相关、关键、普遍存在的问题”进行研究；②问题称述是否清晰；③是否对已有文献进行全面、最新的述评；④研究设计是否恰当、严谨；⑤研究样本量是否足够；⑥研究创新性和局限性；⑦研究结果的适用范围，有何新发现或启示；⑧稿件表达是否合乎逻辑，清晰易懂。

从学术的视角来看,已有定量研究评价标准大多针对随机对照试验,关于研究对象如何进行随机分组、盲法的实施和干预措施有比较严格的规定,部分要求并不适用于医学教育研究。鉴于此,有学者开发了一个评价医学教育研究质量量表(Medical Education Research Study Quality Instrument,MERSQI),主要聚焦于实验、准实验和观察性研究这类定量研究的质量评价。MERSQI 一共包括 10 个条目,反映了医学教育定量研究质量的 6 个领域:研究设计、抽样方式、数据类型、评价工具的效度、数据分析和结果。可依据个条目赋值进行评分,相加后得到总分。每个领域的最高得分为 3 分,最高总分为 18 分,潜在范围为 4.5~18 分,如表 9-3-1 所示。虽然研究团队强调该工具评价的是研究质量而并非论文撰写质量,比如“研究问题的重要性”“概念框架”等要素未纳入考虑,但因工具的针对性和可操作性较强,仍具有非常重要的参考价值[1-2]。

表 9-3-1 MERSQI 评价维度和评分表

评价维度	MERSQI 选项	选项得分
研究设计	1. 研究设计类型	
	单组横断面调研或者仅有单组后测	1
	单组前后侧	1.5
	两组非随机分配	2
	随机对照试验	3
抽样方式	2. 参与研究机构数量	
	1 个	0.5
	2 个	1
	>2 个	1.5
	3. 研究对象回复率	
	不适用	
	<50% 或未报告	0.5
	50%~74%	1
	≥75%	1.5
数据类型	4. 数据类型	
	研究对象的主观评价	1
	客观测量数据	3
评价工具的效度	5. 内部结构	
	不适用	
	未报告	0
	有报告	1
	6. 内容	
	不适用	
	未报告	0
	有报告	1

续表

评价维度	MERSQI 选项	选项得分
评价工具的效度	7. 与其他变量关联	
	不适用	
	未报告	0
	有报告	1
数据分析	8. 适用性	
	不适用研究设计或数据类型	0
	适用于研究设计或数据类型	1
	9. 复杂性	
	仅有描述性分析	1
	不仅描述性分析	2
结果	10. 研究结局	
	满意度、态度、看法、意见、一般事实	1
	知识、技能	1.5
	行为	2
	患者/医疗保健结果	3

二、定量研究论文质量评价案例分析

节选北京大学医学部由由教授团队在 2024 年 *Medical Education* 期刊上发表的一篇关于临床医学专业认证和国家执业医师考试通过率实证研究进行具体分析（First-round accreditation and pass rates on licensing examination at different medical schools in China：Closing the performance gap），以帮助读者更好地理解定量论文的撰写和质量评价[3]。

（一）论文题目

案例（译文摘选）：

> **中国不同层次医学院校的首轮临床医学专业认证和**
> **国家执业医师考试通过率：减小培养质量差距**

此论文在标题高度体现了研究内容，凝练了研究的是什么问题，从什么角度进行研究，回答了什么问题，明确了研究目的，概括论文的核心内容，角度新颖、简明扼要、要素齐全。

（二）研究背景

案例（译文摘选）：

> 介绍临床医学专业认证工作的历史渊源，作为院校教育外部质量保障体系的组成之一在发达国家和发展中国家都发挥了重要作用。但是缺少直接相关的有效证据证明认证对培养质量的提升作用。列举针对建立了几十年认证体系的国家所开展的有关专业认证

> 如何影响医学院教育过程和结果方面的研究(如对加拿大、中美洲国家和菲律宾等国家的研究)。同时引出研究对象是参加第一轮临床医学专业认证的中国医学院校,说明研究的创新性和独特性,对学术界和实践中的应用价值,以及对解决相关问题的贡献。研究基于贝叶斯决策理论(Bayesian Decision Theory)假设不同层次医学院校本身前后的表现差距是解释认证影响的重要因素。

作者在研究背景部分对相关文献进行系统梳理,不仅为自己的研究奠定基础,也有利于读者了解该领域的最新进展。同时,为本论文的创新点提供了有力的证据,验证了临床医学专业认证工作对促进医学院校人才培养质量提高的作用。

(三)研究方法

1. 研究情景 案例(译文摘选):

> 阐述了中国首轮临床医学专业认证开展的历程,以便读者对本土化的世界医学教育联合会(World Federation for Medical Education,WFME)医学教育全球标准和中国不同层次的医学院校有更加直观的了解。

明确本研究的目的,分析在中国情境下专业认证时间与执医考试通过率之间的关系。

2. 数据来源 案例(译文摘选):

> 数据来源于105所中国医学院校在2012年至2021年间的认证信息和2011年至2019年执医考试通过率的官方记录。

清晰说明研究对象选择及抽样方法的选择理由,解释了数据是官方公布的客观测量数据,解释了采用执医考试中医学综合考试通过率的适宜性,也阐述了解读数据具有的复杂性。

3. 数据分析 案例(译文摘选):

> 采用面板数据回归模型和固定效应模型,分别对无对照组和有对照组的两套样本(834个年记录数据和765个年记录数据)进行了分析,对不同层次院校分别分析了专业认证的影响。

适用于研究设计或数据类型,不仅局限描述性分析。使用固定效应回归模型,控制了学校和年份的固定效应,排除了可能混淆认证时间影响的因素,同时展示了认证对不同层次医学院校的异质性效应。

4. 伦理审批 案例(译文摘选):

> 未涉及任何人类受试者。所分析的数据是通过常规管理程序获得的。没有透露学校的标识。该项目获得了北京大学伦理评审委员会的批准(IRB00001052-2151)。

论文中明确说明是否涉及伦理,并提供此研究经过伦理委员会审批并附上伦理批号。

(四) 研究结果

案例：

> 着重阐述了两个结果，一是用一张表呈现了固定效应回归模型的结果，包括两个分析样本关于国家执业医师考试通过率的情况，阐述了认证时间与执照考试通过率之间的关系；二是用两张图阐述了临床医学专业认证对不同层次的医院院校异质性影响，精准、清晰、明了地呈现了数据。

使用图表、表格或其他视觉手段清晰地呈现数据，确保准确地解释所使用的统计方法、得出的结果以及这些结果的意义，要客观地呈现数据。针对研究问题或假设，强调出最重要的结果，这有助于读者快速理解研究发现，并且将注意力集中在最关键的发现上。与前人研究比较，讨论结果与现有文献之间的一致性或差异性，凸显研究的独特性或创新性。

(五) 讨论与结论

案例：

> 用 1/3 的篇幅进行讨论，总结本研究主要结果，强调了临床医学专业认证对第 2 类和第 3 类层次的医学院校培养质量更有促进作用，提高了国家执业医师考试的通过率。同时也回应了研究背景，突出了研究的目的和意义，填补了全球医学教育标准的空白。在最后的结论部分再次肯定了实施基于严格医学教育标准的认证制度有助于弥补学校培养质量的差距。

讨论部分回应研究背景中提出的理论问题，简明扼要地总结研究主要结果，为后续的讨论提供上下文；进一步解释研究结果在学术和现实中的意义，说明研究结果对研究领域的重要性，以及对实际应用的影响；将研究结果与现有的文献进行对比和联系，指出研究结果与先前研究的一致性、不一致性或补充性，以及这种关系可能产生的原因；坦诚地讨论本研究的局限性，包括方法学上的限制、样本特点、数据收集和分析中的假设等，有助于读者理解研究结果的可信度和适用性；根据研究结果，提出未来可能的研究方向或建议，有助于展示本研究对于学科领域的意义和价值，并为未来的研究提供参考，同时帮助读者进一步探索研究领域的未开发部分，并填补本研究可能留下的空白。

第二节　质性研究论文质量评价

一、质性研究论文质量评价指标

质性研究报告是描述和呈现质性研究过程及结果的文档或论文，是医学教育质性研究结果最常见的展现形式。质性研究报告的编写应当遵循一般的学术研究报告撰写规范和标准，以确保研究的透明性、可信度和可复制性。高质量的质性研究报告能够为学术界和决策者提供有关研究问题的深入理解和见解。有研究显示，现有部分质性研究报告仍存在一些质量缺陷，亟待进一步规范和完善。为提高医学教育质性研究报告质量，根据不同类型质性研究特点及要求，本节介绍一种通用性的高质量质性研究报告参考指标[2,4]，如表 9-3-2 所示。

表 9-3-2 高质量质性研究报告评估指标

文章内容	评价项目	评价内容
标题与摘要	标题	简要说明研究的性质、主题、研究方法(如扎根理论)或资料收集方法(如访谈)
	摘要	使用目标期刊的摘要格式概括研究的关键要素,通常包括背景、目的、方法、结果和结论
前言	问题阐述	描述研究问题或现象及其意义,回顾相关理论和实证研究,陈述研究问题
	研究目的	本研究的具体问题及研究目的
方法	研究范式和研究方法	明确研究范式(如后实证主义、建构主义等),清晰说明研究使用的质性研究方法(如人种志、扎根理论等)和理论框架(如果有此内容),以及选用理由
	研究者的特点和自省	研究人员类别、资质、经验、与参与者的关系或个人倾向等可能影响研究的研究者特征,这些特征与研究问题、策略、方法、结果或通用性之间存在的潜在或实际的相互作用
	背景	研究环境或场景和背景因素,及选用理由
	抽样策略	选择研究参与者、文件或事件的方式及选用理由;停止进一步采样的标准(如抽样饱和等)及选用理由
	人类相关伦理问题	获得伦理审查委员会批准和参与者同意的文件,如无则需有合理解释;保障研究内容的机密性和数据安全
	数据采集方法	数据收集的类型及详细过程(如数据收集和分析的起止时间、迭代过程、三角互证及修改过程等)及选用理由
	数据采集的工具和技术	数据收集使用的工具(如问卷)和设备(如录音机)的描述,以及研究过程中是否或如何发生变化
	研究单元	研究的参与者、文档或事件的数量、相关特征及关联程度
	数据处理	数据处理和分析的方法,如转录、数据录入、数据管理和安全、数据完整性验证、数据编码和匿名化/去识别化等
	数据分析	研究推论、主题等的发掘和发展过程及参与人员,引用特定的范例或方法及选用理由
	提高可信度的方法	提高数据分析真实性和可信度的方法及选用理由
结果/发现	综合与解释	研究主要发现(如解释、推论和主题),可能包括理论或模型的发展,或与先前研究或理论整合
	与已有数据的关联	证实分析发现的证据与其他研究已有数据的关联
讨论	对相关领域的指导性、可推广性和贡献	简要介绍研究主要发现,解释和详细说明研究结果和结论的关联及支持论点,或对早期学术结论的质疑,以及本研究结果的应用范围、普遍性和对相关学科领域的学术贡献
	局限性	客观分析研究结果的可信度和局限性
其他	利益冲突	说明影响或可能影响研究实施和结论的因素及管理办法
	资金	研究资金来源和其他支持,以及资助者在数据收集、解释和报告中的作用

二、质性研究论文质量评价案例分析

本文通过对一篇公开发表的高质量质性研究论文进行举例分析，帮助读者更好理解质性研究论文的撰写和质量评价[5]。

（一）论文题目

案例（译文）：

医学本科生获取心理健康支持服务的障碍：一项多中心、质性研究

此论文在标题中点明研究主题、研究对象、研究方法和数据来源等关键信息，且论文摘要及正文全面、详细和准确地介绍了研究目的、方法、结果、讨论、结论和局限等关键信息。

（二）研究背景

论文前言部分通过充分的文献综述，描述研究问题的现状、已发现的原因及可能产生的后果，并说明对此问题进行研究的重要意义，以及选择的多中心来源研究对象适合此研究问题。

（三）研究方法

1. 研究目的　案例（译文摘选）：

本研究旨在为更好理解医学生获取心理健康资源面临的障碍提供概念框架。

明确本研究是为了构建一个概念性框架。

2. 具体方法　案例（译文摘选）：

研究采用建构主义的扎根理论方法，探索研究对象的观点和建立理解研究对象综合因素及主观经历的概念框架。

论文在研究方法中明确说明本研究使用的是基于构建主义的扎根理论方法。

3. 伦理审批　案例（译文摘选）：

本研究由……研究伦理委员会中心进行伦理批准（批号……）。

论文中明确说明此研究经过伦理委员会审批并附上伦理批号。

4. 研究对象及抽样方法　案例（译文摘选）：

从 2019 年 5 月到 2020 年 2 月，来自加拿大安大略省 6 所医学院校的 24 名医学生参与了半结构化电话访谈。 采用目的性抽样，以获取广泛的经验、机构背景和培训水平的研究对象，涵盖来自不同机构、不同培训年限、性别、压力和获得心理健康支持经历。 采用滚雪球抽样，让研究对象推荐可能有观点可供分享的同学，不断扩大研究对象。 采用理论抽样，持续收集新的主题，以不断扩展、挑战和完善正在开发的概念框架，直至数据分析没有发现新的主题。

论文详细介绍了研究对象来源、抽样方法及招募过程，综合使用目的性抽样、滚雪球抽样和理论抽样，以确保有足够、合适、复杂的样本量和数据，并清晰说明研究对象选择及抽样

方法的选择理由。

5. 实施过程 案例(译文摘选):

> 潜在的研究对象通过电子邮件与研究人员联系。
>
> 通过……学生协会确认研究对象的医学生身份。
>
> 通过与潜在研究对象电子邮件或电话沟通来安排电话访谈。
>
> 在访谈开始前,获得了研究对象的口头知情同意,并使用……量表进行初步筛选,通过……电子系统填写量表,并进行自杀倾向筛查。如果潜在研究对象有急性自杀风险,将被排除,并引导至适当的危机干预。
>
> 在初步筛选和知情同意后,入选的研究对象完成一次半结构访谈。访谈问题主要为关于心理健康服务可得性的开放式问题,包括获取这些资源的有利和不利因素、克服已知障碍的策略。收集研究对象的社会人口学基本数据。
>
> 根据建构主义扎根理论的方法,持续收集和分析数据,同时不断增加和修改访谈问题。
>
> 采访持续时间大约30~40分钟,完整录音并转录。

论文详细阐明了研究对象来源、知情同意和筛选方法,以及研究访谈提纲、访谈流程及数据采集方法,并提供有半结构访谈指南参考。方便读者清晰理解和借鉴研究方法及实施过程。

6. 数据分析 案例(译文摘选):

> 数据分析采用……软件。
>
> 数据基于原始表述进行初始编码,其次以数据分析、文献和框架开发为指导进行归纳和演绎,全程进行持续比较。所有转录都由研究小组的2名成员独立编码。每两周召开一次团队会议讨论编码问题、数据分析、数据解释和框架开发。通过会议纪要、备忘录和编码结构修订等提高可信度。

论文详细介绍了数据分析使用的软件工具、数据分析方法和过程,并说明通过双人独立编码、定期团队会议和不断修订编码结构等方式提高研究结果的可信度。

7. 研究反思 案例(译文摘选):

> 研究者在每一个阶段都进行了自我反思。多学科研究团队包括……。在团队会议上,公开讨论数据和分析,并鼓励研究人员结合背景解释数据。4名来自3个医学院的医学生可以根据他们各自的学习经历解释对现有资源了解及差异的理解。这些都为研究对象的经历提供了额外的背景和理解。所有分歧均通过协商达到一致。

论文单独介绍了如何通过研究者反思、多学科研究团队、不同来源研究对象的补充解释等,丰富对研究数据的理解和解释,以尽量减少研究者主观偏差和提高研究结果的可信度。

(四) 研究结果

1. 研究对象人口学统计 案例(译文摘选):

> 24名研究对象都符合条件并完成访谈。表1显示……。在24名研究对象中,……

> 大多数研究对象表示，他们……。基于访谈数据，研究人员构建了一个概念框架，说明了阻碍医学生获取心理健康支持的两种障碍：①显性障碍；②隐性障碍。显性障碍是……，而隐性障碍……

论文通过简短文字描述和表格展示了研究对象的基本情况，并对研究对象的观点和访谈发现进行简单总结，说明概念框架的两个主要维度：显性障碍和隐性障碍，帮助读者对研究结果有个初步的整体认识。

2. 研究主要结果 案例（译文摘选）：

> 1. 显性障碍（具体、客观、显而易见的）
>
> （1）行政管理挑战
>
> 如在休假和病假审批过程中遇到的障碍等。
>
> 申请休假必须得到一大堆人的签名，还有一份弥补时间的计划……（P01）
>
> 希望能够允许人们有一定数量不需要给出解释就能获得的病假或事假……（P02）
>
> 他们坚持要病假条……要对请假做出非常具体的解释……（P03）
>
> （2）在住院医师选拔过程中要对长时间缺勤强制报告
>
> 他们担心细节会被记录在住院医师系统中，对职业生涯产生重大影响或受到歧视。
>
> 我有几个不得不请心理健康假的朋友，每当他们申请住院医师或研究员等职位时总是要解释这一点，会被视为一种负担。（P04）
>
> （3）课程和临床轮转计划的时间限制
>
> 由于繁重的、有时是压倒性的课程和临床轮转要求，缺乏时间获取心理健康支持……
>
> 我今年经历了很多事（课程、轮岗、项目），所以我没有时间去预约咨询。而当我有时间的时候，却又找不到合适的人咨询。（P07）
>
> （4）在远程教育期间难以获取心理健康支持
>
> 我没有带着家人一起来……这真的很难。（P07）
>
> 第四年就要为自己选的课程分配好时间，大约在四月份差不多每两周就要换一个城市。……（P02）
>
> 2. 隐性障碍（更模糊、不公开展现、未普遍认知的）
>
> （1）产生并感到羞耻
>
> 研究对象对分享个人心理健康问题感到不舒服，并把这种不舒服归咎于公开这些问题的羞耻感和担心别人会怎么看待自己。
>
> 我个人并没有告诉我医学院的朋友，……我个人很不好意思谈论这个事。（P10）
>
> 我永远不会告诉我的任何同学我处于巨大的压力之下。……我不认为他们会有帮助，……他们都不会把这当回事，甚至后面会在某个地方把它当笑话说出去。（P19）
>
> （2）隐性课程和害怕影响职业
>
> 我的导师告诉我们在进入实习阶段，这些小事应该被隐藏起来。所以，这些事情让我感到压力很大……（P15）
>
> 即使你身体不舒服，你也要继续去上课或者继续去上班；如果你不去，或者你的表现受到任何影响，都会影响你的职业生涯。（P03）

（3）导师关系

导师关系被认为是心理健康最有利的促进因素。受访者认为导师的榜样作用或与导师分享心理健康方面经历能够给予他们力量。

他们请来了一些医生，他们之前有过健康问题，在医学院和实习期间甚至有过自杀的念头。他们来跟我们谈论他们的经历，以及他们是如何克服这些问题的，我觉得这些谈话非常有帮助。（P15）

我告诉低年级学生，如果他们有任何问题或困难都可以来找我。而在我遇到困难的那些年，并没有人告诉我所经历的一切是正常的，可能会好起来的。（P01）

论文通过将访谈数据进行编码和归纳形成显性障碍和隐性障碍两个方面，其中显性障碍包含 4 个条目和隐性障碍包含 3 个条目，每个条目均进行了解释说明，并提供有代表性的个案访谈内容范例支持研究结果，能引发读者对此研究结果有更深入的理解和共鸣。

（五）研究讨论

1. 研究主要结果 案例（译文摘选）：

我们的文章描述了一个医学生获取心理健康支持的显性障碍和隐性障碍的概念框架。显性障碍包括……。相比之下，隐性障碍……

论文讨论部分，先通过第一段简要总结本研究描述了一个医学生获得心理健康支持的显性和隐性障碍的概念框架，帮助读者再次清晰理解研究主要结果。

2. 研究结果分析 案例（译文摘选）：

研究展示的概念框架对医疗机构有启示作用，并指出解决显性障碍和隐性障碍要用不同的策略。需要……

隐性障碍抽象和不为人知的特性使其难以找到合适的解决方法。……

导师关系可能会成为改变这些问题的一个途径。……

论文分别从研究发现的概念框架可能会对医疗机构产生的影响、针对显性和隐性障碍需要采取不同策略等研究结果进行分别解释和说明相互关系，包括机构层面政策需要改变，以消除显性障碍和改善医学生获得资源的机会；隐性障碍的抽象性和认知不足使解决方案更具挑战性；导师关系可能会成为改变这些问题的一个途径等。通过对早期的一些政策和文献观点提出质疑，并结合已有文献为本研究结果提供支撑依据，提出解决研究问题的可能途径及适用范围。

（六）局限性

案例（译文摘选）：

我们研究还存在以下几个方面的局限。

（1）根据建构主义扎根理论，研究小组的见解和经验决定了研究结果（结果主观性）。

（2）研究对象覆盖不全面，没有压力水平为“高”的研究对象。分析可能原因有：经历过高风险或危机情景的个人可能对付出额外时间自愿参与研究不感兴趣；一些人因为害怕被贴上“软弱”的标签或遭受职业后果而拒绝参与；虽然没有研究对象选择“高”压力，但研究对象在最近或过去遇到的危机和采取的心理健康努力能说明有过这些经历。

客观分析研究的局限性，包括来自研究者的主观性影响、受访者可能涵盖不全面，并对这些局限因素做出解释说明，有助于读者更好理解本研究和提升研究的可信度。

(七) 研究结论

案例(译文摘选):

> 我们的研究为识别医学生在获取心理健康支持资源中可能面临的障碍提供了一个概念框架。我们希望医学院校能够利用这一概念框架，更好地理解医学生在获得心理健康支持时面临的显性和隐性障碍，并将其作为围绕心理健康制定新政策和开展对话的起点。

论文最后结论部分再次阐明了研究的主要结果及对相关领域的贡献，并提出对研究结果应用的期望。

(黄 蕾 卢章洪 钱文溢 何晓琴)

参考文献

[1] REED D A, COOK D A, BECKMAN T J. Association between funding and quality of published medical education research [J]. JAMA, 2007, 298(9): 1002-1009.

[2] 段夕瑜，朱亚鑫，曲波. 基于 SCI 的我国医学教育研究国际影响力实证分析[J]. 复旦教育论坛，2023，2(12): 120-128.

[3] YOU Y, LI M, XIE A, et al. First-round accreditation and pass rates on licensing examination at different medical schools in China: Closing the performance gap [J]. Med Educ, 2024, 58(2): 247-257.

[4] O'BRIEN B C, HARRIS I B, BECKMAN T J, et al. Standards for reporting qualitative research: A synthesis of recommendations [J]. Acad Med, 2014, 89(9): 1245-1251.

[5] YE W Q W, RIETZE B A, MCQUEEN S, et al. Barriers to accessing mental health support services in undergraduate medical training: A multicenter, qualitative study [J]. Acad Med, 2023, 98(4): 491-496.

第十篇

高质量医学教育研究项目与论文实例

高质量医学教育研究方法的核心价值在于促进研究成果的有效转化，并将其深度融入教学改革实践之中，以此推动医学教育体系的持续优化与创新发展。本篇为医学教育实践篇，融合前九篇医学教育研究范式、理论与方法，邀请在医学教育研究中取得优秀成果和具有丰富经验的国内十余所高等学校和医院的专家学者，以论文、成果或项目设计等研究实例说明在紧密结合我国实际的前提下如何科学化地进行医学教育研究以及如何科学化总结研究成果，并将其应用到教学改革实践中。通过这些研究实例，向广大读者展示医学教育研究者如何运用高质量研究方法探索医学教育的新理念、新模式、新实践，旨在为我国医学教育提供可借鉴、可复制的成功案例，从而促进医学教育研究领域的学术繁荣，为推动我国医学教育事业的科学化、现代化发展贡献智慧与力量。

论文类

论文一

自我决定理论视角下医生“工匠精神”形成路径的心理机制研究

刘莹[1]　贾良定[2]

[1]南京医科大学医学教育研究所;[2]南京大学商学院

【摘要】 围绕医生“工匠精神的形成发展过程”,通过对9位外科医生的案例访谈和281名医生的问卷调查,从心理机制的微观层面探讨医生“工匠精神”的形成路径以及相关影响因素。研究认为,工匠精神是比专业精神更具有强动机的行为,且形成于个体工作动机、工作行为、工作能力以及工作价值观相互作用的动态系统中。研究建立了工匠精神形成的三阶段过程模型,提出不同阶段的心理特征与工作价值取向密切相关,这是一个工作动机由外部动机向内在动机转化、工作价值观不断内化,并与个人价值观融合为一体的过程,内化的核心在于个体的能力、自主、归属需求在工作中能逐步得到满足,完全内化的结果是个体展现出高质量的工作行为,即工匠精神。

【关键词】 自我决定理论;工匠精神;心理机制

1　背景

在患者人口结构、医疗服务模式不断演变和技术进步的背景下,医生群体的职业压力不断增加,这一现象在中国尤其明显。世界卫生组织相关数据显示,中国每1万人对应的医生数量是23.9人,而美国是35.6人、日本26.1人、法国33.2人、德国45.2人、英国31.7人。根据《中国医师执业状况白皮书》(2018年)报告,中国医师每周平均工作时长在50小时上下,其中年龄区间在26~35岁的医师每周工作时间最长,平均工作52.43小时,每周工作五天则相当于一天工作10个半小时。Medscape 2024年发布的《美国医生薪酬情况》提到美国医生年平均收入达到36.3万美元(折合人民币约264万元);根据Stepstone平台的最新薪资报告,德国医生的平均薪水将近9万欧元(折合人民币约74万元);《2021年度中国医院薪酬调研报告》显示,我国医生的平均薪酬仅为2.7万美元(折合人民币约19.7万元)。专业精神是个体在工作中所表现出的态度、价值观、行为与互动等,对于医生而言,专业精神是关键的品质要求,现有的研究也证实专业精神会影响医疗护理的质量以及病人的满意度。然而,当面对薪酬收入与工作负荷强烈不对等的境遇,在临床医疗环境形势日益严峻的当下,如果没有强烈的内在动机驱动,医生很难做到全心投入临床工作,高质量的医疗供给更无从谈起,而培养具有内驱动力的医学人才正是医学教育改革实践的重点与难点。本文将这种内在动机激励的行为态度定义为工匠精神,并从工匠精神的培育和产生角度进行了相关研究,以期能为培养富有工匠精神的医学人才提供思路借鉴。

中国药王孙思邈在《大医精诚》中提到,为医者要“博极医源,精勤不倦”,这与“精益求精、追求卓越”的工匠精神高度契合。工匠精神作为从业人员的工作态度和行为表现,其所展现的敬业乐业、专注专一、全情投入、精益求精、追求卓越的精神,在经济社会发展中的作用日益受到关注[1-2]。2016年“工匠精神”首次出现在中国政府工作报告中,此后中国每年的政府工作报告都提及弘扬工匠精神,如何培育弘扬工匠精神已成为实现“由高速增长转向高质量发展”国家战略的重要课题之一[3-4]。

国内外学者对工匠精神的定义涉及工作价值、职业行为表现[5]、职业情感态度[6]、个体与职业的互动关系[7]等各方面,内涵定义虽各有侧重,但已达成一定共识,即工匠精神是一种自觉的、非功利性的职业行为或态度,主要表现为精益求精、追求卓越、独立创新等一系列行为。就动机而言,专业精神是专业人士保持住专业管辖权的需要[8],而工匠精神根本驱动是“爱岗乐业”,具有工匠精神的人热爱工作本身胜过工作带来的回报,在专业上专心致志、精益求精是工匠精神非常重要的核心行为表现,从这一角度来说,工匠精神是比专业精神更具有强动机的行为表现。新一轮的科技革命与产业变革给维护和促进人类健康带来一系列新的挑战,卫生健康领域的变革发展愈发需要“精益求精、追求卓越”的医生[9]。为了最有效地加强医生工匠精神的培养、推动医学教育改革,有必要深入了解影响工匠精神发展的核心机制与影响因素。

1.1 工匠精神

研究工匠精神的内涵及培育路径,有助于剖析工匠精神形成的内在机制。工匠精神作为个体及其社会行为呈现出来的思想、态度与观念,其产生是一个长期的、基于实践的、动态发展的社会化过程[10]。Baer和Shaw认为对职业持久深厚的热爱是工匠精神形成的根本原因和动力[6]。也有学者从工匠精神的哲学属性、社会存在等角度对工匠精神培育进行理论探讨。如基于烙印理论,探讨职业认知和创新能力的形成,提出通过个人学习、职业认同和社会影响机制产生工匠精神的印记[11]。作者在前期研究中提出工匠精神是在职业过程中产生的自觉行为,以精湛的技艺为基础,在精益求精、不断追求卓越中实现职业责任和价值,其中精湛技艺、精益求精、职业意义是工匠精神内涵的三个维度[12]。从内涵的三个维度来看，工匠精神不仅是一种职业精神与职业行为，也代表了个体在所属领域的能力水平，以及其对工作价值的使命追求。

1.2 自我决定理论与工作价值观

若将个体行为的来源分为内在动机和外在动机，则工匠精神者受内在动机驱动，其形成的心理机制非常重要。在众多心理动机理论中，自我决定理论是研究个体行为的自我激励或自我决定程度的理论。该理论认为动机具有动态性，突出强调个体与社会环境之间有机互动的重要性，并将这种有机互动的辩证关系作为自我决定理论对个体行为、经验和成长的预测基础[13]。自我决定理论认为人在一生中必须持续满足自主、能力和归属这三个基本的心理需求以达到最佳的机能水平[14-15]。当内外环境不能满足自主、能力和归属三种基本需求，而是满足某些外在需要时，产生的是外部动机；当内外环境能够满足个人的这三种基本需求时，则会产生内部动机[16]，内部动机驱动的是高质量工作行为。且动机具有动态性，会随着环境与时间而改变和发展，外部动机可以向内部动机转化，这是一个连续体，称为内化。根据内化程度的不同可细分为四种状态：外部调节、内摄调节、认同调节和整合调节。在外部调节阶段，行为是为了获得外部的奖励或者避免外部惩罚；内摄调节时，个人逐步吸收外部规则；认同调节阶段，个人开始认同外部规则，感觉到活动的重要性；最后到整合调节阶段，外部规则开始内化到自身之中，个体认可了所从事活动的价值，以自我行为的方式表达出来。内部动机阶段是最高阶段，此时个人从事某种活动完全是为了活动自身的有趣性，代表了一种高度自主和自我决定的状态，活动已经成为个体自身和谐且不可分割的一部分。

工匠精神产生的前提是"建立了做好事情与个人身份感之间的联系"[17]，其内核是高度的职业化认知。工作价值观主要指员工个人所追求的与工作内容有关的目标，表达了员工个人的内在需求以及在从事与工作相关活动时所追求的工作特性[18]。美国社会学家Bellah等人于1985年在《心灵的习性》中提出工作价值取向的概念（work value orientation），认为个体与其工作之间存在三种不一样的关联，即JOB-CAREER-CALLING，个体在主观上会以谋生（job）、职业（career）与事业（calling）三种不同工作价值取向中的一种来定位自己的工作。Wrzesniewski[19]从工作目的视角来研究工作意义，认为工作价值取向是人们对自身工作价值与期望的一种主观认定。对谋生取向的个体来讲，工作只是一种谋生手段，其工作的主要目的是获得经济收入和物质回报；持职业取向的个体，除了工作带来的经济收入和物质回报，更加看重个人的职业发展，如工作任务的挑战性，职业晋升，追求更高的社会地位、社会声望和更多的社会认可；而对持事业取向的个体来讲，工作不仅仅是为了经济收入、物质回报或实现个人职业发展，他们更加看重工作本身带来的意义感和成就感。

自我决定理论的"动机内化"以及工作价值取向中关于个体与工作心理关联的阐述，为本文探究工匠精神形成的心理机制提供了思路。

2 案例研究：工匠精神形成的心理机制

在工匠精神系统研究相对不足、缺乏多角度综合归纳的前提下，为满足在个体微观层面开展细致深入动态研究的需要，运用归纳式案例研究方法，以工匠精神是个体内在动机驱动下的工作行为体现这一认知为出发点，从心理机制的角度，以医生为研究对象，主要围绕两个问题展开研究:(1)医生的工匠精神是如何形成发展的?(2)医生工匠精神形成过程中的影响因素主要有哪些?研究旨在通过对这两个问题的解答,揭示专业领域工匠精神形成的内在机制,从而为培育工匠精神的教育实践提供参考建议。

2.1 数据来源

主要资料来源是每个受访者的半结构化访谈资料和二手数据。受访者为3家三级甲等综合性医院的外科医生,受访者的年龄、职称、工作年限等呈现多样化分布,基本信息见表1。研究样本数的确定以理论饱和(Theoretical Saturation)的原则为准,最终选择9位医生进行访谈。

表1 受访者基本信息

代码	性别	年龄/岁	职称	学历	工作年限/年
[A]	男	35	副主任医师、副教授	博士研究生	16
[B]	男	31	主治医师	硕士研究生	12
[C]	男	64	主任医师、教授	博士研究生	45
[D]	男	56	主任医师、教授	博士研究生	37
[E]	男	37	副主任医师	博士研究生	19
[F]	男	39	副主任医师	硕士研究生	21
[G]	男	49	主任医师、教授	博士研究生	29
[H]	男	25	住院医师	本科	6
[I]	女	34	主治医师	硕士研究生	16

注:工作年限自医学院校入学起算。

每次访谈都采用两人一组的方式进行,一个人主要负责访谈,另一个人负责记录。对每位受访者分别进行2次访谈,第一轮访谈实际进行时间为90分钟左右,第二次访谈主要是针对第一次访谈的资料进行追问。每份访谈文本一个代码,9位受访者的访谈文本代码依次为[A]~[I]。遵循若干案例内研究规则,第一条规则——"24小时规则"要求详细的访谈记录必须在访谈结束后一天之内完成,第二条规则是包含所有数据,第三条规则是加入研究者自己的感想并与受访者提供的资料区别开来。

研究使用访谈指南来指导访谈。访谈指南主要包含20个问题,分三个部分:(1)工作动机。如,为什么会选择医生这个职业?选择在职业生涯的发展中有无变化及其原因等。(2)职业认知。如,如何评价医生这个职业?对这个职业的情感等。(3)工作行为。如,在校学习期间的学习表现,从医后的工作、学习行为等。围绕访谈指南,受访者讲述自己在求学及职业生涯中学习与工作动机、职业情感、职业认知、职业目标、工作行为等内容的发展变化情况。

2.2 数据编码与分析

数据分析采用归纳性数据分析方法进行。分析的主要依据是受访者对每一个访谈问题的回答,这些访谈数据是形成初始构念的基础,每一个初始构念都与工作的动机、态度、行为有关,分析重点是发展构念、廓清构念间的关系,以描述工匠精神的形成。在形成构念和研究结果时至少有两位研究人员参与,对原始访谈所采集到的资料进行客观、全面、理性的分析。分析讨论中采用以下步骤:研究数据,提出构念,重新对照数据寻找矛盾,提出新的构念。如此反复,经过三级编码,直至出现显著的概念维度。

首先去掉重复表述语句,整理出原始语句 100 条,提炼初始概念 50 条。进一步对概念语句之间的表述关系进行比较和归类,形成二级编码的概念类属 11 个,分别为:工作外在价值、工作内在价值、师徒指导关系、学习实践、诊疗经历、医患关系评价、职业归属、职业认知、职业情感、工作状态、工作目标。在分析职称级别和学科地位等二手数据,并对 11 个二级编码进行深入讨论研究的基础上,形成三级编码的概念类属 4 个(表 2),分别为工作动机、工作行为、工作价值观、工作能力,这 4 个构念都与案例数据高度相关,描述了个人工作态度和工作行为变化的过程。其中"工作能力"主要以二手资料中受访者的职称、学科地位等内容体现。

表 2 选择性编码过程(部分)

三级编码	涵义	来源
工作动机	从事某项工作的原因	二级编码:工作外在价值、工作内在价值
工作行为	职业过程中的学习和工作行为表现	二级编码:师徒指导关系、学习实践、诊疗经历
工作价值观	所追求的与工作内容有关的目标	二级编码:医患关系评价、职业归属、职业认知、职业情感、工作状态、工作目标
工作能力	个体的知识、技能、自我形象、特质以及思考、感知和行动的方式,即职业胜任力	二手数据:职称级别、学科地位

2.2.1 工作动机

动机是指一个人在任何时候对于需要做什么事情的理解,以及促使他去做这件事的内驱力[20]。为何选择学医,从医之路是否有过动摇,执医过程中的态度、行为变化等,均与工作动机密切相关。在不同动机驱动下,受访者的行为及态度有很大差别。在认为工作很有趣或对工作热爱等内在动机的驱使下,个体拥有强烈的职业自豪感和归属感,像"[C]我热爱外科医生这个专业,这个专业值得我付出一生。我们做的事情,一针一线,一刀一式,一条生命,一个手术,是至高无上的。"自我决定理论中提到,动机具有动态性,随着环境与时间而改变和发展,外部动机可以向内部动机转化。这与研究在访谈中获取的信息是一致的。本研究同样发现,人们选择从事某一项工作,最初往往是被职业的外部价值吸引,在工作实践过程中才会逐步认识到工作的内在价值。9 位受访者中有 7 位因为医生收入稳定、亲人寻医问药方便等职业的外部价值选择医学,但随着从医生涯的发展,7 位受访者的外部动机均有不同程度的内化,且内化程度与工作经历密切相关,如"[A]刚工作时经济收入对我来说很重要。后来接诊过一位截瘫病人,术后的生活质量改善很多,病人感激不尽,开始让我意识到医生的重要价值。2017 年我发表了一篇影响因子为 19.896 的文章,在业内影响很大,让我很有成就感……现在的我最看重自己的专业地位。"

2.2.2 工作行为

工作行为是指个人在职业过程中的学习和工作行为。如访谈资料中所呈现的:"[C]每个病人我都会全身心地投入,努力把手术做得跟以前一样好,甚至比以前更好。""[A]我每天早上起来第一件事，听英语新闻，每天睡前一定要看专业公众号推送的新文献和前沿信息。每周坚持至少看2~3篇专业文献。”

在数据分析的50条初始概念中，9条归属为师徒指导关系，5条归属为诊疗经历，研究发现良好的师徒关系（导师个性、导师行为、导师角色）、能促使个体思考“工作的内在价值是什么”的诊疗经历，均能够促使个体的外在动机向内在动机转化。在“师徒指导关系”中，学生通过学习、模仿老师的品质和行为、接受老师的指导等，建立起自己的认知和行为模式，提升个人职业素养，提高专业知识技能。“[G]我的硕士导师会手把手教我开刀，要当好一个外科医生，技术水平非常重要。”“[A]我的导师对手术、文章等在细节上有近乎苛刻的要求，他始终保持强烈的求知欲和好奇心，这对我影响很大。”这是个体产生角色认同与组织认同的重要过程。“诊疗事件”作为医生的本职工作，有着双重的意义：首先，诊疗实践是不断丰富医生工作经验、提升个人技术水平的过程；其次，特定情境下的诊疗事件会引发医生对工作价值的思考，推动个体由关注工作外在价值向工作内在价值转化。在这些诊疗事件里，有正面事件的积极激励，如上文提到的接诊截瘫病人的经历，也有负面事件引发的自我反省，像“[B]最触动我的是在我手上走掉的第一个病人，医生的诊疗决策会影响到病人预后乃至生命，责任重大。”

2.2.3 工作价值观

根据访谈资料，二级编码概念类属中的“医患关系评价”“职业归属”“职业认知”“职业情感”“工作状态”和“工作目标”与归属为三级编码概念类属中的“工作价值观”取向密切相关。根据资料分析，工作价值观取向与工作动机有着很高的一致性。外在动机驱动者基本为谋生工作价值取向，内在动机驱动者则为职业工作价值取向或使命价值取向。当外部动机向内部动机转化时，个体对自身工作价值与期望也由谋生取向转向职业取向，转变的进程与“工作行为”和“工作能力”息息相关、互动影响。不同的工作动机驱动不同的工作行为表现，而不同质量的工作行为自然也会培养出个体不同的工作能力，并相应产生不同的工作认知和情感，进而影响工作价值取向的变化，这是一个动态互动的系统。在这个系统内，随着时间的推进，个体经过一定的职业成长发展，产生自觉的、非功利性的工作行为，并以精湛的技艺为核心，在不断追求事业的卓越中实现其职业责任与价值，即为工匠精神。

受访者[B]对接到急诊电话心态变化的描述，比较清晰地展现了上述的互动关系：“工作至今，面对急诊电话的心态是有改变的。因为最早的时候在团队里边起的作用比较小（工作能力），而且上急诊太累（工作状态），所以接到这种电话会比较排斥，但出于工作需要（谋生取向）只能去（工作行为）。但慢慢随着自己在团队里的作用变大（工作能力），特别是当由你来负责统筹团队行为挽救一个生命的时候（工作认知），接到急诊电话时，就会变得积极主动（工作行为），这里面，既有医生的责任（职业取向），同时也因为体会到了治病救人的成就感（职业情感）。”

2.2.4 工作能力

工作能力指的是职业的胜任力，代表的是个体的知识、技能、自我形象、特质以及思考、感知和行动的方式。工匠精神最终必须通过具体的造物或服务过程表现，同时，也只有在职业能力达到较高水平乃至一种境界以后，这时技术不再是一种机械性活动，个体才有能力更完整地去感受和更深入地去思考他们正在做的工作。

对于工作能力的认知，受访者有着较高的一致性。首先，工作能力是在长期的学习和实践中慢慢获取的。“[D]医生的成长需要日积月累的积淀，就像是在科研中对模型的解释和评判，到达某一阶段便具有了某一阶段的水平。”其次，工作能力决定了工作目标是否能实现。“[C]医学创新就是在大量的实践中仔细观察和思考，凭借对该领域知识的全面了解，带着好奇心去发现问题，进而解决问题的过程。”最后，工作能力体现职业价值并带来职业的成就感和自豪感。“[A]一名优秀的外科医生应该勇于且有能力选择最佳治疗方案给病人。”“[E]这份工作对我最大的吸引力在于对疑难危重病人抢救成功的喜悦。”

受访者也表达了自己对医生“工匠精神”的理解：“[D]医生最高的境界有三点：首先是医术精湛并达到艺术的水平，二是要具有人文的情怀，最后还要是学科领袖，能够带领一个团队和学科不断地向前发展。”“[C]医学技术发展到登峰造极的层次，会以两种形式表现出来，艺术和哲学。”

2.3 工匠精神形成三阶段过程模型

从自我决定理论的视角分析医生工匠精神形成的心理过程，工匠精神形成于工作动机、工作行为、工作价值观和工作能力四者相互作用的动态系统，这是一个工作动机由外部向内在转化、工作价值观不断内化并与个人价值观融合为一体的过程。期间，内化的核心在于个体的能力、自主、归属这三种需求在工作过程中能逐步得到满足，最终结果是个体展现出高质量的工作行为，即工匠精神。研究据此建立了“三阶段”过程模型，将工匠精神的形成分为初级阶段、整合阶段以及高级阶段三个阶段（如图1所示），以更好地揭示工匠精神形成的内在心理机制。

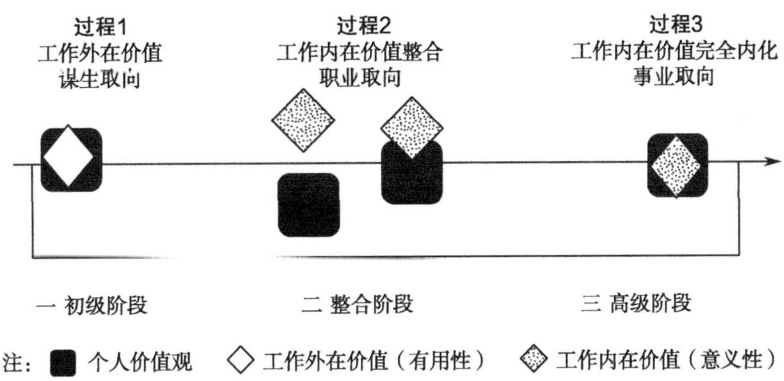

图1 工匠精神形成的三阶段

2.3.1 工匠精神初级阶段

初级阶段以谋生取向为主要特征，个体主要是被工作的外在价值（有用性）所吸引而选择该工作，在该阶段个体将工作看成是获得财产、晋升和声誉等的手段，即这份职业能够为其带来的外部效价，比如能够提高自己的效能感和形象，满足自己在该职业占有一定位置的需求，也因此个体有意愿开展并关心如何完成工作。

处于工匠精神初级阶段的医生，谋生取向体现在以下三个方面：①个体与职业是一种工具性的关系，个体主要关注是工作的有用性，如医生职业稳定、在医疗服务获取上有便捷之处等外在价值。②个体在工作中感受到医生这份职业带给自己的效能，并因为这种效能而认同工作。③个体尚没有建立明确的职业发展目标。详见表3。

表 3 初级阶段主要特征

阶段特征	互动关系	工作价值观取向
工作动机：受工作外在价值吸引 工作行为：熟悉职业内容，培养相匹配的职业基本能力 工作能力：逐渐熟悉并基本能自主完成工作	工具性的职业关系，为获得工作的外部效价，个体努力培养自身与所从事行业、职业相匹配的基本能力，以保证完成工作任务。在此过程中，技艺得以提升，个体对工作开始拥有控制的能力，感受到工作效能，产生自我认同	谋生取向

在这一阶段的临床实践中，医生随着临床水平的提升，会不断提高对工作的自主控制力，同时感知到医生这个职业的声誉价值，这会给个体带来自我角色认同，并将从事这项工作视为自己的一部分，这是一个逐步将工作外在价值整合到个人价值观中的过程。

2.3.2 工匠精神整合阶段

整合阶段以职业取向为主要特征，在该阶段个体逐步将自身价值观与工作内在价值进行整合，从考虑工作的外在价值转向考虑工作内在价值。

从初级阶段到整合阶段的关键是外部动机的内化，主要表现有两点：①个体从追求职业的外部效价转向追求职业的内在意义。经过一定时期的临床工作，医生的自主感和归属感逐渐得到满足，他们开始更完整地去感受、更深入地去思考医生这个职业，产生角色和组织认同，肯定从医本身的内在价值和意义。②个体更加看重自身的职业发展，如工作任务的挑战性、职业晋升、追求更高的社会地位、组织认可等，并因此在行为上逐步表现出一定的自我控制倾向(类似于自我决定理论中认同调节和整合调节)。详见表 4。

表 4 整合阶段主要特征

阶段特征	互动关系	工作价值观取向
工作动机：外部动机内化(从外部效价转向追求内在意义)；内部动机(兴趣爱好) 工作行为：自觉遵循职业规则，拥有自主的、高强度的职业能力训练行为 工作能力：能够不断高质量地完成工作任务	从关注谋生转向关注职业发展，并因此在工作行为上逐步表现出一定的自我控制倾向，不断完成工作挑战，工作能力不断提升，自主感和归属感都逐渐得到满足，产生角色和组织认同，个体更能感受到工作本身的内在价值和意义	职业取向

在整合阶段，由于不同个体工作动机、工作行为和工作能力之间互动变化的不同，每个人自我价值观与工作价值观整合的程度、整合阶段所需的时间也会各不相同。在此期间，不断高质量地完成医疗实践任务是完成整合阶段的必要条件。

访谈所获取的信息很好地验证了自我决定理论。医生工匠精神的整合阶段普遍发生在研究生学习阶段后期或高年资住院医师阶段以后。这些时期由有一些共同的特点：医生已获得执业医师资格、经过了一定时期的临床实践已具有独立从事临床诊疗工作的自主性；业务能力已达到被同行、病人基本认可的水平或以上；在自身的临床工作中切身感受到了职业所蕴含的“治病救人”的内在价值。访谈中没有发现在本科学习期间产生整合，原因可能是本科学习期间个体尚不具备自主从事诊疗工作的能力，其身为医生的自主、能力、归属的心理需求也并没有得到满足。需要指出的是，直接由内在动机驱动的医生，他们工匠精神的产生过程越过了初级阶段直接从整合阶段开始。

2.3.3 工匠精神高级阶段

高级阶段是以事业取向为主要特征的阶段，体现个体的“专业境界追求”和对职业的“爱”，这是工匠精神得以最终形成的核心——内在驱动。在这一阶段，个体已将工作的内在价值作为自身价值观不可分割的一部分，其工作行为既受到工作价值的影响，又受其个人价值观驱动，工作价值完全内化于个体价值之中，二者形成了和谐、统一的整体。

9 位受访者中有 2 位被分析为处于工匠精神的高级阶段。他们具有三个显著的特征：①对职业充满热爱，拥有强烈职业的使命感和自豪感。②在行业内具有居于领先地位的职业能力和水平。③最看重工作本身带来的意义，即内在精神奖励，并为追求极致的信念持之以恒地努力，不断提高对自我的要求。详见表 5。

表 5 高级阶段主要特征

阶段特征	互动关系	工作价值观取向
工作动机：热爱职业 工作行为：精益求精，追求卓越 工作能力：在行业内具有居于领先地位的职业能力和水平	最看重工作本身带来的意义，具有追求极致的信念，产生追求卓越的极高质量的工作行为	事业取向

“你有机会伸出你的双手，触摸被病痛折磨的肉体和灵魂，去感受生命的宝贵和脆弱。你有机会通过努力，来延长这个星球上生与死的距离，减少这个世界上的病痛，体验作为一名医生的快乐与成就，并从中体现自身价值。……拥有精湛的手术技艺是一名外科医生毕生的追求，良好的基本功则是外科医生享用不尽的财富。”这段话来自一位受访者写给实习生的信，充分展现了一名具有工匠精神的外科医生对职业的理解和追求。

一位具有工匠精神的医生，在动机情感上，始终以从医为荣，对职业充满热爱，对医学有着浓厚的兴趣，并将救死扶伤视为己任，拥有强烈的使命感；在态度行为上，有着强烈的求知欲，坚持追求诊疗技术的不断精进和科学研究的创新突破，对医学事业内在价值的追求远大于物质等外在需求，有能力并有强烈的意愿带领整个团队致力于学科的进步发展，共同追求医学事业的卓越。正如黑格尔[21]所说，“精神把它在它自己的意识中呈现出来的形态提高到意识自身的形式，并且把这样的意识形式提到自己前面。”在这一时刻，个体与所从事的职业建立了高质量的心理关系，并开始给社会带来文化的及其思想的精神作用。

3 实证研究：工作动机与工匠精神之间的关系

通过实证研究进一步验证案例研究构建的工匠精神形成三阶段过程模型中工作动机变化与工匠精神的关系，明确工作动机对工匠精神形成的核心驱动作用。

3.1 数据统计特征与量表的因子分析

通过问卷星向医生发放两轮问卷。第一轮是为了测量医生的工匠精神及人口统计学特征，回收 565 份有效问卷。第二轮则根据自我决定理论，主要测量四维度的工作动机，即内在动机、认同动机、内摄动机、外在动机,以及人口统计学特征,回收380份有效问卷。两轮问卷均有一条识别码,请填答者填写手机尾号的最后四位。根据手机尾号的最后四位进行匹配,共匹配281份问卷。表6、表7报告了281份匹配样本的人口统计学特征情况。

表6 参与调研的医生及其医院的基本情况[a]

调查项目	分类	人数	百分比/%	调查项目	分类	人数	百分比/%
性别	女	180	64.1	教育程度	本科	69	24.6
	男	101	35.9		硕士	121	43.1
所在医院级别	三级甲等	262	93.2		博士	91	32.4
	三级乙等	16	5.7	职称级别	住院医师	25	8.9
	三级丙等	1	0.4		主治医师	88	31.3
	其他	2	0.7		副主任医师	113	40.2
					主任医师	55	19.6

注:由于数值修约,部分百分比之和不为100.0%。[a] 在正式分析中,所在医院级别分成两类,三级甲等为一类,其余的为一类。

表7 参与调研的医生年龄及参加工作年限情况

调查项目	回答数	最小值	最大值	均值	标准差
医师年龄	281	25	75	40.210	6.921
参加工作年限	281	1	54	17.130	8.043

测量医生工匠精神的量表共15个条目[12]。测量医生的工作动机共12个条目,来源于Marylène Gagné等论文[22]中的量表,并根据调查对象的身份适当调整表述。两个问卷均要求填写者根据自己实际情况选择最合适的选项,采用Likert 6点尺度,从1表示"完全不符合"到6表示"完全符合"。从表8和表9中可以看到,医生的工匠精神具有比较清晰的三维度,每个维度具有较高的信度,且各维度间区分度良好;医生的工作动机四维度同样具有类似特征。研究在分析中将测量工匠精神的15个条目一起做信度分析,Cronbach's Alpha系数为0.909,三个维度间的相关系在0.47至0.77之间。

表8 医生工匠精神构念验证性因子分析的结果(Listwise N=281)[a]

调查项目	最小值	最大值	均值	标准差	1 精湛技艺	2 精益求精	3 职业意义
1. 我在专业领域内具有全国领先地位	1	6	3.22	1.601	0.685		
2. 我技艺精湛,对诊疗流程和细节一清二楚	1	6	4.70	0.988	0.798		
3. 我掌握本学科的最新技术和专业知识	1	6	4.63	1.007	0.873		
4. 工作中出现反复尝试和失败,我也从不气馁	1	6	4.45	1.139		0.670	
5. 即使在休息时,我也会思考如何提升我的工作	1	6	4.31	1.204		0.692	
6. 我制定诊疗方案时要求精益求精	1	6	5.02	0.826		0.757	

续表

调查项目	最小值	最大值	均值	标准差	1 精湛技艺	2 精益求精	3 职业意义
7. 我将工作的每个细节都尽可能做到极致	2	6	4.87	0.873		0.752	
8. 我会花很长时间不断研究诊疗方案，哪怕只有百分之一的改进	1	6	4.38	1.025		0.794	
9. 我关注每个细节，用心做好每件小事	1	6	5.00	0.866		0.727	
10. 我在工作中能够发现问题，并有效解决	2	6	4.86	0.786		0.766	
11. 为了工作的精进和完美，即使医院不额外奖励，我也会主动去做	1	6	4.78	1.015		0.681	
12. 我的工作很有价值和意义	1	6	5.18	0.914			0.825
13. 我的工作让很多人受益	3	6	5.34	0.758			0.800
14. 为病人选择最佳治疗方案是我的首要职业原则	1	6	5.41	0.779			0.743
15. 医生是最好的职业，值得为之付出一生	1	6	4.60	1.388			0.598
信度：Cronbach's Alpha					0.785	0.895	0.784
组合信度：composite reliability					0.831	0.902	0.832
收敛效度：平均方差提取值（AVE）[b]					0.622	0.520	0.557

注：[a] 医生工匠精神的三维度验证性因子分析的模型拟合优度指数：X^2=262.836，*df*=87，*P*<0.000，RMSEA=0.085，GFI=0.889，CFI=0.919，TLI=0.902。[b] 平均方差提取值（average variance extracted，AVE）反映了每个潜变量所解释的变异量中有多少来自该潜变量中所有题目，当 AVE 值大于 0.50 时表示该潜变量具有较好的收敛效度。

表 9　医生工作动机验证性因子分析的结果（Listwise N=281）[a]

调查项目	最小值	最大值	均值	标准差	1 内在动机	2 认同动机	3 内摄动机	4 外在动机
1. 我热爱医生这份工作	1	6	4.84	1.140	0.692			
2. 我在工作时感觉很快乐	1	6	4.49	1.137	0.931			
3. 这份工作很有意思，给我带来了很多乐趣	1	6	4.49	1.174	0.942			
4. 这份工作可以让我达到我的人生目标	1	6	4.33	1.144		0.865		
5. 这份工作符合我的职业规划	1	6	4.43	1.126		0.902		
6. 这份工作符合我的个人价值观	1	6	4.64	1.097		0.844		
7. 我必须是工作中最好的，我必须成为“赢家”	1	6	4.14	1.286			0.876	
8. 我的工作就是我的生活，我不想失败	1	6	4.04	1.400			0.868	
9. 我的声誉取决于这份工作	1	6	4.42	1.184			0.755	

续表

调查项目	最小值	最大值	均值	标准差	1 内在动机	2 认同动机	3 内摄动机	4 外在动机
10. 这份工作能为我保障一定的生活水准	1	6	4.63	1.013				0.818
11. 这份工作能让我拥有较高的收入	1	6	3.55	1.325				0.755
12. 我是为了薪水做这份工作的	1	6	3.60	1.192				0.464
信度:Cronbach's Alpha					0.886	0.902	0.870	0.721
组合信度:composite reliability					0.895	0.904	0.873	0.763
收敛效度:平均方差提取值(AVE)[b]					0.744	0.758	0.697	0.530

注:[a] 工匠精神的四维度验证性因子分析的模型拟合优度指数:χ^2=148.879,df=48,P<0.000,RMSEA=0.087,GFI=0.919,CFI=0.956,TLI=0.939。[b] 平均方差提取值(average variance extracted,AVE)反映了每个潜变量所解释的变异量中有多少来自该潜变量中所有题目,当AVE值大于0.50时表示该潜变量具有较好的收敛效度。

3.2 工作动机与工匠精神之间关系的回归分析

对医生的工作动机与工匠精神之间的关系进行分析。测量工作动机采用了Likert 6点尺度,由于选择3及其以下的数量较小,所以把[1,3]赋值为1,(3,4]赋值2,(4,5]赋值为3,(5,6]赋值为4。通过各组均值比较,绘制图2。由图2可知,外在动机与工匠精神之间关系最弱,内在和认同动机与工匠精神之间关系最强,这一结果与案例分析中的结论呼应一致。

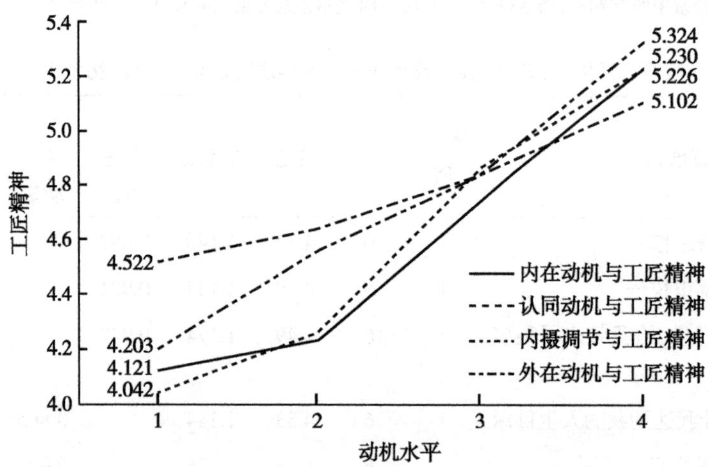

图2 医生的工作动机与工匠精神之间的关系

进一步通过回归分析探讨医师工作动机对工匠精神的影响以及工作动机之间的关系。由表10的相关关系可知,内在动机、认同动机和内摄动机与工匠精神之间的相关系数分别是0.541、0.540和0.508,均在0.01水平上显著,大于外在动机与工匠精神间的相关系数r=0.204(P<0.01)。这一结果同样支持了案例分析的结论。

表 10 医生工匠精神、工作动机和相关变量的相关关系（Listwise N=281）

调查项目	均值	标准差	1	2	3	4	5	6	7	8	9
1. 工匠精神	4.72	0.689									
2. 内在动机	4.61	1.038	0.541**								
3. 认同动机	4.47	1.027	0.540**	0.788**							
4. 内摄动机	4.20	1.152	0.508**	0.560**	0.587**						
5. 外在动机	3.93	0.893	0.204**	0.243**	0.369**	0.337**					
6. 性别（0= 女，1= 男）	0.36	0.481	−0.103	0.088	0.113	−0.150*	−0.024				
7. 年龄	40.21	6.921	0.295**	0.277**	0.186**	0.179**	0.052	−0.057			
8. 教育程度	2.08	0.752	0.315**	0.183**	0.184**	0.132*	0.106	−0.147*	0.128*		
9. 职称	2.70	0.883	0.265**	0.203**	0.124*	0.135*	0.089	−0.086	0.770**	0.315**	
10. 所在医院级别 [a]	0.90	0.305	0.175**	0.116	0.064	0.095	0.125*	−0.014	0.139*	0.269**	0.125*

注：[a] 医院级别分成两类，三级甲等为一类，其余的为一类。* $P<0.05$，** $P<0.01$（双尾检验）。

表 11 是层级回归，因变量是医生工匠精神，自变量是 4 种类型的工作动机，控制变量是医生的性别、年龄、教育程度、职称以及所在医院级别。模型 2 表明，考虑控制变量后，外在动机与工匠精神间的关系统计上显著（b=0.123，P<0.01），即外在动机每增加 1 单位，工匠精神增加 0.123 个单位。模型 3 至 5 表明，进一步加入内摄动机、认同动机和内在动机后，外在动机与工匠精神间关系消失，与零统计上无差异（如模型 5 中，b=–0.027，不显著）；内摄动机、认同动机和内在动机与工匠精神之间关系均在统计上显著（如模型 5 中，回归系数分别为 0.132、0.161、0.113，在 0.01 或 0.05 水平上显著）。这一结果同样支持了案例分析的结论。

表 11 医生工匠精神对工作动机的层级回归（Listwise N=281）[a]

调查项目	因变量：医师工匠精神				
	模型 1	模型 2	模型 3	模型 4	模型 5
截距项	3.037**	2.609**	2.281*	2.153**	2.117**
	（0.273）	（0.307）	（0.278）	（0.264）	（0.263）
1. 性别	–0.073	–0.071	0.008	–0.104	–0.115
	（0.080）	（0.078）	（0.071）	（0.070）	（0.070）
2. 年龄	0.029**	0.030**	0.020**	0.014	0.012
	（0.009）	（0.009）	（0.008）	（0.008）	（0.008）
3. 教育程度	0.247**	0.240**	0.208**	0.156**	0.153**
	（0.056）	（0.056）	（0.050）	（0.048）	（0.048）
4. 职称	–0.047	–0.057	–0.023	0.012	0.010
	（0.071）	（0.071）	（0.064）	（0.060）	（0.060）
5. 所在医院级别[b]	0.154	0.117	0.103	0.150	0.133
	（0.130）	（0.129）	（0.116）	（0.109）	（0.109）
6. 外在动机		0.123**	0.015	–0.037	–0.027
		（0.042）	（0.040）	（0.039）	（0.039）
7. 内摄动机			0.260**	0.148**	0.132**
			（0.032）	（0.036）	（0.036）
8. 认同动机				0.240**	0.161**
				（0.041）	（0.055）
9. 内在动机					0.113*
					（0.052）
R^2	0.173	0.198	0.356	0.427	0.437
调整后 R^2	0.158	0.181	0.340	0.411	0.419
R^2 变化		0.025**	0.158**	0.071**	0.010*
F 变化		8.490	67.127	33.700	4.768

注：* P<0.05，** P<0.01（双尾检验）。[a] 所有模型的多重共线性检验，VIF 最小值为 1.108，最大值为 3.205，统计上不存在多重共线性问题。表中报告的是非标准化回归系数，括号里是标准误。[b] 医院级别分成两类，三级甲等为一类，其余的为一类。

表 12 探讨的是医师工作动机之间的关系。模型 7 表明，考虑控制因素后，外在动机与内在动机间的关系统计上显著（b=0.255，P<0.01）；但进一步加入内摄动机（模型 8）后，外在动机与内在动机间关系消失，与零统计上无差异（b=0.060，不显著）；进一步加入认同动机（模型 9）后，外在动机与内在动机间关系转为负（b=–0.092，P<0.05）。比较模型 8 和模型 9 还可以得出，考虑认同动机后，内摄动机与内在动机的关系减弱，由 b=0.471（P<0.01）减小为 b=0.144（P<0.01）。在模型 9 中，控制外在动机、内摄动机的影响后，认同动机与内在动机间关系依然很强，b=0.698（P<0.01）。上述分析表明，认同动机与内在动机关系最强，其次是内摄动机；外在动机虽然与内在动机存在正相关关系，但考虑内摄动机和认同动机的影响后，两者之间的正向关系会消失，甚至转为负向关系。比较模型 11 和模型 12 可以得出，考虑内摄动机后，外在动机与内在动机间关系减弱，由 b=0.412（P<0.01）减小为 b=0.219（P<0.01）。在模型 12 中，控制外在动机的影响后，内摄动机与认同动机间关系依然很强，b=0.468（P<0.01）。模型 14 表明，外在动机与内摄动机间关系统计上显著，b=0.414（P<0.01）。

表 12　医生工作动机之间的层级回归（Listwise N=281）[a]

调查项目	因变量：内在动机				因变量：认同动机			因变量：内摄动机	
	模型 6	模型 7	模型 8	模型 9	模型 10	模型 11	模型 12	模型 13	模型 14
截距项	2.171**	1.284**	0.692	0.318	2.558**	1.125*	0.537	2.696**	1.258*
	（0.425）	（0.471）	（0.407）	（0.307）	（0.427）	（0.453）	（0.385）	（0.486）	（0.524）
1. 性别	0.271*	0.276*	0.418**	0.092	0.318*	0.326**	0.467**	–0.310*	–0.302*
	（0.124）	（0.121）	（0.104）	（0.081）	（0.124）	（0.116）	（0.098）	（0.141）	（0.134）
2. 年龄	0.051**	0.052**	0.035**	0.017	0.042**	0.044**	0.026*	0.035*	0.037*
	（0.014）	（0.013）	（0.011）	（0.009）	（0.014）	（0.013）	（0.011）	（0.016）	（0.015）
3. 教育程度	0.253**	0.237**	0.180*	0.029	0.300**	0.273**	0.216**	0.148	0.121
	（0.088）	（0.085）	（0.073）	（0.056）	（0.088）	（0.082）	（0.069）	（0.100）	（0.095）
4. 职称	–0.131	–0.153	–0.091	0.010	–0.171	–0.206*	–0.144	–0.097	–0.133
	（0.111）	（0.108）	（0.093）	（0.070）	（0.112）	（0.104）	（0.088）	（0.127）	（0.121）
5. 所在医院级别[b]	0.119	0.041	0.016	0.154	–0.047	–0.173	0.198	0.180	0.053
	（0.202）	（0.198）	（0.169）	（0.127）	（0.203）	（0.190）	（0.160）	（0.231）	（0.220）
6. 外在动机		0.255**	0.060	–0.092*		0.412**	0.219**		0.414**
		（0.065）	（0.059）	（0.045）		（0.062）	（0.056）		（0.072）
7. 内摄动机			0.471**	0.144**			0.468**		
			（0.046）	（0.042）			（0.044）		
8. 认同动机				0.698**					
				（0.048）					
R^2	0.121	0.168	0.396	0.660	0.090	0.216	0.446	0.064	0.165
调整后 R^2	0.105	0.149	0.380	0.650	0.074	0.199	0.432	0.047	0.146
R^2 变化		0.047**	0.228**	0.264**		0.125**	0.230**		0.101**
F 变化		15.464	102.95	211.09		43.831	113.41		32.978

注：* P<0.05，** P<0.01（双尾检验）。[a] 所有模型的多重共线性检验，VIF 最小值为 1.025，最大值为 2.843，统计上不存在多重共线性问题。表中报告的是非标准化回归系数，括号里是标准误。[b] 医院级别分成两类，三级甲等为一类，其余的为一类。

汇总表 11 和表 12 的结果绘制图 3，图 3 形象展示医生的工作动机与工匠精神以及工作动机之间的关系，并为案例分析的逻辑和结论提供了实证支持。

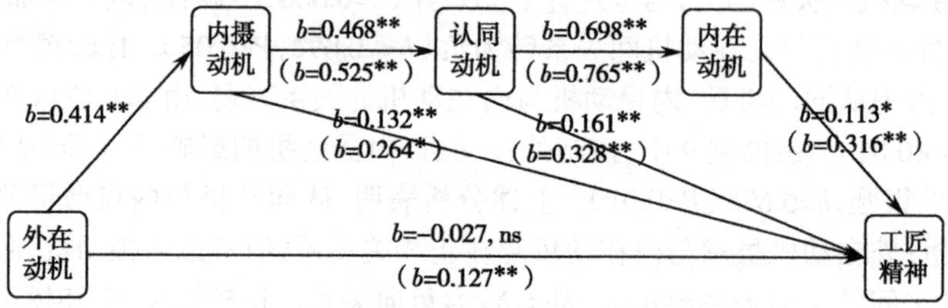

图 3 工作动机与工匠精神及工作动机之间的关系

注：线上方的 b 是考虑控制变量以及其他自变量后得出的非标准化回归系数；线下方的 b 仅考虑控制变量后得出的非标准化回归系数。$^{*}P<0.05$，$^{**}P<0.01$（双尾检验）。

4 讨论

工匠精神的形成是个体与工作间建立高质量关系的过程，即工作外在动机向内在动机内化的过程，内化整合的程度越高，个体越具有工匠精神。在整个过程中，工作动机是否能够内化整合的关键在于个体的自主、能力与归属的需求在工作中能否得到满足，动机内化的外在表现则是工作价值取向的改变。在这个过程中，个体首先须要通过认知、学习和操作来获得对工作的效能感、认同感和拥有感，获得心理上对工作的所有权。进一步，个体需要通过自我设定目标、自我调节工作方式和行为来获得对工作的自主性、对工作的胜任感和关系归属，即在心理上实现自我决定。这是一个外在动机向内在动机转化，从关注工作外在价值转向关注工作的内在价值并与个人价值观融合为一体的过程，最终结果是个体与工作间形成一致的、和谐的整体，个体在工作中表现出高质量的行为。

研究在探讨个体层面工匠精神形成心理机制的过程中，发现了组织层面一些重要的影响因素。医学属于实践性非常强的学科专业，临床实践阶段是培育医生工匠精神的必需关键环节。学校、医院、科室等组织提供给个体学习实践的数量、质量以及目标要求等，在很大程度上会影响到个体临床能力的提升，进而会影响到其工作自主、能力需求被满足的程度。有效的医生榜样使学习者能够内化专业的原则，从而使学习者自己的行动更专业[23]。大部分的师徒指导关系是组织主动赋予且被认可的，导师对团队的要求（纪律、激励、学习机会等）既会影响个体的技能水平，也会影响个体的职业认同感与职业态度，其人格品质、技术水平、带教能力更会对学生产生潜移默化的影响。培养成为一名专业的医生所必需的价值观和态度，包括正式课程和非正式的隐性课程，但目前尚无明确的共识来确定这一领域的最佳教学方式[24]，本研究对于工匠精神心理机制的探究为深入思考这一医学教育命题提供了借鉴，同时也开始将工匠精神的研究视角从个体层面拓展到组织层面。

参考文献

[1] 刘建军. 工匠精神及其当代价值[J]. 思想教育研究,2016,(10):36-40.

[2] 刘志彪,王建国. 工业化与创新驱动:工匠精神与企业家精神的指向[J]. 新疆师范大学学报(哲学社会科学版),2018,39(3):34-40.

[3] LI H J,XU R,LI R. The spirit of craftsmanship and industrial civilization [J]. China Economist,2016,11(4):68-83.

[4] 王帮俊,冯朝磊,朱荣. 大师是如何炼成的:扎根理论视角下工匠大师成长核心要素解构[J]. 中国矿业大学学报(社会科学版),2021,23(4):143-160.

[5] 叶美兰,陈桂香. 工匠精神的当代价值意蕴及其实现路径的选择[J]. 高教探索,2016,(10):27-31.

[6] BAER M,SHAW J D. Falling in love again with what we do:Academic craftsmanship in the management sciences[J]. Academy of Management Journal,2017,60(4):1213-1217.

[7] 曾颢,赵宜萱,赵曙明. 构建工匠精神对话过程体系模型——基于德胜洋楼公司的案例研究[J]. 中国人力资源开发,2018,35(10):124-135.

[8] SATTAR K,ROFF S,MEO S A. Your professionalism is not my professionalism:Congruence and variance in the views of medical students and faculty about professionalism [J]. Bmc Medical Education,2016,16(1):285.

[9] KATIĆ M,BUDAK A,IVANKOVIĆ D,et al. Patients' views on the professional behaviour of family physicians [J]. Family Practice,2001(1):42-47.

[10] 赵晨,付悦,高中华. 高质量发展背景下工匠精神的内涵、测量及培育路径研究[J]. 中国软科学,2020,(7):169-177.

[11] 曾颢,赵曙明. 工匠精神的企业行为与省际实践[J]. 改革,2017,(4):125-136.

[12] 刘莹,蒋春燕,施建军. 企业工匠精神的测量与培育研究[J]. 河海大学学报(哲学社会科学版),2022,24(4):88-98.

[13] 刘靖东,钟伯光,姒刚彦. 自我决定理论在中国人人群的应用[J]. 心理科学进展,2013,(10):1803-1813.

[14] DECI E L,RYAN R M. The "What" and "Why" of goal pursuits:Human needs and the self-determination of behavior [J].Psychological Inquiry,2000,11(4):227-268.

[15] FARH J L,EARLEY P C,LIN S C. Impetus for action:A cultural analysis of justice and organizational citizenship behavior in Chinese society [J]. Administrative Science Quarterly,1997,42(3):421-444.

[16] 赵艳梅,张正堂,刘宁,等. 自我决定理论的新发展述评[J]. 管理学报,2016,13(7)1095-1104.

[17] 肖龙,陈鹏. 技术哲学视域下工匠精神的生成及培育[J]. 职教论坛,2016,(34):15-20.

[18] JIN J,ROUNDS J. Stability and change in work values:A meta-analysis of longitudinal studies [J]. Journal of Vocational Behavior,2012,80(2):326-339.

[19] DUTTON W J E. Crafting a job:Revisioning employees as active crafters of their work [J]. Academy of Management Review,2001,26(2):179-201.

[20] 特蕾莎·M·阿马比尔,史蒂文·J·克雷默. 激发内驱力 以小小成功点燃工作激情与创造力[M]. 王华,译. 北京:电子工业出版社,2016.

[21] 黑格尔. 精神现象学 下卷[M]. 贺麟,王玖兴,译. 北京:商务印书馆,1979.

[22] GAGNÉ M,FOREST J,GILBERT M H,et al. The motivation at work scale:Validation evidence in two languages [J]. Educational and Psychological Measurement,2010,70(4):628-646.

[23] KENNY N P, MANN K V, MACLEOD H. Role modelling in physicians' professional formation: Reconsidering an essential, but untapped educational strategy [J]. Academic Medicine, 2003, 78(12): 1203-1210.

[24] FONG W, KWAN Y H, YOON S, et al. Assessment of medical professionalism using the Professionalism Mini Evaluation Exercise (P-MEX) in a multi-ethnic society: A Delphi study [J]. BMC Medical Education, 2020, 20(1): 225.

论文二

医学生专业认同对学业成就的影响：职业使命感的中介作用

薄红　郭庆峰　赵晨曦
哈尔滨医科大学附属第一医院

【摘要】 **目的**　探究医学生专业认同对学业成就的影响，检验职业使命感在专业认同与学业成就之间的中介作用。**方法**　运用网络问卷对于 2024 年 1 月 3—15 日以方便抽样法抽取到的黑龙江省三所医学类普通高等院校的临床医学生进行调查，采用描述性统计分析、Pearson 相关分析、回归分析和偏差校正的百分位 Bootstrap 法对数据进行分析。**结果**　医学生专业认同、职业使命感、学业成就呈两两正相关（R=0.508、0.440、0.559，P<0.01）。专业认同能够正向影响学业成就（β=0.403，P<0.001），职业使命感在专业认同与学业成就间起到部分中介作用，中介效应占总效应的 51.365%。**结论**　医学院校可通过提高学生的专业认同水平和职业使命感，进而提升学生的学业成就，最终促进医学教育水平的提升。

【关键词】 医学生；专业认同；学业成就；职业使命感

医学教育肩负着促进国家卫生健康事业发展、培养人才的重任，医学人才的培养质量直接关乎患者生命安全和人民健康水平[1]。培养高水平的医学生是我国高等医学教育的重要任务，如何提升医学生学业成就已成为医学教育领域的重要课题。专业认同是学习者在认识、了解所学习的学科的基础上产生的情感上的接受和认可，并伴随积极的外在行为和内心的适切感，是一种情感、态度乃至认识的移入过程[2]。既有研究发现，学生对所学专业有一定的了解后，会对其产生心理和情感上的共鸣，促进积极的外部行为，增强学业自信，形成良性循环，从而提升学业成就。

随着积极心理学的兴起，职业使命感等积极心理品质成为众多研究者关注的热点[3]，职业使命感表现为对某个职业有强烈的热情和责任感[4]。职业使命感强的医学生可能会对投身医疗卫生事业满怀着热情和憧憬，在校学习阶段，会在职业使命感的影响下加强专业学习，从而取得更高的学业成就。

然而，由于医学生在基础医学阶段很少接触临床相关知识，对所学专业了解较少、未形成一个临床医生应有的职业使命感，继而出现学习动力不足的情况，很难获得较高的学业成就。医学院校教学管理者如何通过调节医学生的主观因素来提升学业成就？提升学生专业认同和职业使命感，对于促进其学业成就是否有重要影响？基于以上背景，本研究做出如下假设:①医学生专业认同能够正向影响学业成就;②医学生职业使命感在专业认同对学业成就的影响中起部分中介或完全中介作用。基于以上假设,本研究将对专业认同、职业使命感、学业成就的关系进行验证。

1 研究对象与方法

1.1 研究对象

本研究采用分层方便式抽样,采用网络问卷于 2024 年 1 月 3—15 日抽取哈尔滨市某医学院校、牡丹江市某医学院校、齐齐哈尔市某医学院校的临床医学专业学生进行问卷调查。研究对象纳入标准:①医学院校在读学生;②临床医学专业;③目前已进入临床阶段学习的学生;④知情且同意参加本次调查。本次调查内容不涉及伦理问题。调查共回收问卷 761 份,剔除无效问卷 419 份(剔除标准见 1.4 数据质量控制),保留有效问卷 342 份。

1.2 调查工具

一般人口学信息问卷:包含性别、年级、生源地、是否独生子女、成绩排名等等。

专业认同量表:对专业认同的测量采用秦攀博编制的大学生专业认同量表[2],此量表在国内研究中得到了广泛应用,共计 23 个条目,包含认知性专业认同、情感性专业认同、行为性专业认同、适切性专业认同四个维度,采用 Likert 5 级评分法("完全不符合"赋值 1~"完全符合"赋值 5)。本次研究中,该量表的 Cronbach's α 信度系数为 0.889,量表信度良好。KMO 检验和 Bartlett 球形检验结果显示,量表 KMO 值为 0.911,Bartlett 球形检验系数显著性 $P<0.001$。对该量表采用主成分分析并进行 Kaiser 标准化最大方差旋转,结果显示特征值大于 1 的因子共 4 个,且能够解释总方差的 69.332%,四个维度方差解释率分别为 25.866%、17.285%、14.443%、11.738%,量表效度良好。

职业使命感量表:对职业使命感的测量采用 Dik 等人修订的单维度职业使命感量表[5],此量表共计 4 个题项,采用 Likert 5 级评分法("完全不符合"赋值 1~"完全符合"赋值 5),得分越高代表职业使命感越强。该量表的跨文化适应性已经在我国其他研究中得到了验证[6]。本次研究中,该量表的 Cronbach's α 信度系数为 0.805,因子分析结果显示累计方差解释率达 64.695%,量表信效度良好。

学业成就量表:对学业成就的测量采用王雁飞编制的学业成就量表[7],该量表共计 19 个条目,包含学习绩效、人际促进、学习奉献、客观成绩四个维度,本研究将原有的 6 点计分方式改为 Likert 5 级评分方式("非常不符合"赋值 1~"非常符合"赋值 5)。本次研究中,该量表的 Cronbach's α 信度系数为 0.912,量表信度良好。KMO 检验和 Bartlett 球形检验结果显示,量表 KMO 值为 0.935,Bartlett 球形检验系数显著性 $P<0.001$。对该量表采用主成分分析,并进行 Kaiser 标准化最大方差旋转,结果显示特征值大于 1 的因子共 4 个,能够解释总方差的 70.172%,四个维度方差解释率分别为 21.754%、18.603%、15.512%、14.303%,量表效度良好。

1.3 统计学方法

本研究运用 SPSS 22.0 及其宏程序 PROCESS 4.0 对问卷调查结果进行统计分析；对调查对象的基本信息和三个变量的得分采用描述性统计分析；变量之间的相关关系采用 Pearson 相关分析进行检验；采用多元回归分析检验职业使命感在专业认同与学业成就间的中介作用，采用 Bootstrap 法对中介效应进行显著性检验，检验水准为专业认同 $\alpha=0.05$。

1.4 数据质量控制

前期设计中的质量控制：①本研究在对问卷的卷首语、题干等非题项部分的语言设计上注重引发答题者的情景沉浸，降低答题者在填答过程中所产生的答题厌倦感；②在问卷题项设计上，问卷的前、中、后三部分各设计了一道问卷质量检测题（也可称为“测谎题”或“地雷题”），如“本题用于检测答题认真度，请您务必选择‘非常不符合’”等。一方面，此类题项可以提高答题者的认真度；另一方面，在后期数据筛选时，能够以此类题的答题情况为依据，对数据进行清洗；③在问卷的结尾，本研究设计了一道“答题质量自我评价题”，以此让答题者本人对问卷的质量进行评价；④在网络问卷的排版布局上，本研究根据不同移动设备填答问卷时的界面特征进行排版，为答题者提供最佳的填答体验，以此提高答题者的专注度，提高答题质量；⑤设置了“每个设备限答一次”的限制，避免了一人多次填答的情况发生。

问卷调查过程中的质量控制：在问卷发放过程中，为了保证样本分层抽样的均衡性和调查人群的准确性，本研究调查时在各目标院校选取了 2~3 位调查负责人，对目标人群进行“精准调查”，确保问卷全部由目标人群作答。

数据处理过程中的质量控制：本研究在数据清洗过程中，设置了较为严格的问卷剔除标准，确保了数据质量。具体操作如下：①根据问卷题项数量，研究者估算答题时间至少应为 240 秒，受访者答题时间不足 240 秒视为答题“超速者”，对其所填问卷进行剔除；②仅保留 3 道质量控制题全部通过的问卷；③对问卷末尾答题者本人建议剔除的问卷予以剔除；④对所得的每一份数据进行逐一观察，根据题项间的内在逻辑，剔除答案呈规律分布且不符合内在逻辑的问卷；⑤以上质量控制步骤均采用双人核检，避免单人由于误删、漏删、过度敏感等原因影响数据清洗质量。

2 结果

2.1 研究对象的基本情况

本研究调查对象基本情况见表 1。

2.2 医学生专业认同、职业使命感、学业成就现状的调查结果

对医学生的专业认同、职业使命感、学业成就的得分进行描述性统计，结果见表 2。以量表的理论中值为参照，三个变量均处于中等偏上水平。

表 1 研究对象基本信息（N=342）

特征分类	数量/人	构成比/%
性别		
男	126	36.84
女	216	63.16
年级		
大三	81	23.68
大四	171	50.00
大五	90	26.32
生源地		
城市	172	50.29
乡村	170	49.71
是否独生子女		
是	165	48.25
否	177	51.75
成绩排名		
前列	41	11.99
中上	116	33.92
中等	123	35.96
中下	40	11.70
后列	22	6.43

表 2 医学生专业认同、职业使命感、学业成就得分情况（N=342）

调查项目	极小值	极大值	$\bar{X}$	SD
专业认同	1.00	5	4.07	0.64
职业使命感	1.75	5	3.90	0.70
学业成就	2.33	5	3.87	0.60

2.3 医学生专业认同、职业使命感、学业成就现状的相关性分析

Pearson 相关性分析结果显示，以学生专业认同、职业使命感、学业成就间呈两两正相关，相关系数 R 分别为 0.508、0.440、0.559，P<0.01。详见表 3。

表 3 医学生专业认同、职业使命感、学业成就现状的相关性分析（N=342）

调查项目	专业认同	职业使命感	学业成就
专业认同	1		
职业使命感	0.508**	1	
学业成就	0.440**	0.559**	1

注：**P<0.01。

2.4 职业使命感在专业认同与学业成就间的中介作用分析

以专业认同为自变量，以职业使命感为中介变量，以学业成就为结果变量，以调查对象的性别、年级、生源地、是否独生子女、成绩排名因素为控制变量（M_1 和 M_3），进行多元阶层线性回归分析。Baron 和 Kenny 建议的中介效应检验，须同时满足以下 4 个条件：①自变量对中介变量的影响有统计学意义（M_2）；②中介变量对结果变量的影响有统计学意义（M_4）；③自变量对结果变量的影响有统计学意义（M_5）；④当自变量和中介变量同时纳入回归方程进而预测结果变量时（M_6），自变量的解释效应不再有统计学意义（完全中介效应）或减弱（部分中介效应）[8]。

控制变量纳入回归方程后，专业认同对职业使命感得分的影响有统计学意义（$P<0.001$），职业使命感对学业成就得分的影响有统计学意义（$P<0.001$），专业认同对学业成就得分的影响有统计学意义（$P<0.001$），专业认同和职业使命感同时纳入回归方程时，专业认同对学业成就得分的影响仍具有统计学意义（$P<0.001$），以上结果表示职业使命感在专业认同与学业成就间起到部分中介作用。详见表 4。

表 4 专业认同、职业使命感、学业成就的回归分析（N=342）

变量	职业使命感		学业成就			
	$M_1(\beta)$	$M_2(\beta)$	$M_3(\beta)$	$M_4(\beta)$	$M_5(\beta)$	$M_6(\beta)$
控制变量						
性别	−0.038	0.016	−0.034	−0.017	0.005	−0.001
年级	−0.025	−0.043	0.004	0.016	−0.008	0.007
生源地	0.063	0.087	0.056	0.027	0.074	0.041
是否独生子女	−0.158	−0.092	−0.082	−0.009	−0.034	−0.001
成绩排名	−0.054	−0.033	−0.127***	−0.102***	−0.112***	−0.100***
中介变量						
职业使命感	—	—	—	0.462***	—	0.373***
自变量						
专业认同	—	0.556***	—	—	0.403***	0.196***
F 值	1.332	20.334***	3.906**	29.355***	17.220***	28.829***
R^2	0.019	0.267***	0.055**	0.345***	0.236***	0.377***
ΔR^2	0.005	0.254***	0.041**	0.333***	0.222***	0.364***

注：**$P<0.01$；***$P<0.001$；—代表无此数据。

2.5 职业使命感在专业认同与学业成就间的中介作用检验

采用 Bootstrap 法对中介效应的显著性进行检验，结果显示：职业使命感在专业认同与学业成就间起到部分中介作用（β=0.207，$P<0.001$），其中介作用的 95%CI（0.145~0.277）不包含 0，通过显著性检验表明中介效应（0.207）显著存在，占总效应（0.403）比例的 51.365%。说明专业认同不仅能够直接预测学业成就，而且能够通过职业使命感的中介作用预测学业

成就。详见表 5、图 1。

表 5 总效应、直接效应及中介效应分解表

效应类型	路径	效应值	BootSE	BootLLCI	BootULCI	效应量/%
总效应	专业认同→学业成就	0.403	0.045	0.314	0.492	
直接效应	专业认同→学业成就	0.196	0.047	0.103	0.290	48.635
中介效应	专业认同→职业使命感→学业成就	0.207	0.033	0.145	0.277	51.365

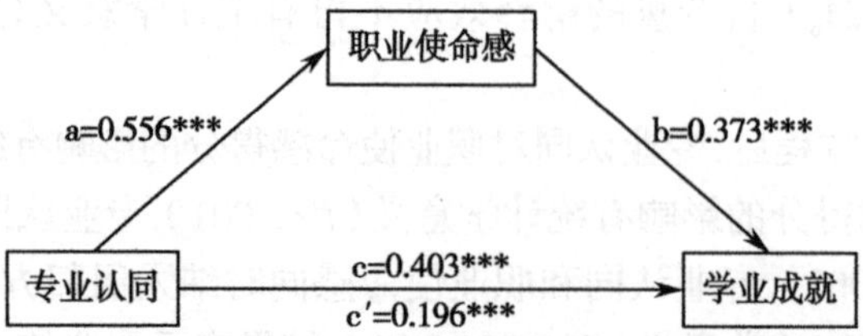

图 1 职业使命感在专业认同与学业成就间的中介路径

注：$^{***}P<0.001$；a 为专业认同对职业使命感的效应值；b 为职业使命感对学业成就的效应值；c 为专业认同对学业成就的总效应值；c′为专业认同对学业成就的直接效应值。

3 讨论

研究结果显示，医学生的专业认同能够显著正向预测医学生的学业成就。医学生对本专业越了解，情感体验越积极，越会自觉进入学习状态，进而更加主动地投入学习并取得优异的成绩。国内已有研究发现，专业认同是在情感的基础上伴随外在行为和内心适切的一种认同度。同时，有学者提出，认可自己专业的人能够产生较多的积极情绪，相反则产生较多的消极情绪；邹茂生等发现专业认同的本质是一个价值观的内化过程，专业认同的高低可以直接影响学业投入水平和未来职业规划方向。由以上既有研究结果可以看出，提高专业认同有利于增加学生的学习投入，增强学业成就感，因此学校应该向学生推广更多专业相关内容，得到更多学生的认可，并为其提供有利平台发挥自己的长处。

由于专业认同对学业成就具有正向预测作用，在引入职业使命感作为中介变量后，我们进一步对专业认同影响学业成就的机制进行研究，结果显示，职业使命感在专业认同与学业成就间起部分中介作用，说明专业认同也可通过职业使命感来间接影响学业成就。这一结果表明，医学生的专业认同和职业使命感均为学业成就的重要影响因素。从专业认同的角度看，学生专业认同度越高，学习行为越自觉，越会更加积极主动地投入学习中，取得的学习成就相对于其他人也会更高。另外，从引入职业使命感作为中介变量的间接作用来看，医学生的个人职业使命感越高，就越能够将这种情感与专业更好地融合，并让自己更自然地融入其中，其学业也会主动向更加积极的方向发展。

因此，在医学院校对学生的教育过程中，如何培养医学院校学生的专业认同和职业使命感，如何将学生培养成为一个有责任心、有责任感、有社会公德的医务工作者，显得尤为重要。一个人的内在的责任意识和外在的社会责任感是否统一，直接决定了他的社会作用的强弱以及社会价值的高低。当代医学生只有不断地提高自身的身体素质及心理素质并树立崇高而远大的社会主义责任意识及社会主义责任感，才能全身心地投入到社会主义建设中去，才能全心全意地为患者服务，才能成为一个有使命感、有责任感、有社会公德的医务工作者。

医学院校应开设有关专业概论的课程，课程内容结合社会实践、实际案例等，帮助学生认识本专业，发现学习的意义，正确评估自己的能力和优势，进行有目标的努力。同时，积极开展早期接触临床实践，帮助学生熟悉临床诊疗过程，在见习过程中激发学生的专业兴趣，感受专业环境、作用和责任。学校也应注重通过新媒体渠道发布正能量的医疗事件，树立教师榜样、团队榜样，有助于学生提升专业认同感。

医学院校应加强对学生的思想教育与职业道德教育，在教育的同时尽量让学生产生情感上的共鸣，让他们能充分意识到作为一名医学生肩负的重大责任以及医务工作者对社会应承担的重大使命。学校在对学生的教育中要不断地坚定学生的救死扶伤、一心为民的信念，在坚定信念的同时将之付诸实践。临床带教医师在带教过程中，要引导学生将自我责任意识与社会责任意识相融合、将个人的发展和国家的发展相结合。真正地做到在学习和实践中培养学生的社会责任感和使命感。

4 小结

本研究通过对专业认同、职业使命感与学业成就的研究，得出三者关系均为显著正相关，职业使命感在专业认同和学业成就之间起到部分中介作用。本研究对促进医学生学业成就、提高临床医学教育教学质量具有重要意义。本研究的不足之处在于，样本的选取具有地域局限性，这可能会对结论产生潜在影响；问卷均采用自填式问卷，自我报告的方式可能存在回忆偏倚。在未来的研究中，尚须扩大样本范围、优化设计对结论进一步验证，以便获得的研究结果更具有科学性和普遍性。

参考文献

[1] 王格格，曾盈，李觉. 临床医学专业本科毕业生培养质量评价指标体系构建研究[J]. 中华医学教育杂志，2022，42(2)：180-184.

[2] 秦攀博. 大学生专业认同的特点及其相关研究[D]. 重庆：西南大学，2009.

[3] D'MELLO S，DIETERLE E，DUCKWORTH A. Advanced，analytic，automated (AAA) measurement of engagement during learning [J]. Educ Psychol，2017，52(2).

[4] 沈雪萍，胡湜. 大学生主动性人格与求职清晰度的关系：职业使命感的中介与调节作用[J]. 中国临床心理学杂志，2015，23(1)：166-170.

[5] DIK B J，ELDRIDGR B M，STEGER M F，et al. Development and validation of the Calling and Vocation Questionnaire (CVQ) and Brief Calling Scale (BCS) [J]. Journal of Career Assessment，2012，20(3)：242-263.

[6] ZHANG S，WANG J，XIE F，et al. A cross-sectional study of job burnout，psychological attachment，and the career calling of Chinese doctors [J]. BMC Health Service Research，2020，20(1).

[7] 王雁飞，李云健，黄悦新. 大学生心理资本、成就目标定向与学业成就关系研究[J]. 高教探索，2011，(6)：128-136.

[8] 温忠麟，叶宝娟. 中介效应分析：方法和模型发展[J]. 心理科学进展，2014，22(5)：731-745.

论文三

跨学科思维训练课程对医学本科生批判性思维的影响

成敏[1] 于文静[1] 郭志良[2]
[1]山东第二医科大学；[2]陆军第八十集团军医院

【摘要】 立足健康中国背景下"新医科"建设的任务和要求，通过以"器官-系统为中心"的整合课程、PBL临床思维与综合训练课程和"新医科·想象力"系列通识教育课程等跨学科思维训练课程的实施，分析跨学科思维训练课程对医学生批判性思维的影响，以期为"新医科"建设培养高层次医学人才提供参考。

【关键词】 批判性思维；医学生；跨学科课程

基金项目：教育部产学合作协同育人项目（230805042215118）；山东第二医科大学教改校级重点项目（2022ZD400）

2018年8月，中共中央办公厅、国务院办公厅印发关于新时代教育改革发展的重要文件，正式提出高等教育要发展新工科、新医科、新农科、新文科。同年10月，教育部启动实施《关于加强医教协同实施卓越医生教育培养计划2.0的意见》[1]，明确提出新医科建设要全方位全周期维护群众健康需要，医学教育要主动适应新要求，着力培养大批卓越医学人才，提升学生促进健康和解决临床实际问题的能力、批判性思维能力、信息管理能力以及终身学习能力。

在全球工业革命4.0和生命科学革命3.0的背景下，医疗逐渐向智能化方向发展，医学的目标从单纯的疾病诊治转向维护与促进健康[2]。培养与健康中国建设要求相匹配的"新医科"人才，使之具有整体观（服务国家重大战略）、整合观（强化学科交叉融合）和医学观（构建大医学格局）[3]迫在眉睫。本研究以医学生创新思维，尤其是批判性思维培养为切入点，探讨跨学科思维训练课程在学生批判性思维培养中的作用及影响因素，以期为"新医科"建设培养高层次医学人才提供参考[4-5]。

1 医学生批判性思维能力的研究现状

批判性思维帮助学生质疑假设，是一种合理的、反思性的高阶思维能力，美国教育家杜威则明确提出了"反思性思维"的概念，进一步明确了批判性思维的内涵。批判性思维是涉及多个层面的复杂思维方式，它不仅要求对信息本身进行批判，还要对认知过程进行反思。

批判性思维与医学生能力培养相结合是1999年国际医学教育研究所（Institute for International Medical Education，IIME）发布本科医学教育“全球最低基本要求”时提出的，其将批判性思维列为7项基本能力之一。培养批判性思维也成为医学教育改革的重要方向之一[6-7]。

在中国知网（CNKI）数据库以“批判性思维”和“医学生”为关键词检索主题，截止到2024年4月总计有文章493篇，论文数量保持逐年递增趋势，从1997年的1篇到2023年的43篇。研究侧重点多为教学方法的改变对批判性思维的影响，使用相关量表的研究文章共59篇，分别涉及现状调查和影响因素分析、基于问题的学习（problem-based learning，PBL）对批判性思维影响等方面。通过对文献分析发现，多数研究初步探讨了批判性思维与其影响因素间的关系。尽管有研究对影响批判性思维的变量进行了相关分析，但缺少全面、系统性的批判性思维影响因素剖析。

2 跨学科思维训练课程对医学生批判性思维培养的途径

高等教育中学生批判性思维的培养可通过开设专门的批判性思维课程、使用有利于批判性思维培养的教学方法、开展跨学科教学实践等方式实现。跨学科团队是指在研究主题不变的情况下，打破学科细分所产生的壁垒、跨越不同研究领域的一种团队模式，是解决复杂问题的重要手段[8]。对医学教育而言，跨学科组建教学团队、开设跨学科思维训练课程是在“新医科”建设背景下的教学改革尝试。

2.1 开设以器官-系统为中心的整合式课程

遵循医学教育规律，对标《中国本科医学教育标准——临床医学专业（2016版）》，坚持以学生为中心、以胜任力为导向，按照基础-临床整合的理念，以“器官-系统”为中心重构课程教学内容，实施五年制临床医学专业基础医学与临床医学整合课程体系。

每年从五年制临床医学专业遴选30名学生，实施以“器官-系统”为中心、基础-临床整合的医学整合课程教学模式[9]。按照“从宏观到微观、从形态到功能、从正常到异常”的原则，将基础医学的系统解剖学、组织学与胚胎学、生理学、医学免疫学、病理学、病理生理学和药理学等课程有机整合为1个总论和10个系统模块；遵循“从病因到治疗，从理论到实践，注重知识的系统性和面向临床实践”的原则，将临床医学的内科学、外科学、妇产科学及儿科学等课程整合为1个总论和11个系统疾病模块；构建了“以器官-系统为中心”的整合课程模式[10]。

2.2 开设PBL临床思维与综合训练课程

组建跨学科PBL教学团队，开设PBL临床思维与综合训练课程：教师将基础医学、临床医学、预防医学以及医学人文等多学科知识有机融合，按照九大系统（运动系统、消化系统、内分泌系统、循环系统、呼吸系统、泌尿系统、生殖系统、免疫系统和神经系统）设置情景化案例[11]。每个案例按四幕组织课堂，共6学时，分3次课，学生在学习中以疾病诊断为主线，通过发现问题、提出假设、查找资料、汇报讨论和思维导图等形式最终解决问题。全程分为创建学习情境、案例讨论、归纳问题、解决问题、汇报交流讨论、评价考核6个环节。

2.3 开发具有鲜明特色和学理深度的系列通识教育课程

跨学科组建优质教学团队，开发“新医科·想象力”系列通识教育课程：以“生理学”为基础建设“身体的智慧”，以“病理生理学”为基础建设“生命的奥秘”，以“药理学”为基础建设“发现的逻辑”，培养学生的发散性思维和批判性思维。

三门通识课程面向大一新生开放选课，突破知识框架，优化教学内容，将学生思维培养作为教学的重点。创新教学方法，探索“项链”模式、翻转课堂等多种教学方法在课程中的应用。将课前反馈、课上互动、课后深度思考作为教学的重点环节。

3 跨学科思维训练课程对医学生批判性思维的影响因素

3.1 对象与方法

3.1.1 研究对象

采用分层抽样方法抽取某高校不同学院、不同年级的医学生共1 351名。纳入标准：(1)在校医学类专业学生；(2)个人知情同意并自愿参加此次调查。

3.1.2 研究工具

采用问卷调查法，问卷包括基本情况调查表和汉化版批判性思维量表。(1)基本情况调查表：内容包括年级、专业、家庭情况等人口学特征。(2)汉化版批判性思维量表：经曲波等同意，采用崔丽媛、曲波等[4]修订的批判性思维量表(中文版)，包含3个维度，共19个条目，分别为系统性与分析性(8个条目)、求知欲(6个条目)、成熟度与存疑(5个条目)。采用李克特7级评分法，从非常不同意到非常同意，分别赋值为1到7。分数越高，提示批判性思维能力越强。

3.1.3 统计学处理

使用IBM SPSS 23.0进行统计分析。对答卷时间少于3分钟或出现矛盾极端值的问卷予以剔除。计量资料采用均数±标准差的方式进行表示。应用描述性统计分析对医学生的社会人口学特征以及教育特征进行分析。两组数据间的比较采用独立样本t检验。以单因素分析中有意义的变量作为自变量，以批判性思维量表得分作为因变量，采用多元线性回归逐步法对医学生批判性思维的影响因素进行分析。$P<0.05$具有统计学意义。

3.2 结果

3.2.1 基本情况

社会人口学特征对医学生批判性思维的影响情况见表1，参与调查的学生共1 351人，其中男生522人(38.64%)，女生829人(61.36%)；农村户籍564人(41.75%)，乡镇户籍267人(19.76%)，城市户籍520人(38.49%)。医学生批判性思维的总评分在性别方面没有差异，城市户籍的学生评分略高于乡镇和农村户籍的学生($P=0.05$)，独生子女略高于非独生子女($P=0.05$)。家庭人均月收入和父母受教育程度对医学生批判性思维的影响较大：家庭人均月收入≤2 000元，父亲、母亲受教育程度在初中及以下的学生，批判性思维的总得分偏低($P<0.05$)。

表 1　社会人口学特征、家庭因素对医学生批判性思维影响的单因素分析

特征	n(%)	评判性思维总分($\bar{X}\pm SD$)	t/F值	P值
性别			–0.850	0.396
男	522(38.64)	104.44±20.05		
女	829(61.36)	105.31±16.94		
户籍地			3.006	0.050
城市	520(38.49)	106.49±19.00		
乡镇	267(19.76)	103.74±18.08		
农村	564(41.75)	104.15±17.43		
家庭人均月收入/元			9.738	<0.001
≤2 000	134(9.92)	98.27±21.396		
2 001~3 000	232(17.17)	102.25±16.779		
3 001~4 000	229(16.95)	105.69±16.531		
4 001~5 000	277(20.50)	104.50±17.887		
>5 000	479(35.46)	108.09±18.196		
父亲受教育程度			3.491	0.015
初中及以下	713(52.78)	103.65±18.501		
高中(中专)	341(25.24)	107.23±17.724		
大专	144(10.66)	104.40±16.482		
本科及以上	153(11.32)	106.64±18.945		
母亲受教育程度			4.410	0.004
初中及以下	817(60.47)	103.71±17.857		
高中(中专)	301(22.28)	105.95±18.673		
大专	124(9.18)	106.78±16.878		
本科及以上	109(8.07)	109.63±19.995		
是否为独生子女			1.961	0.050
是	342(25.31)	106.64±19.178		
否	1 009(74.69)	104.41±17.837		

3.2.2　跨学科思维训练课程对批判性思维的影响

从学生所在年级、是否担任过学生干部、是否有过不及格课程、是否参加过跨学科思维训练课程等加以分析(表 2)。不同年级之间,学生批判性思维得分没有统计学差异,担任过学生干部的学生批判性思维得分明显高于其他学生($P<0.001$),参加过 PBL 临床思维与综合训练课程或“新医科·想象力”系列通识教育课程的学生批判性思维得分高于未参加者($P<0.05$)。

表 2 教育相关特征对医学生批判性思维影响的单因素分析

特征	n(%)	批判性思维总分($\bar{X}\pm SD$)	t/F 值	P 值
所在年级			1.504	0.199
一年级	651(48.19)	103.84±18.32		
二年级	414(30.64)	105.79±18.20		
三年级	207(15.32)	106.87±16.80		
四年级	65(4.81)	105.63±20.76		
五年级	14(1.04)	102.14±19.22		
是否担任过学生干部			3.648	<0.001
是	698(51.67)	106.71±17.879		
否	653(48.33)	103.11±17.643		
是否有过不及格课程			−1.542	0.123
是	205(15.17)	103.17±21.027		
否	1 146(84.83)	105.29±18.378		
是否参加过“以器官-系统为中心”课程			0.987	0.324
是	127(9.40)	106.49±22.196		
否	1 224(90.60)	104.81±17.742		
是否参加过 PBL 临床思维与综合训练课程			2.702	0.007
是	336(27.09)	107.16±19.241		
否	985(72.91)	104.16±17.745		
是否参加过“新医科·想象力”系列通识教育课程			2.243	0.025
是	414(30.64)	106.75±20.210		
否	937(69.36)	104.19±17.197		

将参加过任意一门跨学科思维训练课程和未参加过此类课程的学生作对比(见表 3),可见参加过“以器官-系统为中心”课程、PBL 临床思维与综合训练课程或“新医科·想象力”系列通识教育课程的学生,批判性思维总分以及三个维度(系统性与分析性、求知欲、成熟度)上的得分要高于未参加过以上课程的学生($P<0.05$)。

表 3 跨学科思维训练课程对医学本科生批判性思维的影响($\bar{X}\pm SD$)

项目	批判性思维总分	系统性与分析性	求知欲	成熟度
参加者(n=661)	106.61±18.71	44.92±8.07	33.41±6.11	28.28±5.13
未参加者(n=690)	103.41±17.58	43.67±7.58	32.36±5.79	27.37±4.92
t 值	3.240	2.930	3.230	3.311
P 值	0.001	0.003	0.001	<0.001

分别对比三类课程对学生批判性思维的影响（见表 4~6），PBL 临床思维与综合训练课程对学生批判性思维的提升最明显，在总分、系统性与分析性、求知欲和成熟度方面均有统计学差异（$P<0.05$）。“新医科·想象力”系列通识教育课程在总分、系统性与分析性、求知欲维度方面具有统计学意义（$P<0.05$），对成熟度的影响偏弱。然而，“以器官-系统为中心”的课程对学生批判性思维的影响在总分和三个维度上均没有统计学意义。

表 4 “以器官-系统为中心”课程对医学本科生批判性思维的影响（$\bar{X}\pm SD$）

项目	批判性思维总分	系统性与分析性	求知欲	成熟度
参加者（n=127）	106.49±22.196	44.58±9.383	33.34±7.397	28.57±6.077
未参加者（n=1 224）	104.81±17.742	44.25±7.672	32.82±5.805	27.74±4.923
t 值	0.987	0.453	0.924	1.764
P 值	0.324	0.651	0.356	0.078

表 5 PBL 临床思维与综合训练课程对医学本科生批判性思维的影响（$\bar{X}\pm SD$）

项目	批判性思维总分	系统性与分析性	求知欲	成熟度
选修者（n=366）	107.16±19.24	45.01±8.31	33.64±6.28	28.52±5.24
未选修者（n=985）	104.16±17.75	44.01±7.65	32.59±5.83	27.55±4.95
t 值	2.702	2.067	2.874	3.134
P 值	0.007	0.039	0.004	0.002

表 6 “新医科·想象力”系列通识教育课程对医学本科生批判性思维的影响（$\bar{X}\pm SD$）

项目	批判性思维总分	系统性与分析性	求知欲	成熟度
选修者（n=414）	106.75±20.21	45.11±8.66	33.41±6.56	28.23±5.54
未选修者（n=937）	104.19±17.20	43.92±7.43	32.64±5.68	27.63±4.81
t 值	2.243	2.424	2.086	1.899
P 值	0.025	0.016	0.037	0.058

以单因素分析中对批判性思维有影响的变量为自变量，以批判性思维总分为因变量进行多元线性回归分析，分析不同因素对批判性思维的影响。$P<0.05$ 模型成立，VIF值<10，不存在共线性问题，模型构建良好（见表 7）。在残差分析提示数据服从正态分布（图 1）。家庭人均月收入、母亲受教育程度对学生批判性思维的正向影响较大。

表 7 批判性思维影响因素的多元线性回归分析

项目（指标）	未标准化系数		标准化系数	t 值	P 值	共线性统计	
	b	SE	$Beta$			容差	VIF
家庭居住地	0.249	0.650	0.012	0.382	0.702	0.698	1.433
家庭人均月收入	1.840	0.390	0.139	4.719	<0.001	0.821	1.218
父亲受教育程度	−0.790	0.679	−0.044	−1.164	0.245	0.489	2.047

续表

项目(指标)	未标准化系数		标准化系数	t值	P值	共线性统计	
	b	SE	Beta			容差	VIF
母亲受教育程度	1.210	0.743	0.063	1.629	0.104	0.479	2.088
是否为独生子女	–1.058	1.194	–0.025	–0.886	0.376	0.878	1.139
是否担任过学生干部	–2.823	0.985	–0.078	–2.866	0.004	0.976	1.025
是否参加过 PBL 临床思维与综合训练课程	–2.289	1.108	–0.056	–2.066	0.039	0.976	1.025
是否参加过“新医科·想象力”系列通识教育课程	–2.102	1.060	–0.053	–1.983	0.048	0.991	1.009

注：F=7.230；R^2=0.041；P<0.001。

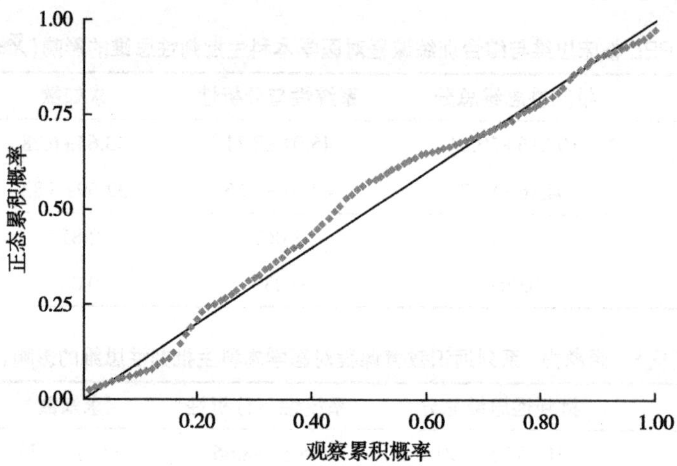

图 1 批判性思维能力残差正态概率(P-P)图

4 跨学科思维训练课程影响医学生批判性思维能力的分析

医学教育经历了基于学科的第一代，基于问题、以“器官-系统为中心”的第二代和基于岗位胜任力和结果导向的第三代教育改革。目前进入以健康为基础、以跨界交叉融合为特征的第四代改革阶段[12]，培养学生的批判性思维备受关注。

4.1 医学生批判性思维能力的差异

国内多所学校开展过医学生批判性思维能力的调查。2019 年，郑光锐[13]使用《加利福尼亚批判性思维倾向调查》，分析某校医学生批判性思维总体情况及影响因素，结果显示长学制学生优于短学制学生；临床专业学生高于其他临床相关专业学生；男生批判性思维自信心高于女生，而开放思想、认知成熟度低于女生；农村学生除认知成熟度外，其他指标均低于城市学生。2021 年，靳利梅等[14]应用汉化版批判性思维量表(CTDI-CV)对某高校医学生进行调查：男女生批判性思维总分无统计学差异，但女生的开放思想和认知成熟度高于男生，男生的系统化能力和批判性思维自信心高于女生；二年级学生的总分、批判性思维自信心、求知欲均高于三年级。周慧等[15]采用批判性思维量表（中文版）研究了高职医学生批判性思维能力的现状，提示高职医学生批判性思维能力总分处于中等水平，性别和参与科研活动对高职医学生批判性思维能力有一定影响。

在参与本次调研的 1 351 名学生中，1 030 名学生（占总调查人数的 76.24%）认为批判性思维很重要，对批判性思维表示了解和非常了解的学生数为 857 人（63.43%），在批判性思维量表中对 19 个问题的认同程度表现为同意及非常同意的均超过 50%。在户籍地、家庭收入情况、父母受教育程度方面则表现出较大差异。城市户籍学生的批判性思维评分高于乡镇和农村，家庭收入、父母受教育程度偏低学生的批判性思维评分偏低。这提示在学生批判性思维养成过程中，家庭的影响比较关键，是学生批判性思维能力养成的重要因素。

4.2 医学生批判性思维能力提升需多途径并行

独生子女情况、家庭总收入、社团及体育活动、年级、教育水平、学习动机、成就感/专业认同感、阅读时间等均可影响批判性思维的培养。此外，专业认同感、自主学习能力、能否积极发问、检索信息的能力等也是其影响因素[16]。在现有的教育体系中，加强学生批判性思维需要教师有医学教育研究的意识和能力，关注并系统分析批判性思维的影响因素，并在课程设置和教学方法中尝试改进。

（1）在课程设置方面，充分发挥通识教育课程在思维训练中的积极作用，可开发跨学科思维训练课程，并增设批判性思维训练理论学习选修课程。本研究开设跨学科交叉课程，在一定程度上顺应了新医科建设多学科交叉融合的需求，“新医科·想象力”系列通识教育课程，除跨学科组建教学团队外，在课程目标上更重视思维训练和提升，在教学内容上着重选取具有代表性的医学问题，以推理和论证为核心，组织研讨，在教学设计上突出问题意识，通过学生自主提出问题、分析问题和解决问题，促进学生的思维碰撞，为学生批判性思维的提升带来一定的积极作用，但在影响批判性思维的具体因素上还有待于进一步的提取分析。

（2）在教学方法层面，跨学科组建教学团队、开设 PBL 思维训练课程等方式，并不改变医学教育中相对固定的知识框架，而是将教学理念从“以教为中心”向“以学为中心”转变，更加关注学生发展以及学生思维的发展。单从思维训练和能力提升角度看，以学为中心的教学组织过程中，给学生更多的思考空间和交流机会，把学习过程置于复杂有意义的问题情境中，以小组合作的形式共同解决复杂问题，提升学生批判性思维能力。在本研究中，相比于其他的课程组织形式，PBL 思维训练课程在学生批判性思维总分和系统性与分析性、求知欲及成熟度等每个维度的促进作用都更明显。除 PBL 外，以案例为导向的教学（Case-Based Learning，CBL）、以团队合作为基础的教学（Team-Based Learning，TBL）、循证医学教育等均有相关的研究表明利于医学生批判性思维能力的培养。

5 局限性与展望

医学教育的目标是培养具有扎实的医学知识、丰富的临床经验、良好的职业素养和终身学习能力的医学人才，以适应不断变化的医疗卫生需求。以学生为中心的教学、转化式学习、跨学科学习、跨专业学习等理论的提出和应用都有对医学人才培养质量提升的促进作用。当前研究通过跨学科组建教学团队，在通识课程或者专业课程中开展跨学科思维训练，对学生批判性思维能力的培养做了有益尝试，但学生的自主学习能力提升、学习投入和学习方法等方面在批判性思维提升方面也具有积极意义，因此，须进一步加强教与学的协调配合，不断深化课堂教学改革，营造积极向上的学习氛围，鼓励学生互助合作、激发学生学习热情，引导学生学会自主学习，为复合型医学创新人才成长提供坚实保障。

参考文献

[1] 教育部，国家卫生健康委员会，国家中医药管理局. 关于加强医教协同实施卓越医生教育培养计划 2.0 的意见：教高〔2018〕4 号[A/OL].（2018-09-17）北京：教育部，国家卫生健康委员会，国家中医药管理局，2018-10-08.http://www.moe.gov.cn/srcsite/A08/moe_740/s7952/201810/t20181017_351901.html.

[2] 陈国强. 探索"新医科"创新人才培养方案[N]. 中国教育报，2021-03-22（5）.

[3] 何珂，汪玲. 健康中国背景下"新医科"发展战略研究[J]. 中国工程科学，2019，21（2）：98-102.

[4] 崔丽媛. 临床医学专业本科生批判性思维与决策风格、学习投入的关系研究[D]. 中国医科大学，2021.

[5] 侯建林，罗友晖，刘东明，等. 转化学习理论及其在医学教育中应用的探讨[J]. 医学与哲学（A），2018，39（3）：78-80.

[6] FRENK J，CHEN L，BHUTTA Z A，et al. Health professionals for a new century：Transforming education to strengthen health systems in an interdependent world [J]. The Lancet，2010，376（9756）.

[7] SHARPLES J M，OXMAN A D，MAHTANI K R，et al. Critical thinking in healthcare and education [J]. Bmj，2017：j2234.

[8] 张宁，何牧，张祥宇，等. 2000—2023 年国际老年医学跨学科团队研究文献计量学分析[J]. 协和医学杂志，2024，15（5）：1107-1116.

[9] 刘成凤，张光成，赵超，等. 地方医学院校五年制临床医学专业课程整合实施路径探索[J]. 浙江医学教育，2022，21（1）：9-12.

[10] 刘建明，梁淑娟，张光成，等. 地方医学院校医学课程整合实践与效果分析[J]. 医学教育研究与实践，2021，29（1）：32-36.

[11] 刘清华，王箐，崔星慧，等. 基于"微信+腾讯会议"的线上 PBL 教学平台构建与应用探索——以"临床思维与综合能力训练"课程为例[J]. 中国医学教育技术，2023，37（2）：229-233.

[12] 郭建如，王维民. 新发展阶段我国高等医学教育改革探析[J]. 国家教育行政学院学报，2022，（7）：19-26.

[13] 郑光锐. 医学生批判性思维能力及影响因素调查研究[J]. 医学与哲学，2019，40（16）：75-77.

[14] 靳利梅，胡继宏，樊景春，等. 某高校医学生批判性思维能力现状的横断面调查[J]. 中国高等医学教育，2021，（11）：10-11.

[15] 周慧，丛敬，刘佩佩，等. 高职医学生批判性思维能力现状调查及影响因素的研究[J]. 沈阳医学院学报，2023，25（5）：557-560.

[16] 张治国，赵梦莹，揭雯钧，等. 武汉市某医学院本科生批判性思维问题分析能力的影响因素分析[J]. 医学与社会，2022，35（4）：100-105.

论文四

教育信息化背景下研究生培养质量提升路径研究

李荣梅　裴秀丛　史新竹　李舒
沈阳医学院

【摘要】 **目的:**本文通过了解研究生、导师和管理人员对信息化实用价值的认识、使用情况及需求,探讨信息化背景下研究生培养质量提升建设路径。**方法:**选某地方医学院校所有自愿参加本调查的在读硕士研究生、导师和在职管理人员为调查对象,进行问卷调查和深度访谈。**结果:**共调查 950 名在读研究生,其对"信息化能够提高教育质量"的认同率较高(95.9%);在信息化"便于科研人员之间交流探讨科研问题""保障研究资料的完整性、系统性""实现学术规范化"方面,学硕认同率高于专硕($P<0.05$);教学平台使用率和学生对教育培养信息化的期望率,在各年级间学硕和专硕之间差别较大($P<0.05$)。29 名管理人员和 231 名研究生导师对"研究生全面培养"的认识聚焦于学生科研能力、创新能力、动手能力的培养,对"信息化管理促进研究生培养"的认识聚焦于学生全方位培养、加强教育和培养。**结论:**学校、导师和学生都应成为研究生培养质量提升的参与者和主导者,通过建立多元主体共同参与的研究生培养体系,突出研究生培养多维、多重和多面性特点,以提升研究生人才培养质量。

【关键词】 教育信息化;研究生培养;路径

近年来我国研究生教育快速发展,相应的人才培养质量引发社会各界广泛关注。2020 年 9 月,教育部、国家发展改革委和财政部联合印发《关于加快新时代研究生教育改革发展的意见》,提出研究生教育肩负着高层次人才培养和创新创造的重要使命,是国家发展、社会进步的重要基石,是应对全球人才竞争的基础布局[1]。当前全球信息化发展迅猛,着力构建基于信息技术的新型教育教学模式、教育服务供给方式以及教育治理新模式已成为深化研究生教育改革的热点。

随着信息化和教育教学的深度融合,以"科技+教育"为核心的教育模式应运而生,新平台、新视角、新互动、新要求正在改变人才需求与教育形态[2]。研究生培养模式也在不断改进,信息资源的沟通、共享和管理不断加强。然而,在研究生培养信息化建设中还存在一系列问题。首先,研究生对信息化的使用意愿虽在一定程度上能够解释和预测行为,却存在意愿与行为不一致的现象[3]。其次,研究生培养虽侧重科研管理,却忽视对科研项目管理的过程随访。再次,研究生培养缺乏个性化及定制化元素,同质性教育普遍存在,即研究生培养模式固化,通用性的基础能力测试和研究成果评定已经成为研究生培养评价体系。最后,信息管理系统的各个模块的功能不同,系统之间缺乏互通互联,信息化反馈不及时,造成数据碎片化，形成信息孤岛[4]。因此，系统地思考和探索教育信息化促进研究生培养质量提升路径是亟待解决的问题。

本文以某地方医学院校为例，通过问卷调查和深度访谈，从不同角度分别关注研究生、导师和管理人员对信息化实用价值的认识、使用情况及需求等方面，探讨了信息化背景下的研究生培养质量提升建设路径。

1 资料与方法

1.1 调查对象

选某地方医学院校所有自愿参加本调查的在读硕士研究生、导师和在职管理人员为调查对象。

1.2 方法

1.2.1 问卷调查

本研究自制调查问卷，对在读硕士研究生采用不记名方式填写调查问卷，问卷中每一问题均设置为客观选项。问卷主要内容包括个人基本情况、信息化管理实用价值的认识、科研信息化、教学信息化及信息化的期望。

1.2.2 半开放式访谈

组织导师和在职管理人员进行问题引导式访谈。

问题1：对研究生全面培养有何建议。

问题2：对信息化管理促进研究生培养有何想法。

1.2.3 质量控制

在正式开展调查前进行预调查，以确保问卷内容的有效性和可靠性。调查开始时，与调查对象进行交流沟通，介绍本研究大致内容，获取其知情同意。在问卷调查过程中，对调查对象不理解的地方进行恰当的说明。统一编码回收的问卷，检查问卷质量，剔除不合格数据。录入数据时采用双人录入，以确保数据的准确性。

1.3 统计学方法

使用SPSS 22.0软件进行统计学分析，采用“率”或“构成比”的形式表示计数资料并进行χ^2检验，检验水准$\alpha=0.05$。$P<0.05$认为比较组间具有显著性差异。

2 结果

2.1 一般情况

共调查950名在读研究生，29名管理人员，校内和校外研究生导师共231人。研究生中年龄≤25岁共485人（51.1%），>25岁465人（48.9%）；男性272人（28.6%），女性678人（71.4%）；一年级学生（研一）367人（38.6%），二年级学生（研二）316人（33.3%），三年级学生

(研三)267 人(28.1%);学术型硕士研究生(学硕)374 人(39.4%),专业型硕士研究生(专硕)576 人(60.6%)。

2.2 研究生对教育培养信息化的认识

研究生对“信息化能够提高教育质量”的认同率较高,共 911 人(95.9%),其中认为信息化可实现教育培养数字化、网络化和智能化的学生 729 人(80.0%),认为信息化能够更好地支撑个人发展与实践培养的学生 649 人(71.2%),认为信息化促进研究生全过程培养的学生 565 人(62.0%)。各年级之间、学硕和专硕之间比较,研二学生认为信息化平台能够促进研究生全过程培养的认同率高于研一学生(χ^2=6.233,P=0.013),学硕认同率高于专硕(P<0.05);认为信息化能够更好地支撑个人发展与实践培养的认同率,学硕高于专硕(P<0.05),见表 1。

表 1 不同年级、不同类型研究生对教育信息化的认识差异[n(%)]

项目	实现教育数字化、网络化和智能化	更好地支撑个人发展与实践培养	促进研究生全过程培养
年级			
研一	267(72.8)	238(64.9)	200(54.5)
研二	254(80.4)	227(71.8)	202(63.9)
研三	208(77.9)	184(68.9)	163(61.0)
χ^2 值	5.817	3.889	6.644
P 值	0.055	0.143	0.036
类型			
学硕	297(79.4)	271(72.5)	240(64.2)
专硕	432(75.0)	378(65.6)	325(56.4)
χ^2 值	2.472	4.894	5.647
P 值	0.116	0.027	0.017

2.3 研究生对科研信息化的认识

研究生认为科研信息化能够保证科学研究正常有序发展的共 804 人(84.6%),认为科研信息化便于科研人员之间交流、探讨问题的共 670 人(70.5%),认为科研信息化可保障研究资料的完整性和系统性的共 637 人(67.1%),认同科研信息化可实现学术规范化的共 903 人(95.1%),认为科研信息化有助于研究成果的总结和传承的共 655 人(68.9%)。在科研信息化“便于科研人员之间交流探讨科研问题”“保障研究资料的完整性、系统性”“实现学术规范化”方面学硕认同率高于专硕(P<0.05),见表 2。

2.4 研究生对教学信息化平台的使用情况

雨课堂、超星及腾讯会议的使用率均在 60% 左右,问卷星的使用率高于其他教学信息

表2 不同年级、不同类型研究生对科研信息化的认识差异[n(%)]

项目	保证研究正常有序地发展	便于科研人员之间交流探讨科研问题	保障研究资料的完整性、系统性	实现学术规范化	有助于研究成果的总结和传承
年级					
研一	305(83.1)	249(67.8)	239(65.1)	308(83.9)	239(65.1)
研二	266(84.2)	229(72.5)	218(69.0)	267(84.5)	228(72.2)
研三	233(87.3)	192(71.9)	180(67.4)	222(83.1)	188(70.4)
χ^2 值	2.131	2.086	1.17	0.195	4.291
P 值	0.345	0.352	0.557	0.907	0.117
类型					
学硕	325(86.9)	289(77.3)	274(73.3)	327(87.4)	271(72.5)
专硕	479(83.2)	381(66.1)	363(63.0)	470(81.6)	384(66.7)
χ^2 值	2.437	13.506	10.766	5.716	3.555
P 值	0.119	0.001	0.001	0.017	0.059

化平台，使用率大于70%。教学信息化平台使用率各年级之间比较，研二和研三学生的雨课堂使用率高于研一学生（χ^2=10.839，P=0.001；χ^2=8.767，P=0.003）；腾讯会议使用率研二和研三学生高于研一学生（χ^2=9.776，P=0.002；χ^2=4.339，P=0.037）。学硕对雨课堂和腾讯会议的使用率高于专硕（P<0.05），见表3。

表3 不同年级、不同类型研究生对信息化教学平台的使用情况差异[n(%)]

项目	雨课堂	超星	腾讯会议	问卷星
年级				
研一	212(57.8)	214(58.3)	202(55.0)	281(76.6)
研二	221(69.9)	197(62.3)	211(66.8)	242(76.6)
研三	185(69.3)	178(66.7)	169(63.3)	200(74.9)
χ^2 值	13.995	4.604	10.494	0.294
P 值	0.001	0.100	0.005	0.863
类型				
学硕	277(74.1)	225(60.2)	244(65.2)	291(77.8)
专硕	341(59.2)	364(63.2)	353(61.3)	432(75.0)
χ^2 值	22.034	0.886	4.112	0.983
P 值	0.001	0.347	0.043	0.321

2.5 研究生对教育培养信息化的期望

希望信息化平台各模块之间无障碍连接的共 539 人（56.7%），希望平台操作简洁的共 478 人（50.3%），希望学习、生活中遇到问题能够及时得到反馈的共 673 人（70.8%），希望设置个性化的学习内容的共 637 人（67.1%），希望各种申请和审批服务便捷的共 555 人（58.4%），希望公共设施预约使用互联的共 783 人（82.4%）。各年级之间期望率的比较，对“平台各模块之间无障碍连接”的期望率，研二学生高于研一学生（χ^2=7.035，P=0.008）；对“平台操作简洁”的期望率，研二、研三学生高于研一学生（χ^2=12.344，P=0.001；χ^2=5.607，P=0.018）。在“平台各模块之间无障碍连接”“学习、生活问题及时反馈”“设置个性化的学习内容”及“便捷的申请和审批服务”方面，学硕期望率高于专硕学生（P<0.05），见表 4。

表 4　不同年级、不同类型研究生对教育培养信息化的期望差异[n(%)]

项目	平台各模块之间无障碍连接	平台操作简洁	学习、生活问题及时反馈	设置个性化的学习内容	便捷的申请和审批服务	公共设施预约使用互联
年级						
研一	193(52.6)	163(44.4)	242(65.9)	240(65.4)	238(64.9)	293(79.8)
研二	198(62.7)	171(54.1)	232(73.4)	216(68.4)	231(73.1)	265(83.9)
研三	148(55.4)	144(53.9)	199(74.5)	183(68.5)	186(69.7)	225(84.3)
χ^2值	7.272	8.334	7.044	0.95	6.488	2.774
P值	0.026	0.016	0.031	0.622	0.064	0.25
类型						
学硕	228(61.0)	188(50.3)	279(74.6)	270(72.2)	273(73.0)	316(84.5)
专硕	311(54.0)	290(50.3)	394(68.4)	369(64.1)	382(66.3)	467(81.1)
χ^2值	4.487	0.001	4.215	6.807	4.719	1.826
P值	0.034	0.981	0.040	0.009	0.030	0.177

2.6 导师和管理人员深度访谈

本研究围绕“研究生全面培养”和“信息化管理促进研究生培养”对导师和管理人员进行了深度访谈。访谈中出现的高频词汇，见图 1 及图 2。

导师和管理人员对“研究生全面培养”的认识聚焦于学生科研能力、创新能力及动手能力的培养。在访谈过程中，有教师提出“培养满足社会需要的优质研究生，研究生培养不能一刀切”“有较强的科研能力和学习能力固然重要，关注学生心理建设，培养其抗挫折能力也不容忽视”。

导师和管理人员对“信息化管理促进研究生培养”的认识聚焦于学生全方位培养、加强教育和管理。在访谈过程中，有教师提出“从学校、导师、研究生三个层面提高认识，让信息化管理真正落实落细”“师生齐动员，更易于培养出高素质研究生”及“个性化教育”。

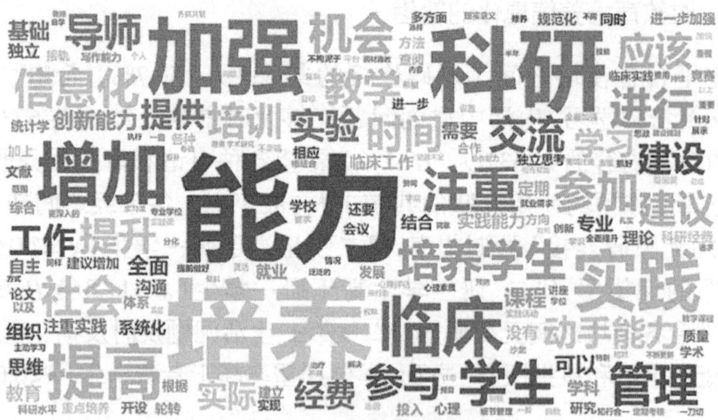

图 1 关于“研究生全面培养”深度访谈中的高频词汇

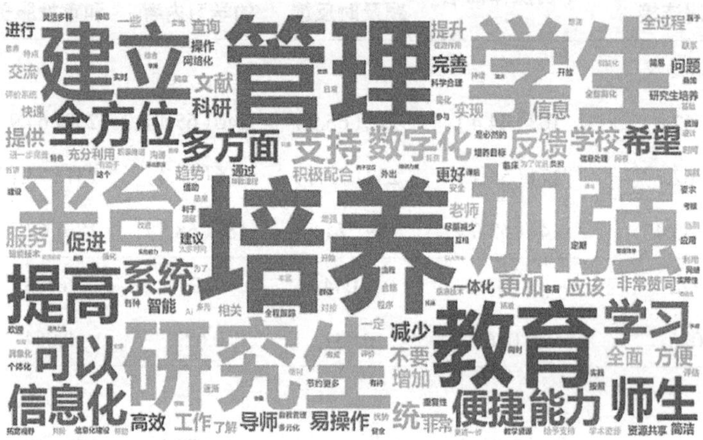

图 2 关于“信息化管理促进研究生培养”深度访谈中的高频词汇

3 讨论

研究生培养是高等教育的重要组成部分,是教育强国建设的一大引擎,在培养高层次创新人才方面具有非常直接和现实的意义[5]。高等学校是研究生培养的主要力量和重要组成部分,为构建区域创新体系和服务经济社会发展提供重要人才支撑[6]。目前研究生教育效果和质量的评价体系趋向短期、量化和功利,促使高层次人才培养趋向同质化发展[7]。因此在尊重人才成长和发展规律的前提下,要充分发挥信息化的教育优势,建立多层次、多元化教育培养体系,以实现个性化培养,推动研究生教育高质量发展。

3.1 研究生、导师和管理人员对信息化促进研究生培养的认识

本研究结果表明,研究生对教育培养信息化可提高教育质量,能够实现教育培养的数字化、网络化和智能化的认同率较高,分别为 95.9% 和 80.0%,说明学生认同信息化辅助教育教学的培养方式,同时学生也具备敏锐的信息意识,对信息资源、信息发展动态具备一定感受和评价能力。将本次调查研究生对教学信息化平台使用情况与前期同校本科学生的使

用情况[8]对比分析发现，研究生对于信息化平台的使用率高于本科生，如研究生的问卷星使用率大于70%，而本科学生使用率小于20%，提示研究生信息化意愿与实践行为一致。此结果与Padmavathi的研究结论一致，发现师生认为教育平台的有用性与使用意愿呈显著正相关[9]。因此，教师在教学辅导和科研培训中更多地通过互联网解决问题，教育教学中充分利用信息化技术传输教学信息，更有助于教育培养质量提升。

信息化已经成为优化教育资源配置、提升教育质量的必要条件。在访谈中，导师和管理人员对“信息化管理促进研究生培养”的认识聚焦于信息化能够促进学生全方位培养，反映了导师对信息化提升研究生培养的充分肯定以及对研究生全面培养的重视程度。导师和管理人员的认识符合现代教育的发展趋势，中共中央、国务院提出要坚持全员全过程全方位育人（即“三全育人”）[10]，强调个性化和多元化育人，注重以学生为本，培养学生的创新能力和实践能力。

3.2 个性化培养的必要性

我国研究生教育改革持续深入，研究生教育管理也在不断地调整和优化。从1978年恢复研究生教育至今，我国研究生教育管理大致经历了奠基期、完善期及转型期三个阶段[11]。随着新时代的来临以及建设研究生教育强国步伐的加快，大数据、互联网+等技术对研究生教育的渗透和融合影响着研究生教育的管理目标和管理模式，因此多样化和个性化已成为研究生教育发展客观而普遍的需求。

研究生个性化培养是指尊重个性，承认研究生个体之间的差异性和独特性，针对个体的不同需求来营造环境、创造条件，促使产出个性化成果[12]。由此可见，研究生个性化教育是“能力”培养的引路石，对研究生进行个性化、多样化的培养，也是适应人才市场的需求、培养创新型学生的重要途径。本研究结果表明，学硕和专硕之间、高年级与低年级之间对教学平台的使用和对信息化平台的期望差异显著，提示不同学位的研究生培养目标不同，各年级的学生培养侧重点不一样，统一的培养模式很难满足研究生培养需求。

3.3 从信息化角度探索研究生培养路径

3.3.1 提供优质课程清单和培养规划，导师引导，学生自主选课

在对学生需求进行准确分析的基础之上，学校的信息化服务平台提供丰富的教学资源，增添慕课、一流课程、微课等优质课程清单和每门课程的解析、概况，引进各领域优质课程的一键联接服务模块，方便导师和学生选择合适的课程。导师具备扎实的学科基础和广泛的学科知识，对学科领域的发展趋势更加了解，可根据每个学生的学术经历、知识结构以及个性特征来制订灵活多样的学习计划，并在研究生选择课程时给予有效的指导，防止学生随意选课，浪费精力。自主选课具有较强的个性化特征，导师在对研究生学业情况进行分析后，提出切实可行的培养规划，从而督促、引导学生合理安排学习进度、调整学习状态，完成培养计划。

3.3.2 增加研究生科研立项，加强项目信息化过程管理，提升创新创业能力

导师全面了解学生的能力基础、知识结构、专业特长及研究兴趣等具体情况，通过“因材施教”的方式，引导学生自主选择与本专业相关的科研项目。同时在信息化基础上，学校加强项目管理，保障科学研究有序化、规范化进行，从而提升学生科研能力。学校通过加大

对研究生创新创业项目资助力度、搭建校企合作的资源数据平台，可以使研究生根据自己的专业方向，结合创新创业的想法，从实际中凝练科研选题。多类型科研立项不但能够有效地挖掘研究生的科研潜力，而且能培养出不同类型和风格的人才，满足社会的多样性人才需求。

3.3.3 实现信息互通互联，及时反馈问题，避免孤岛效应

研究生信息化平台设置反馈模块，实时连接信息化平台的其他模块，如学籍、学位管理模块以及教学管理和科研管理模块等，研究生在课程学习、科学研究、学位论文、思想教育、社会实践等培养环节出现问题，都可以通过反馈模块显示。学校配备专人管理模块，做到有问题及时追踪，根据对教学模块、科研模块中学业情况的分析，加强学业预警，同时提出可行的改进方案，引导研究生完成培养计划、完善研究生教学管理及提高培养质量，为研究生的个性化培养提供有力保障。学生也能通过反馈模块对学校管理流程提出合理化建议，学校根据反馈的信息及时改进和调整现有培养流程，为学生提供更加精准的服务和管理（图 3）。

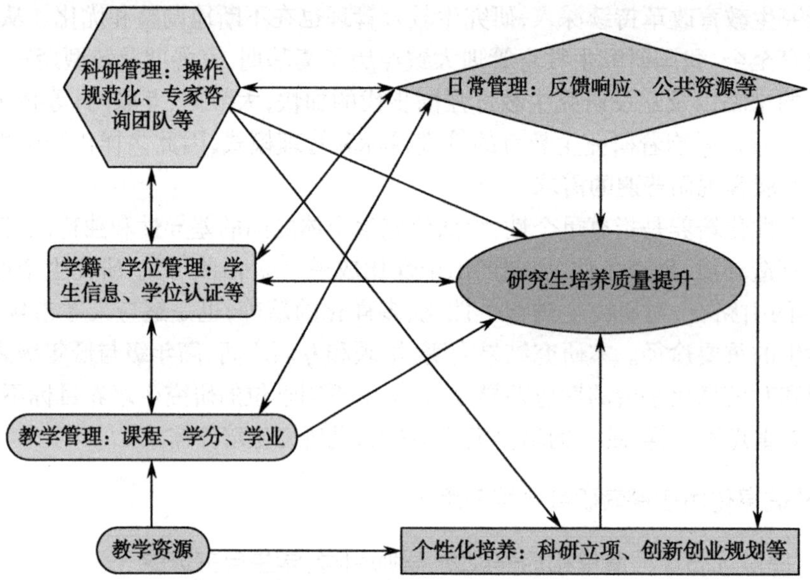

图 3 从信息化角度探索研究生培养路径

综上所述，信息化在研究生培养中起到了重要的推动作用，学校、导师和学生都应基于信息化理念，成为研究生培养质量提升的参与者、主导者，通过建立多元主体共同参与的研究生培养体系，实现各主体间互通互联，突出研究生培养的多维、多重和多面性特点，达到提升研究生培养质量及培养个性化人才的目的。

本研究的局限性在于仅对某地方医学院校信息化背景下的研究生培养质量提升路径进行探讨，未涉及利用信息化技术构建信息资源的共建共享机制，该内容将在后续研究中进一步探讨。

参考文献

[1] 教育部,国家发展改革委,财政部. 关于加快新时代研究生教育改革发展的意见:教研〔2020〕9号[A/OL].(2020-09-04)[2022-05-17]. http://www.moe.gov.cn/srcsite/A22/s7065/202009/t20200921_489271.html.

[2] 邵正隆,邹向荣. 教育管理信息化适应新时代研究生教育改革发展研究[J]. 中国教育信息化,2023,29(6):98-103.

[3] 王小辉,李天龙,李庚. 教育信息化平台使用意愿与行为不一致问题探析. 现代教育技术,2020,30(5):60-66.

[4] 刘妍. 新时代高职院校教学管理信息化建设的问题和对策探析[J]. 科教导刊:电子版,2019,(3):2.

[5] 曲江勇,邬旭然,王绪敏. 地方综合院校研究生培养模式研究——以烟台大学生命科学学院研究生培养为例[J]. 吉林广播电视大学学报,2021,(2):95-97.

[6] 刘友金. 地方综合性大学研究生"三联四融五共"培养模式研究[J]. 当代教育理论与实践,2022,14(2):117-123.

[7] 杨尧焜,吕进,史仁民. 新时代研究生教育高质量发展路径[J]. 中阿科技论坛(中英文),2024,(3):116-120.

[8] 史新竹,李荣梅,李舒,等. 教育信息化背景下医学生对教学信息化平台的了解和使用现状[J]. 沈阳医学院学报,2024,26(2):213-216.

[9] PADMAVATHI M. A study of student-teachers' readiness to use computers in teaching: An empirical study[J]. Journal on School Educational Technology, 2016, 11(3):29-39.

[10] 高华,苗汝昌. 基于"三全育人"的研究生教育管理模式探讨[J]. 山东理工大学学报(社会科学版),2018,34(4):89-92.

[11] 翟亚军,张微,王战军. 我国研究生教育管理组织的历史演进与嬗变[J]. 研究生教育研究,2024,(1):8-16.

[12] 万洪英,万明,裴晓敏. 研究生个性化培养的思考与探索——以中国科学技术大学研究生个性化培养实践为例[J]. 学位与研究生教育,2013,(1):31-35.

论文五

基于增值评价的临床医学中外合作办学本科生能力发展分析

朱丹 李响 李荧盈
重庆医科大学

【摘要】 增值评价是我国新时代教育评价改革的重要探索方向，开展医学教育领域的增值评价探索有助于推进医学教育创新发展。研究采用全国医学教育发展中心发起的2023年中国医学生发展与培养质量调查所用问卷，通过单因素方差分析和多层线性回归分析的方法，实证分析重庆医科大学临床医学中外合作办学对本科生能力增值的影响。研究发现，相较于对照组，接受中外合作办学的临床医学本科生能力增值得分更高；在控制学生个体层面变量的作用后，临床医学中外合作办学对学生总体能力增值具有正向影响。研究丰富了增值评价在医学教育领域中的应用，为推进医学教育发展与改革提供参考。

【关键词】 增值评价；临床医学；中外合作办学；医学生发展与培养质量

教育评价事关教育发展方向，是引导教育高质量发展的关键。2020年，中共中央、国务院印发《深化新时代教育评价改革总体方案》（简称《总体方案》），提出要"扭转不科学的教育评价导向"，指出要"改进结果评价，强化过程评价，探索增值评价，健全综合评价"[1]，为我国新时代教育评价改革指明了方向。

增值评价的理论基础在于教育增值（value-added），可追溯到美国学者Astin提出的院校影响力模型，即投入-环境-产出（input-environment-output，I-E-O）模型，该模型指出学生的学业成就受到自身投入和院校环境的共同影响，卓越的院校是对学生的知识和个人发展施加最大影响力的院校[2]。通过纵向评价学生个体成长和进步幅度，增值评价旨在打破横向对比成绩的传统评价模式，促进教育评价机制的转型与优化，激发教育的内在动力与活力[3]。

医学教育是教育事业的重要组成部分，同时也是卫生事业发展的重要基石。2019年，教育部和国家卫生健康委员会委托全国医学教育发展中心立项医学教育研究重大课题，中国医学生发展与培养质量调查（China Medical Students Survey，CMSS）为该课题的重要组成部分[4]。CMSS是针对我国医学生开展的全国性大型调查项目，其问卷设计的理论基础为学生发展理论和院校影响力理论，基本框架为Astin提出I-E-O模型，可分为投入、环境、产出三个部分[5]。其中，投入部分分为学生和院校两个方面；环境部分为人才培养过程，包括通识教育、基础医学教育和临床医学教育三个阶段；产出部分包括主观评价和客观学业成就两个方面，主观评价参照《中国本科医学教育标准——临床医学专业（2016版）》临床医学专业本科毕业生应达到的基本要求进行设计。CMSS遵循增值评价理念，符合医学教育特点，为开展医学教育领域的增值评价探索提供指导和参考。

文献回顾发现，各医学院校积极开展增值评价探索，已取得了较为丰富的实证成果。石泽华等学者聚焦医学院校效能，发现院校教育能够显著正向影响医学生的学业成就，且对医学生不同模块的学业成就有着不同影响[6]。吴红斌等学者的研究发现，医科学生的总体学业成就低于其他学科学生，但在专业能力维度上的增值显著高于人文学科、社会学科和理科学生，和工科学生之间不存在显著性差异；在医科学生内部，女性学生、农村学生、以第一志愿录取学生的能力增值相对更多[7]。贾冰等学者通过间接测评法发现教学改革能够促进学生的学习行为从被动转向主动，对医学生的终身学习能力有正向影响[8]。然而，目前尚无对中外合作办学医学教育方面的增值评价探讨。

2020年，重庆医科大学与英国莱斯特大学合作举办的临床医学专业（中外合作办学项目）正式招生，2024年5月，中外合作办学机构“重庆医科大学莱斯特大学联合学院”获教育部批准设立，成为中西部地区唯一以医学为主且开设临床医学专业的中外合作办学机构[9]。本文基于增值评价的视角，采用2023年CMSS数据实证分析重庆医科大学临床医学中外合作办学对学生能力发展的影响，以期丰富增值评价在医学教育领域中的应用，为深化医学教育教学改革、推进医学教育创新发展提供参考。

1 数据与方法

1.1 数据

研究以重庆医科大学2020级临床医学（五年制）专业学生和2020级临床医学（中外合作办学）专业学生为对象，数据来源于2023年CMSS问卷。研究从2023年CMSS问卷中选取了学生基本信息、学生能力培养方面的数据。结合问卷阅读和选择所需时间，剔除填答时间过短（≤300s）、在学生能力培养方面全选相同答案的问卷。最终回收302份问卷，其中有效问卷291份，有效率为96.36%。

1.2 方法

2023年CMSS问卷中，临床医学专业的学生能力培养原题目为“请你对经过学校培养后，当前所具备以下能力的充足性进行自我评价”，研究采用问卷中所列举的22种能力，即“专业知识的掌握”“批判性思维能力”“实验、数据分析及解读应用能力”“学术文章写作能力（含英文写作）”“文献检索及信息管理能力”“实践动手操作能力”“基本教学能力”“沟通表达能力”“促进人群健康的责任意识”“健康教育能力”“国际交流与全球卫生理念”“同理心”“跨专业（与其他卫生从业人员）协作能力”“自主学习能力”“团队协作能力”“提出创新观点、新思想、新思路、新问题的能力”“解决问题的能力”“领导力”“急救/应急处理能力”“临床鉴别诊断能力”“合理用药能力”“病历书写能力”。每个条目均采用李克特五级计分，非常充足计5分，比较充足计4分，一般计3分，比较不充足计2分，非常不充足计1分，学生能力增值为22个条目的总分。经可靠性分析，22个条目的Cronbach's Alpha系数为0.901，信度高。

研究采用多层线性模型分析临床医学本科生能力增值的影响因素。由于研究涉及的自变量为分类变量，故进行虚拟化处理。将学生个体层面的自变量纳入多层回归模型的第一层，包括性别（男=0，女=1）、是否为独生子女（非独生子女=0，独生子女=1）、城乡（城镇=0，农村=1）、父亲的最高学历（本科以下=0，本科及以上=1）、母亲的最高学历（本科以下=0，本科及以上=1）、家庭成员中是否有医护工作者（无医护工作者=0，有医护工作者=1）、专业录取满意度（以一般为对照组，其他满意度分别与参照组进行对比，即一般=0，非常满意=1；一般=0，比较满意=1；一般=0，比较不满意=1；一般=0，非常不满意=1）。将学生班级层面的自变量纳入多层回归模型的第二层，以非中外合作办学班为对照组，即非中外合作办学班=0，中外合作办学班=1。

研究采用 SPSS 27.0 软件进行描述性分析、单因素方差分析和多层线性回归分析，以 $P<0.05$ 为差异有统计学意义。

2 结果与分析

2.1 样本分布

表 1 展示样本分布情况。在 291 份分析样本中，男性与女性占比、独生子女与非独生子女占比均与全国性大型抽样调查的样本构成比例[10]相近，数据具有较好的代表性。

表 1 样本分布

变量	变量水平	样本数	百分比/%
性别	女性	144	49.5
	男性	147	50.5
是否为独生子女	独生子女	154	52.9
	非独生子女	137	47.1
家庭所在地	农村	34	11.7
	城镇	257	88.3
父亲的最高学历	本科及以上	82	28.2
	本科以下	209	71.8
母亲的最高学历	本科及以上	74	25.4
	本科以下	217	74.6
家庭成员中是否有医护工作者	有医护工作者	126	43.3
	无医护工作者	165	56.7
专业录取满意度	非常满意	26	8.9
	比较满意	147	50.5
	一般	96	33.0
	比较不满意	20	6.9
	非常不满意	2	0.7
是否接受中外合作办学	中外合作办学	47	16.2
	非中外合作办学	244	83.8

2.2 不同特征的临床医学本科生能力增值情况

以表 1 所示变量为自变量，以学生能力增值为因变量，进行单因素方差分析，结果如表 2 所示。以（$\bar{X}\pm SD$）的形式描述不同特征的临床医学本科生能力增值得分，在专业录取满意度、是否接受中外合作办学方面情况不同的学生能力增值得分存在差异，差异均有统计学意义；在性别、是否为独生子女、家庭所在地、父亲的最高学历、母亲的最高学历、家庭成员中是否有医护工作者方面情况不同的学生能力增值得分差异均无统计学意义。

表 2 不同特征的临床医学本科生能力增值得分情况比较（$\bar{X}\pm SD$）

组别	分类	能力增值得分/分	F值	P值
性别	女性	80.67±8.63	0.62	0.43
	男性	79.89±8.18		
是否为独生子女	独生子女	80.17±8.50	0.05	0.82
	非独生子女	80.39±8.31		
家庭所在地	农村	79.88±8.10	0.08	0.77
	城镇	80.33±8.45		
父亲的最高学历	本科及以上	81.07±8.89	1.03	0.31
	本科以下	79.96±8.20		
母亲的最高学历	本科及以上	80.34±8.49	0.006	0.94
	本科以下	80.25±8.39		
家庭成员中是否有医护工作者	有医护工作者	80.14±8.96	0.06	0.82
	无医护工作者	80.38±7.97		
专业录取满意度	非常满意	81.46±6.46	5.05	<0.01
	比较满意	82.14±7.98		
	一般	77.60±8.45		
	比较不满意	77.90±10.10		
	非常不满意	79.50±6.36		
是否接受中外合作办学	中外合作办学	83.72±8.94	9.74	<0.01
	非中外合作办学	79.61±8.14		

2.3 临床医学本科生能力增值影响因素的多层线性回归分析

教育领域的数据常具有嵌套结构，如个体层次的变量嵌套于班级层次的变量之中，采用多层线性回归模型，可将低层次回归方程的截距和斜率设定为高层次变量的函数，从而区分不同层次因素的影响。遂以表 1 所示变量为自变量，以学生能力增值为因变量，进行多层线性回归分析。将性别、是否为独生子女、家庭所在地、父亲的最高学历、母亲的最高学历、家庭成员中是否有医护工作者、专业录取满意度作为控制变量纳入多层回归模型的第一层，形成模型 1。在模型 1 的基础上，将是否接受中外合作办学纳入模型第二层，形成模型 2。结果如表 3 所示，

表 3　影响临床医学本科生能力增值的多层线性回归分析结果

组别	比较组	参照组	模型 1			模型 2		
			系数	标准误	t 值	系数	标准误	t 值
常量			77.095	1.265	60.928[a]	77.031	1.241	62.089[a]
性别	女性	男性	0.759	0.987	0.769	0.619	0.969	0.639
是否为独生子女	独生子女	非独生子女	−0.286	1.077	−0.265	−0.638	1.061	−0.602
家庭所在地	农村	城镇	−1.477	1.625	−0.909	−1.258	1.594	−0.789
父亲的最高学历	本科及以上	本科以下	1.604	1.388	1.156	1.075	1.369	0.785
母亲的最高学历	本科及以上	本科以下	−0.575	1.478	−0.389	−1.144	1.458	−0.784
家庭成员中是否有医护工作者	有医护工作者	无医护工作者	0.089	1.045	0.086	−0.546	1.041	−0.524
专业录取满意度	非常满意	一般	3.730	1.844	2.023[b]	4.351	1.817	2.395[b]
	比较满意		4.763	1.106	4.308[a]	4.773	1.084	4.403[a]
	比较不满意		0.419	2.044	0.205	0.586	2.005	0.292
	非常不满意		1.040	5.961	0.174	−2.507	5.931	−0.423
是否接受中外合作办学	中外合作办学	非中外合作办学	/	/	/	5.003	1.425	3.510[a]
F 值				2.328[b]			3.322[a]	
R^2				0.077			0.116	
ΔR^2				0.077			0.039	

注：[a]$P<0.01$；[b]$P<0.05$。

在控制第一层变量的作用后，是否接受中外合作办学解释了临床医学本科生能力增值 3.9% 的变异量，相较于未接受中外合作办学的参照组，接受中外合作办学的临床医学本科生能力发展增值更高（β=5.003，P<0.01），提示中外合作办学对临床医学本科生能力增值具有正向影响。

3 结论与展望

研究采用 2023 年 CMSS 问卷，基于增值评价理念，实证分析了重庆医科大学临床医学本科生能力增值的影响因素，初步揭示重庆医科大学临床医学中外合作办学对学生能力发展具有正向影响，为医学教育领域的增值评价探索提供参考。

在进行医学教育领域的增值评价探索时，认识到研究的局限性将有助于未来的进一步完善。首先，不同于计算前测和后测差值、多用于基础教育和中等教育[11]的直接估算法，本研究采用间接估算法，即基于学生对自身能力增值的评估，而学生主观自我评估数据反映的是学生的内在态度，不能完全取代以客观数据计算得出的结果。应在采集学生学业成就方面自我评估数据的同时，尽可能地收集学生学业成绩、研究生考试成绩、临床医学专业水平测试成绩、科研产出等其他客观数据，构建主观数据与客观数据相结合的评价体系，从而更加全面立体地评价学生能力增值。其次，本研究样本量较少，研究结论是否能够外延有待后续验证，进一步研究可在其他医学院校的中外合作办学项目中开展。此外，可利用大数据、人工智能等数字技术，建立可追溯的学生发展追踪档案，以深度访谈等方式收集学生的情感、态度、价值观等质性数据，以就业情况、继续教育参与情况、职业发展情况等反映学生毕业后能力发展，从而纵深推进增值评价体系的完善。

综上所述，研究实证分析了重庆医科大学临床医学中外合作办学对本科生能力增值的影响，丰富了增值评价在医学教育领域中的应用，为推进医学教育发展与改革提供参考。新时代教育评价改革和医学教育创新发展趋势对医学人才培养质量提出了更高要求，如何全面采集能够反映学生学业发展的信息，建立可追溯的学生发展追踪档案，仍需要进一步探讨。

参考文献

[1] 中共中央，国务院. 中共中央 国务院印发《深化新时代教育评价改革总体方案》[EB/OL].（2020-10-13）[2024-06-18]. https://www.gov.cn/zhengce/2020-10/13/content_5551032.htm.

[2] ASTIN A W. The methodology of research on college impact [J]. Sociology of Education，1970，43（3）：225-227.

[3] 朱珂，张晨雨，刘玉莹，等. 国际视阈下教育发展增值评价模型的比较研究[J]. 远程教育杂志，2023，41（1）：60-71.

[4] 全国医学教育发展中心. 中国医学生发展与培养质量调查[EB/OL].[2024-06-18].https://cmss.meduc.cn/.

[5] 吴红斌，谢阿娜，于晨，等. 我国医学生培养与发展调查的设计与实施[J]. 中华医学教育杂志，2021，41（2）：117-121.

[6] 石泽华,李春青,吴红斌. 高等院校效能的增值评价——基于我国医学院校的实证研究[J]. 教育与经济,2024,40(1):65-74+96.

[7] 吴红斌,郭建如,王维民. 增值视角下的医科学生发展——基于全国学生调查数据的学科间比较分析[J]. 复旦教育论坛,2020,18(2):106-112.

[8] 贾冰,蒋凤艳. 基于教育增值评价理念的大学生终身学习能力测评——以广西医科大学为例[J]. 高等理科教育,2020,(4):83-89.

[9] 重庆医科大学. 重庆医科大学中外合作办学机构获教育部批准设立[EB/OL]. (2024-05-26)[2024-06-18].https://jwc.cqmu.edu.cn/info/1006/2964.htm.

[10] 于晨,吴红斌,王维民,等. 中国临床医学生职业认同现状分析[J]. 中国公共卫生,2023,39(4):437-441.

[11] 王小青. 高等教育增值评价方法的比较与应用[J]. 高教发展与评估,2018,34(5):60-71.

成果类

成果一

“导师-导课-竞赛”三位一体科研训练体系在医学生创新能力培养中的实践

陈思　应颖　林桂森　王子梅

深圳大学

【摘要】 医学生的科研创新能力培养是新时代加快医学教育高质量发展的重要途径。深圳大学医学部自创立以来，注重培育医学生的创新能力和科研素质，构建了“导师-导课-竞赛”三位一体的科研训练体系，并在10余年的实践过程中逐步完善。在医学本科生培养阶段，建立了有效的科研导师运行及管理激励机制；将聚徒教学、创新短课与基础医学创新实验课程进行有机融合，实施项目申请-开题-考核-答辩全过程管理；以参加各级竞赛为契机，激发学生创新精神、培养学生解决问题和批判性思维能力、团队精神和终身学习能力。体系运行有效促进了教学相长，医学本科生学业成绩绩点明显提升，学生论文和竞赛成绩斐然，名校深造率上升并得到用人单位好评。

【关键词】 科研创新能力；医学生；导师；导课；竞赛

基金项目：2022年广东省“质量工程”建设项目（No. 2022-335和No. 2022-835）；2023年中华医学会医学教育分会医学教育研究课题（No. 2023B238）；2023年广东省“质量工程”建设项目（No. 2023-943）；2023年度深圳大学本科教学改革研究重点项目（No. JG2023002和No. JG2023003）；2022年深圳大学研究生教育改革研究项目（No. SZUGS2022JG06）

一、科研创新能力训练体系构建的背景

医学生的科研创新能力是国家医疗卫生事业高质量发展的基础,2020 年国务院办公厅印发《关于加快医学教育创新发展的指导意见》(国办发〔2020〕34 号),提出我国医学教育还存在人才培养结构亟需优化、培养质量亟待提高、医药创新能力有待提升等问题,培养创新型高素质医学人才是时代赋予医学院校的重要任务。新型冠状病毒感染疫情暴发后,临床医生科学素养和创新能力重要性更加凸显,以培养医学生科技创新能力为目标,积极推进创新医学人才培养模式,探索培养高素质创新人才的方法和路径成为高等医学教育发展的重要方向[1-2]。

近年来,我国各医学院校通过推行"本科生导师制"、鼓励本科生参与各类型学生竞赛、打造校企联合培养等方式大力将科研活动融入教学[3-4]。但一些高校的培养方式存在方法单一、仅以理论讲解或讲座形式开展、学校支持力度有限、供本科生使用的科研平台建设不足、导师制管理松散等问题,无法真正达到高效培养学生科研思维的目的[5-6]。针对这些问题,深圳大学医学部(以下简称深大医学部)秉承"走以科技创新为牵引的医学院校发展之路"的办学理念,自 2012 年起,着力构建了"导师-导课-竞赛"三位一体本科生科研训练体系,期望为各医学院校的本科生创新能力培养提供切实可行的实施方案和参考样板。

二、"导师-导课-竞赛"三位一体科研训练体系的具体实施举措

"导师-导课-竞赛"三位一体科研训练体系主要内容包括:①导师。通过采用科研导师制的运行和管理模式,使学生在入学早期便可建立与导师之间的密切联系,观摩并参与导师的课题研究,激发学生参与科研活动的兴趣与激情,培养其科研意识。②导课。以贯穿第 2、3、4 学期的"医学文献检索与论文写作"和"基础医学创新实验课"为载体,与聚徒教学、创新短课、科研讲座等多种形式科研训练进行有机融合,按"导师项目制+导课引领制+学生团队制"的方式,配合学生基金申请和创新平台设置,形成有组织、有跟进、有支持和有评价的本科生科研训练教学体系,帮助学生建立科研思维,提高学生解决科研问题的能力。③竞赛。以 iGEM 国际基因工程机器大赛、"挑战杯"全国大学生课外学术科技作品竞赛、全国大学生基础医学创新研究论坛暨实验设计大赛、全国大学生生命科学竞赛等国内外医学生相关科研大赛为契机,鼓励学生通过积极参与各类竞赛项目、撰写科研论文等科研实践活动系统训练科研能力,培养其敢于创新、不怕失败的科研精神(图 1)。

(一)"导师":建立有效的科研导师运行机制及管理机制

低年级医学本科生缺少科研经验,需要有科研能力的教师进行正确指导,而本科生科研导师所具有的创新意识和创新能力则潜移默化地激励和影响学生对学术创新的追求和渴望。作为全国最年轻的医学院校之一,深大医学部师资年轻、有热情而且科研基础好,这是实施导师制的基础,如专任教师平均年龄低于 45 岁,70% 的教师具有海外教育及工作经历,博士学历者占 96%,其中包括国内外院士、国家自然科学杰出青年基金和优秀青年基金获得者、国家基金委创新团队首席科学家、国家重点研发计划重点专项首席科学家、教育部新世

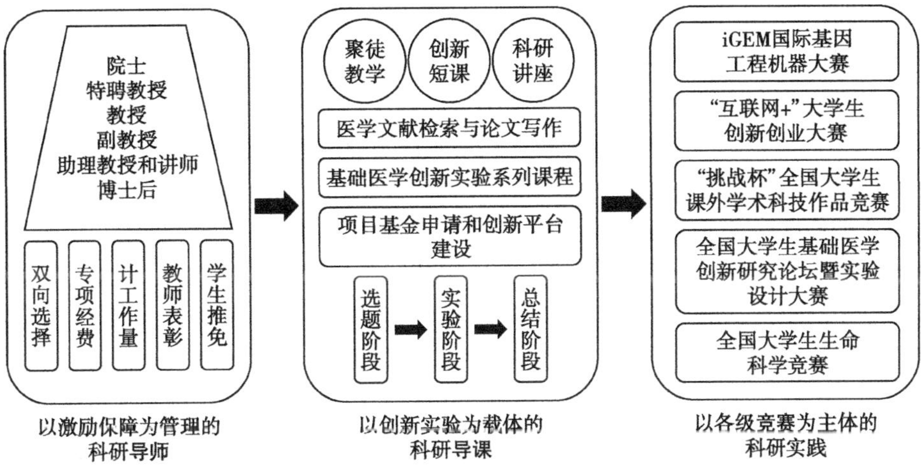

图 1 深圳大学医学部"导师-导课-竞赛"三位一体科研训练体系

纪优秀人才支持计划入选者、珠江人才计划青年拔尖人才和深圳市孔雀人才等。教研融合在深大医学部成立初期也有效推动了深大医学部科研水平提升。2008—2023 年深大医学部累计承担科研项目 2 017 项，经费超过 14.68 亿元，在中国医学院校科技量值排名中深大医学部从 2020 年的第 41 名上升至 2023 年的第 34 名；基础医学在软科中国最好学科排名从 2020 年的第 33 名上升至 2023 年的第 11 名。

依托于深大医学部雄厚的师资力量，我部为每一位临床医学生配备了专业指导教师作为贯穿五年本科生涯的科研导师。学生入学后，通过导师和学生之间的双向选择机制，建立全覆盖、全学制、全过程的科研导师运行制度。在科研导师和学生的互选过程中，通过深大医学部网站平台，学生了解科研导师的个人基本信息，如教育背景、科研领域、学术业绩、承担的科研项目等；学生与科研导师直接联系，通过导师面试，正式确定接受指导。为了有效实施科研导师制，深大医学部建立了有效的激励和保障机制。在导师层面，设立本科生科研专项经费、将指导本科生科研工作纳入年度教学工作量考核（12 学时/生/年）、出台文件表彰奖励学生成绩优秀的导师。从学生角度而言，对在科研活动中取得优异成绩的本科生，在奖学金评定、研究生推免等方面给予一定的政策倾斜，激发本科生参与科研项目的积极性。深大医学部拥有国家级实验平台 3 个、诺贝尔奖实验室 1 个、省级重点实验室 7 个及深圳市重点实验室 15 个。所有科研平台均面向本科生开放，各科研平台的项目负责人 100% 担任临床医学专业本科生的科研导师。自深大医学部成立至今（2009—2023 级），本科生全程导师制已在临床医学专业 1 807 名学生中实现 100% 全覆盖。高水平的师资队伍和科研平台建设保证了本科生科研导师制的有效实施。

（二）"导课"：建设与聚徒教学、创新短课融合的基础医学创新实验系列课程

为有效开展医学生科研创新培训计划，由基础医学院教师牵头进行实验课程整合，减少部分验证性实验学时，增设贯穿临床医学专业第 2、3、4 学期的基础医学创新实验课程，通过小范围、近距离、交互式的三阶段特色教学方式，引导本科生开展科研工作。三阶段的课程包括：①文献阅读、本科生创新创业基金申请和开题报告（基础医学创新实验课-1）；②实验室安全培训、科研实验进展报告、中期考核（基础医学创新实验课-2）；③结题答辩、撰写论文

(基础医学创新实验课-3)。在系列课程实施过程中,教师可根据自己的科研方向,提前拟定"聚徒教学"项目、创新研究性短课,并申请立项、招募成员,按学生能力组建跨年级跨专业"学生团队负责制"学习小组,以配合基础医学创新实验课程进程。整体课程坚持"学生为主、教师引导"的原则,让医学生深入参与科研项目实施的各个阶段,为培养高素质、全面发展的创新型医学人才奠定基础。

1. 第1阶段——培养学生科学选题和基金申请的科研能力

科研选题是开展科研工作的第一步,为后续科研工作提供方向,也是科研工作成败的关键。基础医学创新实验课程开设对象为大一下学期的临床医学生,学生可对自身感兴趣的课题参与聚徒导师的选题;导师则引导学生从目的性、科学性、创新性和可行性4个方面对选题进行文献检索论证,并从文献分类、文献检索的途径和方法、常用中英文数据库的使用、获取和选择文献时需注意的问题等方面培养学生查阅文献和提出科学问题的能力。学生初步预实验后,参加科研项目基金申请,包括各级大学生创新创业训练项目、深圳大学开放实验室基金、深圳市医学研究专项资金本科生项目等,资助金额几千元至5万元不等。同时组织学生参加项目申请辅导讲座。

2. 第2阶段——培养学生实验技术和数据处理的能力

学生在完成课题申报和开题报告后,进入正式实验阶段,导师可以根据选题直接指导或委派课题组高年资研究助理、研究生对新开展实验技术学生进行一对一的指导,调动学生的积极性,构建平等讨论、积极探索的学习氛围,帮助本科生尽快掌握各项实验技能,顺利开展实验。实验数据的记录是对科研活动的准确记载,在学生开展首次实验之前,导师对实验记录进行统一规范,这不仅能培养学生记录数据的能力,还能培养学生严谨的科研精神。此外,指导学生严格处理实验数据,尤其是偏离数据和缺失数据,也有助于学生将统计学知识应用于实践。学生项目团队成员分工合作,利用课余、周末和假期时间完成项目实验,导师跟进学生实验过程中的问题解决。

3. 第3阶段——培养学生科研论文撰写能力

在最后的结题报告、论文撰写过程中,依然坚持以学生为主体,导师适当指导的原则,由医学生自主完成结题报告及论文撰写,最大限度地挖掘其潜能。论文撰写过程中,导师和学生随时讨论交流,学生撰写成文后由导师进行批阅,教师批阅后的论文返至学生,如此反复直至成文。学生通过一次次的撰写、修改,对论文撰写的整个流程和每个部分的撰写方法有了更加深入的理解,并具备了一定的论文撰写能力。

总之,通过横跨3学期导课阶段的科研实践,导师、导课相互配合,学生不仅能够体验科研工作的整个流程,而且在科研思维、自主思考能力、团队合作能力以及沟通交流能力等方面均得到锻炼与提升。科研导课的实施过程中,我部选拔了一批优秀的本科生科研导师,也涌现出一批热爱科研的优秀医学生,为培养拔尖创新学生奠定了良好基础。

(三)"竞赛":积极组织学生参加各类科研竞赛

以导课为载体,导师依据学生的能力,鼓励一部分优秀学生继续有目标地参加以各级科技竞赛为主体的科研实践活动。通过参与全国大学生基础医学创新研究论坛暨实验设计大赛、"挑战杯"全国大学生课外学术科技作品竞赛、"互联网+"大学生创新创业大赛、全国大学生生命科学竞赛等系列科技学术竞赛,积极营造浓厚的"以赛促科研,以赛促创新"的良好氛围。通过各种形式的科研创新赛事，进一步激发学生的科研热情，提升学生的科研创新能力，还可查找不足，从而反馈前期教学过程并予以针对性的强化和改进。

三、科研创新能力训练体系的运行成果

深大医学部自2012年迄今，通过构建以培养医学生科研素养为导向的"导师-导课-竞赛"三位一体科研训练体系，临床医学专业受益学生超千名，该体系激发了学生的科学研究兴趣，也为学生开辟了一个新的思维空间，取得了丰硕的成果。

（一）科教相长，实现科研成绩和学生绩点双提升

学业成绩平均学分绩点（grade point average，GPA）代表学生对课程知识的掌握情况，也是科研的基础，反映了学生的学习态度和自律性。科研训练时学生需要不断地学习和探索、解决问题，这可能也有助于学生提高GPA。本研究以深大医学部2024届临床医学专业毕业生为例，分析科研训练与学生绩点的相关性，评价学生是否能平衡GPA和科研训练的关系。

深大医学部2024届临床医学专业学生合计148人，经三位一体科研训练体系的培养后，27.70%（41/148）的学生取得了科研实践相关成果(包括主持科研项目、科研竞赛获奖及发表文章)。其中31人次获得省部级及以上项目资助；45人次获得省部级及以上竞赛奖项；5人以第一或共同第一作者发表文章，其中SCI收录文章3篇。经统计，41位有科研实践成果的学生本科五年平均绩点为3.43±0.53，未取得标志性科研成果的107位学生平均绩点为2.96±0.56，将两组学生GPA成绩进行t检验，结果显示，有科研成果同学GPA明显高于无科研成果同学（$P<0.05$），GPA 4分以上有4位同学，均有各种类型的科研成果(图2)。15位有竞赛获奖、文章发表等科研成果的毕业生获得了保研资格，GPA最低排位为30名(表1)。这些学生在学习知识和科研实践两方面都取得良好成绩，为我部探索培养高素质创新人才的方法和路径提供了数据支持。

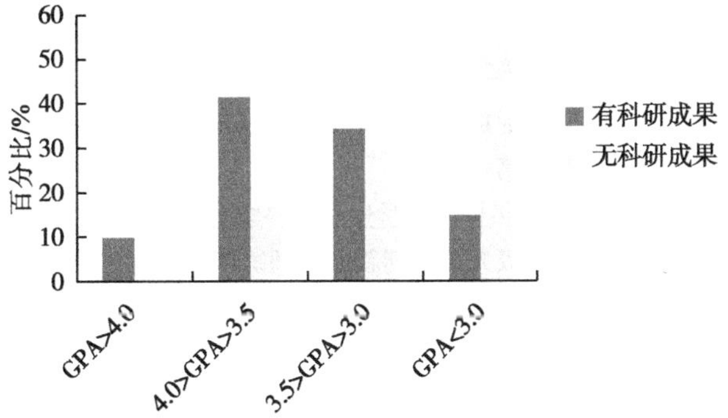

图2　2024届深圳大学医学部临床医学毕业生本科五年平均绩点（GPA）比较（%）

（二）竞赛、论文、项目成绩斐然

部分优秀的医学本科生积极参加国内、国际各项医学相关科研大赛并取得较好成绩。2023年，深大医学部学生作品"数字细菌"获得第十八届国家"挑战杯"全国大学生课外学

表 1 2024 届深圳大学临床医学毕业生绩点和科研成果举例

学生	平均 GPA	GPA 全年级排名	科研成果
1	4.19	1	2022 年全国大学生生命科学竞赛(科学探究类)国家级一等奖
2	4.06	2	2023 年全国大学生生命科学竞赛(创新创业类)三等奖
3	4.04	3	2022 年全国大学生生命科学竞赛(创新创业类)国家级一等奖
4	4.02	4	Formononetin inhibits mast cell degranulation to ameliorate Compound 48/80-induced pseudoallergic reactions 共同第一作者; 2023 年全国大学生生命科学竞赛(创新创业类)三等奖
5	3.93	5	2022 年全国大学生生命科学竞赛(科学探索类)一等奖
6	3.89	6	蚕蛹蛋白的生物活性和过敏特性的研究进展,独立第一作者
7	3.88	7	Direct Lineage Reprogramming for Induced Keratinocyte Stem Cells: A Potential Approach for Skin Repair 独立第一作者; 2022 年全国大学生生命科学竞赛(创新创业类)一等奖
8	3.88	7	2023 年全国大学生生命科学竞赛(创新创业类)三等奖
9	3.86	9	2023 年第十七届 "挑战杯" 广东大学生课外学术科技作品竞赛特等奖
10	3.78	14	2022 年全国大学生生命科学竞赛(科学探究类)一等奖
11	3.77	15	2023 年第十七届 "挑战杯" 广东大学生课外学术科技作品竞赛特等奖; 2021 年第十六届 "挑战杯" 广东大学生课外学术科技作品竞赛省赛一等奖
12	3.74	17	2022 年全国大学生生命科学竞赛三等奖
13	3.60	27	2021 年全国大学生生命科学竞赛(创新创业类)特等奖; 2021 年第十六届 "挑战杯" 广东大学生课外学术科技作品竞赛特等奖
14	3.59	29	2021 年全国大学生基础医学创新研究暨实验设计论坛(国家级)创新研究类金奖
15	3.58	30	Mosaic Evolution of Beta-Barrel-Porin-Encoding Genes in Escherichia coli 共同第一作者; 2021 年全国大学生生命科学竞赛特等奖; 国家级大学生创新创业训练项目负责人(项目已结题,被评为优秀)

术科技作品竞赛主体赛特等奖。2013—2023 年累计获得 "挑战杯" 国家级特等、一等、二等及累进创新专项奖各 1 项,三等奖 2 项;省级特等奖 4 项,一等奖 7 项。此外,2020—2023 年连续 4 年参加全国基础医学创新论坛暨实验设计大赛,累计获得国家级金奖 5 项、银奖 4 项、铜奖 14 项。2021—2023 年连续 3 年参加全国大学生生命科学竞赛,累计获得国赛特等奖 2 项、一等奖 7 项、二等奖 3 项、三等奖 16 项。除了在国内比赛中赛出好成绩,深大医学部学生在国际赛事中也初露锋芒,获 iGEM 国际基因工程机器大赛本科生组金奖 1 项和美国大学生数学建模竞赛 ICM 一等奖(M 奖)1 项。

2016—2023 年,以基础医学创新实验课程为载体,学生在科研导师指导下,申报国家级、省级、校级科研项目合计100余项,包括广东省大学生“攀登计划”重点项目1项、一般项目2项;国家级大学生创新创业训练计划项目52项、省级大学生创新创业训练计划项目84项(图3);2023年获得深圳市医学研究专项资金项目(本科生赛道)21项,资助率达到44.68%。学生在导师的指导下,将各项科研成果整理成论文。深大医学部本科生以第一作者或共同第一作者在国内外学术期刊发表科研论文共111篇(图4),包括SCI期刊论文45篇(40.54%),其中更是不乏研究领域高水平论文的发表,包括中科院1区论文6篇(5.41%)、2区论文7篇(6.31%)、3区论文15篇(13.51%)和4区论文17篇(15.32%),充分体现了医学本科生通过该训练体系的培训后,在梳理科研设计、培养缜密的科研思路和熟练的实验技能、总结科研活动、报道科研结果以及将结论上升到理论层面的能力方面得到极大提高。学生在训练和比赛过程中,还培养了勇于探索、敢于创新、甘于寂寞、不怕失败等科研精神,为今后成为创新型医学人才打下坚实的基础。

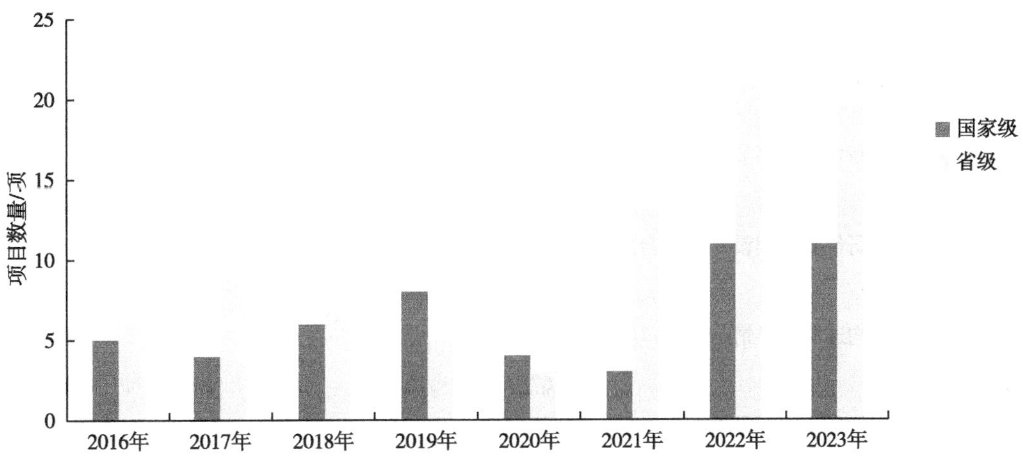

图3　深圳大学医学部获得大学生创新创业训练计划项目统计

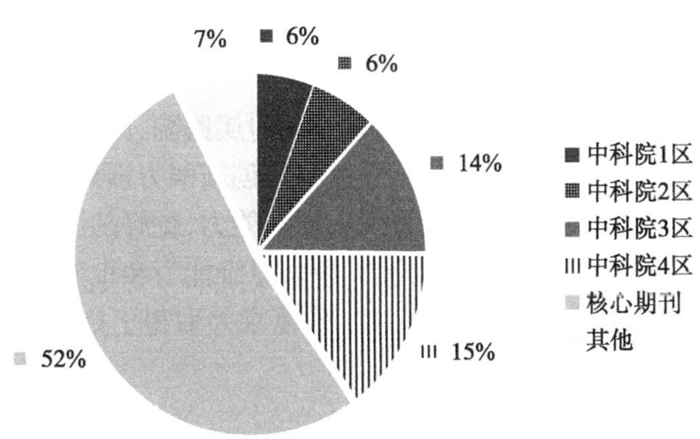

图4　深圳大学医学部本科生发表论文情况统计(2016—2023年)

(三) 毕业生和用人单位对科研培养体系高度评价

我们对148位2024届临床医学专业毕业生发放问卷调查,收回有效问卷134份(参与率为 90.54%),大部分学生认为"导师-导课-竞赛"三位一体科研训练体系使学生从被动学习转变为自主学习,提升了医学生创新能力(表 2)。通过查阅文献结合自己所学的知识,学生对科研课题中涉及的基础理论知识有了进一步的认知,提高了医学知识与终身学习的能力;通过亲自参与科研实验和集中的课题研究,具备了自我管理能力;通过与导师和队友沟通分享实验中遇到的问题,增加了团队合作能力和人际沟通能力。科学研究能力、医学知识与终身学习能力、团队合作能力是实现以岗位胜任力为导向的"卓越医生"的必备条件,良好的科研成果也帮助医学部学生敲响心仪高校的大门。210 名往届(2014—2019 届)临床医学专业本科毕业生毕业去向调查显示,有 134 名学生赴清华大学、北京大学、上海交通大学、复旦大学、中山大学、芝加哥大学、都柏林大学等国内外著名高校医学院校进一步深造,攻读硕士/博士学位,占毕业学生总人数的 63.81%。

表 2 2024 届临床医学毕业生对科研创新体系的评价表/%

问题	选项				
您认为医学科学研究对临床医学生来说是否重要	非常重要	比较重要	一般	不太重要	完全没必要
	73.13	14.93	5.97	4.48	1.49
您对我部科研创新培养体系如何评价	非常好	好	一般	差	非常差
	66.42	19.40	5.23	3.73	5.22
您认为我部的科研创新课程设置是否合理	非常合理	合理	一般	不合理	非常不合理
	63.43	23.88	7.47	3.73	1.49
您与科研导师的沟通和指导情况如何	非常好	良好	一般	差	非常差
	67.16	16.42	11.19	2.99	2.24
您认为我部提供的科研资源是否充足	非常充足	充足	一般	不充足	非常不充足
	73.88	11.19	5.97	4.48	4.48
您是否有足够的机会参与科研创新实践活动(包括参与各类竞赛、申报各类学生项目等)	非常多	较多	一般	较少	很少
	80.60	14.93	1.49	1.49	1.49

深大医学部也对主要用人单位如深圳大学第一附属医院、深圳大学总医院、深圳市南山区人民医院等进行了访谈。反馈结果表明,经过科研创新能力训练体系培训过的学生,进入工作岗位后有更好的问题解决能力、创新意识和创新能力,更好的团队合作能力和沟通协调能力;此外,具备更丰富、更优秀数据分析能力、逻辑思维能力和批判性思维能力。科研创新能力训练体系帮助医学生们更好地适应医疗工作需求并取得更好的表现,实现了深大医学部培养高素质创新型医学人才的目标。

四、总结与展望

深圳大学医学部自建院以来,一直致力于突破传统医学教育方式,通过十余年的不断探索和创新,构建了培养医学创新人才的"导师-导课-竞赛"三位一体科研训练体系,有效促进了医学本科生科研素养和创新能力的提升,受益学生在科研项目申报、科研论文发表和科研竞赛中取得了骄人的成绩，为实施医学创新教育、培养创新人才提供了深圳大学模板。深圳大学医学部将科研及创新能力的培养纳入教育目标，今后将通过大力推进本科生科研创新平台建设，尤其是在深大医学部二期规划中构建多学科交叉创新中心平台，结合人工智能技术在医学教育领域的赋能引领作用，力争实现“医学+X”本科生科研及创新能力的飞跃发展。需要指出的是，在医学生培养方案中设置更多的自主学习时间是学生有精力参加科研实践的前提，深圳大学医学部自 2010 年起全面实施基础到临床器官-系统整合式教学模式，减少不必要的重复学时，助力三位一体科研训练体系发展。很多医学院校本科生科研创新能力培养目前尚处于探索阶段，各医学院校培养定位不同，硬件、软件不同，学生水平和师资力量不同，各高校需要根据自身实际情况选择合适的模式开展本科生科研与创新能力培养。

参 考 文 献

[1] 李恩民，郑少燕，许丽艳，等. 医学生科研创新能力培养 “3+X” 模式的探索与实践[J]. 中国生物化学与分子生物学报，2022，38(3)：381-392.

[2] 王炼，赵敬会，蔡云，范晓棠. 科教融合视角下医学本科生科研创新人才培养体系的探索与实践[J]. 产业与科技论坛，2022，21(19)：239-241.

[3] 李利生，童学红，崔艳秋，等. 创新基地支撑下的临床医学生医研能力提升策略与路径[J]. 基础医学教育，2023，25(11)：973-976.

[4] 米友军，梁丽娟，李青，等. 医学本科生科研创新能力培养的探讨[J]. 继续医学教育，2023，37(8)：145-148.

[5] 李小丽. 依托科研项目培养基础医学本科生科研能力的教学与实践[J]. 中国继续医学教育，2024，16(5)：158-162.

[6] 徐书尚，崔晓龙，刘雨菁，等. 医学本科生科研创新能力培养探究[J]. 西部素质教育，2023，9(24)：82-85.

成果二

一流大学建设背景下临床医学“5+3”一体化人才培养体系改革与实践

曹风雨 俞海洋 张景华
郑州大学河南医学院

【摘要】 临床医学“5+3”一体化人才培养模式经过5年来的改革实践,成效明显,已逐渐成为我国高等医学教育的主导力量。其本质内涵是通过将院校教育、毕业后教育、继续教育进行有效衔接,最终建立一套标准化、规范化的医学人才培养体系。本文以郑州大学为例,通过剖析该培养模式下目前尚存在的诸多薄弱环节,围绕一流大学建设背景下如何通过做好顶层设计、修订人才培养方案、开展课程改革、加强基层教学组织和师资队伍建设、医教协同育人等方面对一体化人才培养内涵建设进行了一些改革实践,旨在为其他实施高校提供借鉴参考。

【关键词】 “5+3”一体化;人才培养模式;医学教育

基金项目:河南省高等教育教学改革研究与实践重大项目(2017SJGLX001-1)

作为高等医学教育改革的重要组成部分,医学长学制教育模式愈来愈成为我国医学教育改革发展的重要趋势,“医教协同”推进医学教育改革发展也逐步从行业诉求上升为国家战略[1-3]。上海市部分高校自2010年10月率先启动临床医学“5+3”人才培养模式改革试点工作,首次构建了将医学院校教育、毕业后教育和继续教育有机衔接的临床医学人才培养体系[4]。2015年4月,随着教育部办公厅《关于做好七年制临床医学教育调整为“5+3”一体化人才培养改革工作的通知》的发布,该模式逐渐成为我国高等医学教育的主体。经过近5年的改革实践,“5+3”一体化培养体系基本建立,“医教协同”育人机制初步健全,医学教育质量文化建设取得明显成效,尽管各实施高校在人才培养方案、课程设置、培养过程及管理运行机制等方面还存在迥异,但作为一种创新人才培养模式改革,已愈来愈得到各高等医学院校的广泛认可。

一、临床医学“5+3”一体化人才培养的主旨内涵

临床医学“5+3”一体化人才培养模式根本主旨是将院校教育、毕业后教育、继续教育进行有效衔接,将医学本科教育、专业学位硕士研究生教育、住院医师规范化培训、执业医师资格考试进行有机融合,最终建立一套标准化、规范化的医学人才培养体系[5]。该培养模式

更契合临床医学人才的成长规律，更有利于提升我国医学教育的整体水平，意义重大，影响深远。

二、现状分析

近年来，我国在高等医学教育领域取得了长足发展，临床医学“5+3”一体化人才培养模式改革成效凸显，但受制于各种因素的影响，我国的医学教育尚存在诸多薄弱环节：如从医学教育资源分布来看，存在优质医学教育资源分布不均、区域差别迥异、生源质量参差不齐、不同高校之间人才培养质量差异显著、人才培养同质化程度不够等现状；从“5+3”一体化人才培养模式的组织架构来看，该体系涉及院校教育、毕业后教育、继续教育等不同阶段，在人才培养过程中或多或少出现多头管理、各自为政、条块分割情况；从高校内部管理运行机制来看，综合性大学对医学教育重视程度不够，缺乏对医学教育特殊性的正确认识和理解，缺乏对医学教育整体性的规划和顶层设计，致使医学教育的整体性、连贯性被打散，基础教育与临床教育之间的关系被割裂，医学学科与文科、理科等非医学学科之间相互隔离；从“5+3”一体化内涵要素来看，人才培养方案和课程设置还须要进一步优化，教学方法和评价体系尚待进一步完善，师资队伍建设还须要进一步加强，等等[6]。

河南是农业大省，更是人口大省，人民群众的健康是各项事业发展的基础，解决好近1亿人民群众的卫生健康问题，不仅仅是一项基础工程，更是一项民生工程。郑州大学作为中原地区唯一一所跻身“世界一流”大学建设行列的地方综合性大学、国家“中西部高校综合实力提升工程”入选高校，立足区域经济社会发展对人才培养的现实需求、响应亿万人民对卫生健康事业的强烈期盼，加快推进长学制医学教育模式改革，培养符合新时代医疗卫生健康事业需要的卓越医学人才，更好地为健康中国、健康中原战略提供人才和智力支撑，具有特别重要的现实意义。学校自2015年启动“5+3”一体化人才培养模式改革以来，每年招生规模控制在150人左右，录取分数屡创新高，在全校114个本科专业中招生分数多年稳居第一，生源质量非常优秀，现有在校生750余人。

三、临床医学“5+3”一体化人才培养体系改革内容

郑州大学自2017年入选国家“双一流”建设高校以来，根据新的办学定位及高等医学教育发展新趋势，顺应地方区域经济和社会发展对卫生与健康事业人才的迫切需求，针对人才培养过程中的薄弱环节，充分发挥区域医学教育资源优势，围绕医学教育模式和教育教学方法改革，进行了一些有益的尝试和探索，初步建立了“以本为本，本硕贯通，医教协同，‘一体化’统筹培养”的临床医学“5+3”一体化人才培养体系，主要内容如下：

（一）成立医学院，做好“5+3”一体化人才培养模式的顶层设计

2018年9月，学校在合校后近20年医学教育管理体制基础上，结合《国务院办公厅关于深化医教协同进一步推进医学教育改革与发展的意见》（国办发〔2017〕63号）文件精神及教育部相关要求，制订了医学教育管理体制调整方案，成立了医学院，由有医学背景的学校领导兼任党工委书记、医学院院长，新设立了教学办公室、学生工作办公室、研究生办公

室、科研办公室及医院管理办公室等8个正处级管理机构,选拔配齐各级各类管理人员,赋予医学院在医学教育、学科建设、资源配置方面的自主权,统筹规划医学教育的改革发展,保持医学教育的相对完整性与独立性,也为临床医学“5+3”一体化人才培养提供了坚实的组织保障。

(二)依据新的医学教育理念,全面修订人才培养方案

从以疾病诊疗为主拓展提升为以预防、诊疗、康养为主,从以疾病治疗为中心向以促进健康为中心发展,在倡导服务生命全周期、健康全过程的新的医学教育理念指导下,为适应健康中国、健康中原战略对卓越医学人才的需求,2018年始,在医学院主导下,按照“以本为本,本硕贯通,医教协同,‘一体化’统筹培养”总体思路,全面修订我校临床医学“5+3”一体化人才培养方案,着重强化基础与临床相互结合、理论与实践相互促进、本科教育与专业学位研究生教育相互衔接、医学教育与住院医师规范化培训相互融通,对培养目标、职业素养、课程体系等方面重新修订,先后增加“介入医学”“精准医学”“全科医学”等课程,强化社区医学实习,突出学生临床实践、临床思维、创新意识和科研能力的培养塑造,使新的人才培养方案更加契合新时代对卓越医生知识、素养、能力的培养要求,为卓越医学人才培养奠定了良好基础。

(三)开展课程改革,合理整合课程教学内容

依据专业培养目标、医学教育和学生成长规律,根据课程内容的逻辑关系和学科知识的逻辑顺序,临床医学专业“5+3”课程体系采取“平台”+“模块”+“课程群”的结构(见表1),优化整合主干课程与非主干课程、人文教育与专业教育、课内与课外等之间的互补关系,循序渐进规划课程安排,保持前后课程衔接和知识的连贯性;增加学生综合性、设计性实验项目,增加学生实际接触病人的学习时间,使实践教学学时达到总学时的45%以上(不含军训、第二课堂等);整合课程教学内容,在“思想道德素质模块”课程中注入立德树人医学课程教育元素,在“专业基本素质模块”和“临床专业模块”课程中融入人文精神培养;在本科阶段注入医学科研能力培养课程,增加学生创新思维和创新能力训练,为研究生培养和住院医师规范化培训奠定扎实基础;在住院医师规范化培训中强化医德医风教育,强化岗位胜任力培养,以促进学生知识、能力、素质协调发展。

(四)加强基层教学组织建设,探索创新教学团队组织模式

为充分发挥利用我校优质的医学教学资源,保证人才培养同质化,加快推进基层教学团队建设工作,强化基层教学组织功能,学校于2019年先后发布了《郑州大学医学院本科基层教学组织建设方案(试行)》《关于成立郑州大学医学院临床医学系内科学、外科学、妇产科学、儿科学教研室的通知》等相关文件或通知,完善本科基层教学组织建设和教学工作责任体系,成立以学科为基础的相关学系/教研室,选拔聘任各级基层教学组织成员,明确学系/教研室职责范畴和绩效分配办法;鼓劲打造基础与临床相互渗透的教师队伍,成立学校层面跨附属医院的内科学、外科学、妇产科学、儿科学教研室,推动临床实践教学师资库建设,在全校范围内聘任遴选教师,组建授课教学团队,由各教学团队统一负责组织本专业的教学工作。

表 1　临床医学专业“5+3”课程体系结构

平台	模块	课程群 名称	课程群 必修课	课程群 选修课
公共平台	思想道德素质模块	思想政治理论课程群	思想道德修养和法律基础、中国近现代史纲要、马克思主义基本原理、毛泽东思想和中国特色社会主义理论体系概论、卫生法、形势与政策	
		医学人文课程群	大学语文、医学伦理学	文化素质教育课程、人际交流与沟通、卫生经济学、健康教育、医院管理、就业指导
	科学素质模块	自然科学课程群	高等数学、无机化学与分析化学、有机化学、大学物理、法医学	
		工具方法类课程群	大学英语读写(听说)、医学英语、计算机基础、计算机软件应用、自然辩证法、硕士英语	循证医学
	身心素质模块	身心素质课程群	体育、军训、军事理论、医学心理学	体育专项选修课
学科基础平台	专业基本素质模块	结构学课程群	系统解剖学、组织胚胎学、临床解剖学	
		功能学课程群	生理学、生物化学、机能实验、医学免疫学、细胞生物学、医学遗传学、分子生物学	神经生物学
		病原学课程群	医学微生物学、人体寄生虫学	
	创新能力训练模块	科研方法与实践课程群	科研方法讲座、医学统计软件应用、临床科研设计、医学文献检索、医学论文写作、实验动物学	
	基础临床过渡模块	疾病基础课程群	病理学、病理生理学	肿瘤基础与临床
		治疗学课程群	药理学、临床药理学	

续表

平台	模块	课程群		
		名称	必修课	选修课
专业平台	公共卫生模块	预防医学课程群	预防医学(含医学统计、流行病学、环境卫生、劳动卫生、食品卫生)	
		社区医学课程群	全科医学概论	社区卫生服务概论与管理、社会医学
	临床专业模块	临床技能课程群	临床诊断学、外科学总论、影像诊断学、实验诊断学、核医学、临床技能综合培训与测试	超声诊断学
		临床二级学科课程群	内科学、外科学、妇产科学、儿科学、中医学、临床新技术讲座、二级学科培养及临床综合考核	
	临床专科模块	临床专科课程群	口腔科学、眼科学、耳鼻喉科学、皮肤性病学、精神医学、神经病学、传染病学	急诊医学、整形外科学、老年医学、微创治疗学、康复医学

(五) 增加实践教学投入，切实提高学生的临床实践能力

基础医学实验中心、临床技能培训中心是医学人才培养过程中不可或缺的重要教学平台，也是临床医学“5+3”一体化人才培养的重要组成部分。近几年，为切实提高学生的临床实践能力，学校不断加大对医学实践教学平台的投入力度，不断改善办学条件，通过学校预算拨款、科研经费投入、专项资金划拨、社会捐助及自筹经费等多渠道筹措资金，建立了临床实践教学经费投入的长效机制，除已建成并投入使用的基础医学实验中心、预防医学教学实验中心、临床实验中心、医学院临床技能中心外，各附属医院也先后投资建设自身的临床技能培训中心，据不完全统计，我校各类临床技能培训中心总面积已达到31 000余平方米，设备总值在1.2亿余元，基本上满足了临床实践教学需求。

(六) 加强师资队伍建设，提升教育教学水平

通过制定《郑州大学医学院卓越医生培养计划2.0实施方案》《郑州大学医学院临床教师为本科生授课的管理暂行规定》《郑州大学医学院新任教师教学能力提升及教学资格认定管理办法》等各种激励制度，把教学工作作为教师晋升、晋级、评优、评先、绩效考核和研究生招生等资源配置的必要条件，切实提高临床教师参与教学的积极性；组织开展各级教学名师、教学优秀奖、教学成果奖、高水平成果贡献奖等评选活动，给予教师相应的精神、物质奖励，认可教师的教学活动；组织开展中青年教师教学基本功大赛，邀请国内知名医学教育专家开展讲座、培训活动，实施“教师教学能力提升工程”等活动，切实提升中青年教师教学的基本功；以“送出去、请进来”的方式，与国内外一流大学开展教学合作交流，不断拓展中青年教师的国际视野。近年来，以公派出国、青年骨干教师外出研修、访问学者、学术会议、国家留学基金地方合作项目、自费等方式累计派出1 000余人分别赴美国、英国、日本、法国、加拿大、澳大利亚、西班牙、挪威等国培训、交流和访问；引进聘用20余名来自多个国家、地区的国际高端专家和具有学术潜力的青年学者来我校工作，通过种种办法，不断加强师资队伍建设，提高教师的教学能力和水平。

(七) 完善协同育人机制，推进本科教育、毕业后教育和继续教育之间的有机衔接

在医学院层面统筹管理下，做好临床医学专业“5+3”一体化人才培养的顶层设计和改进办法，有序推进一体化的组织教学与过程管理，细化医学院教学办公室、学生工作办公室、医学科学院等各部门之间、附属医院之间的培养分工和管理职责。学生在完成本科阶段课程计划规定的全部课程学习和实践教学训练后，按照“5+3”一体化培养方案对学生的思想品德、知识、能力等进行全面考核，考核合格者，颁发本科毕业证和学士学位证；成绩优异者，进入专业硕士研究生阶段学习，由研究生办公室统一指导，按照“5+3”一体化人才培养方案，在各临床学院进行专业硕士研究生培养，同时进行住院医师规范化培训。学生在完成研究生阶段全部课程学习要求，考核合格并通过学位论文答辩后，予以颁发硕士毕业证书和硕士专业学位证书；通过国家医师资格考试和卫生行业住院医师规范化培训并考核合格者，由卫生行业主管部门颁发医师资格证和住院医师规范化培训合格证。

四、结语

培养高素质、高质量的卓越医学人才是衡量评价一流大学建设发展的重要指标,更是实现健康中国、健康中原战略的重要保障。通过5年来探索实践,我们初步构建了适合我校实际特点的临床医学“5+3”一体化人才培养体系,但在构建运行过程中,也发现一些亟待解决的现实问题:如医学教育管理体制与运行机制尚待进一步加强和完善,医学院下属管理机构与学校职能部门间管理权限边界需要明确的界定和分工,管理权限需要进一步实化;培养过程中一体化教学组织与管理统筹协调不够,两段式管理痕迹依然存在,医师资格考试通过率与国内知名高校还存在差距;在进行研究生培养和住院医师规范化培训阶段缺少相匹配的培养保障经费支持,社会规培生待遇高于一体化的规培生;在不同的附属医院进行住院医师规范化培训,全过程连续的质量监控不到位,同质化培养受到影响;等等。上述问题须要引起各实施高校和上级相关管理部门的高度重视,须尽快出台采取相关配套措施,以稳步推进临床医学“5+3”一体化人才培养模式的良性运行。

参考文献

[1] 潘燕燕,钟慧,龚政. 地方综合性大学“5+3”一体化临床医学人才培养模式的构建与思考[J]. 教育现代化,2019,6(67):3-4.

[2] 刘向华,袁栎,刘志军,等. 临床医学(“5+3”一体化)人才培养体系的构建与思考[J]. 基础医学教育,2017,19(5):400-402.

[3] 施晓光,程化琴,吴红斌. 我国新一轮医学教育改革的政策意义、诉求与理念[J]. 中国高等教育,2018,(Z3):61-63.

[4] 汪玲. 临床医学专业学位教育综合改革的探索和创新——以上海“5+3”人才培养模式为例[J]. 学位与研究生教育,2012,(10):49-54.

[5] 教育部,国家卫生计生委,国家中医药管理局,国家发展改革委,财政部,人力资源社会保障部. 教育部等六部门关于医教协同深化临床医学人才培养改革的意见:教研〔2014〕2号[A/OL].(2014-06-30)[2024-07-14].http://www.moe.gov.cn/srcsite/A22/s7065/201407/t20140714_178832.html.

[6] 肖海,朱思泉,马星,等. “5+3”一体化临床医学人才培养模式的构建与思考[J]. 医学教育管理,2016,2(4):567-571.

成果三

临床医学专业分阶段统一考试质量分析及反馈改进实例

厉岩　蔡瑞鹏
华中科技大学同济医学院

一、引言

华中科技大学作为教育部首批试办八年制医学教育的五所高校之一，华中科技大学同济医学院于2004年开始招收八年制临床医学专业学生，共招收100名。学校对照国际医学教育标准，分析长期举办七年制的经验与不足，确立了八年制医学教育培养拔尖创新人才的目标，设计了人才培养体系，提出了与之相适应的三阶段综合考试体系。学校自2009年起开始探索、建立该考试体系，到2012年首届八年制学生毕业，历时4年时间，基本构建了学校八年制医学教育三阶段综合考试体系[1]，该体系作为“创建‘六轮齐驱、四能并举’全方位立体化育人模式，培养八年制卓越医学人才”的成果主要内容，获得2018年国家级教学成果二等奖。根据本书案例编写要求，选择了我校2009—2010年准备启动分阶段综合考试的组织与实施时，以临床医学专业核心课程考试质量分析与反馈为抓手，将教学管理与教学研究有机结合，积极稳妥地推进了考试改革。十几年之后回看这些内容依然具有一定的现实意义。

二、背景

1998年《中华人民共和国执业医师法》颁布，卫生部国家医学考试中心1999年组织了全国第一次执业医师资格考试。经过10多年的努力，国家执业医师资格考试不断完善，能够真实地反映出一所学校医科人才培养质量，愈来愈引起各学校的重视。我校也不例外，从连续几年的我校临床医学专业国家执业医师资格考试的成绩分析报告来看，结果不尽如人意。当然，有各层次毕业生混合因素存在，但是也需要主动反思我校人才培养以及考试考务等工作。

2008年国家临床执业医师资格考试满分为600分，其中基础知识90分、专业知识450分、公共知识60分。专业知识中内科学167分、外科学138分、妇产科学61分和儿科学61分，四个学科的分数占总分的71.17%，抓住这四门课程的考试，或许是建立新的考试体系的突破口。我校各专业的临床教学任务长期是由两个临床学院（协和医院-第一临床学院、同济医院-第二临床学院）分别承担，评价与考试任务也是各自独立完成，毕业考试由教务处统一组织。教务处在 2007 年 7 月对 2004 级临床医学等专业 339 人进行了内科学和外科学的统一摸底考试，结果非常不理想。

2008 年 3 月教育部对我校临床医学专业开展了试点性认证，认证后学校根据专家组的反馈报告，出台了《华中科技大学关于加强医学教育教学工作的若干意见》文件，提出加强学生评价改革，建立以能力和素质为导向的评价体系，淡化终结性评价，强化形成性评价，实施整合评价。我们也意识到，必须在规范化的课程终结性评价的基础上开展评价改革才能保证教学质量持续稳定的提高，抓核心课程的统一考试或许是发现问题、解决问题的突破口。

我校 2004 年经教育部批准试办八年制医学教育，在八年制医学教育人才培养方案的设计中设置了三个阶段的综合考试，即基础医学阶段（第八学期）、临床医学阶段（第十一学期）和毕业阶段（第十六学期）。希望通过不断的实践与探索，用各个阶段的综合考试逐步代替各门课程的终结性考试，减轻学生各门课程考试的负担，增加学生综合应用知识的能力。

鉴于上述的几个原因，教务处与第一、二临床学院共同商量由学校层面组织五年制临床医学专业内科学、外科学、妇产科学和儿科学四门课程的统一期末（终结性）考试以及五年制临床医学专业的毕业考试、八年制的三个阶段统一综合考试。

三、考试结果分析

2009 年 12 月 14—25 日学校组织了对 2006 级临床医学专业、法医学专业、妇幼卫生专业方向等 296 名学生的内科学、外科学、妇产科学和儿科学课程的统一期末考试。与此同时，根据八年制医学教育人才培养方案的设计，2009 年 9 月 9 日对 2005 级八年制临床医学专业 97 名学生进行了基础医学阶段综合考试；2010 年 3 月 8 日对 2004 级八年制 94 名学生进行了第一次临床医学阶段综合考试。由教务处统一组织管理，在基础医学院、第一、二临床学院和公共卫生学院等院系的积极配合和参与下，命题、审题、考试组织、阅卷、成绩公布、考试分析等圆满完成，使这次统一考试达到了预期的目标。

对五年制临床医学专业内科学、外科学、妇产科学、儿科学，八年制基础医学阶段和临床医学阶段（试卷一和试卷二）的成绩和试卷进行了统计分析。分析结果如下：

（一）考试成绩分析

1. 总体情况

考试结果由表 1 可见，五年制四门课程的平均分总体来讲都不高，内科学和儿科学的平均分在 60 分左右，外科学和妇产科学的平均分在 70 分左右，外科学的标准差相对于其他三门课程略小；内科学和儿科学的学生通过率分别为 56.4% 和 55.7%，外科学通过率为 90.2%，妇产科学为 84.8%。八年制阶段考试中基础阶段综合考试平均分为 69.9 分，通过率为 87.6%；临床医学阶段综合考试试卷一和试卷二平均分均为 60 分，标准差相对比较小，试卷一的通过率为 55.3%，试卷二为 46.8%。

2. 成绩分布

从五年制四门课程的成绩分布情况来看，内科学和儿科学有约 1/3 的学生集中在

表 1 2009—2010 学年临床医学专业统一考试各门课程和阶段考试成绩分析

年制	课程/阶段考试	学生人数	通过人数	通过率/%	平均分	标准差	最高分	最低分
五年制	内科学	296	167	56.4	60.1	12.8	85.5	22.5
	外科学	295	266	90.2	69.2	8.9	88.0	24.5
	妇产科学	296	251	84.8	71.8	11.9	91.0	34.0
	儿科学	296	165	55.7	59.9	11.3	83.0	22.0
八年制	基础医学阶段	97	85	87.6	69.9	8.5	88.5	43.5
	临床医学阶段 1	94	52	55.3	60.6	7.4	76.7	43.9
	临床医学阶段 2	94	44	46.8	60.2	6.6	77.3	48.3

注：基础医学阶段指基础医学阶段综合考试；临床医学阶段 1 指临床医学阶段综合考试试卷一；临床医学阶段 2 指临床医学阶段综合考试试卷二。外科学有 1 人缺考，统计时不将此人纳入。

60~<70 分，外科学有 49.5% 的学生集中在 70~<80 分，妇产科学有 36.8% 集中在 70~<80 分。八年制基础阶段 70~<80 分有 43.3%，临床医学阶段试卷一有 45.7% 集中在 60~<70 分，临床医学阶段试卷二有 90.4% 学生的分数是集中在 50~<70 分。分布不太合理。见表 2。从试卷成绩分布来看，大部分考试成绩存在着不同程度的偏态分布，有正偏态，也有负偏态。

（二）试卷质量分析

1. 效度

效度是指一个测验能确定测量到它所要测量的东西的程度[2]，即考试结果与考试目标的符合程度，反映考试结果的正确性。无论是五年制内外妇儿的课程终结考试，还是八年制的阶段综合考试都属于目标参照性考试，教学大纲就是标准和目标。本次考试的各门课程从命题和审题阶段都严格按照教学大纲的要求，使用考试命题双向细目表确定考核范围、考核目标、试题类型和比例、预估难度和区分度等，确保考试内容的全面性和一致性，从而提高考试的效度。考试结束后邀请熟悉五年制和八年制教学的资深专家再次核定考试内容是否符合教学大纲。从符合教学大纲的程度上来看，本次考试接近 90% 或以上的题目属于学生应该掌握和熟悉的内容，超纲内容最多的课程也仅有 3.5%。由于效度是一个非常复杂的问题，本次考试按照与教学大纲符合程度和命题双向细目表来评价考试的准确性和真实性，认为这次考试的结果是真实的。学生考试成绩不理想，还需要做进一步的分析。题量分配表见表 3。

2. 信度

信度是指考试结果的可靠程度。目标参照性考试的信度系数要求，在 0.90 以上、0.70 以下的试卷不宜采用。通过分半法计算信度系数[3]，见表 4，除外科学信度系数为 0.681，低于 0.70 外，其他试卷考试结果是可靠的。

3. 难度

按照教育测量学的要求，若一份试卷中题目的难度在 0.2~0.8 之间，整个考试的平均难度又接近 0.5，则认为这个考试是比较理想的难度。

表 2　2009—2010 学年临床医学专业统一考试各门课程和阶段考试成绩分布情况

年制	课程/阶段考试	<50 分		50~<60 分		60~<70 分		70~<80 分		80~<90 分		90~100 分		人数合计
		人数	比例/%	人数	比例/%	人数	比例/%	人数	比例/%	人数	比例/%	人数	比例/%	
五年制	内科学	56	18.9	73	24.7	99	33.4	60	20.3	8	2.7	0	0	296
	外科学	14	4.7	15	5.1	100	33.9	146	49.5	20	6.8	0	0	295
	妇产科学	17	5.7	28	9.5	57	19.3	109	36.8	83	28.0	2	0.7	296
	儿科学	47	15.9	84	28.4	105	35.4	58	19.6	2	0.7	0	0	296
八年制	基础医学阶段	0	0	12	12.4	30	30.9	42	43.3	13	13.4	0	0	97
	临床医学阶段 1	7	7.5	35	37.2	43	45.7	9	9.6	0	0	0	0	94
	临床医学阶段 2	3	3.2	47	50.0	38	40.4	6	6.4	0	0	0	0	94

注:外科学有 1 人缺考,统计时不将此人纳入。

表 3　2009—2010 学年临床医学专业各门课程和阶段考试命题按教学大纲要求的题量分配表

年制	课程/阶段考试	命题、审题阶段				考试结束后				合计/%
		掌握/%	熟悉/%	了解/%	超纲/%	掌握/%	熟悉/%	了解/%	超纲/%	
五年制	内科学	84.0	16.0	0	0	84.0	15.0	0	1.0	100.0
	外科学	74.0	19.0	6.0	1.0	56.5	27.5	15.0	1.0	100.0
	妇产科学	49.5	40.0	7.0	3.5	62.5	22.5	13.0	2.0	100.0
	儿科学	79.5	14.5	6.0	0	79.0	16.0	4.0	1.0	100.0
八年制	基础医学阶段	71.5	24.5	3.0	1.0	—	—	—	—	100.0
	临床医学阶段 1	—	—	—	—	53.9	36.1	7.8	2.2	100.0
	临床医学阶段 2	—	—	—	—	72.7	18.2	8.5	0.6	100.0

表4　2009—2010学年临床医学专业各门课程和阶段考试试题信度分析

学制	课程/阶段考试	信度系数
五年制	内科学	0.809
	外科学	0.681
	妇产科学	0.814
	儿科学	0.826
八年制	基础医学阶段	0.861
	临床医学阶段1	0.826
	临床医学阶段2	0.792

这次统一考试五年制内外妇儿的平均难度依次为0.62、0.69、0.66、0.65，八年制依次为0.70、0.61和0.60。难度P介于0.2~0.8之间的试题，最高的是妇产科学68.4%，最低的是儿科学55.0%；P>0.8偏易试题较多的是八年制基础医学阶段的综合考试，其次为儿科学35.0%；P<0.2偏难的试题儿科学最多，占到10.0%，其次为内科学9.8%。见表5。

表5　2009—2010学年临床医学专业各门课程和阶段考试试题难度分析

年制	课程/阶段考试	平均难度	P>0.8的试题占比/%	0.8≥P≥0.2的试题占比/%	P<0.2的试题占比/%	合计/%
五年制	内科学	0.62	27.9	62.3	9.8	100.0
	外科学	0.69	33.3	65.0	1.7	100.0
	妇产科学	0.66	26.6	68.4	5.0	100.0
	儿科学	0.65	35.0	55.0	10.0	100.0
八年制	基础医学阶段	0.70	38.0	59.5	2.5	100.0
	临床医学阶段1	0.61	25.0	66.1	8.9	100.0
	临床医学阶段2	0.60	33.0	58.5	8.5	100.0

4. 区分度

美国测量学家L. Ebel认为，区分度D≥0.4，试题非常优良；0.4>D≥0.3，试题良好；0.3>D≥0.2，试题尚可，应予改进；D<0.2，试题很差，应该淘汰。按照上述标准分析本次统一考试的区分度，内科学的区分度为0.3，属于试题良好的范围内。妇产科学、外科学、儿科学、基础医学阶段属于试题尚可，但应予改进。

单纯从区分度来看，试卷中属于非常优良的试题，内科学最高，占总试题量的29.5%，其次是妇产科学18.3%；将D≥0.4和0.4>D≥0.3所占比例合并，内科学、妇产科学和儿科学的良好以上试题占到了50%以上。按照D<0.2应该淘汰的试题，八年制阶段考试的题目中均有50.0%以上的题目是应该被淘汰的。见表6。

5. 难度和区分度

结合难度和区分度共同考虑，内科学好题的数量相对较多，占试题量的42.6%，其次是妇产科学41.7%；八年制两个阶段的综合考试需要淘汰的试题均较多，如果加上需要修改的

表6 2009—2010 学年临床医学专业各门课程和阶段考试试题区分度分析

年制	课程/阶段考试	D	D≥0.4 的试题占比/%	0.4>D≥0.3 的试题占比/%	0.3>D≥0.2 的试题占比/%	D<0.2 的试题占比/%	合计/%
五年制	内科学	0.3	29.5	21.3	19.7	29.5	100.0
	外科学	0.22	16.7	15.0	20.0	48.3	100.0
	妇产科学	0.29	18.3	31.7	25.0	25.0	100.0
	儿科学	0.26	15.0	25.0	28.3	31.7	100.0
八年制	基础医学阶段	0.22	14.5	19.0	16.5	50.0	100.0
	临床医学阶段 1	0.18	11.7	13.9	24.4	50.0	100.0
	临床医学阶段 2	0.16	15.3	3.4	19.9	61.4	100.0

题目超过了 50%，也就是说八年制阶段考试的试题中有一半以上的题目属于淘汰或者必须修改的试题，用这样的试题考核学生，是否能够真实地反映出教学和学习的实际情况是值得考虑的。见表 7。

表7 2009—2010 学年临床医学专业各门课程和阶段考试试题难度和区分度分析

年制	课程/阶段考试	好题（0.8≥P≥0.2 和 D≥0.3）		可不修改（D≥0.2）		修改（0.8≥P≥0.2 和 D<0.2）		淘汰（P>0.8 或 P<0.2 和 D<0.2）		合计	
		数量	比例/%	数量/%	比例/%	数量	比例/%	数量	比例/%	数量	比例/%
五年制	内科学	26	42.6	17	27.9	5	8.2	13	21.3	61	100.0
	外科学	17	28.3	14	23.3	13	21.7	16	26.7	60	100.0
	妇产科学	25	41.7	20	33.3	9	15.0	6	10.0	60	100.0
	儿科学	18	30.0	23	38.3	5	8.3	14	23.3	60	100.0
八年制	基础医学阶段	59	29.5	41	20.5	35	17.5	65	32.5	200	100.0
	临床医学阶段 1	44	24.4	46	25.6	41	22.8	49	27.2	180	100.0
	临床医学阶段 2	32	18.2	36	20.5	40	22.7	68	38.6	176	100.0

总体来说，内科学和妇产科学的试题质量相对较高。而内科学的考试学生通过率只有 56.4%，提示须要更多地反思教师的教学和学生的学习以及学校的教学与学生管理等。

当然，难度和区分度是从学生的考试结果分析得来的，与受试对象有密切的关系。试题的难和易以及有没有区分度，要看试题本身质量是否有问题，如果试题本身没有出好造成学生无法回答，出现难度过大、没有区分度等的问题，则须要改进题目。如果试题本身没有问题，就须要分析教学有没有问题，比如学生答错的原因，是超出教学范围，还是在教学范围之内？是该重点掌握的内容，还是了解的内容？是大课讲授过的内容，还是由于教师授课内容重点不突出,导致学生不掌握的?是学生自身不努力学习造成的?等等。须结合教学各环节加以分析,发现问题和解决问题,最终改进教与学,不断提高教学质量。

6. 项目分析

选择了第一临床学院100名学生对于内科学40道单选题的回答情况来分析试题质量。从表8可以看出,有以下几种情况值得注意:

(1)40道单选题中,第7、18、31、37题为美国执业医师资格考试(United States Medical Licensing Examination,USMLE)样题,其中ABCDE五个选项均有学生进行了选择。认为这样的题目是比较理想的,尽管31、37题难度较大、区分度低于0.2。根据教师分析,其原因一是学生英文单词不熟悉,二是相关内容学生没有掌握。40道题当中,第5、6、11、12、13、14、16、20、21、33、34、35、39题是一些相对好的题目。

(2)第1、2、3、4、8、15、19、22、23、25、26、27、29、30、36、38、40题的备选答案都有"0"出现,说明这个备选答案在5个答案中没有发挥作用,有的甚至是属于凑数的选项,是需要修改的。

(3)第8、36、38题有3~4个选项都没有发挥作用,尽管这个考试属于目标参照性考试,需要一些没有难度的题目,但是这样的试题是低质量的。

(4)第5题正确答案为C,有28%的学生选择了A,第26题正确答案为D,有51%的学生却选择了E,这都须要结合专业内容考虑造成部分学生错选的原因是什么,在以后的教学过程中如何避免等。

表8 第一临床学院100名学生内科学40道单选题选项分析

题号	正确答案	学生选择						难度	区分度
		A	B	C	D	E	合计		
1	B	11	83	3	0	3	100	0.81	0.47
2	E	3	0	1	27	69	100	0.68	0.25
3	D	2	0	1	97	0	100	0.93	0.18
4	E	0	0	1	47	52	100	0.76	0.09
5	C	28	3	59	1	9	100	0.67	0.33
6	E	10	14	5	9	62	100	0.67	0.46
7	D	4	18	10	60	8	100	0.62	0.30
8	B	4	96	0	0	0	100	0.89	0.27
9	B	3	93	1	2	1	100	0.90	0.25
10	E	2	3	3	2	90	100	0.90	0.15
11	B	39	38	14	7	2	100	0.54	0.42
12	D	13	11	4	51	21	100	0.62	0.52
13	D	9	3	2	77	9	100	0.77	0.30
14	A	41	5	34	5	15	100	0.46	0.65
15	E	3	2	11	0	84	100	0.90	0.22

续表

题号	正确答案	学生选择						难度	区分度
		A	B	C	D	E	合计		
16	A	57	24	7	9	3	100	0.55	0.46
17	D	4	1	7	45	43	100	0.56	0.47
18	D	10	25	3	53	9	100	0.48	0.18
19	C	2	0	94	1	3	100	0.93	0.11
20	A	53	18	20	4	5	100	0.56	0.44
21	E	4	7	11	18	60	100	0.70	0.53
22	D	1	29	0	69	1	100	0.78	0.28
23	E	0	11	7	9	73	100	0.68	0.53
24	A	62	11	1	24	2	100	0.61	0.58
25	A	90	2	0	4	4	100	0.88	0.35
26	D	1	0	4	44	51	100	0.61	0.10
27	C	0	31	59	9	1	100	0.57	0.62
28	D	14	19	2	63	2	100	0.62	0.15
29	C	0	3	92	4	1	100	0.87	0.13
30	B	5	94	1	0	0	100	0.95	0.05
31	A	18	28	42	3	9	100	0.19	0.15
32	D	1	1	1	96	1	100	0.94	0.16
33	B	5	67	22	5	1	100	0.71	0.54
34	D	6	7	8	46	33	100	0.46	0.23
35	A	87	5	3	2	3	100	0.85	0.34
36	A	98	0	0	2	0	100	0.95	0.15
37	B	17	15	11	13	44	100	0.19	0.20
38	D	0	0	0	100	0	100	0.98	0.01
39	B	3	69	13	4	11	100	0.68	0.43
40	B	8	82	0	4	6	100	0.87	0.16

7. 题型分析

本次考试根据课程的需要，部分采用了国家执业医师资格考试医学选择题题型，即 A1、A2、A3、A4 和 B1 五种题型，各种题型的选择重点突出了以临床病例（A2、A3、A4）为主导的题型（表 9），特别是八年制基础医学阶段的综合考试中，有 48 道 A2 型题，占总题量的 24.0%，其中有 10 题直接采用了美国执业医师资格考试（USMLE）的题目，这些题目均是采用临床病例，重点考核基础知识的内容，从学生 65.0% 的平均得分率来看，用临床病例型的题目考核学生基础医学知识是完全可以的，但对教师命题却是一种挑战。

表 9　2009—2010 学年临床医学专业统一考试各门课程和阶段考试不同类型选择题分析

年制	课程/阶段考试	A1			A2			A3/A4			B1		
		题量/道	比例/%	得分率/%	题量（总题量/USMLE题目数量）/道	比例/%	得分率/%	题量	比例/%	得分率/%	题量	比例/%	得分率/%
五年制	内科学	36	72.0	65.0	14/4	28.0	59.9						
	外科学	38	76.0	65.4	12/4	24.0	77.4						
	妇产科学	41	82.0	67.2	9/4	18.0	49.6						
	儿科学	29	58.0	73.5	21/4	42.0	59.6						
八年制	基础医学阶段	119	59.5	70.6	48/10	24.0	65.0				33	16.5	72.0
	临床医学阶段 1	54	30.0	62.1	34/8	18.9	66.5	62	34.4	58.1	30	16.7	57.4
	临床医学阶段 2	62	35.2	67.6	36/10	20.5	61.4	51	29.0	55.1	27	15.3	58.7

从各科考试的选择题型来看，以临床病例引导的题目(A2、A3、A4)总的平均得分率略低于A1题型(单句型最佳选择题)，但有的甚至高于A1题型，如外科学等。这提示今后的考试应该逐步扩大以临床病例为主的题目，注重培养学生综合应用知识的能力。

四、存在问题及可能的原因

本次考试，由教务处统一组织管理，在基础医学院、第一、二临床学院和公共卫生学院的积极参与和配合下，整个考试工作得以圆满完成，初步达到了预期的目的，但从考试的结果分析来看，也暴露出一些非常值得关注的问题。

(一) 试题质量的问题

结合信度、难度、区分度几个指标综合来看，各门课程试题质量都有待进一步提高。尽管内科学和妇产科学的试题质量相对高些，但从内科学试题的项目分析上来看，也存在着个别题目质量不高的问题。八年制基础医学和临床医学阶段的综合考试，有一半以上的题目是需要被淘汰的。造成试题质量普遍不高的原因有：

1. 个别教研室和老师对命题工作重视程度不够

教研室命题工作是保证整个考试质量的最重要，也是关键环节。个别教研室和老师对命题工作重视程度不够，有的直接从网上下载试题，有的提供考过的试题，或者从已经过时的题库中直接生成试卷等，为集中审题带来相当难度，因此，命题工作应该是各教研室把好考试质量的第一关。

2. 部分教师未掌握命题的基本原则和方法

由于我们的师资绝大多数是专业教师，专业水平很高，但缺乏教育测量学和教育评价学等方面的系统培训，命题往往是依靠经验或者教研室长期积累下来的题目组成试卷，对怎样进行考试设计、怎样命好每道题目以及命题的基本原则和方法等不熟知。试卷质量分析结果也反映出这一点。

3. 八年制阶段综合考试命题缺乏经验

八年制基础医学阶段和临床医学阶段的两次综合性考试，试卷是由各个学科或者各个系统分别按照比例出题后，拼成一份试卷，学科与学科之间缺少必要的沟通，试卷也缺少全盘考虑，整个试卷中有一半的试题属于低区分度，需要淘汰的题目，用这样试卷考核学生，很难真实地反映出学生的学习程度和教师的教授水平。

(二) 教学方面的问题

从试题符合教学大纲的程度上来看，基本上都是学生应该熟悉、掌握和了解的内容，超纲内容占比最多的妇产科学仅为3.5%，不会对考试有很大的影响，除去试题质量问题，考试的结果更多地需要反思教学本身的问题。

1. 教学大纲不统一且未及时更新

一直以来，对于临床医学专业的临床教学工作从教学计划的制订、教学大纲的编写、教学内容的确定、教学方法和手段的选择、课程考试与评价等均是由两个临床学院根据自身的学科优势和特色进行教学，取得了良好的成绩。本次统一考试发现两个临床学院的教学大纲和教学内容上均有不同程度差异，给命题和审题工作带来了难度。同时国家执业医师资格考试大纲于 2009 年进行了重新修订，而两个临床学院的教学大纲并未及时得到更新。

2. 个别教师的授课内容重点不突出

从考试题目中反映出，一些考核的内容是属于大课已经讲授的内容，也是学生必须掌握的内容，实际考核之后，发现许多学生不清楚，追溯到课堂教学，发现教师所授内容平均分配学时，重点不突出，对于重点内容没有重点强调，学生学习个别章节之后并不清楚哪些是必须掌握的内容。

3. 床边教学不到位

2006 级临床医学专业是首次在五年制学生中采用四科并进、床边教学的方式，基本上是上午在病房见习，下午集中内科学、外科学、妇产科学、儿科学四门课程的理论教学，共持续 36 周，这也是本次统一考试将理解和应用型题目的数量适当增加，选择了一定数量的病例摘要型最佳选择题（A2）的原因，但结果不太理想，有学生不适应的原因，也有床边教学不到位的问题。床边教学过程中，有些临床教师认真负责，手把手地教学生，学生可以学到比较多的内容；有些临床教师太忙，没有太多时间关注学生，学生主动性差，基本学不到太多的东西；有些是依靠高年级实习生带低年级的见习生；等等，缺少统一规范的要求。

（三）学生方面的问题

1. 主动学习、自我学习意识不强

对于教学大纲要求熟悉和掌握的内容，虽然未列入课堂教学范围内，但是需要学生自学的，一些学生基本不看，仅仅关注课堂教师所授内容。有时对课堂讲授的内容也抓不住重点，对于死记硬背的题目回答较好，而对灵活地理解和应用知识的能力尚显不足。部分学生尚未建立主动学习和自主学习的意识。

2. 复习不认真，喜欢走捷径

一段时间以来，一些学生已经习惯于背“小本”——历年的考题或者教研室出的复习资料，而忽视读“大本”——教科书。以往学生只要背会“小本”，考试及格一般没有问题，致使部分学生产生了依赖“小本”的思想，不愿意去“啃”书本，更喜欢背考题，走捷径。考试结束后，从学生那里了解到，只要学生认真看书，应该能够通过本次考试，不及格的学生往往是没有认真看书的学生。

3. 见习重视不够，缺乏主动实践的意识

临床医学是一个注重经验积累和主动实践的学科。学校投入大量的人力、物力和财力为学生提供早期接触临床和床边教学的机会，希望学生通过床边教学，积累临床实践的经验，促进理论知识的学习和掌握。临床学院提供了机会，大多数学生能够很好地把握见习机会，积极地进行实践学习。但也有部分学生不珍惜这样的机会，使见习流于形式；也有个别学生难以保持持续高涨的见习热情，教师管得严就学得多点，教师管得不严就放任自流了。

（四）管理方面的问题

1. 考试管理与评价工作不到位

命题是教学的重要环节，也是需要教研室和教师投入大量精力才能完成的工作。由于繁重的医疗和科研任务使教师没有更多的精力投入教学和命题工作，部分教研室和教师对于命题工作基本上是应付。而教学管理层面缺乏有效的考试管理与评价机制，教研室出题，院系组织考试，学生得到成绩，一些教研室做简单的成绩分析和试卷分析，部分教研室甚至免去了分析环节。学生习惯于背复习题而不看书，正是个别教研室历年的课程考试题目重复率过高造成的。由于没有有效的考试评价与反馈机制，教师凭着责任心和经验完成的命题任务，没有反馈，教师也不知道出的试卷是否合格，只要完成任务即可。

2. 床边教学缺乏统一标准和要求

临床实习由于受到考研、找工作等的冲击，很难保证高质量的实习效果。而见习作为临床医学专业的重要环节，为学生理论联系实际、掌握临床基本技能、训练初步的临床思维能力提供了机会。随着学校临床医学专业规模变小，在2006级五年制临床医学专业的第六、第七学期实施了四科并进的床边教学。学生一边见习一边学习内外妇儿的理论教学，尚不具备基本的临床知识与技能，一些临床教研室仍然沿用管理实习生的办法管理见习生，使得见习生无所适从。见习强烈依赖于带教教师的教学意识和责任心，有些流于形式。院系缺少对教研室严格的见习规定，例如必须有相对固定或者半脱产的教师进行见习带教，对学生在轮转科室的见习必须有明确的学习目标和要求，等等。

3. 缺乏对学生学习的有效反馈机制

考试是检验学生学习效果的重要方式。长期以来，考试结束后，大家习惯于报告学生分数，而对学生通过考试所暴露出来的学习问题基本无暇顾及。学生考试分数不高或者不及格，往往不清楚问题出在哪里。也绝少有教研室或者教师主动向学生反馈学习不理想的问题，学生也缺乏主动索取考试反馈信息的意识。

五、改进措施

通过考试分析，发现了学校、院系、教师和学生在教与学的过程中所存在的问题，积极应对，寻找解决问题的对策。

1. 学校层面

（1）进一步规范学校的相关考试管理规定，将院系的考试评价工作纳入常规管理中，不断规范各学科的考试，且作为院系评估的重要指标之一；

（2）定期开展教育测量学、教育评价学等与考试有关的师资培训工作；

（3）调研并制定学校临床见习的实施细则等；

（4）建立五年制临床医学专业和八年制阶段考试的命题、审题、考试、评价等的长效机制，根据需要立项，获得经费支持。

2. 院系层面

（1）按照学校人才培养目标要求，结合国家执业医师资格考试大纲的要求，两个临床学院共同修编五年制和八年制临床医学专业课程教学大纲、床边教学见习大纲和实习大纲等；

（2）两个临床学院根据课程大纲和见习大纲共同编写各个见习轮转科室的见习指导，使学生明确见习目标、见习内容、见习方式、考核方法以及获取信息的渠道等；

（3）建立院系考试评价反馈机制，注重院系对教研室考试结果的反馈以及尝试教师对学生考试信息的反馈和学业指导；

（4）加强见习工作的监督和管理，定期督促和检查见习任务完成情况等。

3. 教研室层面

（1）重视命题工作，将命题工作作为教研室重要的教学任务，经常性共同研究，不断提升命题质量，同时教研室主任要严把命题质量关；

（2）加强课堂教学质量，重视见习带教工作，注重教师的言传身教，严格要求见习学生，且不断传递学习压力等；

（3）加强学生的思想道德教育，端正学生学习的态度，改进教学内容和方法，提高学生的学习主动性；

（4）认真做好每次考试的试卷评价工作，提出改进意见和建议等。

总结过去，无论是成绩，还是不足，目的仅仅是把考试改革这项工作更好地开展下去，对于考试的分析，由于这是十几年前的工作，当时没有现成的模式可以参考，水平有限，错漏之处在所难免，仅仅希望起到抛砖引玉的作用。该项工作的开展，既为学校最终建立临床医学专业分阶段综合考试体系奠定基础，又为学校参与国家临床执业医师分段式考试研究与实践提供了案例。学校 2006 级毕业生的执业医师资格考试通过率达到 94%，随后一直稳定在一定的水平，2011—2017 年连续 7 年综合排名全国第四。

参考文献

[1] 厉岩，蔡瑞鹏，郑競力，等. 八年制医学教育三阶段综合考试体系的构建与实践[J]. 中国高等医学教育，2014，(2)：1-3.

[2] 戴忠恒. 教育统计、测量与评价[M]. 北京：中国科学技术出版社，1990.

[3] 王汉澜. 教育测量学[M]. 开封：河南大学出版社，1987.

成果四

新医科背景下的"全融合沉浸式"临床医学人才培养体系构建与实证研究简介

王渊 张澍
西安交通大学医学部

人才培养体系是指在一定的现代教育理论、教育思想指导下，按照特定的培养目标和人才规格，以相对稳定的教学内容和课程体系、管理制度和评估方式，实施人才教育的过程的总和。西安交通大学在十余年的器官-系统整合课程（organ system based curriculum，OSBC）体系改革实践中，创建了以学生为中心的"全融合沉浸式"临床医学人才培养体系。2023年7月，教育部公布的《关于批准2022年国家级教学成果奖获奖项目的决定》中，西安交通大学教学成果《创新育人理念，创建整合课程，创立"全融合沉浸式"临床医学人才培养体系》获高等教育（本科）国家级教学成果奖。

该项成果具备人才培养体系一般特征，也具有其特殊性，从教育教学改革项目筹备、体系建设与实证研究、体系形成三个阶段记述了这项系统性改革，内容包括教育理念更新、教师准备、教学内容、课程、教学方法、教材建设、体制机制改革等方面。实证研究总体采用行动研究法，按照"计划-行动-评估/反馈-结果"步骤，改革过程中采取（问卷）调查研究法、定量与质性研究相结合。

一、教育教学改革项目筹备

（一）时代背景

19世纪末、20世纪初，为保证全球医学教育质量，国际医学教育届相继出台了一系列医学教育标准，1998年，世界卫生组织（World Health Organization，WHO）和世界医学协会（World Medical Association，WMA）批准了世界医学教育联合会（World Federation for Medical Education，WFME）发布的《本科医学教育全球标准》，2002年，国际医学教育专门委员会（Institute for International Medical Education，IIME）公布了《全球医学教育最基本要求》，在全球范围产生了广泛影响。彼时，我国在医学教育领域的国际交流与合作日益频繁，先进教育理念、教育模式、教学方法与手段等深刻地影响着我国医学教学变革。2008年我国也颁布了《本科医学教育标准——临床医学专业（试行）》，其核心的关注点是统一标准、改善与提高"医学教育质量"，对医学教育也提出了更高的要求，是驱动我国医学教育改革重要外部因素之一。同时,医学院校作为独立的办学实体,学习、适应“标准”,不断地探索提高人才培养质量的路径,有强烈的改革愿景,这些逐渐转化为改革内生动力。

(二) 问题梳理

对照“标准”的基本要求,医学生普遍存在终身学习、获取信息、科学研究、批判性思维等能力的相对不足,人际沟通技能、团队协作精神、群体预防意识相对不强。西安交通大学展开了广泛的调研、研讨,梳理了自身存在的主要问题:

第一,传统课程体系不能适应新标准的要求。传统课程体系注重学科知识的完整性,弱化学科知识之间的联系,教学内容重复,使学生学业压力增加,无暇涉猎专业外的领域,导致学生临床思维和综合能力欠缺;医学教育的终身性未能充分体现,培养学生终身学习和自主学习明显不够,在校教育与毕业后教育联系不够紧密。

第二,传统教学方法不能适应新标准的要求。沿袭传统以教师和课堂为中心的模式,教学方法单一。以灌输式为主,缺乏引导学生主动参与,培养其交流技能、信息管理、批判性思维和自主学习等能力的机制;考核评价以终结性评价为主,缺乏过程性考评和有效反馈等。

第三,传统教学模式不能适应学生综合能力和素质的培养。课程内容和知识结构不合理,重知识传授、轻能力和素质培养;课程体系以学科为主,基础与临床脱节,教学安排难以突破从基础到临床的“三段式”,基础与临床、理论与实践、临床与预防脱节;课程体系和教学内容与医学模式及卫生服务模式的转变不相适应,与素质教育的要求不相适应。

(三) 经验回顾

早在 1958 年,西安医学院(现西安交通大学医学部)就提出“理论联系实际,基础与临床结合”的教学原则,并据此制订了较完整的改革计划,全面实行“分科循环、集中教学”,合并内科、外科,按照人体系统重新调整临床教研室和治疗科室,调整为 14 个教研室。试运行的结果提示,基础与临床融通可以解决教学内容基础与临床脱节、教学组织学校与医院脱离等问题。1986 年西安医科大学(现西安交通大学医学部)和安康、汉中地区联合举办社区定向医学教育,推行了我国最早的基于问题的学习(problem-based learning,PBL)。师生的反馈提示,PBL 可以有效地提高学生学习兴趣,同时训练学生信息获取能力、终身学习能力和批判性思维精神,小组学习可以提高人际沟通技能、团队协作精神。

二、器官-系统整合课程体系建设与实证研究

基于以上问题的梳理和学校历史上改革与实践积累的宝贵经验,自 2008 年起,西安交通大学医学教育明确了“以学生为中心”的教育理念和“以 OSBC 体系与教学模式改革为切入点,以小规模试点为突破口,构建新型的教育教学体系,在改革试点成功基础上推广到全部临床医学专业”的改革思路[1]。

(一) 改革目标与计划

减少灌输式教学,整合课程,压缩课内学时,给予学生更多的自主学习时间;变“教”为“导”,建立教师和学生之间全新的“导”“学”关系,引导学生自主学习,从而充分发挥学生

学习的主观能动性，促进被动学习变主动学习。以学生能力培养为突破口，不断营造研究型、小组讨论式学习的氛围，搭建自主学习环境，提升学生解决临床实际问题的能力。

改革计划实施选取对象为侯宗濂医学实验班（临床医学专业八年制），每个年级40名学生，向学生介绍该项改革初步教育计划，使学生有充分的知情权。由PBL引导教师团队为学生做PBL教学模式培训与模拟训练，适应新的教学模式，包括PBL教学模式与理念培训等。

（二）主要内容

1. 教师教育理念更新

教师是改革的核心，教师理念的转变，决定着改革成功与否。转变教育教学理念，促进从“以教为中心”向“以学为中心”转变，建立新的“导”“学”关系，成为改革的第一要务。

通过“请进来、送出去”的方式不断促进教师理念的更新和教学能力的提升。从2004年起，长期坚持、不间断邀请国内外医学教育专家来校举办“教育教学系列专题讲座”，每月2次；从2009年3月起，用光华教育基金专项资金支持骨干教师赴台湾阳明大学专项研修整合课程与PBL教学模式，先后选派三期共319名教师参加为期1周的专题培训，四期共58名核心骨干教师、教学院长、督导、课程负责人参加为期2周的专题培训，并取得了培训证书，改变师生“导”、“学”理念，提升教师“导”学能力。同时积极发挥辐射效应，以培训核心骨干为种子，面向国内和校内举办PBL研习营、整合课程系列培训等，不断扩大骨干核心教师数量，为PBL学习模式的全面推广奠定基础。

2. 教学内容与课程整合

课程内容整合是改革的基础，传统课程以学科为中心，注重知识的系统性、完整性，课程负荷重、重复性高且课程间缺乏联系，不利于学生自主学习。通过课程内容整合、去除重复、压缩课时，为学生提供充足的自主学习时间是课程体系改革的重点[2-4]。

打破学科体系，按照人体器官、系统，基础与临床相互融通，遵循“形态结构-功能-疾病-药理”的疾病认知规律和“症状-诊断-鉴别诊断-治疗”的疾病诊治规律组织内容，系统建立了生物医学整合课程12门（图1）、临床医学整合课程12门（图2），形成了“双循环”的器官-系统整合课程体系，课时压缩30%，为PBL讨论和学生自主学习、临床技能训练和临床思维培养提供了充裕的时间。

3. 教学方法

基于问题的小组讨论式学习是提升学生终身学习、信息获取、科学精神、批判性思维等能力，训练人际沟通技能、团队协作精神、群体预防意识等素质的关键核心。OSBC学习使学生快速掌握开展自主学习的必备知识，在此基础上实施PBL案例学习，使学生通过课内小组讨论，课外自主学习，实现知识和能力的转化。为此，在OSBC改革的基础上，学校实施以PBL为主的教学模式改革。每门整合课程学习过程中有机融入2~5个PBL案例讨论。

4. 考核评价

考核的目的是调动学生的学习积极性，引导学生自主学习。OSBC体系与PBL学习方法全面实施，与之匹配的考核方法应更注重对学生能力、知识和态度等方面的评价，应当建立对学生综合运用知识能力的考核体系。基础实验阶段重视实验方法与技能的考核，采取整合式“跑考”（跑考是指学生在一天时间内，循环跑完所有学科设置的考核内容考站）进行，注重科学精神、科学素养的培养；临床阶段注重岗位胜任力的考核，使用多站式客观结构

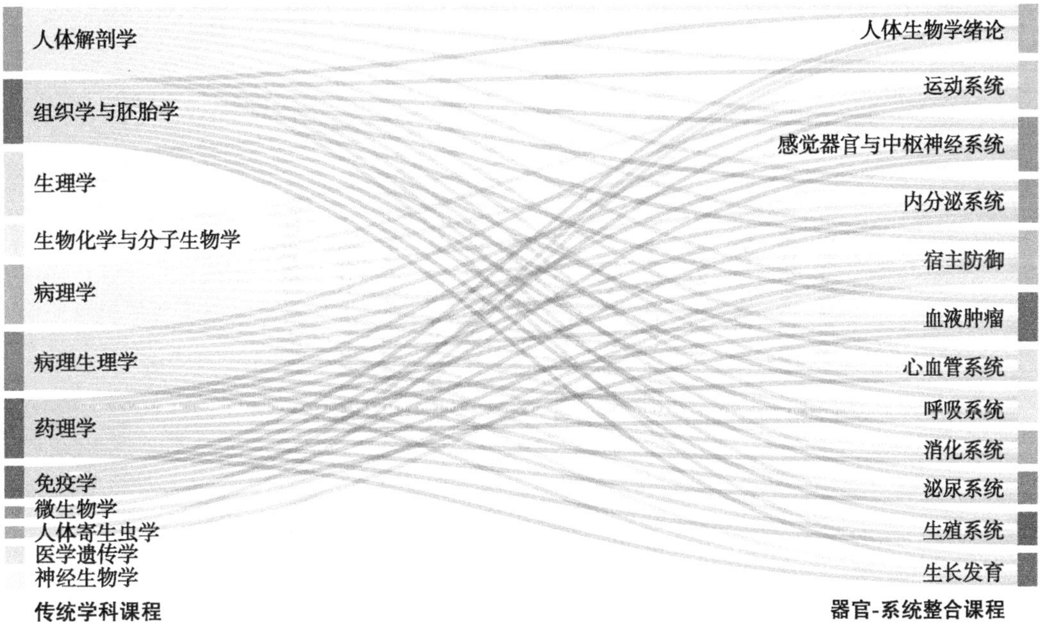

图 1　生物医学课程整合模式图

化临床考试（objective structured clinical examination，OSCE）进行，注重临床技能、临床思维、职业素养和医学人文。两个阶段均注重有效反馈，逐步建立了形成性评价和终结性评价相结合的多元化考核体系评价学生学习效果。

5. 教材建设

教材始终是制约教学改革进一步发展的瓶颈之一，在建立 OSBC 与 PBL 教学模式之初，由于缺乏一套以器官-系统课程为核心的配套整合性教材，只能采取教师自编提纲、自编教材和复印原版教材部分内容按照整合体系汇编成册的方式供学生使用。

基于以上实践，西安交通大学与人民卫生出版社协作，在全国范围内进行调研，决定以西安交通大学整合课程体系为基础，编写一套适用于 OSBC 的教材。经过反复的论证，全国高等医药教材建设研究会决定编写“器官-系统”整合教材，被确定为国家卫生与计划生育委员会“十二五”规划，教材体现五个特点。①纵横对接：实现合纵连横的整合，纵向基础与临床贯通，实现早临床、多临床、反复临床；横向有机融合预防、人文和社科等学科，实现职业素养、道德和素质的综合培养。②“双循环”与“单循环”的对接：各系统基础区段与临床区段分开编写，即实现所谓“双循环”，“器官-系统”教学和教材编写最后要实现各系统基础与临床的全面整合，即所谓“单循环”打通。③点与面的对接：基础和临床的每一个知识点都要考虑与整个系统的对接与整合，同时做到知识、创新、职业胜任力统一。④教与学的对接：变教材为学材，促进学生主动学习、自主学习和创新学习。⑤基础与临床的对接：按“器官-系统”基础、临床区段课程体系进行教学，基础前瞻临床，临床回首基础，互为因果对接，解决临床问题。

6.“两支”核心教学团队建设

一支教学团队为整合课程教学团队，每门整合课程建一支教学团队，由一名有权威性教授担任负责人，配备一名秘书，成员由多学科教师组成。生物医学整合课程团队 12 个、临床

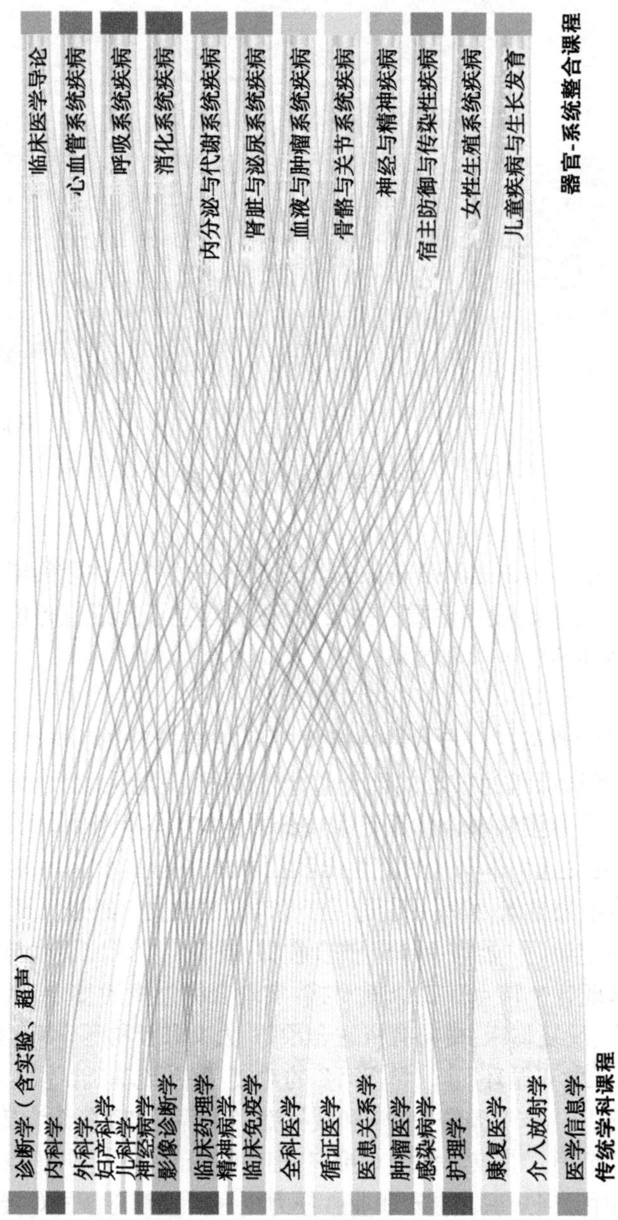

图 2 临床医学课程整合模式图

医学整合课程团队 12 个，生物医学整合课程团队必须有临床教师参与，临床医学整合课程团队必须有基础教师参与。

另外一支教学团队为 PBL 引导教师团队，由一名有权威性教授担任组长，配备一名秘书，若干名获得 PBL 引导教师证书教师作为组员，该团队负责 PBL 案例的引导、编审等。

（三）改革效果实证研究

2010 年改革计划正式在 2008 级侯宗濂医学实验班实施，连续观察到 2018 年，共三届毕业生。根据改革计划设置的目标进行了三项系统调研：第一项毕业生质量调查（2016—2018 届）；第二项临床医学专业能力培养问卷调查；第三项 2016—2018 年临床医学专业医师资格考试（临床类别）分阶段考试实证研究第一阶段考试数据分析，即使用该数据对临床医学专业五年制与教改班知识掌握率与临床技能水平进行对照研究。

1. 毕业生质量调查（2016—2018 届）

通过对毕业生本人、毕业生直属领导及单位人事部门的走访，采取问卷调查和访谈相结合的方式，全面深入了解毕业生的工作能力、业务能力、职业素养等信息。同时，通过网络调查、信函调查形式，分别对毕业生、用人单位进行调查，了解毕业生就业后的状况及对我校医学教育教学方面的意见和建议，并对收集到信息进行整理分析，与毕业生执业医师资格考试的各个学科领域进行对照综合分析，撰写调研报告进行反馈。回收用人单位问卷 85 份、毕业生本人问卷 110 份，对调研结果进行综合分析。调查报告结果如下：

（1）用人单位对毕业生综合素质评价

各主要用人单位对 2016—2018 届毕业生的爱岗敬业精神、遵守道德规范、专业基础知识、临床实践技能、岗位适应能力、沟通表达能力、解决分析能力、科学创新能力、团队协作能力、获取信息能力、自主学习能力和心理承受能力等方面进行评价（满分为 5 分），结果显示用人单位对我校毕业生的各项能力评价均较高，平均分多在 4.2~4.6 区间，其中以“团队协作能力”和“遵守道德规范”能力最为突出，科学创新能力有待加强（图 3）。

（2）毕业生各项能力素质自我评价

根据《中国本科医学教育标准——临床医学专业（2016 版）》中临床医学专业本科毕业生应达到的科学和学术、临床能力、健康与社会和职业素养四个领域的基本要求，设置了包括自然科学、生物医学、医学人文、临床医学、公共卫生、口头表达、书面表达、沟通交流、创新能力、自学能力、专业外语能力、分析问题能力、解决问题能力、领导力等指标，2016—2018 届毕业生进行了自我评价（满分为 5 分）。结果显示，各项指标评价均较高，平均分多在 4.2~4.8 区间，学生对自己的“临床医学”知识和“团队协作”能力比较有信心，而认为“公共卫生”知识和“创新能力”等方面有待加强（图 4）。

2. 临床医学专业能力培养问卷调查

2008 年开始探索“基于器官-系统的整合式教学”与“基于问题的小组讨论式学习”，为了检验此种教学模式的效果，2018 年 11 月，对基础医学院、第一临床医学院和第二临床医学院 131 名任课教师做了“临床医学专业能力培养问卷调查”，通过教改班与采用传统课程体系和教学模式的同年级学生在基础实践技能、临床思维能力等方面的比较发现，教改班学生在语言表达能力、综合思维能力、分析问题解决问题能力和综合运用知识的能力等方面明显优于采用传统课程体系和教学模式的同年级学生（图 5）。

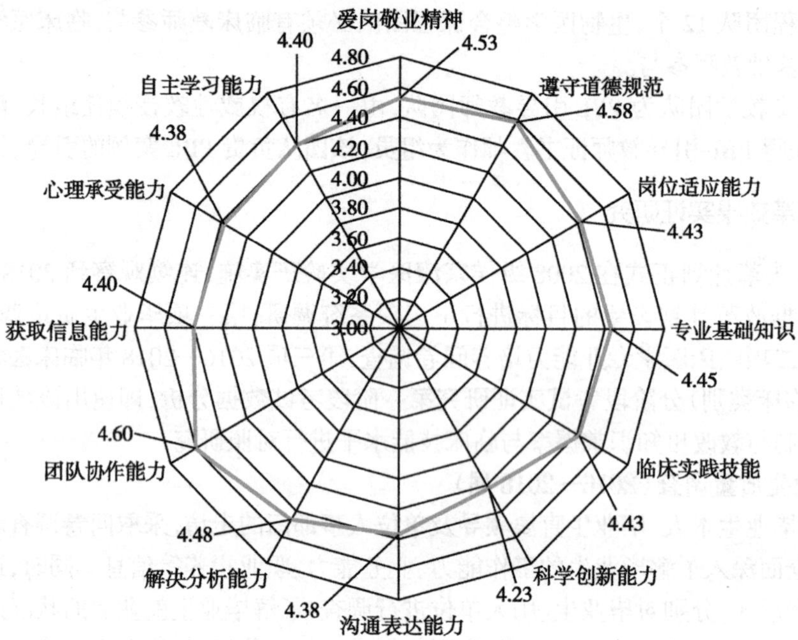

图 3 用人单位对毕业生综合素质评价（2016—2018 届）

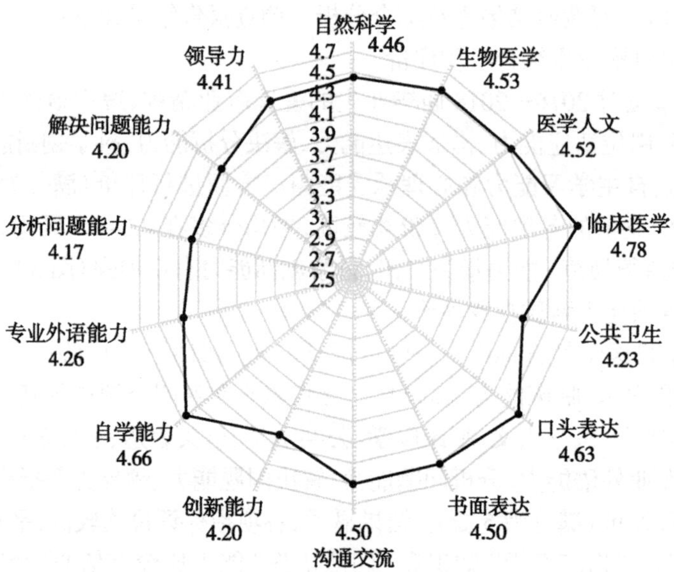

图 4 毕业生知识、能力、素质综合自我评价（2016—2018 届）

3. 2016—2018 年临床医学专业医师资格考试（临床类别）分阶段考试实证研究第一阶段考试数据分析

选取 2016—2018 年连续三年临床医学专业国家执业医师资格分阶段考试实证研究第一阶段考试数据，对我校临床医学专业教改班（2011—2013 级）与临床医学专业五年制（2012—2014 级）理论综合考试成绩与临床技能考试成绩作对照分析。

理论综合考试成绩研究发现（表 1），按照一级学科分类，连续三年教改班（器官-系统课

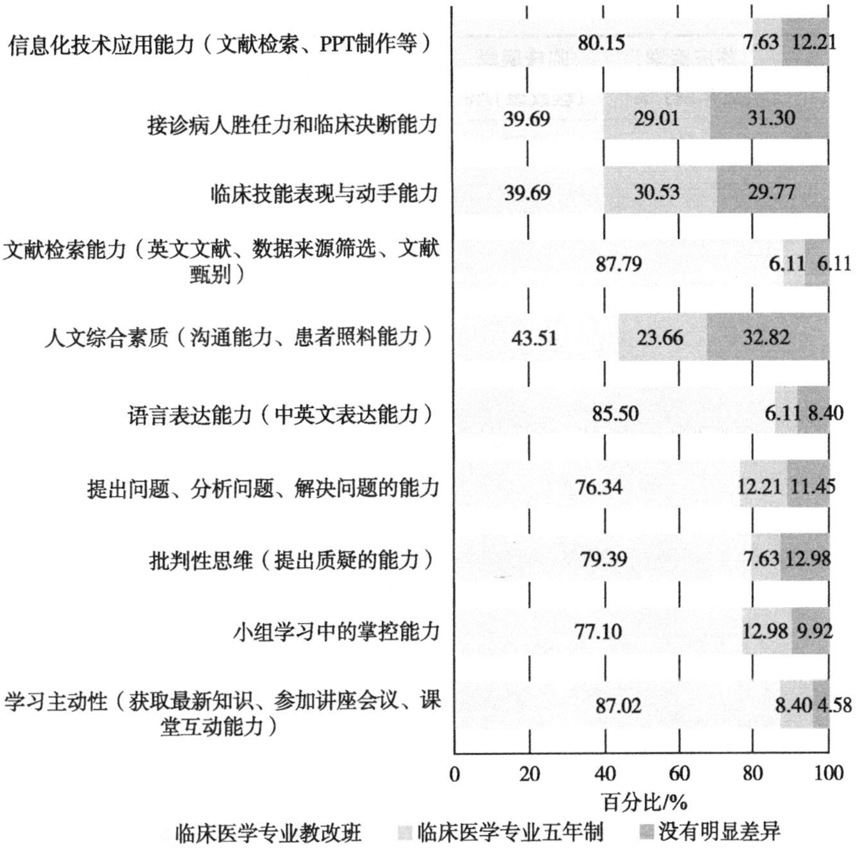

图5　临床医学专业教改班与同学制临床医学专业学生综合能力调研结果

注：由于数值修约，部分百分比之和不为100%。

程+PBL）与五年制（传统学科课程）比较，教改班知识掌握率在所有一级学科中均优于五年制；理论综合考试成绩按照二级学科分类，连续三年教改班（器官-系统课程+PBL）与五年制（传统学科课程），教改班知识掌握率有将近80%的二级学科高于五年制。

表1　医师资格考试（临床类别）分阶段考试实证研究第一阶段考试一、二级学科知识掌握率

序号	一级学科	临床医学（五年制）/%	临床医学（教改班）/%	序号	二级学科	临床医学（五年制）/%	临床医学（教改班）/%
1	基础医学	0.61	0.64	1	解剖	0.55	0.60
				2	生化	0.63	0.66
				3	生理	0.70	0.73
				4	病理	0.61	0.63
				5	病理生理	0.52	0.73
				6	药理	0.58	0.52*
				7	微生物	0.64	0.64
				8	免疫	0.55	0.67

续表

序号	一级学科	临床医学(五年制)/%	临床医学(教改班)/%	序号	二级学科	临床医学(五年制)/%	临床医学(教改班)/%
2	临床医学	0.69	0.73	9	心血管	0.64	0.70
				10	消化	0.80	0.82
				11	呼吸	0.67	0.69
				12	血液	0.58	0.79
				13	内分泌	0.83	0.88
				14	风湿免疫	0.32	0.74
				15	肾脏内科	0.69	0.68*
				16	神经内科	0.64	0.78
				17	妇科	0.66	0.70
				18	产科	0.68	0.77
				19	儿科	0.56	0.54*
				20	传染病	0.78	0.81
				21	精神	0.75	0.93
				22	外科学总论	0.75	0.77
				23	普通外科	0.76	0.75*
				24	骨科	0.75	0.78
				25	胸外科	0.73	0.72*
				26	泌尿外科	0.62	0.66
				27	神经外科	0.78	0.85
				28	中毒	0.96	0.95*
				29	输血	0.82	0.87
				30	性病	0.63	0.77
				31	其他	0.49	0.23*
3	医学人文	0.69	0.73	32	伦理	0.70	0.76
				33	法规	0.61	0.64
				34	心理	0.76	0.81
4	预防医学	0.65	0.76	35	预防	0.65	0.76

注:* 代表同一二级学科,教改班的知识掌握率低于五年制。

临床实践考试成绩研究发现,连续三年教改班(器官-系统课程+PBL)与五年制(传统学科课程)六站考试成绩比较(表 2),临床医学(教改班)83.3% 学科基本临床技能高于临床医学(五年制)。

通过毕业生质量调查(2016—2018 届)、临床医学专业能力培养问卷调查以及 2016—2018 年临床医学专业医师资格考试(临床类别)分阶段考试实证研究第一阶段考试数据分析三项调研结果可以看出,器官-系统整合教学与传统学科教学相比较,学生在知识掌握率方面无显著差

表 2　医师资格考试（临床类别）分阶段考试实证研究第一阶段考试临床技能考核（六站 OSCE）成绩

考站	临床医学（教改班）/分	临床医学（五年制）/分
第一站	78.81	75.41
第二站	76.54	72.41
第三站	79.84	74.10
第四站	82.69	79.83
第五站	86.26	86.45
第六站	82.66	77.97

异，说明学时减少 30% 左右，对学生知识掌握率也没有造成明显遗漏或负面影响，在临床知识传授、学生能力培养、批判性思辨精神方面有着明显的优势。调研结果同时也反映出人文精神培养仍存在不系统、零散、受益面窄、缺乏引领性课程等不足；科技创新、科学素养方面，受益面未覆盖全部学生，缺乏实验方法与技术学课程引领和独立的实验教学系统支撑，达不到预期的目标；公共卫生知识在临床课程中体现不足。

三、“全融合沉浸式”临床医学人才培养体系形成

2017 年国务院办公厅《关于深化医教协同进一步推进医学教育改革与发展的意见》（国办发〔2017〕63 号）首次提出了“鼓励探索开展基于器官/系统的整合式教学和基于问题的小组讨论式教学”，2020 年国务院办公厅《关于加快医学教育创新发展的指导意见》（国办发〔2020〕34 号）进一步强化指出“加快基于器官系统的基础与临床整合式教学改革”。两次国务院办公厅文件文字表述从“鼓励探索开展”到“加快”，聚焦“器官/系统的整合式教学”改革，足见国家对这项改革实施的迫切性和该项改革在医学教育改革中的重要性。以新医科统领医学教育创新，体现“大健康”理念和新科技革命内涵，对现有专业建设提出理念内容、方法技术、标准评价的新要求，强力推进医科与多学科深度交叉融合。

在国家医学教育创新发展需求引领下，构建更高质量的医学教育体系成为新的坐标。在实证研究的基础之上，学校为弥补上一轮改革不足，主要着力医学人文育人生态建设、OSBC 升级改造、实践教学体系性改革、医学通识类课程建设、学科交叉内容融合、加强组织保障机制等方面，重新设计人才培养方案，构建形成临床医学专业“全融合沉浸式”人才培养体系。

（一）全融合、沉浸式概念

“全融合”是指培养体系中各要素的系统性融合[5]。

创新育人理念：融合思政、人文、通识与专业，培养医德高尚、医术精湛、党和人民可信赖的卓越医生。

创建整合课程：以器官-系统为主线，重构知识单元，融通基础、临床、预防及“医学+”。

创新教学与评价模式：增加案例分析，强化小组讨论，设计整合实验，按器官-系统轮转实习，融整合式、临床情境式试题于过程性、终结性评价中。

创建整合教学组织：建立学院与附属医院管理协同机制，建设与课程改革匹配的融合师资队伍。

"沉浸式"是指在培养的全内容、全过程、全场景中，坚持早临床、多临床、反复临床、全临床。优化理论教学、重组实践教学、重塑考核评价，秉承医学文化、树立临床观念、营造临床氛围，培养临床思维、提升临床技能、陶冶职业素养，通过角色体验式学习，使学生"泡"在临床中成长[6-9]。

(二) 改革主要内容

1. 创建思政、人文育人生态

以"爱国主义"为引领，构建新时代特征的全员、全过程、全方位育人体系。

挖掘党史、新中国史、改革开放史、社会主义发展史和医学史，将思政人文元素结合疾病特征，融入整合课程和临床案例教学中，帮助学生树立大健康观、大卫生观，实现品行养成、知识传授、能力培养、思维创新的培养要求[10]。

增设医学导论、医学人文实践等医学通识课程。第一课堂和课外拓展相结合，全学程导师陪伴，通过教师言传身教感染学生，医院文化氛围熏陶学生，典型社会实践锻炼学生。

2. 创建器官-系统为主线全新整合课程体系

在教学内容方面，以临床问题为导向，遵循"临床问题-正常-异常-诊疗预防"的医学认识规律，按照"共性优先"的原则，编排课程内容先后顺序，删减冗余部分，强化案例教学、创新研究和临床实践，增加大健康、医学人文、交叉学科等新内容。重组教学内容，将一个具体病种原本分散在各学科需要2~3年才能完成的学习内容集中在1~2周内完成，重构形成新的完整知识模块，建立对疾病"防诊治康"的系统性认识(图6)。

在课程体系改革方面，在"双循环"体系的基础上，坚持"纵向到底，横向到边"的整合思想，以人体器官系统为线索，将24门生物医学和临床医学整合课程彻底整合为20门基础临床融合、器官-系统整合课程(图7)，总学时节约27%。建立了我国首个适用于五年制、八

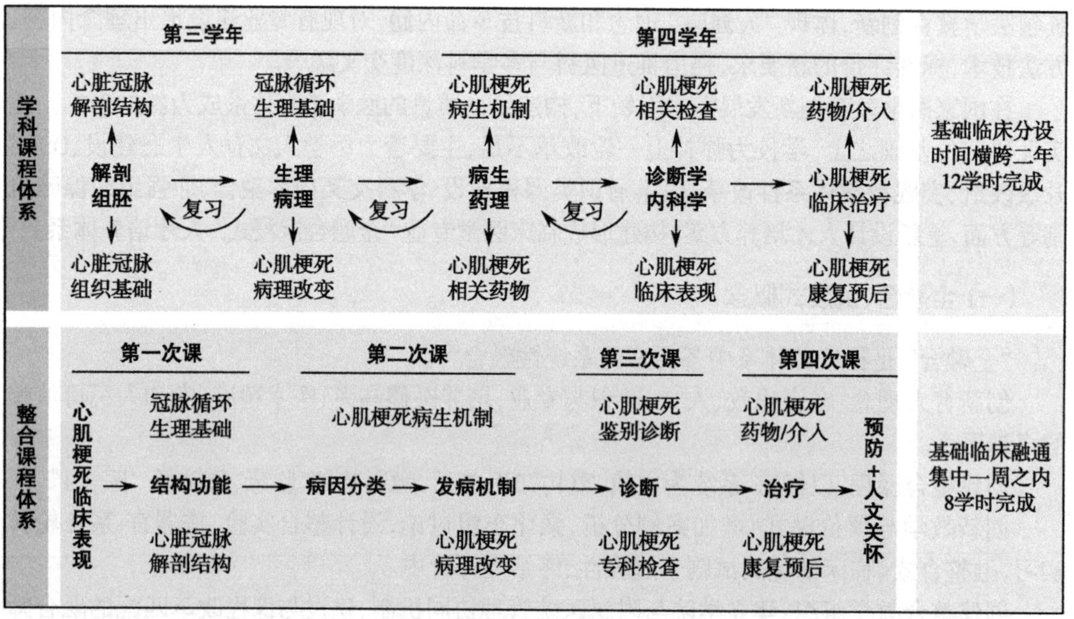

图6 以心肌梗死为例图示课程整合(以八年制为例)

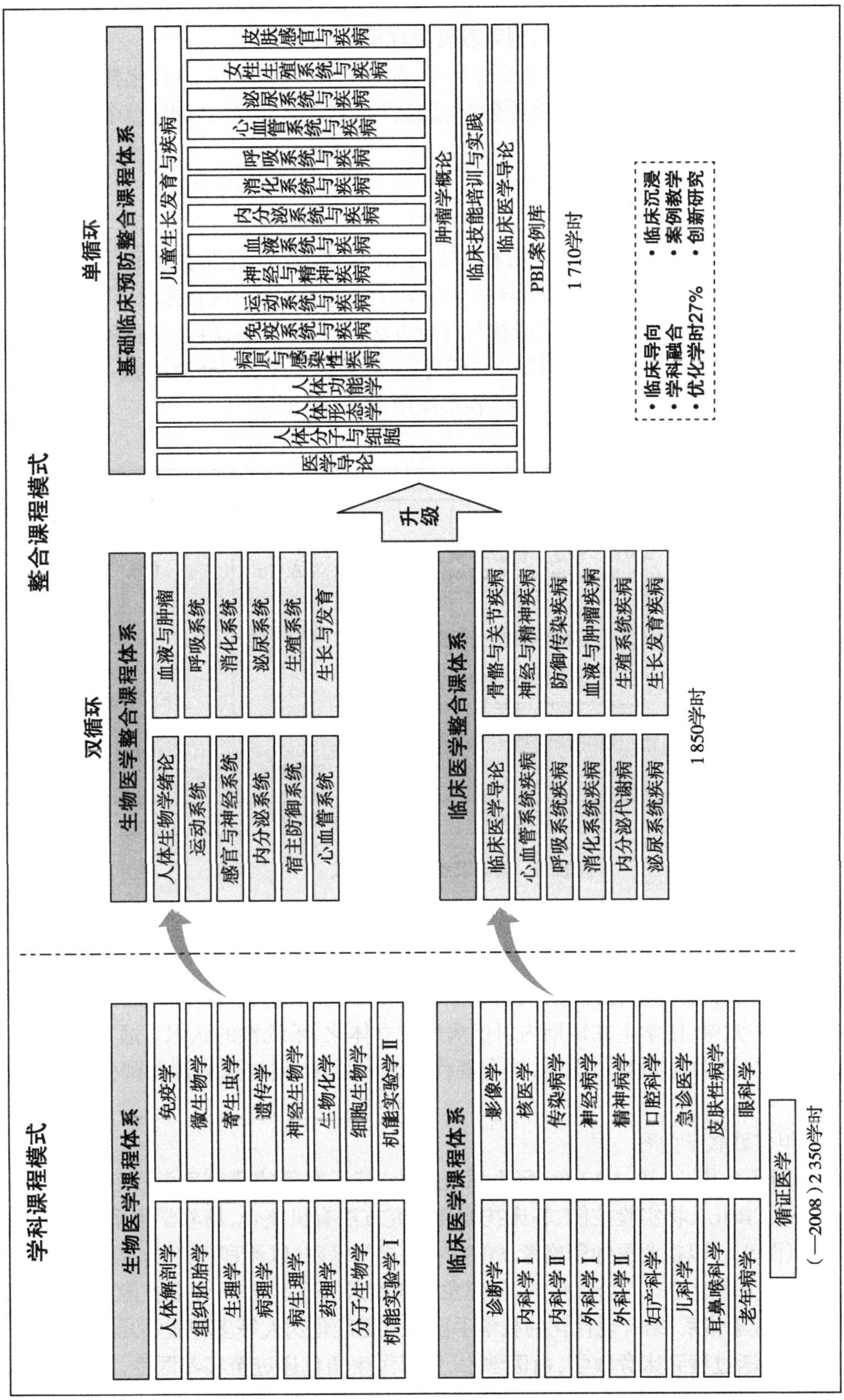

图7 整合课程体系示意图

年制基础临床预防全面彻底融通的整合课程体系(亦称整合课程 2.0)。

3. 升级器官-系统整合教材体系,创新教材呈现模式

教材进一步优化体系与结构,增加病种数量,配套 PPT、习题集,将现代化教育技术 AR、VR 等融合教材,出版国家卫生健康委员会"十四五"规划教材 20 种并创建首个国家级医学教育 PBL 电子案例库。

4. 创建沉浸式教学与评价模式

在全学程中,以临床问题为引导,让学生置身于模拟医院情境与真实临床场景中,学生以角色体验方式在潜移默化中培养分析和解决临床问题的能力,实现学生即"医生"。通过基于临床问题的小组讨论式的教学,引导学生在学习过程中逐渐形成临床思维,掌握基本的临床技能,实现课堂即"诊室"。优化考核与评价方法,全维度打造课程、专业和职业全面贯通的一体化科学的评价体系,实现考场即"病房"。从而让学生在"理论-实践-再理论-再实践"的循环中,乐于学习,主动沉浸,"泡"在临床中成长(图 8)。

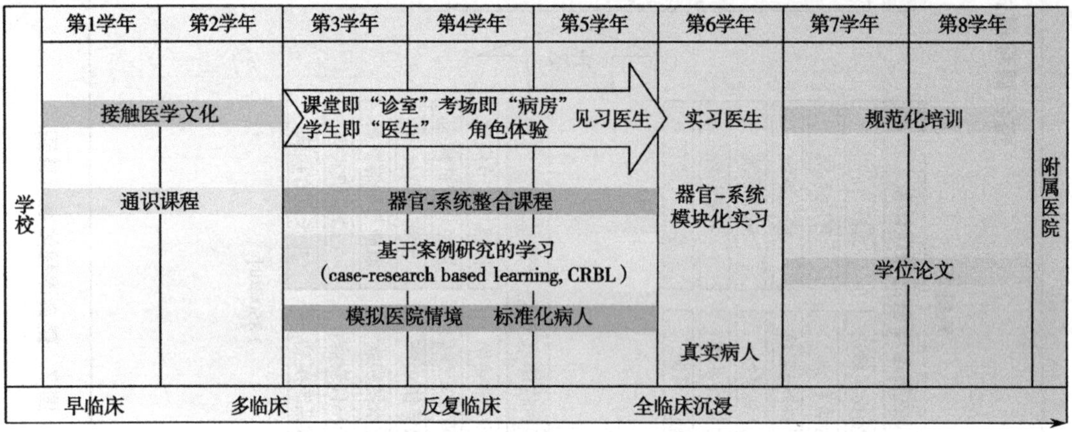

图 8　临床沉浸式教学模式

(1) 优化理论教学方法

通过 20 门器官-系统整合课程,剖析 1 096 个 CBL 案例,讨论 41 个 PBL 案例,保证临床病例覆盖每一堂课,使学生在短期内对疾病形成立体化、系统性的认识。通过雨课堂、随堂讨论,实现 1/4 课内时间互动交流,结合现代技术和手段,促进课内课外师生互动、生生互动。

(2) 重组实践教学内容

以临床问题为核心,通过 12 个(每个系统 1 个)基于案例的研究型学习(case-research based learning, CRBL),将实验技能、临床技能和研究方法有机整合,培养学生系统临床思维和创新思维(图 9)。以执业医师资格考试的基本要求为基础,以器官-系统为单元见习、轮转实习,通过全程分段递进式的培养模式,创建角色体验式的基本技能、专业技能、综合技能递进式临床实践教学体系,结合现代化的教学手段以及标准化病人等多种教学元素,由模拟教学、虚拟教学逐渐过渡到床旁教学,由医学生、见习医生角色递进至实习医生,实现早临床、多临床、反复临床到全临床沉浸。

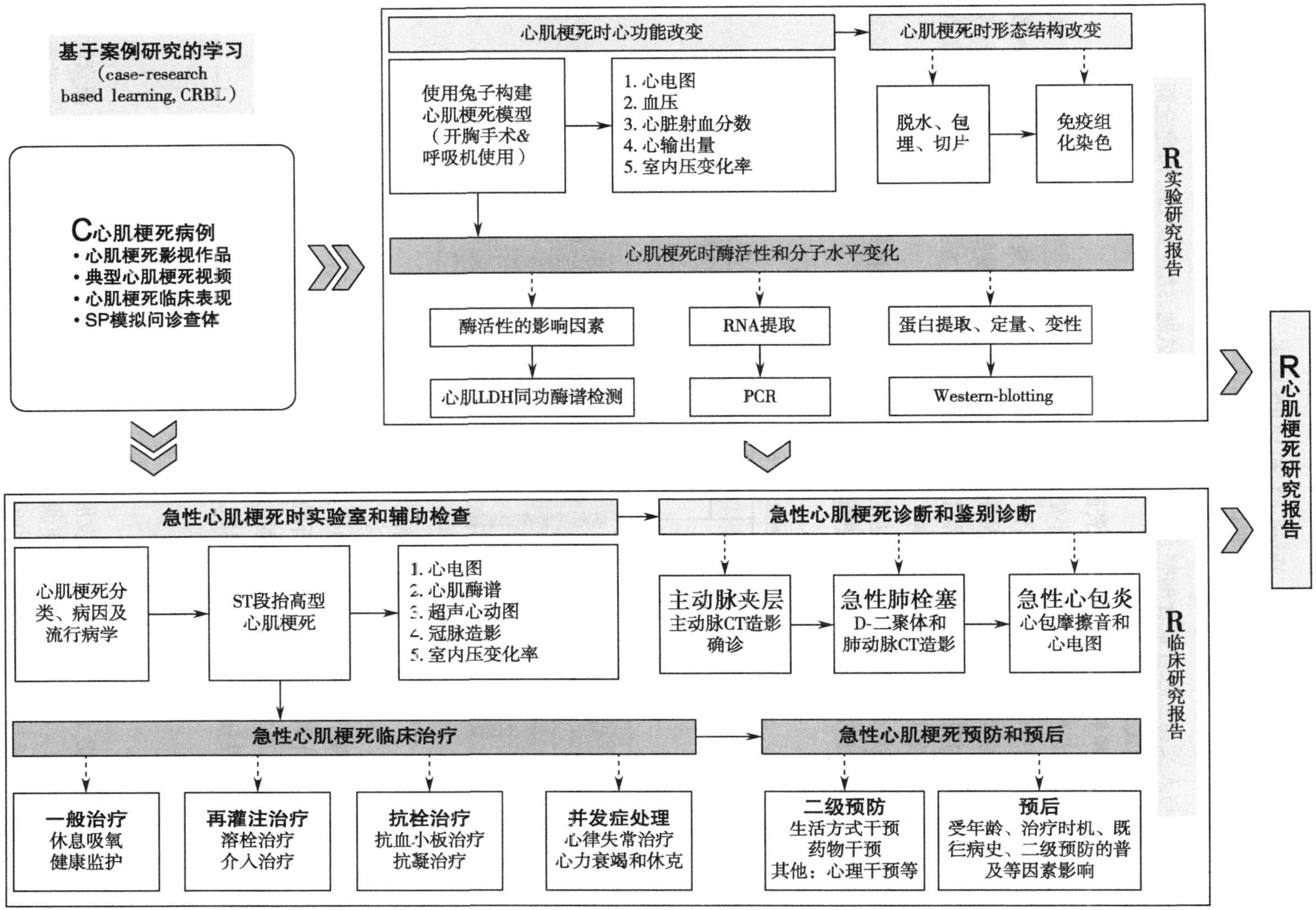
基于案例研究的学习
（case-research based learning, CRBL）
C心肌梗死病例
• 心肌梗死影视作品
• 典型心肌梗死视频
• 心肌梗死临床表现
• SP模拟问诊查体
心肌梗死时心功能改变
使用兔子构建心肌梗死模型（开胸手术&呼吸机使用）
1. 心电图
2. 血压
3. 心脏射血分数
4. 心输出量
5. 室内压变化率
心肌梗死时形态结构改变
脱水、包埋、切片
免疫组化染色
心肌梗死时酶活性和分子水平变化
酶活性的影响因素
心肌LDH同功酶谱检测
RNA提取
PCR
蛋白提取、定量、变性
Western-blotting
R实验研究报告
急性心肌梗死时实验室和辅助检查
心肌梗死分类、病因及流行病学
ST段抬高型心肌梗死
1. 心电图
2. 心肌酶谱
3. 超声心动图
4. 冠脉造影
5. 室内压变化率
急性心肌梗死诊断和鉴别诊断
主动脉夹层
主动脉CT造影确诊
急性肺栓塞
D-二聚体和肺动脉CT造影
急性心包炎
心包摩擦音和心电图
急性心肌梗死临床治疗
一般治疗
休息吸氧
健康监护
再灌注治疗
溶栓治疗
介入治疗
抗栓治疗
抗血小板治疗
抗凝治疗
并发症处理
心律失常治疗
心力衰竭和休克
急性心肌梗死预防和预后
二级预防
生活方式干预
药物干预
其他：心理干预等
预后
受年龄、治疗时机、既往病史、二级预防的普及等因素影响
R临床研究报告
R心肌梗死研究报告

图 9 “心肌梗死” CRBL

（3）重塑考核评价

将理论命题、PBL 评价、OSCE、Mini-CEX 和 DOPS 等多元化形式相结合，基于临床问题，还原临床场景，全维度打造课程、专业和执业全面贯通的一体化科学评价体系，动态反馈，强化形成性评价，保障教学质量；建立器官-系统整合试题命题团队，开发基础与临床、临床与预防、专业与人文相互融合整合的整合式和临床情境式试题，结合 OSCE，构建全新的过程性、终结性考核模式，促进胜任力提升。

5. 改革体制机制，建设整合课程师资团队

成立器官-系统整合课程改革领导小组，负责全校医学课程整合的总体规划、方案设计、教学资源调度，制度政策制定以及学校各部门之间的有机协同，将整合课程教学工作纳入教师岗位晋升和职称评定标准，推进学校和附属医院的师资互聘与融合，鼓励临床医生回归教学。下设医学课程整合办公室，负责日常工作，制定具体教学实施方案，安排教学任务，负责监督考核评价以及其他教务、学籍管理等。

以基础医学院、临床医学院、公共卫生学院为主，联合理工科相关学院，成立跨院、跨学科基层教学组织，组建了 18 个器官-系统整合课程教研室（图 10）。

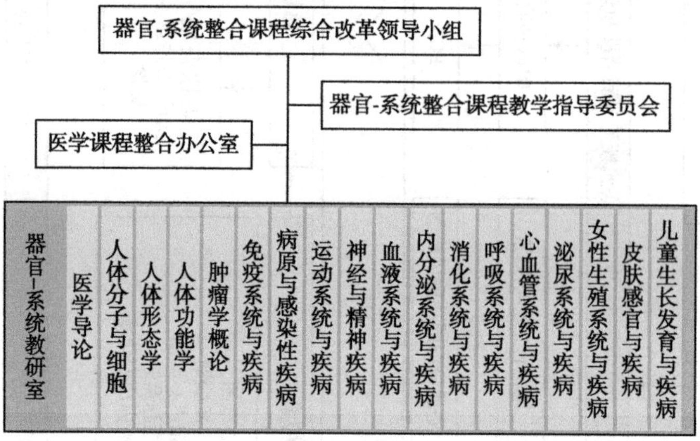

图 10 器官-系统整合课程管理架构示意图

强化医学教育中附属医院的主阵地作用，设立基础临床融合科教项目，实现临床反哺基础，推进基础、临床和预防之间的医教研融合。充分发挥医学教师发展中心职能，帮助教师提升教学能力，瞄准临床“卡脖子”关键技术联合攻关，实施临床多学科诊疗，锻造一支热爱教学、追求卓越、胜任整合课程的教师团队。

四、结语

随着人工智能、虚拟现实等技术的发展，基于角色体验的学习已经改变了传统课堂教学模式，学生的学习兴趣也随之增加，促使课堂向以学生为中心转变，沉浸式临床医学教育能够真正发挥医学教育中附属医院的主阵地作用，推动医学学科整体发展，提升临床医学人才培养质量。

参考文献

[1] HARDEN R M. Approaches to curriculum planning [J]. Medical Education, 1986, 20(5): 458-466.
[2] 颜虹, 王渊, 刘进军, 等. "基于器官系统整合课程和 PBL" 的全方位医学教育教学改革与实践[J]. 中华医学教育探索杂志, 2021, 20(10): 1123-1127.
[3] CERVANTES J, DUDREY E, BAATAR D, et al. Improving integration of basic science into clinical medicine: Vertical integration into clinical education (VICE) activity [J]. Medical Science Educator, 2022, 32(1): 47-50.
[4] WIJNEN-MEIJER M, BROEK S V D, KOENS F, et al. Vertical integration in medical education: The broader perspective [J]. BMC Medical Education, 2020, 20(1): 509.
[5] 刘进军, 王渊, 张澍, 等. 以胜任力为导向创建实施 "全融合" 临床医学人才培养新模式[J]. 医学教育研究与实践, 2022, 30(5): 527-531.
[6] GORMLEY G J, MURPHY P. Teaching clinical skills in the theatre of medicine [J]. Perspectives on Medical Education, 2018, 7(4): 226-227.
[7] WIDYANDANA D, MAJOOR G D, SCHERPBIER A J. Comparison of three clinical environments for pre-clinical clinical skills training [J]. Medical Teacher, 2011, 33(11): 928.
[8] 张澍, 王渊, 刘进军, 等. 基于器官-系统整合课程的沉浸式临床医学人才培养模式创建与实践[J]. 中国医学教育技术, 2022, 36(5): 515-518.
[9] 颜虹, 吕毅. 纸上得来终觉浅, 培育良医需躬行——再议 "泡" 在临床中的沉浸式医学人才培养体系建设[J]. 医学教育研究与实践, 2023, 31(2): 119-120.
[10] 韩启德. 医学的本质是人类对疾病痛苦的回应[J]. 中华医学信息导报, 2022, 37(8): 3.

成果五

建构主义理论下医学人文教育与思政教育深度融合路径探究

何津岩 郭睿
天津医科大学

【摘要】 本文聚焦建构主义理论,通过深入探讨医学人文教育与思政教育深度融合的路径,旨在解决当前医学教育中人文精神培养与思政教育存在的脱节、方法单一、资源有限等问题。文章围绕建构主义“情境”“协作”“会话”“意义建构”四大核心要素,强调了学习者主动建构的重要意义,并提出该理论在医学教育中的应用策略,包括创造真实情境、促进协作学习、强化互动交流、引导自我反思等,并分享了天津医科大学的实践经验,进一步促进了人文教育与思政教育的深度融合,为培养兼具专业技能与人文情怀的卓越医学人才提供有益参考。

【关键词】 建构主义理论;医学人文教育;思政教育;医学教育改革

一、引言

党的十八大以来,以习近平同志为核心的党中央高度重视高校党的建设和思想政治工作。围绕“培养什么人、怎样培养人、为谁培养人”这个根本问题,习近平总书记先后发表一系列重要讲话,做出一系列重要指示批示,系统、科学、深刻地回答了关于新时代学校思想政治课程建设的一系列方向性、根本性问题,为学校思想政治工作指明了前进方向。天津医科大学始终按照习近平总书记的要求,着力构建医学院校特色课程思政工作体系,努力打造课程思政精品课程,落实立德树人根本任务,培养更多德才兼备的高素质医学人才。

如何更有效地将医学人文教育与思政教育深度融合,培养出既具备专业医学知识,又拥有坚定理想信念和深厚人文情怀的医学人才是当下医学教育研究的热点之一,而建构主义理论则为该研究提供了有力的理论支撑。

建构主义理论,作为认知心理学派的一个重要分支,其核心理念正是强调学生的主体性,认为学生是知识建构的主要参与者和决策者。在这一理论框架下,教师不再是单纯的知识传授者,而是转变为指导者与组织者的角色,通过各种创新的教学方式协助学生完成知识体系的建构,逐步培养学生的主观能动意识,激发他们的学习兴趣和热情。

本文旨在以建构主义理论为视角,深入探究医学人文教育与思政教育深度融合的路径。通过深入分析当前医学教育中存在的问题与挑战,结合建构主义理论的核心观点,本文提出一系列具有创新性和可操作性的教育策略与方法,以期为我国医学教育的改革与发展提供新的思路与方向。

二、研究背景

(一) 医学人文教育和思政教育中普遍存在的问题

1. 教学内容与方法问题

(1) 理论与实践脱节:医学人文教育与思政教育内容偏向理论灌输,缺乏与医学专业实践的紧密衔接,导致学生难以将所学应用于实际临床情境[1]。

(2) 教学内容陈旧:部分人文课程内容更新滞后,未能反映医学伦理、社会变迁等前沿动态,影响学生对当代医学人文精神的深入理解。

(3) 教学方法单一:过度依赖传统的讲授式教学,缺乏互动、讨论、案例分析等多元化教学手段,不利于激发学生主动学习和深度思考。

(4) 情境教学不足:医学人文教育与思政教育缺乏真实或模拟临床情境的融入,使得学生在面临实际问题时,难以灵活运用所学知识与技能[2]。

2. 资源与技术支持问题

(1) 教育资源匮乏:优质人文课程、实践基地、网络学习平台等教育资源不足,难以满足学生多样化的学习需求[3]。

(2) 跨学科资源整合不足:医学人文教育与思政教育与其他学科(如哲学、社会学、心理学等)的交叉融合不够,缺乏跨学科教学团队和课程体系。

(3) 技术支持滞后:对现代信息技术(如虚拟现实、大数据、人工智能等)的应用不够充分,未能有效提升教学效率与效果。

3. 师资队伍建设问题

(1) 师资力量薄弱:专职从事医学人文教育与思政教育的教师数量不足,且部分教师缺乏相关学科背景和实践经验[4]。

(2) 教师培训不足:针对医学人文教育与思政教育的专项培训、进修机会较少,影响教师专业素养与教学能力的提升。

(3) 教师激励机制不完善:缺乏对投身医学人文教育与思政教育的教师在职称晋升、科研资助、薪酬待遇等方面的激励措施。

4. 评价与跟踪机制问题

(1) 评价体系不健全:缺乏科学、全面的人文素质与思政教育评价体系,尤其是对学生人文素养、道德品质、职业精神等非认知能力的评价手段不足。

(2) 评价过程形式化:评价过于依赖期末考试、书面作业等一次性考核,忽视了过程性评价与形成性评价,难以反映学生的真实学习状况与进步状态。

(3) 反馈机制不畅:对学生的学习成果、学习困难、学习需求等信息的收集、分析与反馈不够及时、准确,影响教学调整与改进。

(4) 个性化指导不足:缺乏针对学生个体差异的个性化学习计划、辅导与支持,导致部分学生在人文素质与思政教育方面的成长需求得不到有效满足。

(二) 研究理论——建构主义的内涵

建构主义,又称结构主义,是从认知主义发展而来的一种哲学理念。其核心思想是强调学习者个人经验的主动建构,认为知识的传授不是简单地将客观知识符号机械地传递到人的认知体系中。相反,建构主义注重课堂教学的情境性和文化互动。该理论汲取了皮亚杰、布鲁纳等多位教育学家的思想精华,提出以学生为中心,尊重个体差异,强调主动探索、主动发现和主动建构的核心思想,对当代教育教学改革具有重要意义。

建构主义认为学习是一个主动的、个体化的过程。学生通过与环境的互动,尤其是与其他人的合作和对话,构建新的知识和理解。学习不仅仅是接收和记忆信息,而是通过主观的思考和个人的建构,将信息与自身的经验和背景相结合,形成个体独特的知识体系[5]。

在医学教育中应用建构主义理论,可以促进学生对医学伦理、专业责任等内容的深入理解和建构,培养学生的批判性思维和自主学习能力[6]。通过主动参与合作以及与教师和同学之间的对话和互动,医学生可以在实践中探索和建构医学知识,从而更加全面和成熟地应对医学学习与实践的挑战。

因此,建构主义理论在医学人文教育与思政教育的深度融合中具有重要的理论和教育价值。通过运用建构主义理论,我们能够更好地培养医学生的人文精神和思政素养,使其在医学学习和实践中更具成熟性和自信心,为未来的医学事业作出更大的贡献。

三、研究内容

(一) 建构主义理论中四个重要要素

无论是思政教育还是医学人文教育,都属于意识形态教育,二者是辩证统一的关系,如思政教育中的"思想"蕴含着道德修养、人文关怀等人文内涵,医学人文教育也包含着自由、平等、和谐、友善等价值理念的内容。挖掘医学人文课程中爱岗敬业、尊重生命、无私奉献等思政元素,充分发挥它们在人文教育中的作用是促进医学人文教育与思政教育融合的核心步骤。关注建构主义理论中的"情境""协作""会话""意义建构"四个要素,有利于将思政教育的内涵引入医学人文素质课堂,润物无声地引导学生成长成才。

1. 情境

建构主义认为学习应该基于真实或有意义的情境。情境可以是现实生活中的问题、情景或活动,这些情境能够激发学习者的思考和动机并提供学习的背景和应用场景。在情境中学习可以帮助学习者将知识与实际经验联系起来,增强学习的可迁移性和实用性。

2. 协作

建构主义强调学习者之间的社会互动和合作。通过与他人合作,学习者能够分享观点、借鉴经验、交流想法并共同构建知识。协作学习可以促进学习者之间的互动和共同建构,激发创造性思维和解决问题的能力。

3. 会话

建构主义认为学习是通过语言和交流来实现的。学习者通过与他人进行对话和讨论,表达自己的想法、提出问题、解释概念,并通过对话中的互动来推动个体和群体的知识建构。

会话可以促进思维的发展和知识的深化并帮助学习者理解和解释复杂的概念和观点。

4. 意义建构

建构主义认为学习是一个个体主动建构意义的过程。学习者基于自身的经验、背景和观点，通过与新知识的对话和思考，建构自己的理解和意义。意义建构强调学习者的主动性和个体差异，每个学习者都有自己独特的学习路径和理解方式。

（二）设计思路

1. 丰富情境与主动构建

引入真实的医学案例、临床场景或社区服务项目；利用现代信息技术，如虚拟现实、增强现实等，构建真实的医学情境，增强学习的沉浸感和体验性[7]。充分调动学生的积极性，鼓励他们在情境中主动探索医学人文内涵，内化思政教育理念，形成个人的价值观和职业信念[8]。

2. 促进协作与共同建构

组织学生参与跨学科合作项目、小组讨论或合作研究，在思政课程中渗透医学人文的内涵和精神[9]，引导医学生思考医学伦理、社会责任、公共卫生等与思政教育紧密相关的话题，培养学生的团队协作能力和人际交往能力。

3. 强化互动与意义构建

创设开放性的课堂环境，鼓励学生提出问题、发表观点并与教师和同学进行互动交流[10]。教师可以采用启发性提问、案例分析、角色扮演等方式，促进师生以及生生间的深度对话，加强学生对人文素质和思政教育的深度理解和意义建构。

4. 引导反思与自我建构

引导医学生参与志愿服务活动，如社区卫生宣教、义诊等，鼓励医学生参与学术研究和社会实践项目，表达对人文素质和思政教育的理解和认知。要求学生结合个人经验和所学知识，自我建构，提升其综合素质和对社会问题的关注，培养医学生的人文素养和社会责任感[11]。

通过以上措施，基于建构主义理论，医学院校能更好地实现医学人文教育与思政教育的深度融合，帮助医学生全面发展，树立正确的世界观、人生观和价值观，从而培养出更为优秀的医学人才，为医疗卫生事业的振兴作出贡献。

（三）技术路线

建构主义理论下医学人文教育与思政教育深度融合路径探究技术路线见图 1。

四、实施方案

（一）围绕“思政+医学”，实施“一体两翼”思政课程教学方案[12]

明确课程思政“横向协同，纵向联动”工作机制，形成“党委统一领导、教务牵头抓总、相关部门联动、学院落实推进”的工作格局。强化课堂价值引领，提升课程铸魂育人功能，扎实推进习近平新时代中国特色社会主义思想、“党的领导”相关重大理论成果和实践成果、国家安全教育、党的二十大精神等内容进教材、进课堂、进头脑。

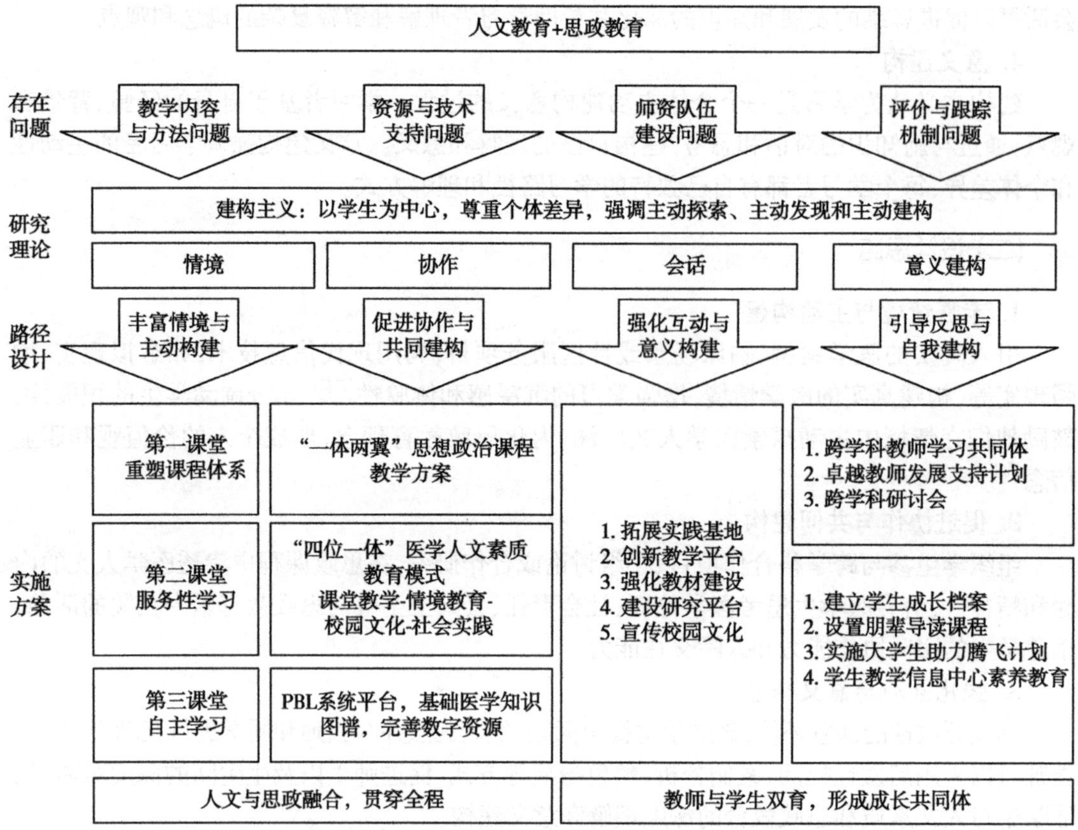

图 1 建构主义理论下医学人文教育与思政教育深度融合路径探究技术路线

在教学模式上，我校以课堂教学为主渠道，以实践和竞赛为辅助，构建"实践+课堂+竞赛"一体两翼的教学模式。在教学设计上，突出"思政+医学""思政+专业"特点，每学期设计一个医学主题，如医学与人文、医学与爱国、医学与哲学、医学与强国等，围绕医学主题开展思政课程的课堂教学、讲座、竞赛、调研、实践活动，使思政课程理论知识得到不同角度的呼应和强化。

结合我校专业特色，临床教师举办空中课堂，开设"阵地教学"13 场，在传授专业课知识的同时，从多学科、多领域、多视角开展讲座，融入职业精神、团队合作、家国情怀、责任担当、国家生物安全等思政元素，强化"健康所系，性命相托"的医者责任，展现医者仁心、担当奉献的医学职业精神，被中国教育报、光明网、天津教育报、今晚报等多家媒体宣传报道，同时被全国医学教育发展中心纳入最佳实践。

（二）构筑"四位一体"医学人文教育模式

以朱宪彝教授为代表的品德高尚、医术精湛的老专家，影响激励着一代又一代天医人，形成了"德高医粹"人才培养模式的鲜明特色。学校以立德树人为育人目标，依托国家大学生文化素质教育基地、全国地方医学院校医学人文教育联盟以及天津市重点马克思主义学院等教育平台建设，将人文素养教育与思政教育相融合，构筑课堂教学-情境教育-校园文化-社会实践"四位一体"医学人文教育模式。

该模式促使教育由“教师教学”中心向“学生学习”中心、从“以学科为中心”向“以专业为中心”的转化，从“体验-感知-感悟”到“自省-自悟”，实现了理论认识与实践体验螺旋交替上升。

1. 课堂教学

（1）在课程体系中加大人文教育力度，拓宽学生知识结构。选修课程设置人文基本素质、道德伦理素质、人格艺术修养、交往沟通能力4个模块，开设人文素质课程51门。必修课程中，医学伦理学是医学院校中最早被认定的国家级精品课程；医学人文概论从文化、历史、道德、心理、医患沟通、法律等多层面展现医学人文的基本精神，并要求医学生将提升个人素质和了解国家卫生发展战略有机结合；综合素养课程设置职业情感与职业感知模块，强化医学人文教育，注重培养学生的职业道德、职业态度和职业素养，贯穿1~8学期，根据“人文素质教育梯次递进”规律设计课程内容，促进学生人文素养螺旋式提升。在专业课程中融入思政元素，在思政课程中突出医学特色，构筑思政课程与课程思政同向同行、协同育人格局。

（2）强调自主学习和终身学习能力。加强学科间联系，培养整体思维、自主学习能力、分析问题解决问题能力等胜任力，学校构建基础-临床双循环的专业整合课程体系，实施PBL、CBL教学，利用医学知识图谱等平台推进学生开展自主学习，培养学生自主学习、发现问题解决问题能力。重塑临床技能课程，纵向分布技能操作学习内容，加强学生自主学习与训练，深化学生对专业知识的理解，体现了理论与实践的深度结合。临床技能考核中引入标准化病人、情景案例等，考核学生人文关怀、医患沟通、团队协作等方面的能力。

2. 情境教育

（1）创新教学模式，激发学生从理论到实践、从思考到认同到形成观念的过程。学校充分利用临床技能中心及标准化病人资源，模拟真实的医疗场景，如病房、门诊、手术室等，采取情境化教学，让学生在虚拟环境中进行角色扮演，体验与患者、家属、同事的互动，强化人文素质与思政教育的实践性。学校建立心理评价和测试实验室、多功能行为观察实验室、模拟法庭、模拟医院和大学生活动中心等多种情境教育载体。

（2）学校每年清明节期间举办“感恩追思无语良师”主题活动，既引生命元素入局部解剖学课程，也蕴医学特色于思政教育之中，彰显思政教育与专业教育的协同育人效应，推进以医者仁心为核心的思政教育。

3. 校园文化

一是树立朱宪彝、金显宅等天医名家塑像，建立校史馆、生命意义展厅等，展示“德高医粹”的名师风范；二是设立“大家讲坛”“校长论坛”和“医学人文论坛”，举办“诺奖中国行”等品牌活动，邀请医学、生命科学、人文艺术等方面的大家来校讲学；三是开展“医学誓言”活动、医学人文活动月、跨文化教育活动、医学生文化知识竞赛、文化艺术节和体育竞技系列活动等，以主题明确的校园文化活动强化医学人文精神。

其中，最具特色的是学校以“理解生命意义，感悟崇高精神”为主题创建的“生命意义展厅”，作为天津市爱国主义教育基地，学生在这里上开学第一课和毕业前的最后一课，写下观后感《激动人心的文字》逾百万字。

4. 社会实践[13]

以“服务性学习”的实践教学理念为牵引，将社会实践内容紧紧围绕医学专业特点，紧密结合社会需求，坚持“育人为本，创新为魂，服务为基”的宗旨，紧密围绕培养“德高医粹”合格人才的中心，结合国家和社会需求，不断拓展实践活动途径、丰富活动内涵，如健康宣教、新疆支教、帮残助残、临终关怀等，具象化大学精神，充分发挥具有医学院校特点和历史积淀的大学文化育人功能。

创新志愿服务社会化协同模式。构建“区校共建”实践育人共同体，“健康城市”天津医科大学青年志愿者服务队入选2020年度全国学雷锋志愿服务“四个100”先进典型中“最佳志愿服务组织”。

(三) 以教师发展力和学生成长力为核心，建立师生共育新机制

1. 促教师蓄力

建立教师教学培训体系。构建基础、临床、人文、思政跨学科的教师学习共同体，建立整合课程负责人制、联合集体备课制等制度，定期开展试讲、培训、研讨等，夯实基层教学组织教学功能。落实思政课程教师和专业课程教师联合集体备课制度，并开展专项督导，形成思政课程与专业课程互促互进、同向同行的教学研讨氛围。定期举办跨学科研讨会，推动学科间的交流与合作。研究成果可转化为教学资源，丰富医学人文课程内容。

实施“卓越教师发展支持计划”和“临床人才培养123攀登计划”等，围绕素质能力建设，突出医学特色，面向学术前沿、面向学生、面向社会需要，整合资源支持教师专业发展，为高质量的医学教育事业提供优质教师队伍。

2. 助学生发展

建立学生成长档案，记录学生在各阶段的人文素质与思政教育表现，包括课程成绩、实践活动参与情况、获奖经历、师生评价等。教师根据档案信息，定期与学生进行沟通，了解其成长需求，提供针对性的指导与支持，形成持续的反馈循环。

开设学生朋辈导读课程，强化朋辈教育，实施新时代五好大学生助力腾飞计划，开展“青年志愿者论坛”“我的讲台我做主”“我的PBL我做主”等活动。

创建学生导向式学习平台[14]。学校通过构建17门课程自主学习模块，规范建设项目，搭建PBL系统平台，完善数字资源；在全国率先构建基础医学知识图谱[15]，打造基于学科、器官-系统、疾病问题的三种学习模式，为学生自主学习提供学习资源支撑，累计页面浏览量达2 000余万次。充分利用现代信息技术精准识别学生学习程度、知识漏洞和盲区，为学生个性化学习找到发力点。

(四) 以研究数据驱动医学职业精神教育改革

为深入探索我校医学生对医学职业精神的认知水平及其影响因素，学校采用问卷调查方法，选取2016—2021级临床医学(“5+3”一体化)和临床医学(五年制)专业及护理学专业本科生为研究对象，采用简体中文版医学生职业精神认知水平自评问卷开展调查[16]。

结果显示，不同性别、是否为独生子女、家庭成员中是否有医务人员以及不同专业类别的医学生对医学职业精神认知水平评分的差异均无统计学意义。不同专业满意度以及选择专业原因不同的医学生对医学职业精神认知水平评分的差异具有统计学意义。

将医学生年级、专业满意度、专业选择方式作为自变量(分类自变量进行了哑变量设置)，将医学职业精神认知水平评分作为因变量，进行多元线性回归分析，采用逐步回归法

对自变量进行筛选。专业满意度越高的医学生对医学职业精神的认知水平越高（$b=0.225$，$P<0.001$）。由此可见，医学生的专业满意度和年级是其对医学职业精神认知水平的影响因素。专业满意度低的医学生，缺乏学习医学专业知识和接受人文素质培养的热情和兴趣，从而影响其医学职业精神的提升。

因此，应当通过开展各种形式的专业思想教育，如围绕医学与人文、医学与哲学等主题开展讲座和研讨，使医学生不仅能够学习专业知识，更能够体会医学专业的神圣、树立正确的职业价值观。此外，临床实习期是医学职业精神内化的关键时期，临床教师要将临床能力培训与职业精神培养相结合，并身体力行地践行医学职业精神，如关爱患者健康、保护患者隐私，为医学生树立良好的榜样，为构建和谐医患关系奠定坚实的基础。

五、实施效果

学校秉承“求真至善”的校训，坚持“德高医粹，知行合一”的教育教学理念，从科学和学术、临床能力、健康与社会和职业精神与素养等领域方面严格设置毕业要求，坚持立德树人，促进学生德智体美劳全面发展，培养具有崇高理想和社会责任感、理论基础扎实、实践能力突出、具有独立思考能力、创新精神、国际视野和人文素养的医学人才。

（一）职业精神与素养领域

2022 届《天津医科大学毕业生培养质量评价报告》显示，本校 2022 届临床医学类专业毕业生在“医德”“合作学习”“医学伦理”“自主学习和终身学习”等方面的达成度较高，分别为 93%、89%、87%、82%。2019 年、2021 年和 2022 年《天津医科大学用人单位跟踪评价报告》显示，用人单位对我校毕业生“个人素质”“职业规范与职业道德”“社会责任感”等各项具体指标满意度均在 90% 以上，且满意度逐年上升，2022 年 6 项指标总体满意度均为 100%。在 2021 年度临床医学专业（本科）水平测试的医学基本知识考试中，我校学生医学人文模块全国掌握率百分等级为 100，处于全国领先水平，与学校“高素质医学人才”和“德高”的人才培养目标相适应。

（二）科学与学术领域

2022 届《天津医科大学毕业生培养质量评价报告》显示，毕业生继续深造意愿持续较高，而且深造质量较高，国内读研毕业生中 84% 在“双一流”院校继续深造；选择继续深造的毕业生中在本科相关专业领域深造的比例达 77%，学术能力培养为毕业生深造、科研提供了较好支撑；选择继续深造的毕业生对逻辑思维（84%）、有效沟通（84%）、系统分析（82%）、发现与提出问题（82%）能力的达成度认可较高。

2019 年、2021 年和 2022 年《天津医科大学用人单位跟踪评价报告》显示，用人单位对毕业生“批判性思维”“创新意识”等各项科研素质的满意度相对较高，主要指标均在 90% 以上，与学校“一流研究型医科大学”的办学定位相适应。

（三）健康与社会领域

学校在健康与社会领域，以大卫生、大健康发展需求为引领，设置健康素养、健康促进以及全球意识等方面的毕业具体要求。2022届《天津医科大学毕业生培养质量评价报告》显示,本校临床医学类专业毕业生认为角色意识与有效沟通、健康检查与指导、全球健康意识、健康责任意识等达成度较高,分别为86%、86%、86%、85%。近五年执业医师资格考试中预防医学部分学生平均掌握率和记忆、理解、应用三个认知层次均高于全国和天津市平均水平。

在抗击疫情期间我校学生贡献自己的力量,成立学生党员突击队,在志愿服务活动中圆满完成任务,学生受到"凭借广博的学识、过硬的专业、友善的服务、优良的作风架起了海关流调人员与入境外籍人员沟通的桥梁"的赞扬,彰显出天医人的责任担当与家国情怀,获得广大市民和医务工作者的充分肯定。

(四)临床能力领域

2021年度临床医学专业(本科)水平测试中临床医学模块部分,我校学生全国掌握率百分等级为93.94。2020—2024年,我校临床医学类专业学生临床执业医师资格考试综合考试整体通过率均高于全国平均水平15个百分点左右。

六、结语

医学生作为医疗卫生事业的未来实践者和开拓者,承载着振兴祖国医学事业的重任。医学生的综合素质高低直接影响着国计民生,因此,培养德才兼备的医学生是医学院校的首要任务。如果医学生不能深刻领会医学人文的内涵和精神,无法主动将其内化于心,最终将影响到医者仁心和仁术的实践。

在建构主义理论的指导下,医学院校能更好地将医学人文教育、专业教育和思政教育交汇融合,帮助医学生树立正确的世界观、人生观和价值观,从而成功培养符合当前社会准则和未来职业要求的卓越医学人才。

参考文献

[1] 宋奇繁,陈倩茹,陶斯佳,等.不同层次医学院校医学人文素养教育现状与完善对策探讨[J].中医教育,2024,43(1):60-65.

[2] 刘进,高力军,陈文斌.医学院校临床医学生人文素质现状及影响因素分析[J].中国医院管理,2021,41(10):80-83.

[3] 李若雪,江先文,蒋丽,等.医学人文精神融入思政课协同育人的价值意蕴、现实困境与机制建构[J].中国卫生事业管理,2024,41(1):90-94.

[4] 赵霏,张旭东,赵晋,等.医学院校课程融合思政教育的研究现状、热点与趋势——基于VOSviewer和CiteSpace软件的文献计量学分析[J].卫生职业教育,2024,42(5):25-30.

[5] 向琼,李思玲,林仕彬.建构主义视域下学习力导向教学改革的探索与实践[J].教育与职业,2023,1047(23):95-100.

[6] 王慧.建构制度主义的发生路径、内在逻辑与意义评析[J].上海行政学院学报,2023,24(3):85-98.

[7] PARSONS D, MACCALLUM K. Current perspectives on augmented reality in medical education: Applications,

affordances and limitations [J]. Advances in Medical Education and Practice, 2021, 12: 77-91.

[8] 袁燕，徐玉梅. 医学人文课程思政与思政课程协同育人的契合逻辑[J]. 中国医学伦理学，2022，35(1): 94-98.

[9] 吴琼，刘宇杰. 医学生人文素质培育与课程思政建设耦合模式构建[J]. 锦州医科大学学报(社会科学版)，2023，21(2): 71-74.

[10] 柳云. 我国医学院校医学人文教育教学现状及改进研究[D]. 河北医科大学，2022.

[11] 刘鑫，赵伟. 建构主义理论下医学生人文素质培育路径探讨[J]. 广西教育，2022(30): 62-65.

[12] 何津岩，袁立军，孙雨霞，等. 构建医学生思想政治教育教学体系的探索与实践——以天津医科大学为例[J]. 医学教育管理，2020，6(05): 447-451.

[13] CHEN L, ZHANG J, ZHU Y, et al. Exploration and practice of humanistic education for medical students based on volunteerism [J]. Medical Education Online, 2023, 28(1): 2182691.

[14] 张鹏，孙雨霞，何津岩，等. 后疫情时代学生在线学习行为分析与策略研究[J]. 中国高等医学教育，2023(11): 7-9.

[15] 闫景瑞，邓为民，张士杰，等. 基础医学教育阶段核心课程知识图谱的构建与应用[J]. 中华医学教育杂志，2024，44(3): 176-179.

[16] 郭红，郭睿，赵洋，等. 医学生对医学职业精神的认知水平及其影响因素分析[J]. 中华医学教育杂志，2022，42(4): 314-317.

项目设计类

项目设计一

中医药经典能力理论内涵及建设路径研究

李磊　李姗姗
长春中医药大学

一、选题依据

中医药经典是中医学的根基和灵魂，是中医药学理论的重要来源。深入研习中医药经典，夯实学术基础，实现理论与临床的相辅相成，是培养高素质中医药人才的关键路径。2019 年 10 月，中共中央、国务院颁布了《关于促进中医药传承创新发展的意见》，明确指出"强化中医思维培养，改革中医药院校教育，调整优化学科专业结构，强化中医药专业主体地位，提高中医类专业经典课程比重，开展中医药经典能力等级考试"。2020 年 9 月，国务院办公厅颁布《关于加快医学教育创新发展的指导意见》，指出要"强化传承，把中医药经典能力培养作为重点"。"中医药经典能力"首次出现在国家政策文件中，并被不断强调。因此，如何认识、理解、培养中医药经典能力既是对国家政策话语的有效回应，也是顺应了中医药教育改革发展趋势，对于提高中医药院校人才培养质量水平具有重要的理论与现实意义。

(一) 国内外相关研究的学术史梳理及研究动态

中医学是具有中国本土特色的学科体系，因此，中医药经典能力培养相关研究主要集中在国内。

1. 中医药经典的范畴

中医药经典是经过历代医家医学实践总结后形成的，主要指在中医学发展历史上起关键推动作用，被广泛认可且具有深远影响力的中医基础理论和临床著作。中医药经典除了被大家广泛熟知的“四经典”说外，还有“五经典”说、“六经典”说、“八经典”说、“九经典”说、“十经典”说、“十一经典”说、“十三典经”说和“十四经典”说。经典范畴的增加是中医药理论不断发展和完善的过程，标志着中医药理论从最初的简单经验总结，凝练提升为高度系统化、理论化学术体系。

1955年，卫生部制订的中国中医研究院第一届“西学中”班教学计划中明确指出：“学习中医必须要系统学习‘四大经典’，即《内经》《神农本草经》《伤寒论》《金匮要略》四部著作。”1960年，卫生部组织全国五大中医学院主编全国第一版中医院校教材时，曾作说明：“本教材取材于四部古典医籍：《黄帝内经》《神农本草经》《伤寒论》《金匮要略》。”因此，在众多经典中，“四大经典”被整理编著成为中医教育的教材，是培养中医药经典能力的重要载体。

2. 中医药经典能力的研究

（1）关于中医药经典能力的内涵研究：聚焦中医药经典能力的内涵与核心要义的相关性研究较少。楼航芳探索全过程进阶式的中医经典能力提升策略时，提出了“读诵研悟用”全程递进的中医经典能力[1]。艾军提到中医经典教育的必要性和重要性，提出抓住“中医思维的培养与应用”这个核心，将“诵、解、别、明、彰”作为中医经典课程教学的重点[2]。唐心恬从“传承经典学精华”角度出发，认为“中医经典思维”对中医药人才培养具有重要意义[3]。

（2）关于中医药经典能力培养的路径研究：一是教学模式改革。赵鲲鹏分析了当前中医经典教学所存在问题，提出建立名老中医经验传承、临床实践和知识拓展三方面改革课程教学体系[4]。李建梅从第二课堂角度出发，鼓励中医药院校学生进行中医经典阅读活动，开展“读经典、学经典、用经典”实践活动，包括读书、绘画、竞赛和话剧等这些活动的开展，有助于学生筑牢中医经典的基础[5]。二是教学方法改革。结合现代教学方法，众多学者提出了中医药经典的教学改革方法。如“对分-智慧课堂”教学模式改革、中医经典鱼骨图教学法研究、对“读讲用”（reading speaking appling，RSA）三位一体培养模式[6]、“辩经”式教学法等。三是教材编写。蔡晓雯等就教材《中医经典泛读》的撰写提出了观点，指出在教材编写中注重内容、编写特点以及应用案例的使用。四是师资队伍建设[7]。章美玲、刘英锋对于中医药教师的经典教学能力提升及发展进行探讨[8]。葛义金等提出以“日日教经典”“月月讲经典”和“随师传经典”为主要模块的中青年教师能力培养方案[9]。五是中医经典课程考核评价。谷峰提出了突出专业能力培养的中医经典课程考核体系，针对学生思维能力、综合能力与创新能力的考核[10]。胡佳奇整理历代中医经典的考核模式，并进行归纳总结，对现代中医教育提出建议[11]。

3. 中医药经典能力等级考试研究

2020年11月，教育部、国家卫生健康委、国家中医药管理局联合印发的《关于深化医教协同进一步推动中医药教育改革与高质量发展的实施意见》明确指出：“开展中医药经典能力等级考试，逐步实现本科中医药专业学生和中医住院医师规范化培训人员全覆盖，纳入学生学业评价体系和规范化培训考核体系。”中医药经典能力等级考试，是评价中医药经典能力水平的重要途径。

学者们基于现行的中医药经典能力等级考试，提出了进一步优化完善的策略方法。曲道炜建议完善中医经典等级考试，设立硬性指标，构建奖励机制，推广中医经典等级考试[12]。边敏佳从考试背景、组织形式、考试内容、效果体会、存在问题等方面分析中医经典理论等级考试[13]。吴越分析院校教育中四大经典课程成绩与中医药经典能力的关联程度，表明两类考试成绩相关性具有统计学意义,可能与试卷结构、考核形式等差异性有关,并提出相关建议[14]。

4. 研究述评

学者们充分认识到中医药经典能力对于传承中医药理论、助力中医药创新有着重要的价值意义。已有研究从课程教学、能力评价、师资队伍、教材建设等多视角、多层面对中医药经典能力进行了探索性研究,为后续研究奠定了理论基础,开辟了学术研究路向。

但现有研究也存在着明显的不足。一是关于中医药经典能力的理论性研究较为薄弱,中医药经典能力内涵体系的价值意义尚未引起广大学者的关注。二是关于中医药经典能力内涵缺乏精准解读。学者们大多将中医药经典能力混同为“经典思维”或“诵、解、别、明、彰”等能力的外化形式,缺少对中医药经典能力的核心要素与能力模型的基础理论研究。三是关于中医药经典能力培养缺乏系统性研究。现有研究大多聚焦中医药经典能力培养的某个教学环节,缺少从人才培养全链条角度对中医药经典能力培养进行全面系统的研究。

(二) 本课题相对于已有研究的独到学术价值与应用价值

一是丰富医学教育理论。中医药经典能力对中医药人才质量水平有着重要影响。本研究聚焦中医药经典能力的核心素养、能力结构与培养路径,将进一步深化现有中医药教育理论研究,拓宽研究视域,丰富医学教育理论。

二是指导中医药人才培养。中医药经典能力核心素养与能力框架的明确,有助于进一步细化中医药人才培养目标,精准人才发展方向。中医药经典能力培养路径的研究将直接有助于指导中医药经典教学与人才培养质量的提升。

三是为中医药教育改革决策提供参考。中医药经典能力培养是中医药教育的重要内容,已在国家政策层面受到关注。本研究将有助于明确中医药经典能力的概念范畴与培养机制,为高等教育行政管理部门和医学院校教育教学改革提供参考借鉴。

二、研究内容

(一) 研究对象

本研究以“中医药经典能力”为研究对象,探索经典能力的价值内涵、核心要素与结构模型,并提出经典能力的生成机制与培养路径。

(二) 研究框架

本研究是关于中医药经典能力的内涵和意义以及培养途径的研究,重点回答什么是中医药经典能力、如何培养中医药经典能力的问题。第一,分析中医药经典能力培养的价值意蕴,阐明中医药经典能力培养的必要性。第二,对中医药经典能力的理论内涵进行系统研究与阐释。第三,从高等中医药院校教育、毕业后教育、继续教育、师承教育四方面出发,研究中医药经典能力培养存在的问题。第四,基于中医药经典能力培养存在的问题,提出可实施的中医药经典能力培养的实践路径。具体研究框架如下:

1. 中医药经典能力培养的价值意蕴

1.1 时代价值:传承中医传统文化的诉求

1.2 人文价值:医学精神培养的载体
1.3 实践价值:中医药传承创新发展的依托
1.4 国际交流价值:中医药走向世界的纽带
2. 中医药经典能力的内涵
2.1 中医药经典能力的核心素养
2.2 中医药经典能力的结构模型
3. 中医药经典能力培养的路径研究
3.1 院校教育的中医药经典能力培养
3.2 毕业后教育的中医药经典能力培养
3.3 继续教育的中医药经典能力培养
3.4 师承教育的中医药经典能力培养
4. 中医药经典能力培养的存在的不足问题
4.1 中医药经典能力培养目标内涵不明
4.2 中医药经典能力培养课程内容整合性不足
4.3 中医药经典能力培养教学方式创新性不够
4.4 中医药经典能力培养评价体系不优
4.5 中医药经典能力全过程培养机制协调联动性不强
5. 中医药经典能力培养的建议
5.1 加强顶层设计,完善政策机制保障
5.2 注重成果导向,明晰能力目标体系内涵
5.3 促进系统整合,优化课程教学内容
5.4 更新教学理念,创新教学策略方法
5.5 发挥数智赋能,提升评价改进的科学精准

(三) 主要目标

一是厘清中医药经典能力的内涵与核心要素,建构中医药经典能力结构模型。
二是梳理中医药经典能力培养过程中存在的问题与不足,建立问题清单。
三是以问题为导向,提出中医药经典能力培养的优化路径。

(四) 重点难点

研究重点:一是中医药经典能力核心素养准确全面地梳理提炼。二是基于核心素养提炼后,中医药经典能力层次结构的科学构成。三是中医药经典能力培养机制与路径的正确探析。

研究难点:实证研究中所选取的学校样本、访谈专家、调研学生的覆盖面不够全面,可能会影响研究的客观性。

(五) 研究计划及可行性

1. 研究计划

前期准备阶段(2024 年 6—12 月):搜集以中医药经典、经典能力等为主题的相关文献,形成研究资料库;组建专家指导团队,为课题研究提供智力支持;完成调查问卷、访谈提纲的

设计论证工作。

调查研究阶段（2025 年 1—6 月）：通过实地调研、问卷调查、访谈等方式，搜集中医药（教育）专家、学者对中医药经典能力的观点与看法。

理论研究阶段（2025 年 7—12 月）：运用 SPSS、Nvivo 等软件完成对数据的整理分析，结合专家咨询等方式，理论研究层面明确中医药经典能力的核心要素、结构模型与培养路径。

实践提升阶段（2026 年 1—7 月）：基于前期理论研究成果，回归教学情景接受实践检验，进一步优化完善理论成果，最终确定中医药经典能力的核心要素、结构模型与培养路径。

成果总结阶段（2026 年 8—12 月）：收集整理研究资料，撰写研究工作报告和结题报告，申请结题。

2. 研究方法

文献研究法：以中医药经典、经典能力等为主题广泛搜集整理有关文献，重点明确中医药经典范畴、中医药经典能力的理论与实践研究现状，为课题深入研究提供理论支撑。

调查研究法：通过实地调研、问卷调查、访谈等方式，搜集中医药（教育）专家、学者对中医药经典能力的理解认识，概括总结中医药经典能力的核心要素与能力结构。

扎根理论研究法：基于扎根理论，利用开放性访谈、参与式观察等方法，对中医药经典能力教育进行深入细致和长期的研究，广泛系统地搜集资料，使资料达到饱和状态，然后对资料进行分类梳理，发现影响中医经典能力培养等条件，在此基础上概括出理论命题，然后再回到教学情景中接受检验，进一步修正中医药经典能力理论成果。

专家咨询法：选择中医药（教育）领域专家与学者，组建专家组。对中医药经典能力内涵与培养路径开展多轮意见征询，专家组意见趋于一致后，确定中医药经典能力的结构模型与培养路径。

3. 可行性

研究团队所在高校长期开展中医经典教学科研工作，建立了较完整的中医经典教学体系，开设了中医经典课程，开展了中医经典能力测试等实践工作，为课题研究奠定了实践基础。研究团队具有较高的学术水平和丰富的研究经历，团队成员主持或参与多项教育部、国家中医药管理局、省教育厅、省中医药管理局科研项目，在《医学与哲学》《中医药管理杂志》等发表了大量研究成果。课题负责人近 5 年发表与课题相关论文 7 篇，主持课题 2 项，有着丰富的教学研究与管理经验，长期关注课题研究领域，能够为课题的设计论证、理论研究与实践应用给予指导。

三、创新之处

研究视角新：目前关于中医药经典能力研究主要聚焦于经典能力培养的改革实践，而对经典能力内涵与核心要义的本体论研究关注较少。经典能力的改革实践必须以科学的经典能力结构模型为前提。因此，本研究以中医药经典能力的本质探寻为出发点，为经典能力教育教学改革提供理论支撑，为高素质中医药人才培养提供学理支持。

研究方法新：现有关于中医药经典能力培养的研究多集中于实践经验的总结范式，缺乏科学系统性的研究方法。本研究采用质性与定量结合的研究范式，运用扎根理论、调查研究、专家咨询等多元研究方法，深入全面地分析中医药经典能力内涵与生成路径。

四、预期成果

(一) 成果形式

1. 发表系列论文,计划发表论文 3 篇;
2. 制定系列文件,形成中医药经典能力培养的实施方案;
3. 完成《中医药经典能力理论内涵及建设路径研究报告》。

(二) 使用去向及预期社会效益

研究成果将为中医药经典教学、中医药学生经典能力培养提供理论依据,有助于提高中医药人才培养质量。研究成果将为高等中医药院校、国家中医药教育改革决策提供参考咨询。

参考文献

[1] 唐心恬,李训一,朱默里,等. 从"传承经典学精华"角度探析中医经典思维对未来中医人才培养的重要性[J]. 中国医药导报,2021,18(31):143-146.

[2] 李建梅,王慧峰,刘虹. 中医药院校开展中医经典阅读活动的实践[J]. 中华医学图书情报杂志,2015,24(3):39-42.

[3] 王莹. 高校图书馆专业分馆经典阅读推广的实践与启示——以辽宁中医药大学图书馆大连分馆为例[J]. 图书馆学刊,2022,44(5):78-83.

[4] 李永亮,戴铭,张璐砾,等. 以"重经典、强临床"为导向的中医各家学说专业硕士研究生培养模式改革探讨——以广西中医药大学为例[J]. 广西中医药大学学报,2022,25(5):78-81.

[5] 黄元御. 四圣心源[M]. 北京:中医古籍出版社,2016.

[6] 孔立. 中医八大经典手册[M]. 北京:中国中医药出版社,1996.

[7] 蔡晓雯,黄泳,曲姗姗,等.《中医经典泛读》创新教材编写[J]. 中医药管理杂志,2022,30(4):29-30.

[8] 章美玲,刘英锋. 略论青年教师金匮要略教学的素质提升[J]. 中国中医药现代远程教育,2020,18(24):18-20.

[9] 葛文金,张振贤,黄瑶,等. 中医内科学经典教学团队中青年教师能力培养策略[J]. 中国中医药现代远程教育,2017,15(14):40-41.

[10] 谷峰,朱辉,张丽艳,等. 突出专业能力培养的中医经典课考核体系改革研究与实践[J]. 中国中医药现代远程教育,2019,17(8):125-127.

[11] 胡佳奇,陈琪,孙晨耀,等. 中医经典教学及考核模式源流考述[J]. 西部中医药,2018,31(4):67-71.

[12] 曲道炜,郭晓东,张丽艳,等. 关于中医经典等级考试的几点思考[J]. 辽宁中医药大学学报,2010,12(4):262-263.

[13] 边敏佳,闵翠,赵欣,等. 加强中医经典理论等级考试,促进中医人才培养[J]. 中医药导报,2013,19(4):129-131.

[14] 吴越,焦楠,李晓曼,等. 中医药经典能力等级考试成绩与课程成绩相关性分析[J]. 中医教育,2022,41(2):22-26.

项目设计二

新医科卓越人才“德医相融”育人体系的建设与实践

覃凯 郑洁
山西医科大学

立德树人是高等教育的根本任务。在医学人才培养中,落实“三全育人”迫切须要搭建适合医学生培养特点的育人体系,要打造生力军,立足当下、面向明天,抓好卓越拔尖人才培养[1]。国务院发布的《关于加快医学教育创新发展的指导意见》也强调培养医学人才不仅要做好专业知识和技能的传授,更应该做好思政教育和职业素养教育[2]。课题组以培养“守护人民健康的好医生”为目标,确立研究问题,构建“德医相融”育人体系,探索医学课程思政与思政课程双贯通的协同育人路径,全面提升医学教育教学水平。

基于学校实际,探索“德医相融”育人体系建设路径,其研究内容指的是:挖掘医德大资源,助力“思政课程和课程思政双贯通”,实现“德医相融”;善用社会大课堂,推动“思政实践和实践思政双贯通”,实现“医教协同”;依托网络大平台,促进“课内与课外、校内与校外、线上与线下相互补充”,实现“内外互补”;培养育人大师资,助力“医德与医术双提高”,实现“文理支撑”。其研究成效是:实现理论与实践有机统一,思政教育与专业教育高度融合。

因此,从“德医相融”育人体系建设的角度出发,重构新医科本科教育教学体系,就成为推动医学人才培养模式改革的当务之急。

一、研究意义

培养什么人、怎样培养人、为谁培养人是教育的根本问题,立德树人成效是检验高校一切工作的根本标准。为贯彻落实习近平总书记关于教育的重要论述和全国教育大会精神,中央出台了一系列关于新时代加强和改进思想政治工作的文件[3],为医学院校“德医相融”育人体系建设路径研究指明了方向。

“新医科”是习近平新时代中国特色社会主义思想在医学教育领域的实践,是适应新时代科技革命、生命科学、医学和教育模式发展,基于人体认识、建模、优化理念的医学教育体系的重塑[4]。从研究意义角度讲,本项目是医学院校落实立德树人根本任务的需要,是适应新医科建设对医学人才培养的需要,也是提高医学院校思政教育针对性、实效性的需要。

二、国内外相关研究的学术史梳理及研究动态

2016年全国高校思想政治工作会议召开以来，各高校掀起了思想政治教育改革浪潮，医学人才的思想政治教育改革也随之引发学者、媒体的关注。研究团队研判新形势下的医学人才培养现状，梳理研究历史，寻找创新点。

关于医学人才培养研究成果：通过在中国知网进行文献精确检索，以“新医科”“思想政治教育”“职业素养教育”为主题的期刊文章仅18篇；围绕“医学生”“思想政治教育”“职业素养教育”的研究内容主要集中在医学生思想政治教育内容构成研究、思想政治教育形式创新、比较研究、历史研究、特定群体思想政治教育研究等方面。对于本课题研究主题，“医学人才培养”只是达成研究目标的重要途径之一，从整体把握和挖掘“提升医学生思想政治素质和职业素养”的途径和策略才是本课题的核心内容。从目前的研究来看，有关“医学生思想政治素质”的研究主要集中在以下几个方面。

一是医学生思想政治素质的现状分析。该分析目的是了解医学生专业思想素质状况，有效开展专业思想素质教育，更好地提高学生整体素质。边藏丽等人（2023）调查显示大多数医学生对医学专业有正确的认识，并怀有远大的理想和抱负；对重大医学问题非常关注并认为有些医学问题与自己有关，是医学生的使命与责任；对不良医学现象有正确态度与坚决抵制的决心；但同时也发现少数学生对医学专业有不正确的认识，认为医学专业是不理想的专业，对重大医学问题不关注，认为与己无关，对不良医学现象表示认同等。

二是医学生思想政治素质的内容构成。医学生是为医疗卫生事业培养的专门高级人才，肩负促进医疗卫生事业发展、提升人民群众健康水平之责，他们的成长成才关乎国计民生，要求具备较高、较完备的思想政治素质状态。袁和静等人（2020）认为医学生思想政治素质是指医学生群体对于国家政治、社会思想、体制发展、经济运行、法律道德等多方面的基本认知与把握理解以及在此基础上形成比较稳定的思想观念与政治行为。施莹芳等人（2021）认为要将医学生的职责和使命作为开展医学生人生观、价值观和道德观教育的切入点，引导医学生将个人发展融入服务国家、服务社会、服务人民当中，在教学过程中融入医疗领域的事例，对医疗改革、医患关系、医疗事件、医德医风建设、医疗腐败等热点问题和现象进行分析讲解，引起医学生的关注和思考。

三是加强医学生思想政治素质的方法。思想政治素质的形成与发展须要经历一个长期的教育过程，在过程体系中不断建构形成稳定的思想观念与行为。石善儒（2019）认为要加强社会主义核心价值体系实践教育，在实践中强化其社会主义核心价值观，构建医学院校思想政治教育工作网络阵地，通过网络对学生进行思想政治素质教育，使之与网络外的思想政治教育相联系，以拓展医学生思想政治教育工作空间，这是非常重要且必要的。施莹芳等人（2021）认为要结合医学生的知识背景和切实需求进行素质教育；丰富教学方法，增强医学生的课堂参与感；加强学风建设，激发医学生的学习动力；引导医学生根据实际情况制定合理的个人学习目标、日常学习规划，引导班级、宿舍、学习小组根据实际情况讨论并制定不同层级的集体目标，以个人目标和集体目标激发医学生的学习行为。

国外研究现状：因国外不使用思想政治教育这个词汇，以公民教育、医德教育和医学人文教育为关键词在中国知网以“civic education”“content of the civic education”“medical humanities education”为篇名精确检索，并对搜索到的文献进行简要梳理。

一是关于公民教育研究现状。公民教育是西方国家对思想政治教育的通称，在不同时期学者研究的重点不同，20世纪20年代到70年代，以教育内容和社会作用为研究重点的文章比较多，公民教育史的研究相对较少，且往往被纳入更广泛的教育史或社会史研究中，全球化背景下研究发展中国家公民教育成为新的切入点。公民教育的研究成果、研究方向不是很集中。

二是关于医德与医学人文教育研究现状。国外发达国家医学教育历史较长、医学教育模式较为成熟。在医学生入学门槛较高的医学院，政治思想教育在进入医学院校前已基本完成，医学院校大多突出医学生人文精神和医德培养，开展多种课内外形式的人文教育。在学制比较长的医学院，思想政治教育与医德、医学人文教育同时开展，教育内容由人文社会科学课程呈现。

综上所述，国内目前的研究主要呈现宏观角度多、微观研究少，感性认识多、理性分析少的特点。在实践经验方面主要集中于对高校课程思政经验的介绍与总结，针对医学院校特殊性的研究非常少，所以医学院校“德医相融”育人体系建设不论是理论层面的系统构建，还是实践层面的规范化运行都需要专业团队深入研究，同时也急需探索一条“德医相融、医教协同、内外互补、文理支撑”的协同育人机制。

三、研究目标

本研究立足于学校十余年来开展的教育部首批卓越医生教育培养计划项目，紧紧围绕培养“守护人民健康的好医生”目标，总结升华“思政课程和课程思政双贯通”“思政实践和实践思政双贯通”的具体做法，立足“德医相融”，着力探索医学生思想政治素质提升路径，确定研究的产出与作用。

一是构建“德医相融”合力育人教学体系。做好医学专业课程思政建设的顶层设计，形成“思政课程和课程思政双贯通”“思政实践和实践思政双贯通”的“新医科”德医相融育人体系建设方案；依托校教育教学平台，着力在学科专业中构建全面覆盖、类型丰富、层次分明、相互支撑的医学本科教学体系。

二是提升教师思政育人能力。充分发挥教师在课程思政教育教学改革中的主导作用。实行思政教师与专业教师“结对子”制度，安排优秀思政教师指导和帮助专业课教师完善教学设计，全面增强教师育人责任意识，形成课程思政正确理念，提升课程思政实施能力。

三是完善思政育人示范课程。给予政策经费支持，完成一批思政课程、医学专业核心课程的课程思政教学设计，建设一批校级思政课程和课程思政示范项目，形成一批思政育人典型经验和典型案例，推出一批医学专业特色思政课程和课程思政示范课程，扩大思政育人成果影响力。

四是建立线上线下思政资源案例库。进一步完善医药文化中思政资源的挖掘与整理，为思政课程和课程思政教学开展提供素材支撑，配合“五育并举”的综合素质教育思政育人的课程体系，拓宽思政育人视野。

五是优化思政育人评价体系。拓宽评价思路，包含但不限于各级各类教学改革科研立项、课程教学改革成果获奖、课程引导下的各类学生活动及获奖、社会反响、媒体报道等方式，形成比较完善的、科学系统的思政课程和课程思政教学效果评价体系。

四、研究思路

实证研究是最常用的医学教育研究范式，提升教育研究质量首先要提升实证研究的质量[5]。本研究围绕“新医科”本科医学教学体系的课程思政改革需要，遵循“德医相融、医教协同、内外互补、文理支撑”的理念，设计研究技术路线，在实证研究基础上，深入探寻“德医相融”育人体系建设路径，着眼于构建符合医学人才培养目标的德医相融育人机制，形成“思政课程与课程思政”“思政实践与实践思政”同向同行，相互支撑的医学院校育人体系（图 1）。

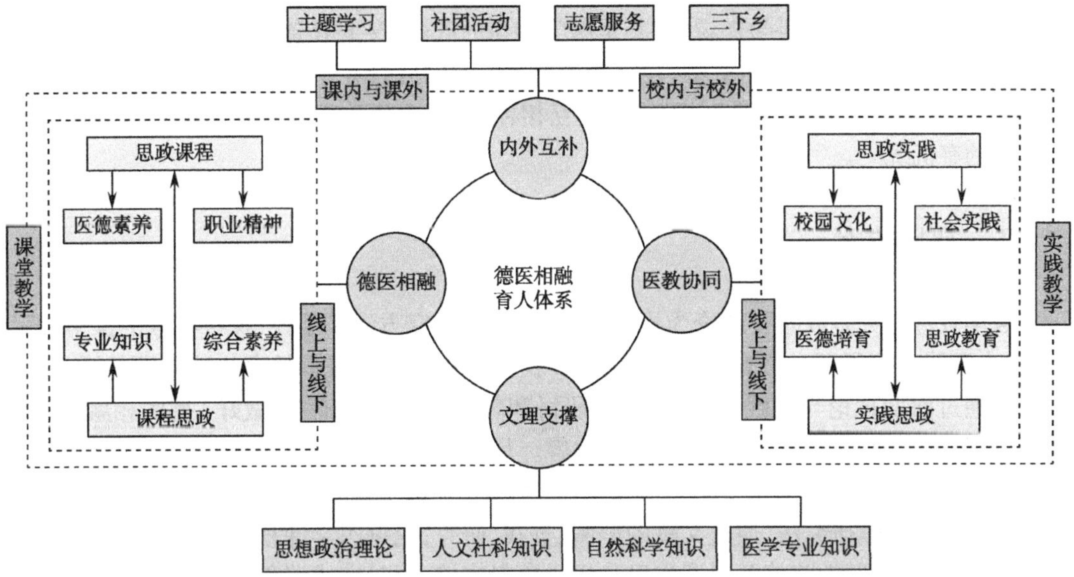

图 1 “德医相融”育人体系

首先，“德医相融”是课程思政和思政课程协同发展的突出特征。

“德医相融”指推动“思政课程和课程思政”的相互配合，实现思政理论融入医学知识、医学精神、医药文化，医学课程融入思想政治教育元素，实现教书育人功能。只有将德育目标与医学专业要求融合贯通，才能将医学生培养成人民信赖的医学人才，才能从根本上解决群众看病就医问题，才能使医学人才成为中国特色医疗卫生事业的合格建设者和可靠接班人。

其次，“医教协同”是医学人才培养特有的教育要求[6]。

“医教协同”是指“思政实践与实践思政”相互配合，发挥学校与临床医院在思想政治教育方面同向同行的作用。医学人才的培养至少要在临床医院完成一年的实习实训，且临床医院深刻影响医学生一生的思想与行为。因此，“医教协同”是医学人才培养模式改革的核心[7]，积极开展思政育人工作，在校园内以“情境体验”为主，在校园外以“社会体验”为主；在临床教育阶段以医院教育为主，重点依托基层党团组织与临床教师：一是加强基层党团组织建设,定期开展理论学习教育,二是建立临床教师主导的思想政治教育学习考核体系,强化教育效果。

再次,“内外互补”是本科教学体系实现“双贯通”的主要手段。

“内外互补”指实现“课内与课外、校内与校外、线上与线下相互补充”的思想政治教育途径,将理论知识传授、理想信念引领、道德价值提升融为一体,通过实践提高思政教育的实效性。其中,“课内与课外”指课堂上的理论引导、知识传授要与课堂下的行为活动、思想表现相联系,努力实现知行合一;“校内与校外”指将实践教学分为校内实践和社会实践两部分,努力提供覆盖全体学生的实践教学途径;“线上与线下”指利用互联网新媒体技术实现医学生的个性化教育与同质化教育的统一,实现师生间的全天候无缝对接。

最后,“文理支撑”是培养卓越医师的最新要求。

“文”指的是人文社科类知识,“理”指的是自然科学类知识,“文理支撑”就是培养学生既要具备深厚的自然科学知识,尤其是医学知识的底蕴,又要具备广博的人文社会科学素养。通过对本科教学体系的重塑,建立起德智体美劳“五育并举”的综合素质教育课程体系,使之与思政课程和专业课程相互配合、互相补充,实现思政育人目标与医学专业人才发展目标的有机统一。

五、研究方案

医学教育研究是以教育理论为指导,运用科学的研究方法和手段,探寻有效的医学教育方法、内容等来拓展医学教育理论、提高医学教育质量和解决医学教育实践问题的活动[8]。本研究通过前期理论与实践研究,在多方研讨和理性分析的基础上,做好“德医相融”育人体系顶层设计,确定研究方法和具体研究内容。具体方案如下:

方案一,挖掘医德大资源,助力“思政课程和课程思政双贯通”,实现“德医相融”。

一是采用文献研究法,通过文献的调阅、查找、研究,挖掘医学课程中有利于开展思想政治教育的元素,为医学院校开展课程思政提供资料支撑,同时完成课程思政体系建设的顶层设计。深入各医学学科课程,深入挖掘、系统整理医药文化中的思政资源,为“德医相融”提供支撑。组建思想政治理论课、专业课程思政、五育并举通识课打造的“三位一体”医德素养教育课程群。打造思政育人典型经验和典型案例,形成“门门有思政、课课有特色、人人重健康”的育人生态。依托每周三“德医相融”工作坊课程思政专项活动,根据不同专业课程的特色,凝练医学专业课程独有的课程思政育人元素。

二是整体性设计各学科专业课程的课程思政教学方案,强化专业课程的思政育人功能。围绕“德医相融”,突出学生综合素质的培养,依托教学平台,建立“五育”课程群,即社会科学课程群(突出德育教育)、自然科学课程群(突出智育知识面拓展)、体育教育课程群(突出身体素质提升)、美育教育课程群(突出艺术欣赏提升)和劳动教育课程群(突出劳动理念和劳动技能培养)。根据不同学科特色,凝练医学生专业课程独有的课程思政育人元素(图 2)。

方案二,善用社会大课堂,推动“思政实践和实践思政双贯通”,实现“医教协同”。

一是进一步拓展“医德”教学内容,多样化开展“思政实践”。采用综合分析法,在总结实践经验的基础上,分析医学院校在实践环节进行思想政治教育的相关环节、相关问题。紧紧围绕社会主义核心价值观这一主线,以塑造医学生职业精神和中国自信为重点持续进行

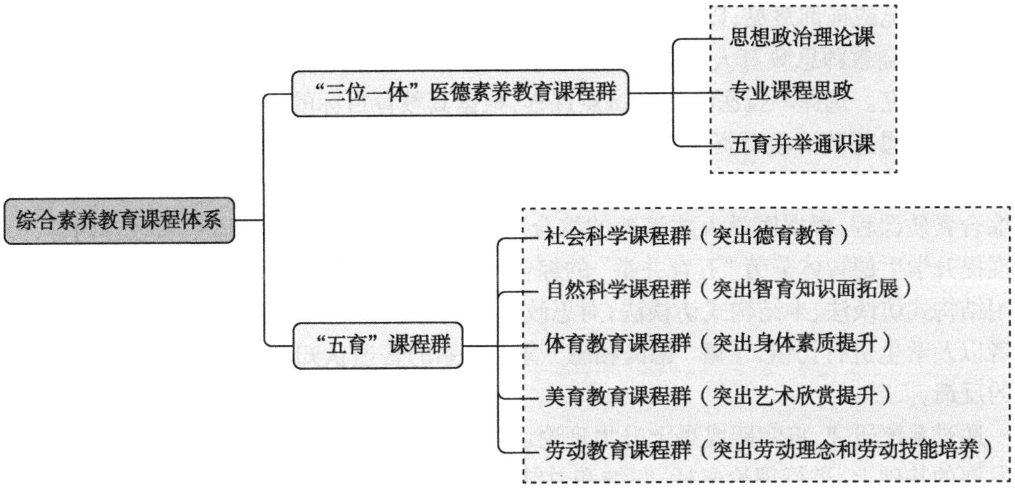

图 2　综合素质教育课程群

实践教学改革。紧紧围绕社会主义核心价值观这一主线，突出医学院校的专业特色，以塑造医学生职业精神和中国自信为重点持续进行教学改革，实现全体学生全程参与。

二是依托附属医院和相关机构，建设一批医德教育实践教学基地，开发现场教学专题。依托临床科研环节，开展以医德养成和职业胜任为核心的“实践思政”。运用对照研究法，以多种形式教学评价方式，对学生进行测评，整理分析学生各项数据，对素质目标、能力目标、知识目标等数据结果进行对照，分析不同课程、不同专业、不同类型思想政治教育差异性，分析研究“思政实践和实践思政双贯通”对学生综合素养提升的影响。

方案三，依托网络大平台，促进“课内与课外、校内与校外、线上与线下相互补充”，实现“内外互补”。

一是完善课程思政示范课程，建设系统化的医德教育案例库，做好有效应用机制。以院系、学科为单位开展课程思政教学设计，在服务医学人才培养总目标的框架内，建立起科学合理的核心课程课程思政教育体系，形成医学学科核心课程的课程思政教学设计和课程思政教学案例库。采用 Delphi 法，广泛征集各专业课程典型思政案例，经过专家讨论，筛选出具有思政意义的案例。规范案例命名、内容选取、价值引领、逻辑联系、撰写原则等标准，建立高品质思政案例库，用于专业课思政教学，实现“精准思政”目的。

二是开展以“德医相融”为核心的网络教育宣传作品创作，形成“云上大思政课”氛围。运用载体联动效应，发挥学校资源育人合力，实现多种教育场域叠加，形成多层次立体化思政教育阵地，为学生专业课学习提供知识资源保障。以新时代高校课程思政数据库、教育数据库、视频数据库、思政云课堂等数据库为课程思政案例库建设提供丰厚资源保障。搭建起思政叙事与学生互联互通的渠道，构建主流意识形态传播矩阵，实现思政育人与课程教学相融合。

方案四，培养育人大师资，助力“医德与医术双提高”，实现“文理支撑”。

一是实行思政课教师与专业课教师“结对子”制度。拓宽思政育人师资领域，吸收一批医德高尚、医术精湛的医学代表人物做兼职教师，建立面对学生开展医德教育的长效机制。安排优秀思政教师指导和帮助专业课教师完善教学设计，全面增强教师育人责任意识，形成课程思政正确理念，提升课程思政实施能力。以问卷调查法的形式，向教师、学生了解课程思政实施情况或征询意见，以数据反馈了解其对教学实施的看法和意见。

二是围绕教师思政育人综合能力提升，定期开展“德医相融”工作坊活动，强化集体备课和专项研究。选择一批医学专业试点课程，根据其教育目标的实际，进一步深入挖掘其课程中蕴含的思想政治教育资源，设计开展课程思政的具体方案；突出育人侧重点，建立与课程体系相符合的特色教学设计，达到马克思主义理论传播和思政育人价值的协调统一；针对综合素质课程，根据医学人才培养的综合素质要求，科学建构课程体系和教育内容，力争实现提升学生德智体美劳“五育并举”的综合素质，培养其正确的世界观、人生观和价值观。运用结构式访谈法、半结构式访谈法，对思政专家、教育学专家、理论课教师、实践课老师、管理者以及学生进行访谈，了解“德医相融”育人体系的普遍认知度，了解各方对教学体系建设的反馈。

通过系统研究，将实践成果上升为理论认识。在不断推进“德医相融”育人实践走向全面发展的基础上，进行理论概括、归纳和总结，完成系列研究文章、系列丛书的撰写和发表。分析“德医相融”育人体系建设中存在的关键问题和解决路径，研究育人体系运行的有效度和实效性，实施“三全”质量管理路径，即“全员-全过程-全方位”管理[9]。形成具有医学院校特色的“德医相融”育人体系建设的研究报告，并做好课题鉴定和结题的相关工作。

六、研究成效

(一) 学生成长发展

项目立足地方医学院校人才培养特点和能力素质要求，按照培养德智体美劳全面发展的社会主义建设者和接班人的目标，突出医学生综合素质提升，大学生创新项目“辐睿智配——全球分子影像全自动配药行业开拓者”“芯源科技——未来免疫精准评估领域的定义者”“瑞搏生物——新型干细胞治疗缺血性疾病的全球开创者”分别于 2019 年、2020 年、2021 年在中国国际“互联网+”大学生创新创业大赛中荣获金奖，在全国医学类本科高校中居于第一方阵。

学生在校期间荣获国家级学科竞赛奖 33 项，省级学科竞赛奖 300 余项，以第一作者身份发表高水平学术论文 50 余篇，获各类型专利 150 余项；参加国内外学术会议报告发言 60 余人次；主持国家级大学生创新创业训练项目 100 余项，省级项目 150 余项，2 人荣获全国大学生年度人物。2021 年用人单位对毕业生总体工作表现满意度为 98.96%(图 3)，对我校毕业生职业能力好评率最高的三项依次是专业知识技能 95.17%、学习能力 93.45%、沟通表达能力 93.45% 和执行力 93.45%(图 4)。

2023 年，课题组对学生的德育水平进行综合测评，分别从学生的思想政治素质、道德品质、法治素养、文化素养、心理素质、社会责任感等 6 个维度进行综合测评。将学生的思想品德塑造与专业能力培养置于同等重要的高度，实现二者的有机融合；培养学生成为医德高尚、医术精湛、医风端正、人民满意的好医生。(图 5、图 6)

(二)“德医相融”专栏文章撰写与发表

项目积极筹措，在《基础医学教育》杂志开设“德医相融”专栏，完成“德医相融”相关

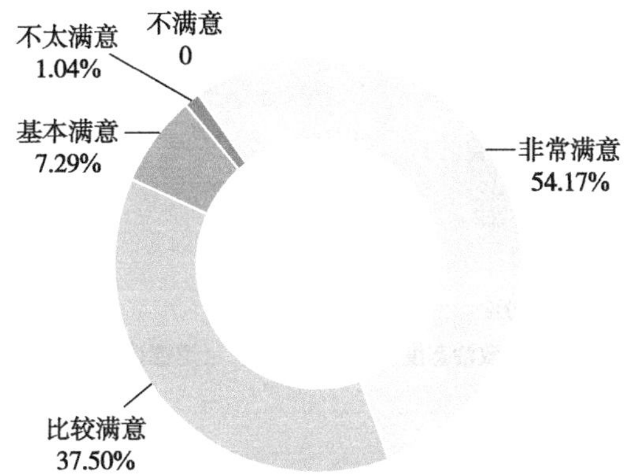

图 3 2021 年用人单位对毕业生总体工作表现满意度

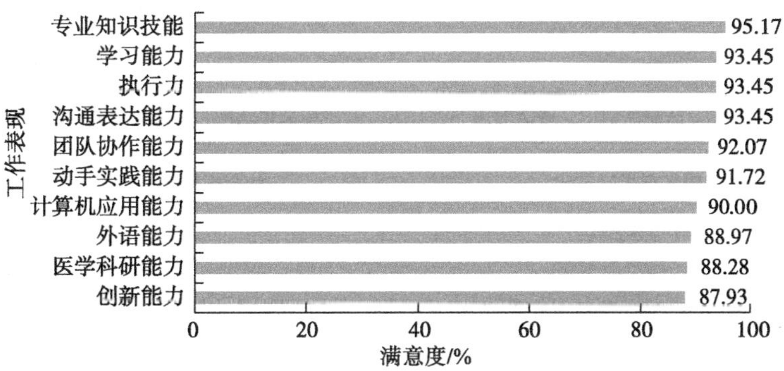

图 4 2021 年用人单位对毕业生职业能力好评率

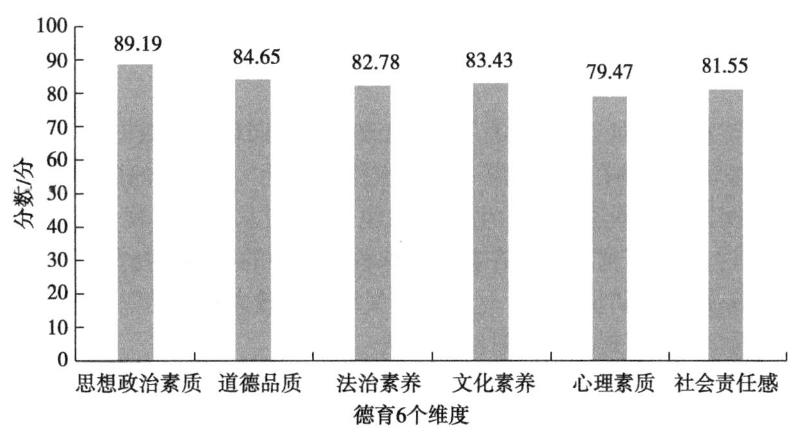

图 5 2023 年大学生德育水平综合测评

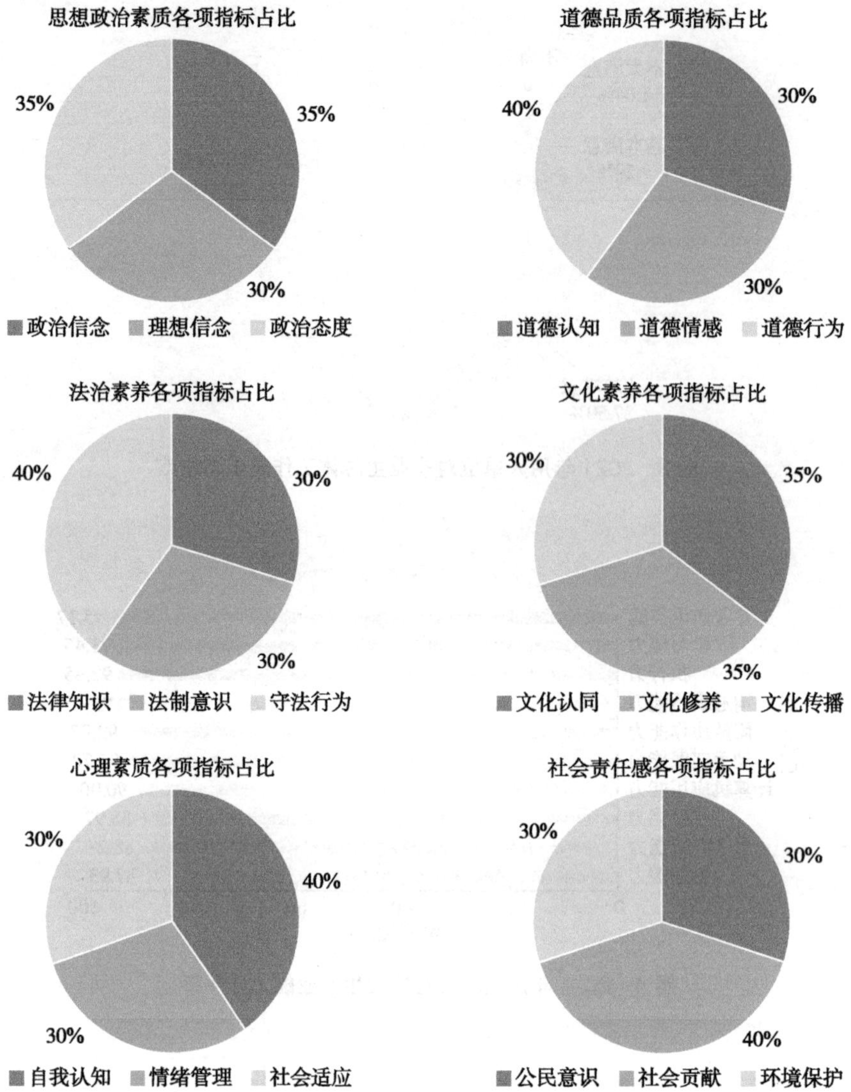

图6 大学生德育水平综合测评各级指标占比

论文二十余篇。专栏文章对“医学教育”与“思政课程和课程思政双贯通”的研究进行了深入探究；分析了医学家案例在医学院校“思想道德与法治”课程中的应用及其效果；以“沉浸式学习模式”探讨了课程思政教学生态的构建与应用；从新医科视角重塑医学专业课程与思政融合的探讨；探讨了情境体验在新医科课程思政中的应用研究及其效果；对课程思政育人评价指标体系进行了初步探索。这些研究文章共同致力于推动医学教育与思政教育的融合，为医学生的全面发展提供新的思路和方法。

（三）师资培养

实行思政教师与专业教师“结对子”制度，安排优秀思政教师指导和帮助专业课教师完善教学设计，全面增强教师育人责任意识，形成课程思政正确理念，提升课程思政实施能力。

完善师德考核评价体系，建立师德承诺书和个人师德档案，强化师德考核结果运用，促进教师德育素质持续提升。项目推进过程中，共培养 40 余名课程思政建设优秀教师，推荐专业课教师参加省高校课程思政建设联盟举办的山西省普通高等学校课程思政教学设计大赛，其中 13 人获得省级课程思政教学大赛奖，学校荣获优秀组织奖。

（四）思政示范课程

推动完成医学类专业课程的课程思政示范课程建设工作，在全校范围内，指导帮助各专业课程完成课程思政教学设计，建成 34 门课程思政示范课程，其中，药理学、护理学基础等 5 门课程被认定为省级课程思政示范课，医学寄生虫学、人体解剖学等 20 门优秀课程被评选为校级认定示范课，生理学、内科学等 9 门课程被评选为校级建设示范课；形成 68 个教案样例，覆盖 34 门课程。建立涵盖教学设计、教案样例、教学方法、教学实践、教学评价全过程的医学专业课程思政示范课；形成 400 余个医药相关思政案例，进一步完善了医药文化中的思政资源挖掘与整理，构建课程思政教育资源库。配合思想政治理论课、专业课课程思政、五育并举通识课的“三位一体”育人要求，为思政课程和课程思政教学开展提供素材支撑。

（五）工作坊专项活动

围绕“德医相融”育人体系建设工作，推出课程思政工作坊专项活动。2021—2022 学年，开展尔雅·教学沙龙专项课程思政教学活动，为期 13 周，对来自全校的 16 门课程进行课程思政特色做法分享；2022—2023 学年，开展“德医相融”工作坊课程思政专项活动，对基础医学院 13 门主干课程、公共卫生学院 13 门主干课程、法医学院 4 门主干课程、护理学院 9 门主干课程进行课程示范分享活动，通过线上线下同步直播形式，展示了课程思政教学设计和教学成果，校内外数千人次线上观摩，充分发挥了课程思政示范项目的引领示范作用。

（六）思政实践反响

作为国家一流课程“医德教育实践”的重要教学内容，学校以杰出校友、全国首枚“白求恩奖章”获得者赵雪芳为原型，编排了话剧《赵雪芳》，以舞台艺术的形式再现其工作生活的非凡经历，体现了“敬佑生命、救死扶伤、甘于奉献、大爱无疆”的医者精神，这部用群众喜爱的方式弘扬社会主义先进文化的代表性文艺作品于 2018 年开始创作，于 2019 年在山西大剧院首演，产生了广泛的社会影响，同年入选省重点文艺作品扶持奖励项目。2021 年，学生版编排完成，与观众见面。2023 年，话剧入选教育部高校思想政治工作质量提升综合改革与精品建设项目，让雪芳精神在山医学子中代代传承。

七、研究保障

（一）形势良好的外部环境

习近平总书记指出：各类课程要与思想政治理论课同向同行，形成协同效应。教育部在 2020 年印发《高等学校课程思政建设指导纲要》，为推动课程思政建设做出明确详细的指导。教育部印发的《高校思想政治工作质量提升工程实施纲要》指出:大力推动以"课程思政"为目标的课堂教学改革,梳理各门专业课程所蕴含的思想政治教育元素和所承载的思想政治教育功能,实现思想政治教育与知识体系教育的有机统一。同时,全国各高校也掀起了课程思政改革的新一轮高潮,社会、学校、教师均前所未有地形成共识,为推进医学人才思政教育改革提供良好的外部环境。

(二)资源丰富的育人平台

项目实施高校于2017年获批省级六大协同创新中心之一的高校思想政治工作服务育人协同创新中心,2018年获批全国"三全育人"综合改革试点单位,且连续出台一系列专门推进学校思想政治工作改革创新的党政文件,专门成立了校级课程思政改革研究中心,设立专项经费,保障本项目的改革实践与研究工作。同年,成立校级协同育人中心,下设大学生事务管理中心、大学生健康促进中心、大学生全面发展与自我管理中心、教师德育素质拓展中心、课程思政研究与实践中心、大学生创新创业中心作为执行机构,另设思想政治工作创新发展研究中心作为理论研究机构,全面落实全国高校思想政治工作会议精神。

(三)雄厚扎实的研究基础

项目研究团队长期致力于医学院校思想政治教育特殊性的研究与实践,在2013年曾出版与本科生四门思政课相配套的《医学院校思想政治理论课教学与特色资源应用研究》系列丛书,被国内21所医学院校采用,获得一致认可和好评。该成果也获得2017年省级教学成果特等奖,得到评审专家的普遍赞誉。在2020年特色资源建设的第二期成果《医药文化思政资源研究》(三卷本)也已由山西人民出版社正式出版,被省内外28所医学院校采用,反馈效果良好。2021年完成了《高校立德树人思想研究》《高校思想政治工作论纲》《高校教师德育素质拓展理论与实践》三部著作的定稿。

(四)积淀深厚的实践经验

本项目研究团队长期致力于实践教学改革,形成了"情境体验"思政实践教学模式;得到《山西日报》和《光明日报》的长篇报道,并受到教育部官网、搜狐网、新浪网等媒体的32次报道、转载,在省内外高校形成示范效应,受到广大学生的普遍认可和欢迎,为我校课程思政改革提供借鉴。"医学院校思想政治理论课教学与特色资源库建设研究"被评为2017年省级教学成果特等奖。2021年,全省高校课程思政教学设计大赛7名教师获奖;2018年建立了校级思政工作专项共91个项目,涵盖思政课程与课程思政两个领域;近五年来,省级以上思政课程和课程思政研究项目达50余项。

(五)结构合理的研究队伍

本项目研究团队由思政专业课教师、各医学专业骨干教师、医学教育研究专家组成,包含了长期从事医学院校思想政治教育工作的成员,经验丰富,基础扎实;包含了长期从事医学专业课程、基础课程教育、临床医学实践教学的教师,有助于推动"课程思政"的实施和各项任务;包含了长期从事医学教育研究与管理工作的专业人员,有助于保障教育教学改革任务的顺利实施。

八、项目的主要特色和创新之处

(一) 主要特色

具有协同性。体现医学专业课程、思政课程、综合素养课程的有机协同,达到最优化目标。本项目将三类课程进行一体化设计,既有各自的重点,又能形成教育目标的整体达成,充分体现了"思政课程和课程思政""思政实践与实践思政"的相互贯通。

具有系统性。体现从课程规划到教学设计、教学组织、教学评价的全过程,实现教育环节的全覆盖。基于对本科医学教育的全课程体系的课程思政设计,实现课程群建设、各门课程的课程思政教学设计、特色思政教育案例的挖掘、具体教学实践和教学方法的改革创新、教学效果评价与反馈机制的系统性设计,使课程思政育人效果能够贯穿学生学习全过程,形成科学有效的合力,提高育人效能。

具有整体性。本成果注重"全人"教育,构建"德医相融、医教协同、内外互补、文理支撑"的育人课程体系,形成"门门有思政、课课有特色、人人重健康"的育人生态,强化医学生职业素质培养,使学生具备救死扶伤的道术、心中有爱的仁术、知识扎实的学术、本领过硬的技术和方法科学的艺术。

教学研究成果"基于'HELP-BRIDGE'的培养卓越医生体系研究与实践"获2023年高等教育(本科)国家级教学成果二等奖;"基于'德医相融'育人体系的卓越医生思想政治教育研究与实践"和教学研究成果"医理博精 德能高邃:新医科卓越人才'双融合四贯通'育人模式研究与实践"获2023年山西省高等教育教学成果特等奖。

(二) 创新之处

理念创新:提出"德医相融、医教协同、内外互补、文理支撑"的"新医科"本科教学理念。遵循"立德树人"根本目标,体现"三全育人"要求,围绕医学生培养的医学教学体系课程思政改革需要,提出"德医相融、医教协同、内外互补、文理支撑"育人理念,在深入研究地方医学院校医学生思想政治教育路径的基础上,着眼于构建符合医学人才培养目标的课程思政育人体系。

体系创新:形成"思政课程和课程思政双贯通""思政实践和实践思政双贯通"的新医科"德医相融"育人体系建设方案。围绕学生的全面发展,形成符合卓越医生培养目标的"德医相融"育人体系,着重采用新手段、新体系、新模式构建医学生思想政治教育协同创新教育体系,基于专业课程思政设计,实现课程群建设、思政案例库建设,从课程规划到教学设计、教学组织、教学评价,实现教育环节的全覆盖,体现品德教育与专业教育的有机协同,达到"五育并举"的最优化目标,既有各自重点,又有整体达成。育人效果贯穿学生学习全过程,形成科学有效的合力,提高育人效能。

机制创新:构建符合医学人才培养目标的融合课程思政的本科教学机制和多层次、多维度的教学评价机制。聚焦医学院校"德医相融"协同育人机制建设,将价值塑造、知识传授和能力培养三者融为一体,满足医学生立德树人教育的需要,适应培养中国特色社会主义卫生健康事业建设者和接班人的需要,搭建起"德医相融"育人体系,有效落实"三全育人"要求，强化了医学教育“以人为本”的教育理念，提高医学人才培养的针对性和实效性。

参考文献

[1] 叶雨婷. 教育部等 13 单位联合启动“六卓越一拔尖”计划 2.0 [N/OL].（2019-04-29）[2021-03-18]. http://www.moe.gov.cn/jyb_xwfb/xw_zt/moe_357/jyzt_2019n/2019_zt4/tjx/mtjj/201906/t20190619_386454.html.

[2] 国务院办公厅. 国务院办公厅关于加快医学教育创新发展的指导意见：国办发〔2020〕34 号 [A/OL].（2020-09-17）[2021-03-18].http://www.gov.cn/zhengce/content/2020-09/23/content_5546373.htm.

[3] 杜尚泽. 习近平：“大思政课”我们要善用之 [N/OL]. 人民日报，2021-03-07 [2021-03-18].https://www.peopleapp.com/column/30035569523-500004896229.

[4] 钮晓音，郭晓奎. “新医科”背景下的医学教育改革与人才培养 [J]. 中国高等医学教育，2021，(5)：1-2.

[5] 孙宝志. “范式”视域下破解我国医学教育研究的质量问题 [J]. 医学与哲学，2022，43（14）：1-5.

[6] 黄洁，夏凯愉，冯建武，等. 医教协同背景下校院深度融合式临床医学人才培养模式改革与实践 [J]. 中国高等医学教育，2022，(3)：34-35.

[7] 刘维，马金火，王文涛，等. 医教协同构建“三位一体”创新医学人才培养体系的探索与实践 [J]. 中国高等医学教育，2023，(12)：41-42.

[8] 段夕瑜，朱亚鑫，曲波. 基于 SCI 的我国医学教育研究国际影响力实证分析 [J]. 复旦教育论坛，2023，21（2）：120-128.

[9] 孙宝志. 医学教育改革创新成效评价的国际新方法：贡献分析及其应用 [J]. 医学与哲学，2021，42（10）：55-58.

项目设计三

“感知-思悟-践行”内科护理学“大思政”教学行动研究

沈翠珍　曾传红
浙江中医药大学

一、立项依据

（一）研究背景

1. 开展课程思政是高校落实立德树人根本任务的战略举措

2020年5月教育部印发了《高等学校课程思政建设指导纲要》[1]（以下简称《纲要》），明确指出：培养什么人、怎样培养人、为谁培养人是教育的根本问题，立德树人成效是检验高校一切工作的根本标准。2022年7月，教育部等十部门以教社科〔2022〕3号印发关于《全面推进“大思政课”建设的工作方案》的通知，进一步强调落实立德树人根本任务的重要性，高校是人才培养的主要阵地，应全面推进“大思政”建设。

2. 课程思政建设是全面提高人才培养质量的重要任务

高校教育的目标不仅是人才培养，更为关键的是能够培育出德才兼备、全面发展的新时代接班人。在专业课程中融合德育教育，不仅时间上有保证，更重要的是专业课教师在教学过程中所体现出来的渊博知识、高尚的职业道德和较高的学术造诣，可使学生产生一种依赖感，具有亲和力强和易接受性的特点。因此，高校应积极开展专业课课程思政建设，丰富课程思政内涵，确保课程思政落到实处。

3. 课程思政是护理学专业高素质人才培养的必然要求

护理学专业是培养具有高尚职业素质和人文精神的白衣天使，比其他职业具有更高的道德情操要求。护士必须树立良好的职业道德和职业情感，具备高度的责任心和责任感，尊重、关心、同情和爱护病人，全心全意为病人服务。因此，课程思政为护理学德育教育开拓了崭新的渠道，在润物细无声中向学生传授精神内涵，指导其落实到护理实践当中，做到“内化于心，外化于行”[2-3]。

4. 适合的理论指导是课程思政实施效果的重要保障

1950年，美国梅奥教授率先提出了知信行（knowledge-attitude-practice，KAP）理论模式[4]。知信行理论模式是知识、态度、行为理论的缩写，指出改变人类行为须经历3个连续变化的阶段，即知识获取、信念树立和行为改变。该理论认为，知识是指对事物的认知和理解,信念是指形成的积极态度,行为是指落实情况的改变,三个要素互相影响、相互促进。由此可见,将知信行理论模式与护理学课程思政教学相结合,有利于学生将课堂中学习到的思政理念与专业知识转化为自身信念,促进课程思政案例与现实实践的结合,进而推动学生个人行为向正确的积极的方向转变,以实现护理学课程思政教学的价值与意义。

5. 行动研究是课堂教学研究适合的研究方法

行动研究的定义有多种的,不同的学者有不同的定义。归纳起来大致有三种:(1)行动者用科学的方法对自己的行动进行研究;(2)行动者为解决自己实践中的问题进行研究;(3)行动者对自己的实践进行批判性思考,以"理论的批判""意识的启蒙"来引起和改进行动。行动研究是教师为自己所做的研究,通过收集信息明确教学问题、制订计划、实施教学、总结反思,改进下轮的教学,不断循环,以提高课堂教学效果[5]。

因此,为落实立德树人的根本任务,本项目基于知信行理论,采用行动研究的方法,在内科护理学教学中,建立"感知-思悟-践行"递进式课程思政教学模式,以提高课程思政的教学效果并为护理学专业其他课程的教学提供范式。

(二) 研究问题

内科护理学是护理学专业一门奠基性的临床护理课程,肩负着培养护理岗位胜任力和职业素养的重任。因此,课程教学时应立足于对蕴含在专业知识中德育元素的深入挖掘,重视对学生的社会责任感、人文关怀意识和职业认同感的培育,引导学生树立正确的世界观、人生观和价值观,激发学生学习兴趣,进而实现综合能力的全面提高,拓展课程的温度、深度和高度。目前虽有不少关于内科护理学课程思政的研究,但存在以下不足:理论探讨较多,实证研究偏少;个别教学内容的思政教学探讨较多,整体设计课程思政教学探讨偏少;不同教学方法联合应用的研究较多,基于理论指导的结构化思政教学模式的研究偏少[6-7]。因此,应进一步加强内科护理学课程思政建设,以提高课程思政的教学效果。本项目提出以下研究问题。

1. 内科护理学课程思政融入思政元素的现状如何?
2. 如何基于学生认知规律使思政元素润物无声地融入教学中?
3. 结构化的思政教学模式应用于内科护理学的教学中会对学生产生哪些效果?

(三) 研究现状分析

检索中国知网,采用"课程思政"和"护理学"为主题词,获得456篇文献;用"课程思政"和"内科护理学"则获得36篇文献,这些文献多数来自专科和职业护理院校,来自本科院校的仅为少数。阅读这些文献,分析如下:

1. 护理学课程融入思政元素内容

《护理学类专业课程思政指南》根据《纲要》的要求,提出政治认同、家国情怀、道德修养、文化素养、法治素养、职业素养六个方面的课程思政重点。查阅文献[8-11]发现,许多护理教师在护理专业课程教学中开展了思政教学的探索与实践,教师根据不同课程的教学内容及各自的理解,挖掘了不同的思政元素。但总体来说,目前挖掘的思政元素随意性大,缺乏系统性,没有充分考虑学生的认知规律,与专业知识教学的针对性、紧密性还不够,无法引发学生兴趣和共鸣,从而影响实际的教学效果。

2. 护理学课程思政教学方法

目前各护理院校已全面推进课程思政建设，实现课程思政全覆盖，包括理论教学、实践教学和线上慕课[8-11]。其一，课堂教学。采用视频/案例融合、热点分享、专题嵌入、情景体验、经典诵读、文字感想等形式开展课程思政。其二，实践教学。运用临床真实案例、小组讨论和情景教学的方法开展临床教学，并采用现代化教学手段和设备，充分调动学生的学习兴趣。其三，线上教学。因线上教学具有不受时间、空间限制等优点，也已用于护理学课程思政的教学中。如拍摄护理学思政微课，在慕课中融入人文精神、社会主义核心价值观、法制观等思政元素。但总体来说，护理学课程思政实践还处于探索阶段，不同教师的教学方法不同，还缺少科学规范有效的可供借鉴的思政教学模式。

3. 护理学课程思政资源建设

课程思政教学最大的难度是缺少与教学内容相匹配的思政教学资源，包括思政教学案例和视频等。浙江中医药大学是省级课程思政示范校，率先主编出版《医学类专业课程思政教学案例集》[12]《医学类专业课程思政教学实录》[13]。本课程团队通过对内科护理学课程思政教学的探索与实践[14]，组织编写了 20 个内科护理课程思政教学案例，并辐射至护理学其他专业课程，主编出版《护理学专业课程思政实务》[15]，也拍摄了 10 个思政微课，内科护理学获得省级课程思政示范课程，为本项目的开展打下了良好的基础。但这些案例库的编写缺少严格的科研程序，其有效性还待进一步的教学实践检验。

4. 护理学课程思政教学评价

基于“知识传授、能力培养、价值塑造”三位一体的思政教学，其教学效果的评价应包括知识、能力、素质、价值观等多个方面，由于素质包含的内容广泛，价值观变化测量难度大，因此，课程思政教学效果评价是实施课程思政研究的难点之一。不少学者采用自编问卷调查、学生访谈、书写学习体会等评价思政教学效果；有学者开展了“基于三维目标的课程思政护理教学评价指标体系的构建”和“护理类专业课教师课程思政能力评价指标的构建研究”[16-17]，评价体系采用科学严谨的研究方法，但前者主要评价的是教师的课堂教学，后者主要评价教师的课程思政能力，对于学生的实际学习效果难以反映。有学者选择了一些公认的能测量学生素质和价值观的量表，如《护理专业课程思政知信行问卷》《护士情感领域能力评价量表》《人文关怀能力量表》[18]等，使护理学思政效果评价客观化。

综上所述，目前护理学专业课程思政被不断推向深入，在思政元素、教学方法、教学评价等方面已有不少的探索，总结了一些经验；思政教学案例、思政微课也有积累。但还缺少系统性、科学性、针对性和有效性，缺乏针对内科护理学课程思政的实证案例。

因此，本项目选取内科护理学中“泌尿系统、血液系统和神经系统疾病护理”中的重点疾病，以“知信行理论”指导课程思政教学模式构建，遵循大学生的认知规律，建立“感知-思悟-践行”递进式课程思政教学模式，采用行动研究，通过三轮的教学实践，不断改进完善并探讨其教学效果。

（四）理论模型

KAP 是将人们行为的改变分为获取知识、产生信念及形成行为三个连续过程的理论模式。该模式是迄今用来解释个人知识和信念如何影响健康行为改变最常用的模式，其理论与实践相结合、信念与行动相一致的理论在护理相关领域应用。知信行理论模式与课程思政的教学方式具有较强的相关性。在知信行理论模式中,知识指的是对相关信息的认识和理解,而开展护理学课程思政教学也应首先使学生熟练掌握护理学专业知识,并对正确的思想道德观念具有良好的"感知";态度指的是正确的信念和积极的态度,即为"思悟",而护理学课程思政教学即为使学生能真正形成正确的价值观及在未来的工作中保持积极的态度,将先进的、优秀的案例牢记于心,这为实施恰当的行动打下坚实的思想基础;行为意味着根据知识和态度采取的行动,即为"践行"。而护理学专业学生只有在深刻了解优秀的前辈们的先进事迹,从中领悟了为人处世、为国为民奉献的精神并牢记于心,才能够在将来岗位中、生活中保持端正的作风,在人民、社会或者国家需要帮助的时候,做出正确的决策及行动。本研究的理论框架图如图1。

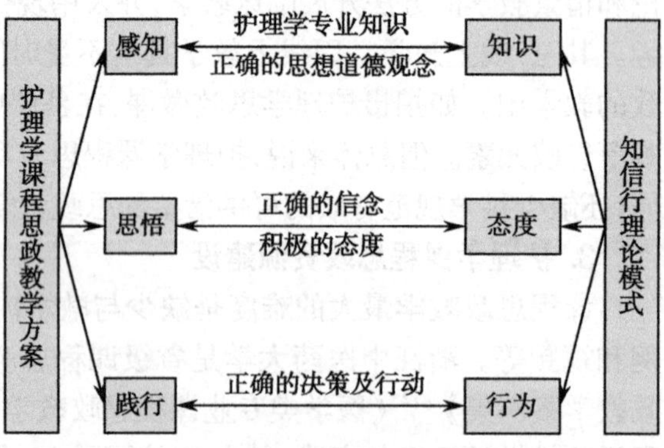

图1 理论框架图

(五) 研究意义

1. 培养具有高度社会责任感的新一代大学生

大学生是祖国的未来,新一代大学生应具有坚定的社会主义理想信念,热爱社会主义祖国,拥护中国共产党的领导,具有为人民服务、为民族昌盛而奋斗的志向。在内科护理学教学中,通过挖掘德育元素,在传授专业知识的同时,将德育知识融入其中,以进一步增强学生的社会责任感。

2. 培养具有崇高职业情操和人文素养的高素质护理人才

随着社会经济的发展,人们对护理人员提出了愈来愈高的要求。护士是美的化身,是病人的守护神,是维护人类健康的使者。因此,未来的白衣天使必须具备良好的人文素质和职业道德。通过在内科护理学教学中,结合在内科护理中涌现的先进人物、典型事例的介绍,陶冶学生情操,提高职业理想。

3. 建立科学有效的护理学专业课程思政教学模式

在知信行理论指导下,通过采用文献研究、师生访谈及教学实施方法建立的内科护理学"感知、思悟、践行"课程思政教学模式,这不仅可为内科护理学教学提供了一套科学规范的思政教学方案,也为其他相关专业课程思政教学提供借鉴。

二、研究目标与内容

(一) 研究目标

1. 通过问卷调查、师生访谈,明确内科护理教学的基本情况及存在的课程思政教学方面问题。

2. 以知信行理论为基础,以行动研究为指导,制定基于"感知-思悟-践行"递进式的内科护理学课程思政实施方案。

3. 实施课程思政方案并评价实施效果，探究方案的可行性。

（二）研究内容

1. 明确内科护理学课程思政教学现状。

（1）文献研究与学生调查：广泛查阅国内近10年有关课程思政、课程思政教学模式、课程思政教学内容、课程思政教学方法、课程思政教学评价、思政元素、人文素养等与护理学相关的文献，了解护理学课程思政研究现状。采用《护理专业课程思政知信行问卷》《护士情感领域能力评价量表》《人文关怀能力量表》对护理学专业学生进行调查，了解学生对课程思政的认识及其人文素养现状。

（2）师生访谈：根据知信行理论，按“感知-思悟-践行”的框架，拟定半结构式访谈提纲，先进行预访谈，再进行正式访谈，深入探讨护理学专业本科生及护理学专业教师对内科护理学课程思政元素、思政教学目标、教学内容、方法及评价的看法，全面了解内科护理学课程思政的教学现状及存在的问题。

2. 以行动研究为指导，开展基于知信行理论的“感知-思悟-践行”内科护理学课程思政实施。开展三轮的行动研究。

（1）形成问题：根据文献研究、学生调查及师生访谈明确研究问题。

（2）制订计划：包括研究目的、教学策略、教学资源、教学团队、教学实践开展流程、教学依据及框架、研究工具等。

（3）实施教学：以《内科护理学》第五章泌尿系统疾病护理、第六章血液系统疾病护理、第九章神经系统疾病护理的重点疾病为例，开展三轮的行动研究教学实践。

（4）教学反思：教学前后收集数据，分析数据，总结反思，以改进后面的教学。

3. 教学效果的评价与总结反思。

通过期末标准化试卷理论考试、客观结构化临床考试（OSCE）、《护理专业课程思政知信行问卷》、《护士情感领域能力评价量表》、《人文关怀能力量表》及学生访谈，全面评价学生通过内科护理学学习后，在知识、能力、素质方面取得的成效。

三、研究设计

（一）研究对象

1. 护理学专业学生

纳入标准：①本科护理学专业三年级第6学期的学生；②第5学期已经学过内科护理学课程。

2. 护理学专业教师

纳入标准：①担任本科内科护理学教学；②具有一轮以上的内科护理学教学经历。

（二）研究工具

1.《护理专业课程思政知信行问卷》

该问卷由华中科技大学同济医学院附属同济医院王颖等于2023年编制。问卷包括知识、态度、行为3个维度共21个条目。①知识维度6个条目，涵盖课程思政的概念、内涵、教育目的、方式、思政元素和应用领域等，采用李克特5级评分法，“完全不了解”至“非常了解”赋1~5分，总分6~30分；②态度维度7个条目，涵盖课程思政的重要性、作用和实施态度等，采用李克特5级评分法，“非常不同意”至“非常同意”赋1~5分；③行为维度9个条目，涵盖护理本科生在护理实践中有关法律法规、行为准则、职业道德等方面的行为，采用李克特5级评分法，“从不这样”至“总是这样”赋1~5分。得分越高，说明护理本科生对课程思政的认知程度越高、态度越积极或行为越主动。问卷 Cronbach's α 系数为0.961，知识、态度、行为维度 Cronbach's α 系数分别为0.938、0.964、0.951。

2.《护士情感领域能力评价量表》

该量表由吉加梅等于2019年编制，共有25个条目，包含专业信念感知能力（5个条目）、专业内涵领悟能力（7个条目）、专业价值评价能力（6个条目）和专业价值内化能力（7个条目）四个维度。每个条目采用 Likert 5级计分法，“完全不符合”“比较不符合”“符合”“比较符合”“完全符合”分别为“1分”“2分”“3分”“4分”“5分”，得分范围为25~125分，得分越高说明护理本科生情感领域能力越强。该总量表 Cronbach's α 系数为0.959，4个维度 Cronbach's α 系数范围为0.858~0.922。

3.《人文关怀能力量表》

该量表由 Nkongho 于1990年编制，许娟于2008年汉化，共有37个条目，3个维度，分别为认知14个条目、勇气13个条目、耐心10个条目，均采用 Likert 7级评分法（1=完全反对，7=完全赞同），反向问题反向计分。总分为37~259分，分值越高表示受试对象的人文关怀能力越强，220.3分以上表示关怀能力高，得分在203.1~220.3之间表示关怀能力中等，203.1分以下表示关怀能力较低。量表的 Cronbach's α 系数为0.840。

（三）研究方法

1. 行动研究

本项目采用行动研究法，以改进内科护理学教学为目的，基于知信行理论，以感知、思悟、践行为框架，进行三轮的教学，提高内科护理学教学对学生知识、能力、素质培养方面的作用。通过教学情况反馈有针对性地进行反思总结，在此基础上制定新的教学方案，并投入到新一轮的教学实践中，再进行反思总结得出下一轮的教学方案，以提高教学效果，尤其是课程思政的教学效果。

2. 问卷调查

采用《护理专业课程思政知信行问卷》《护士情感领域能力评价量表》《人文关怀能力量表》，在内科护理学教学前后对学生进行调查，了解学生教学前后的变化。

3. 访谈法

在行动研究开始前对学生和教师进行一次访谈，了解到学生对课程思政的认识和内科护理教学中常存在的问题。在第一轮行动研究后，对学生和教师再进行一次访谈，并结合教学的反思总结进行下一轮研究设计。在第二轮行动研究后再对其进行访谈，最后对学生的三次访谈进行总结分析。

4. 观察法

课堂观察法可以获得教学现场的第一手资料。课堂观察法分为量的课堂观察和质的课堂观察。量的观察包括学生表情、抬头与低头情况、举手发言、回答问题等;质的课堂观察则是通过查看课堂实录、学生笔记、上交作业、学习体会等分析课堂教学效果,并根据课堂教学中存在的问题和不足改进教学。

四、研究方案

(一) 明确内科护理学课程思政教学现状及存在的课程思政教学问题

1. 文献研究

计算机检索中文数据库包括中国知网、万方、维普以及中国生物医学文献数据库,搜索近 10 年关于课政思政、护理学课程思政、内科护理学课程思政等相关文献。检索词包括课政思政、人文教育、德育教育、护理学课程思政、内科护理学课程思政、课程思政教学资源、课程思政教学案例、课程思政教学方法、课程思政教学模式、课程思政教学评价等。对文献进行全面、深入的分析,包括思政元素、思政目标、教学方法、思政案例、资源建设、教学评价等,以了解内科护理学课程思政教学现状,也为构建内科护理学课程思政教学方案提供依据。

2. 问卷调查

(1) 调查对象:见“研究设计”。

(2) 调查工具:《护理专业课程思政知信行问卷》《护士情感领域能力评价量表》《人文关怀能力量表》。该三个问卷可以比较全面了解学生对课程思政的认知及人文素养情况。

3. 质性访谈

(1) 访谈对象:护理学专业学生和护理学专业教师。

(2) 样本量:采用目的抽样方法,选取浙江省某本科院校护理学专业的学生和教师,样本量以受访者的资料重复出现,资料分析时不再有新的主题呈现即资料饱和为准。

(3) 访谈提纲:通过查阅相关文献,结合项目研究目标拟定学生和教师的访谈提纲。先拟定初步的访谈提纲,须经教学团队反复讨论确定最后的访谈提纲;再进行 2 例预访谈,根据访谈情况修改完善。初步的访谈提纲如下:

1) 学生访谈提纲:①内科护理学学习对你的知识、能力、素质产生了哪些影响?②你喜欢教师在内科护理学教学中采用什么样的教学方法、教学案例和教学评价等?③在内科护理学教学中,教师采用了哪些教学方法对你的职业素养、专业认同等产生了重要影响?④你期望通过内科护理学的学习,提高哪些专业素养和人文精神?⑤请谈谈你在内科护理学学习中,对你思想触动最大的一次课。

2) 教师访谈提纲:①结合护理学专业特点,您认为内科护理学课程中蕴含了哪些思政元素?②请谈谈您在内科护理学教学中开展的思政教学情况,包括思政目标、教学方法、教学案例、教学评价及教学效果等。③您对自己在内科护理学教学中开展课程思政情况满意吗?您认为理想的课程思政应该如何?④请谈谈您在内科护理学教学中实施课程思政存在的困难有哪些。

(4) 资料收集过程:采用面对面半结构式访谈法收集资料,在双方交谈方便、不受干扰、安静的自然环境下进行,访谈时间为 30~60 分钟。访谈前征求受访者意见,确定访谈时间。访谈过程中鼓励受访者表达出自己的真实感受和体验,并在征得受访者的同意后使用录音笔录音。待研究信息饱和后,停止收集资料。

（5）资料分析方法:访谈结束后24小时内对访谈资料进行逐字逐句转录,采用内容分析法对转录资料进行分析。所有的转录和分析须经过第二位研究者的验证,以保证严谨性。采用传统内容分析法对转录资料进行分析。首先,研究者仔细阅读访谈资料,从整体上把握资料的意义;其次,标注、编码访谈资料中提及的重要思想或概念,将关系密切的思想或概念进行分类,形成主题。最后,定义主题,并从资料中找出相应的摘录范例。资料收集和资料分析反复进行,直至主题饱和,再无新的主题产生为止。

（6）质量控制:为保证访谈顺利进行,访谈前与受访者建立信任关系,选择交谈方便、不受干扰、安静的自然环境下进行访谈。访谈前向受访者充分介绍访谈的目的、方法及意义,确保受访者能够充分地表达自己的真实感受和体验。研究者尽量保持中立,不带诱导性提问,访谈全程使用录音笔录音,确保访谈资料的客观真实性。

（二）行动研究:开展基于知信行理论的内科护理学课程思政教学实施

第一阶段:准备阶段

1. 建立内科护理学多学科教学团队

课程思政教学需要在专业知识教学融入思政元素。思政元素必须符合学生的认知规律,符合教材的知识点内容,更应符合《纲要》中提出的要求,并要在教学中达到润物无声的效果。因此,必须组建一支专业教育和思政教育经验丰富、思想道德过硬的多学科教学团队。以内科护理学教学团队为主,另配备一名马克思主义学院为护理学专业授课的教师一名。

2. 建立内科护理学课程思政教学资源

（1）课程思政案例集:已编制含有20个案例、覆盖全课程的《内科护理学课程思政案例集》。

（2）课程思政微视频:已拍摄10个重点疾病的思政微课,每个视频时长10~15分钟。

（3）内科护理学慕课:已在浙江省高校精品课程在线开放平台上线内科护理学慕课,由我校内科护理学教学团队拍摄。

（4）课程思政教学大纲:已编制含有课程思政要求的《内科护理学教学大纲》,明确了内科护理学课程思政教学目标。

3. 课程思政教学设计

（1）课程思政元素教学设计:包括知识点、课程思政分目标、课程思政案例、所在章节等,具体见表1。

表1 课程思政元素设计表

序号	知识点	课程思政分目标	课程思政案例	所在章节
1	肺炎的护理	养成对祖国医学的自信心、仁爱与同理心	成果展示:新型冠状病毒中西医结合治疗方法与效果; 师讲生评:抗疫护士事迹介绍	第二章第六节
2	心肌梗死的急救	养成社会责任感	新闻讨论:路人突发心搏骤停,护士下班途中紧急施救	第三章第五节

续表

序号	知识点	课程思政分目标	课程思政案例	所在章节
3	肝硬化的护理	养成“患者安全”意识	案例分析:临床护理不良事件介绍	第四章第七节
4	慢性肾功能衰竭的护理	养成慎独精神	案例分析:临床护理不良事件介绍	第五章第六节
5	再生障碍性贫血的治疗	养成对患者的同理心和爱心	研讨辩论:医护人员捐献造血干细胞	第六章第二节
6	白血病的治疗	养成创新意识和对祖国医学的自信心	讨论分析:我国科学家从中药中提取抗白血病的化疗药物	第六章第四节
7	糖尿病的治疗	养成创新意识	教学导入:我国科学家世界首次人工合成胰岛素	第七章第五节
8	脑出血的护理	养成创新意识、护理思维能力,提高岗位胜任力	生讲生评:护士发明专利介绍 边讲边评:临床案例分析	第九章第三节

(2)课程思政教学模式设计:我校内科护理学共120学时,其中实践33学时,在三年级第5、6学期学习。第5学期64学时学习第1~4章,第6学期56学时,学习第5~9章。教材为沈翠珍、高静主编的《内科护理学》(第3版),由人民卫生出版社出版。本课程已制定了以“感知-思悟-践行”为主线的“135”混合式课程思政教学模式。教学团体采取“明确思政目标、重构教学内容、创新教学模式、改进评价方式”等举措进行教学改革,包括参与(思政案例,激发兴趣,提出问题)、探究(学生主导,小组合作,发展能力)、解释(学生陈述,教师引导,提升认知)、迁移(创设情境,紧贴临床,解决问题)、评价(过程考核,终结考核,多元评价)。围绕护理专业人才培养目标,根据课程特色,构建了医学教育与课程思政深度融合的“135”课程思政教学模式,即:“1中心”,以学生发展为中心;“3阶段”,“感知—思悟—践行”;“5个E”,参与(Engagement)、探究(Exploration)、解释(Explanation)、迁移(Elaboration)和评价(Evaluation)。践行了“创新性-高阶性-挑战度”的人才培养理念,从而实现课程思政育人目标和专业知识教学目标的全面达成,见图2。

采用线上观看MOOC视频及思政微课,让学生感知知识点及思政元素;采用小组研讨、情境模拟、角色扮演等,让学生内化知识,触动心灵,熟练技能;通过临床实践,让学生理论联系实际,在实践中升华专业知识,培养临床思维,形成职业素养;通过课后拓展、查阅文献、科研活动等,提高创新能力。

第二阶段:第一轮行动研究——慢性肾功能衰竭患者的护理

1. 行动研究方案的设计与实施

(1)教学设计:教学内容选择内科护理学第五章泌尿系统疾病患者的护理中慢性肾功能衰竭患者的护理;理论和实践各3学时。依据“感知-思悟-践行”为主线的“135”混合式课程思政教学模式,建立教学程序,撰写详细的教案。

(2)教学实施:根据教案实施教学。

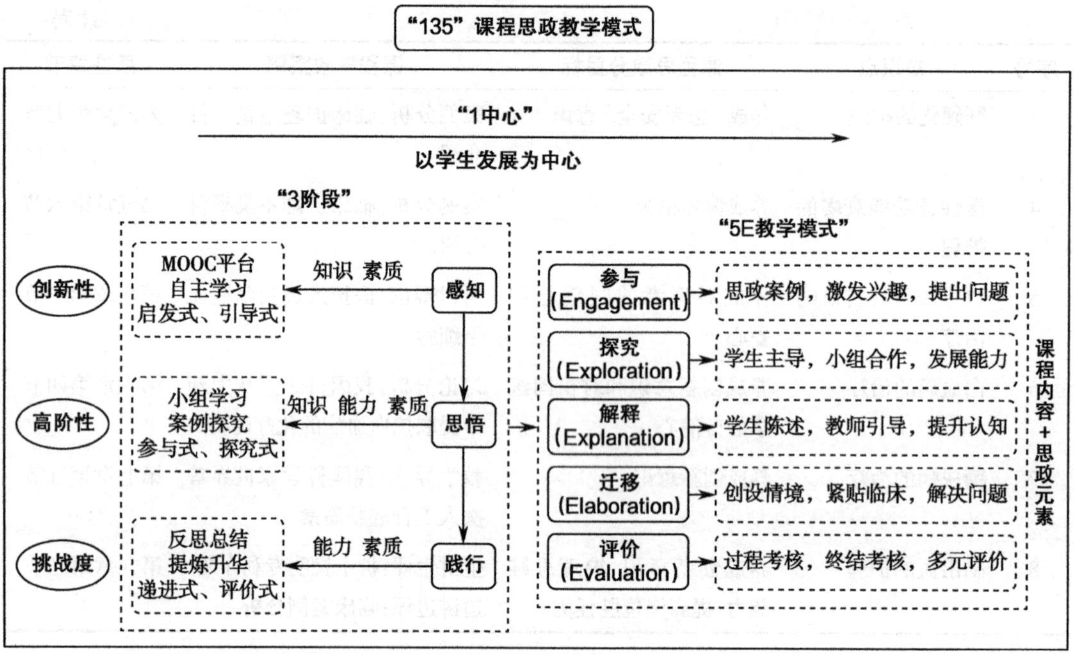

图2 "135"课程思政组织与实施示意图

2. 教学观察

观察学生上课的积极性、发言情况、小组汇报、随堂测试、学习体会等，观看课堂实录视频，了解学生学习情况。

3. 教学反思

分析教学各环节实施情况，存在哪些不足、应采取哪些改进措施等，并体现在下一轮教学中。

第三阶段：第二轮行动研究——白血病患者的护理

1. 行动研究方案的设计与实施

（1）教学设计：教学内容选择内科护理学第六章血液系统疾病患者的护理中白血病患者的护理；理论和实践各3学时。依据以"感知-思悟-践行"为主线的"135"混合式课程思政教学模式，建立教学程序，撰写详细的教案。

（2）教学实施：根据教案实施教学。

2. 教学观察

观察学生上课的积极性、发言情况、小组汇报、随堂测试、学习体会，分析课堂实录视频的学生表现等，了解学生学习情况。

3. 教学反思

分析教学各环节实施情况，存在哪些不足、应采取哪些改进措施等，并体现在下一轮教学中。

第四阶段：第三轮行动研究——脑血管疾病患者的护理

1. 行动研究方案的设计与实施

（1）教学设计：教学内容选择内科护理学第九章神经系统疾病患者的护理中脑血管疾

病患者的护理;理论和实践各 3 学时。依据“感知-思悟-践行”为主线的“135”混合式课程思政教学模式,建立教学程序,撰写详细的教案。

(2)教学实施:按照教案实施教学。

2. 教学观察

观察学生上课的积极性、发言情况、小组汇报、随堂测试、学习体会,分析课堂实录视频的学生表现等,了解学生学习情况。

3. 总结反思

分析教学各环节实施情况,存在哪些不足、应采取哪些改进措施等。

(三) 教学效果评价

1. 理论考试

采用统一的试题库中试卷进行考核,按统一评分标准,在电脑上统一阅卷,每一大题由同一位老师批阅,以减少误差。

2. 技能考核

采用客观结构化临(OSCE),由同一批教师对学生进行考核评分。

3. 问卷调查

采用《护理专业课程思政知信行问卷》《护士情感领域能力评价量表》和《人文关怀能力量表》,学期结束对学生进行评价。

4. 学生访谈

随机抽取数名学生访谈,了解学生教学后的效果。

(四) 数据处理

双人核对,录入数据,使用 SPSS 25.0 进行统计分析。计量数据采用均数和标准差描述,分类数据采用频率和百分比进行描述。两组比较:计数资料之间的比较采用 χ^2 检验;计量资料若为正态分布数据,两组之间比较运用 t 检验;若为非正态分布,采用非参数检验。

(五) 质量控制

在进行调查问卷和教学前均对教学团队进行统一培训,集体备课,明确教学目标、教学内容和教学方法。在输入数据的过程中,采用双人记录方法。录入过程中发现差异,立即核对原始问卷并进行纠正,重新输入后再次进行检查,确保数据真实可靠。

(六) 伦理考虑

本研究方案经过学校伦理委员会审核,并通过伦理委员会批准后实施。在研究开始前,教师首先向学生解释本次研究目的、过程及注意事项,学生签署知情同意书,自愿参与和退出研究。保证本次研究的所有资料保密并且仅用于该研究。

(七) 可行性分析

1. 具有良好的教改基础

我校内科护理学课程开设于 2003 年,通过 20 多年的建设成效显著。该课程获省级课程思政示范课程、省级线上一流课程、线上线下混合式一流课程、省级虚拟仿真教学项目、省级"互联网+教学"优秀案例一等奖、省级高校教师教学创新大赛二等奖。已开展了省级、厅局级及校级内科护理学课程教学改革项目10余项，发表教改论文20余篇。已编写了《内科护理学课程思政教学案例》20个，录制内科护理学课程微课8个。为课题开展打下了扎实的基础。

2. 已形成初步的思政教学模式

在内科护理学教学中，已开展"135"课程思政教学模式。即以学生的全面发展为中心，以"感知-思悟-践行"为主线，将"5E"巧妙地应用于课程思政的教学中，运用思政教学案例，通过参与、探究、解释、迁移和评价五个环节，培养学生家国情怀、专业认同、人文关怀及职业素养，塑造正确的价值观，真正达到润物无声、盐溶于水的效果。

3. 具有雄厚的教学团队

课题组成员由长期从事内科护理学教学管理和教学一线的教师和马克思主义学院教师组成，课程团队获校级优秀教学团队，职称、学历、年龄和专业结构合理，七位教师中拥有博士学位5人；教授2人，副教授3人，中级2人；博导1人，硕导3人。成员中有优秀授课教师、教坛新秀，具有较强的教学能力，教学效果好，深受学生欢迎，能保证课题的实施。

五、特色与创新

（一）项目研究特色

本项目以知信行理论为指导，符合大学生的认知规律，通过行动研究建立内科护理学课程"感知-思悟-践行"递进式的，包括思政元素、思政目标、思政案例、教学方法、教学评价一套完整的思政教学模式。这种通过多轮教学实践形成的结构化的教学模式，便于教师们复制及推广应用，也有利于其他专业尤其是医学相关专业教师借鉴。

（二）项目研究创新点

1. 研究内容创新

本项目通过全面梳理文献，根据教育部《高等学校课程思政指导纲要》《护理学类专业课程思政指南》中要求，挖掘内科护理学中蕴含的思政元素，制定针对性的思政教学案例，并在感知、思悟、践行三个不同阶段制定相应的思政目标、教学方法和教学评价。思政教学内容全面、针对性强。

2. 研究方法创新

本研究采用行动研究等研究方法，在文献查阅、师生调查的基础上，确定研究问题，并经三轮教学实践，不断反思改进。建立的思政教学模式具有科学性、规范性、实用性和可行性。

六、预期成果

（一）成果形式

1. 建立内科护理学课程思政案例库；

2. 构建基于知信行理论的内科护理学“感知-思悟-践行”课程思政教学模式；

3. 拍摄内科护理学课程思政微课；

4. 明确“感知-思悟-践行”内科护理学课程思政教学模式对促进学生知识学习、能力提高及价值塑造的效果；

5. 在中文核心期刊发表学术论文 1~2 篇；

6. 撰写内科护理学课程思政研究报告 1 份。

(二) 实施范围

在护理学专业学生中实施，学生人数约 120 人。

(三) 受益学生数

1. 校内受益学生人数

在护理学专业(三年级)学生中实施，受益学生人数约 120 人；可推广到护理学专业其他班级学生，每年受益学生 400 人左右。

2. 校外受益学生人数

该研究成果除在本校实施外，可通过发表学术论文、成果交流等形式在全省甚至全国推广，受益学生人数可达数千人甚至数万人。

参考文献

[1] 教育部. 教育部关于印发《高等学校课程思政建设指导纲要》的通知：教高〔2020〕3 号[A/OL].(2020-05-28)[2024-04-23].http://www.moe.gov.cn/srcsite/A08/s7056/202006/t20200603_462437.html.

[2] 徐桂华，柏亚妹，黄芳，等. 护理专业“三全育人”在线教学改革与实践[J]. 中国护理管，2020,20(7):975-978.

[3] 郭玫，程雪莹，龚莉娜，等. 联合教学模式在护理学专业人文类课程思政教学中的运用[J]. 高教学刊，2024,10(9):123-126.

[4] 王颖，刘娟，朱利思，等. 护理本科生课程思政知信行现状及影响因素分析[J]. 护理学杂志，2023,38(17):81-84.

[5] 克雷格·A 莫特勒. 行动研究方法：全程指导[M]. 王凌峰，叶涯剑，译. 重庆：重庆大学出版社，2022:1-37.

[6] 刘佳莉，刘丽萍，赵庆华. 课程思政在护理教学中的应用现状[J]. 护理学杂志，2023,38(4):19-22.

[7] 陈灵杉，朱倩寅，沈又纲，等. 高校课程思政评价指标体系构建研究述评[J]. 中华医学教育杂志，2023,43(7):553-557.

[8] 梁耀元，黎剑云，温彬斌，等. 护理学教育中课程思政实践进展[J]. 护士进修杂志，2022,37(13):1196-1200.

[9] 张玲华，贾建芳. “课程思政”在本科内科护理学中的实践[J]. 中华护理教育，2020,17(7):611-616.

[10] 周晓丽，白燕，张永爱. 儒家生命伦理融入老年护理学课程思政的实践效果[J]. 护理研究，2024,38(5):921-926.

[11] 孔祥麟，陈丹，王敏，等. 融入课程思政理念的社区护理学 TPKCEE 模式教学[J]. 护理学杂志，2021,36(10):77-80.

[12] 李俊伟，张翼宙. 医学类专业课程思政教学案例集[M]. 北京：中国中医药出版社，2020:1-10.

[13] 陈忠,张翼宙. 医学类专业课程思政教学实录[M]. 北京:中国中医药出版社,2020:1-8.
[14] 沈翠珍,沈勤,杨莉莉,等. 内科护理学课程思政教学的探索与实践[J]. 中国高等医学教育,2021,(6):63-64.
[15] 沈翠珍. 护理学课程思政实务[M]. 北京:人民卫生出版社,2022:46-85.
[16] 梁耀元. 基于三维目标的"课程思政"护理教学评价指标体系的构建[D]. 广西中医药大学,2022.
[17] 刘珊. 护理类专业课教师课程思政能力评价指标体系的构建研究[D]. 成都中医药大学,2023.
[18] 李进俊. 护士医学叙事能力、共情能力与人文关怀能力的相关性研究[D]. 南方医科大学,2023.

项目设计四

地方医学院校临床医学专业“同标同线同质”人才培养模式研究与探索

魏兵　李清华　曾庆煜
桂林医科大学

地方医学院校是应用型医学人才培养的重要基地，担负着服务地方和培养人才的双重任务。围绕健康中国背景下的“新医科”建设以及新一轮的临床医学专业本科医学教育标准，确保临床医学人才培养的质量是人才培养的核心。在医学人才培养的全过程中，如何使之能满足社会及国家发展的需求、探索符合时代需求的人才培养模式、确保人才培养的质量的一致性显得尤为重要。

一、立项依据

1. 项目理论依据或现实问题与意义

《中国本科医学教育标准——临床医学专业（2022 版）》[1]指出医学教育标准应与时俱进，医学教学应紧跟国际趋势，满足国内现状和社会期待，各医学院校应在标准的指导下，确立自身的办学定位，制订专业的培养目标和课程计划，建立教育评价体系和质量保障机制。同时，临床专业认证标准承认不同地区和学校之间的差异，尊重学校办学自主权，但强调各医学院校应该落实党的教育方针，坚持立德树人，致力于探索我国临床医学专业办学实践，提高医学人才培养质量。《关于加快医学教育创新发展的指导意见》[2]（国办发〔2020〕34 号）等高教文件指出要把医学教育摆在关系教育和卫生健康事业优先发展的重要地位，立足基本国情，以服务需求为导向，以新医科建设为抓手，着力创新体制机制，医学教学要以新内涵强化医学生培养，要加强救死扶伤的道术、心中有爱的仁术、知识扎实的学术、本领过硬的技术、方法科学的艺术的教育，培养医德高尚、医术精湛的人民健康守护者；要优化学科专业结构，体现“大健康”理念和新科技革命内涵，对现有专业建设提出理念内容、方法技术、标准评价的新要求。要全力提升院校医学人才培养质量，深化本科医学教育教学内容、课程体系和教学方法改革，培养仁心仁术的医学人才；要夯实高校附属医院医学人才培养主阵地地位，抓紧制定完善高校附属医院等临床教学基地标准，将人才培养质量纳入临床教学基地绩效考核和卫生专业技术人员医疗卫生职称晋升评价的重要内容。高校要把附属医院教学、科研建设纳入学校发展整体规划，强化附属医院临床教学主体职能，增加对附属医院教学工作的经费投入[2]。以上内容为实施教学模式改革、提升人才培养提供了政策依据。

随着科技、经济及社会的发展,人民对身心健康提出了更高的要求,对医学人才的服务质量提出了新的、更高的期待。近年来,虽然教学的模式和理念不断更新和发展,但是医学院校作为医学教学最直接的承担者的核心地位没有改变。不同的高校因其办学理念、模式以及所在的区域经济发展和社会需求的不同,导致医学专业人才培养层次、人才的定位以及质量各有不同。就现状而言,高层次的医学院校培养的医学专业人才质量相对较高,地方医学院因其办学条件及定位、区域经济发展的不均衡等因素,医学人才培养的质量可能面临诸多的不确定性。

目前,地方医学院校在临床医学专业人才培养过程中,不同程度上都存在教学资源紧张的核心问题,所以如何确保地方医学人才培养质量的同质化一直都是医学教育研究的重要方向。但由于临床医学专业所涵盖的学科知识广、课程繁多,特别是在临床教学阶段,学生大多须要分散在多家教学医院完成,分散教学导致的差异又是严重影响地方医学教学同质化提升的难题。

因此,本项目的研究是依托桂林医科大学现有同质化教学研究的基础上,提出"同标同线同质"教学培养模式,对探索适合地方医学院校人才培养的教学模式、提升临床医学专业学生的培养质量和高等教育水平等都具有一定的理论和实践意义。

2. 国内外研究的现状

随着社会对医学人才需求量的持续增长,临床医学人才需求呈现出多元化、多层次的特点。临床医学专业因其直接面向患者、涉及诊疗操作的特性,临床医学人才就要具备扎实的医学理论基础、丰富的临床经验、娴熟的临床技能和良好的职业素养。提高人才培养质量,促进人才结构的优化和升级,保障培养质量的同质化显得尤为关键。经过多年的探索,我国医学教育的同质化研究已经取得不同程度的进展,各高校在临床基地教学、学校教学的同质化方面有不同层面的研究,并取得较为明显的成效。随着后疫情时代的特殊背景,医学院校的招生数量持续增长,高校青年教师的数量不断增加等因素,使得地方医学院校人才培养的压力不断增加,同时人才培养的质量要求也在不断提高。为了确保临床医学人才毕业时能达到临床专业认证标准的要求,使临床医学毕业生在科学和学术、临床能力、健康与社会、职业精神与素养四个领域达到标准的要求,促进医学发展理念从疾病诊疗提升拓展为预防、诊疗和康养,加快以疾病治疗为中心向以健康促进为中心观念的转变,建立服务生命全周期、健康全过程的理念,确保每一步入社会的医学毕业生能接受到同质化、标准化、公平公正的教育体系,进一步探索出符合新时代要求的教学模式显得尤为重要。

探究影响临床教学同质化培养的因素,国外对本科医学教育的同质化培养有着较为成熟的理论体系,并提出同质化培养的许多教学方法,如基于案例的学习(CBL)、基于团队的学习(TBL)、基于问题的学习(PBL)、仿真模拟人系统(HPS)和基于教程的方法[3]。国内的许多学者也进行了探究,许名东研究发现临床带教老师质量的参差不齐是影响非直属附属医院教学同质化极其重要的因素[4];廖天保指出影响民族地区医学院校临床教学基地同质化实习质量的因素主要集中于地方医院教学设备、教学管理制度、带教老师能力以及医院信息化运用水平的差异[5];马新衡以青岛大学各附属医院为例,指出该校的教学医院存在贯彻和落实教学管理制度不到位、教学履职能力和责任感不强、教学质量保障机制不健全、考核与评价方法不完善不统一等问题,这些是影响临床教学同质化的主要问题[6]。

针对国内医学教育人才培养质量参差不齐的现状，积极地探索并寻找符合自身发展的教学模式也是学者重点研究的方向。马新衡针对青岛大学医学同质化教学存在的问题，采取了在教学管理、内容、标准和教学过程、师资培养及考核评价等方面制订统一的培养的方案[6]；王晶晶的研究通过建立规范的临床教学基地和教学组织体系，严格管控教学标准和质量保障，统一教师的资质和标准，并以首都医科大学为例，探索临床教学医院同质化教学的模式；郑燕以成都中医药大学为例，以专业认证为指导，研究通过“一体化班”教学管理机构，以教研室为单位，分学科落实学校教学质量同质化标准，规范和完善教学过程[7]。

综上，我国学者对目前影响临床教学同质化的因素进行了较为详细的剖析，并提出了不同教学培养模式。但针对地方医学院校，特别是像地处广西等我国少数民族聚集的边疆地区的医学院校的同质化培养模式并未进行系统深入的研究，所以探索地方医学院校同质化培养模式须要更加系统深入的研究，以新时代高等医学人才培养为目标，寻求建设适应地方医学院校发展的同质化教学之路。

二、项目研究的总体思路

本项目依托《中国本科医学教育标准——临床医学专业（2022 版）》，以《关于加快医学教育创新发展的指导意见》为指导，围绕“新医科”“大健康”时代背景，以“同标同线同质”为理念，着眼于探索地方医学院校临床医学“同质化”培养和提升，提高地方医学院校临床人才培养的质量。

1.“同标”的人才培养方案是保障培养质量一致性的基础

“同标”反映的是相同的标准。地方医学院校临床医学专业的培养目标应聚焦于培养具备扎实的医学理论知识、良好的临床技能和高尚的人文素养的应用型医学人才，具备独立分析问题、解决问题的能力，能够在临床实践中为患者提供高质量的医疗服务。而这些培养目标都参照《中国本科医学教育标准——临床医学专业（2022 版）》要求，以国家标准为蓝本，明确毕业生在科学和学术、临床能力、健康与社会、职业精神与素养四大领域应该达到的基本要求。在此基础上，学校按照“逆向设计、正向实施”的策略，制订了专业人才培养目标，并作为不同教学医院的相同质量标准。

2.“同线”的教学支持条件是保证相同培养质量的根本路径

“同线”是指相同的培养“起跑线”，地方医学院校临床医学专业须要关注教学条件与环境、师资条件与培养以及教学评价手段等多个方面，创建“同线”的教学支持条件，保证学生不仅在学校学习期间能得到同等的教学资源和条件，在临床见习、实习期间也能得到均衡的教学资源及支持，对教学全周期进行监控，确保学生都能得到一致的教学资源保障。为此，学校对直属、非直属教学医院采取相同的教学管理模式和标准要求，采取年度考核制度，确保培养效果同质化。

3.“同质”的评价要求是实现相同培养质量的内在要求

“同质”的评价体系是确保教学公平公正的基础，临床医学专业在构建“同质”的评价要求时，应确保考核标准和输出标准的统一性和公正性，保障学生接受教育的全过程的公平，进而保证医学人才的培养质量。

三、项目研究的路径

1. 明确相同培养目标与毕业要求

构建“逆向设计、正向实施”的人才培养方案，以《中国本科医学教育标准——临床医学专业（2022 版）》要求为蓝本，规定学生毕业时要具备扎实医学理论基础，娴熟的临床操作技能，高尚的人文素养，一定基础的科研思维能力，对上述标准采用量化评价的标准。

2. 确定相同课程体系与教学模式

统一制定相同的教学大纲、教材和教辅资料；建立统一的实践教学标准和要求；构建系统和连贯的课程体系，课程中交叉融合人文社会科学和自然科学、生物与基础医学、公共卫生与预防医学、临床医学等教学体系；统一录制标准的临床技能操作视频；要求各教学单位严格按照相同的课程体系及教学模式进行教学工作。

3. 创建相同教学条件与环境

要求各教学单位投入足量教学资源以保证教学质量一致性，学校对各教学单位教学硬件设施进行准入条件检查；学校每两年以相同评价标准开展一次教学医院同质化考评。

4. 选用相同师资与培养

统一制订师资标准，实行师德师风一票否决制度，选拔具有丰富教学经验和临床经验以及具备良好师风师德的教师担任教学工作。

5. 相同的教学评价手段

制订统一的评价标准和方法；采用多源的评价方式对教学质量进行综合评价，采用相同的教学评价体系对教学单位进行系统评价，对评价结果进行及时反馈和应用，将评价结果作为教师绩效考核和晋升的重要依据。

6. 相同的考核标准

临床医学专业的所有学生采用相同的课程考核标准；制定统一的考试大纲，确保各门课程考核内容和考核覆盖范围的一致性；制定统一的技能操作考核项目和标准；采用统一评价标准考核学生临床实践能力。

7. 相同的输出标准

依据临床专业本科教育标准指南统一制订毕业的要求，确保学生在达到相同标准后才能获得毕业证书和学位证书。

四、研究的内容

按照“逆向设计、正向实施”思路设计“同标同线同质”培养体系：

首先，对“同标”方面：

1. 按照国家标准设计相同的培养目标和毕业要求，该设计标准涵盖医学知识、临床技能、人文素养、科研能力等方面。

2. 在教学过程中，通过统一教学大纲、教案设计、教学标准、考试考核、督导听课等手段，在不同教学单位实行同样的教学要求，积极组织各教学单位参加全校的大学生创新大赛、大学生创新创业训练计划项目、科学技术周/月等活动，鼓励学生积极参与创业创新项目和早期接触临床活动，提升学生的科研思维及临床综合能力。

3. 通过基础医学知识大赛、实验设计大赛、临床技能大赛等不同形式的比赛，以赛促教，促进不同教学单位间的交流互鉴、团结协作，对从中发现教学存在的问题加以总结和纠正。

其次，在“同线”方面，按照学校统一规划，对教学条件与环境、教师资格的获取与教师能力培养提升、教学单位必要的教学设备进行统一规定，利用不定期督导、集体备课、教学研讨等方式，形成“分层分类、多维融合、闭环评价”的培训模式；选取符合规定的医院作为教学单位，筛选符合要求的教师担任教学工作。

最后，就“同质”方面，参照临床专业认证的标准设置相同的考核标准和输出标准，保证对学生的学习成果进行全面、客观、公平公正的评价。制定统一的课程考核、实践考核和实习考核标准，让学生明确具体的考核范围和要求；明确毕业要求和学位授予条件，确保学生在完成学业后基本能达到相同的临床素养及综合能力。

五、研究方法

本研究采用行动研究法，项目分为研究探索、研究设计、研究实施和总结提升四个阶段。

1. 研究探索

（1）对比：通过国内外高校临床同质化教学体系的要求和具体内容，深入挖掘我校存在的问题；

（2）分析：针对我校存在的具体问题、“同质化”教学要求以及国家专业认证的具体标准，参考国内外优秀教学模式，设计适合我校临床医学专业“同标同线同质”教学的模式，明确具体的研究方法、研究任务，设置预期目标。

2. 研究设计

围绕“同标同线同质”的教学新理念，在我校 2 所直属附属医院、4 所非直属教学医院和 20 余所实习医院逐步开展；协同医疗教育领域的专家、学校主管领导、教学医院的主管领导、教师以及临床医学专业学生共同参与；明确相关参与方的具体任务，制定观察、评价的统一标准；制定实施过程中反馈修正的具体准则、流程、应用标准；制定后期评定的方法、标准等。

3. 研究实施

实施过程分为 2 个阶段：模式形成试点运行、第二轮改进运行。第一阶段率先在我校 2 所直属的附属医院进行临床医学专业“同标同线同质”人才培养探索；第二阶段则根据第一轮反馈，在此基础上修正原有的培养方案，并在非直属教学医院、实习教学医院开展。

4. 总结提升

通过分析各医院实施阶段的数据，总结规律，探索出符合临床医学人才培养特色和要求的新型人才培养体系，初步形成符合地方医学院校临床医学人才“同质化”培养的新模式。

六、项目研究可行性分析

项目研究基础理论可行：项目研究借鉴国内外高等院校临床教学模式的成熟经验，依据现阶段临床医学专业认证、"新医科" 建设要求等理论基础，结合学校一直坚持的 "以学生为中心" 教学理念、一流本科课程建设和课程思政等内容以及现阶段已有的同质化探索的成果，在研究基础上具有可行性。

项目研究的人员可行性：项目组成员为教务处、临床医学院等相关部门教学管理人员，均从事临床医学管理和教学工作，基础扎实，熟悉教学理念和流程，为项目研究提供可行性。

项目研究的资源可行性：项目依托我校 2 所直属附属医院、4 所非直属教学医院和 20 余所实习医院开展，为项目研究资源提供可行性。

七、项目预期成果

1. 结题报告 1 份；
2. "同标同线同质" 教学管理制度文件 1 套；
3. 发表论文 2 篇以上。

八、项目实施范围及受益学生数

项目研究以我校临床医学专业全体学生为基础，涉及 2 所直属附属医院和 4 所非直属教学医院，每年受益的学生数约 3 000 人，项目可作为其他地方医学院校在同质化教学提升中的参考。

参考文献

[1] 教育部临床医学专业认证工作委员会. 中国本科医学教育标准——临床医学专业（2022 版）[EB/OL]. (2022-12-30) [2024-04-02]. https://wcame.meduc.cn/show.php?cid=20&id=505.

[2] 国务院办公厅. 国务院办公厅关于加快医学教育创新发展的指导意见：国办发〔2020〕34 号 [A/OL]. (2020-09-17) [2024-04-02]. https://www.gov.cn/zhengce/content/2020-09/23/content_5546373.htm.

[3] MAIA D, ANDRADE R, AFONSO J, et al. Academic performance and perceptions of undergraduate medical students in case-based learning compared to other teaching strategies: A systematic review with meta-analysis. Education Sciences, 2023, 13(3): 238.

[4] 许名东，胡朝晖，黄春梅，等. 影响非直属附属医院同质化教学质量的因素分析 [J]. 广州医药，2018，49 (4): 111-113.

[5] 廖天保，梁凯芬，文建军，等. 民族地区医学院校临床教学基地同质化实习质量的思考 [J]. 教育教学论坛，2020，(15): 40-41.

[6] 马新衡，王晶，杨永洁，等. 基于医教协同的临床教学同质化的探索与实践 [J]. 青岛大学学报（医学版），2021，57(5): 769-772.

[7] 王晶晶，赵丽莉，线福华. 临床教学同质化研究与实践 [J]. 医学教育管理，2020，6(3): 251-254.